Principi di Immunologia Clinica

Arthur Rabson
MB, BCh, FRCPath
Department of Pathology
Tufts University School of Medicine
Boston
USA

Ivan M. Roitt
DSc, HonFRCP, FRCPath, FRS
Department of Immunology & Molecular Pathology
Royal Free & University College Medical School
London
UK

Peter J. Delves
PhD
Department of Immunology & Molecular Pathology
Royal Free & Univresity College Medical School
London
UK

ARTHUR RABSON, IVAN M. ROITT, PETER J. DELVES

PRINCIPI DI IMMUNOLOGIA CLINICA

SECONDA EDIZIONE

a cura di

CARTESIO FAVALLI • ROBERTO PERRICONE

con la collaborazione di

Marco Ciotti • Fabrizia Favalli • Giorgiana Feliziani
Elisabetta Greco • Maria Domenica Guarino
Carlo Perricone

EMSI EDIZIONI MEDICHE SCIENTIFICHE INTERNAZIONALI - ROMA

Titolo originale:
Really Essential MEDICAL IMMUNOLOGY

Autori:
Arthur Rabson
Ivan M. Roitt
Peter J. Delves

Editore:
Published by Blackwell Publishing Ltd
Blackwell Publishing , Inc., 350 Main Street, Malden, Massachusetts 02148-5020, USA
Blackwell Publishing Ltd, 9600 Garsington Road, Oxford OX4 2DQ,UK
Blackwell Publishing Asia Pty Ltd, 550 Swanston Street, Carlton, Victoria 3053, Australia

Prima Edizione Inglese Blackwell Publishing Ltd 2000
Ristampa Edizione Inglese Blackwell Publishing Ltd 2001
Seconda Edizione Inglese Blackwell Publishing Ltd 2007
Ristampa Edizione Inglese Blackwell Publishing Ltd 2007
Prima Edizione Italiana 2008

ISBN 978-88-86669-57-3

Stampa: «Free Books S.r.l.» - Città di Castello (PG)

Printed in Italy

Presentazione

Questo libro è stato scritto sulla base del noto Roitt's essential immunology, di cui restano l'impostazione e gran parte del materiale iconografico, ma in maniera più concisa e facile da consultare.

Esso è diviso in 17 capitoli che illustrano sia l'immunologia di base che quella clinica.

Ogni capitolo è corredato da numerose tabelle e figure sviluppate con cura che rappresentano in maniera sintetica e riassuntiva gli argomenti trattati.

L'idea di curare l'edizione italiana di questo testo deriva dalla convinzione di mettere a disposizione degli studenti e di tutti coloro, che, a vario titolo, si interessano di immunologia, un valido strumento per una migliore comprensione sia della immunologia di base che dell'immunologia clinica.

Cartesio Favalli
Roberto Perricone

Edizione italiana a cura di

Cartesio Favalli
Ordinario di Microbiologia e
Microbiologia Clinica
Università degli Studi di Roma «Tor Vergata»

Roberto Perricone
Professore di Allergologia,
Immunologia Clinica e Reumatologia
Università degli Studi di Roma «Tor Vergata»

Collaboratori

Marco Ciotti
Medico Specialista Microbiologia e Virologia
Policlinico «Tor Vergata»

Fabrizia Favalli
Specializzanda in Medicina Legale,
Università degli Studi di Roma «Tor Vergata»

Giorgiana Feliziani
Specializzanda in Dermatologia
e Venereologia - Ospedale S. Andrea
Università degli Studi di Roma «La Sapienza»

Elisabetta Greco
Specialista in Allergologia ed Immunologia Clinica,
Università degli Studi di Roma «Tor Vergata»

Maria Domenica Guarino
Specialista in Allergologia ed Immunologia Clinica,
Università degli Studi di Roma «Tor Vergata»

Carlo Perricone
Medico Chirurgo,
Università degli Studi di Roma «Tor Vergata»

Indice

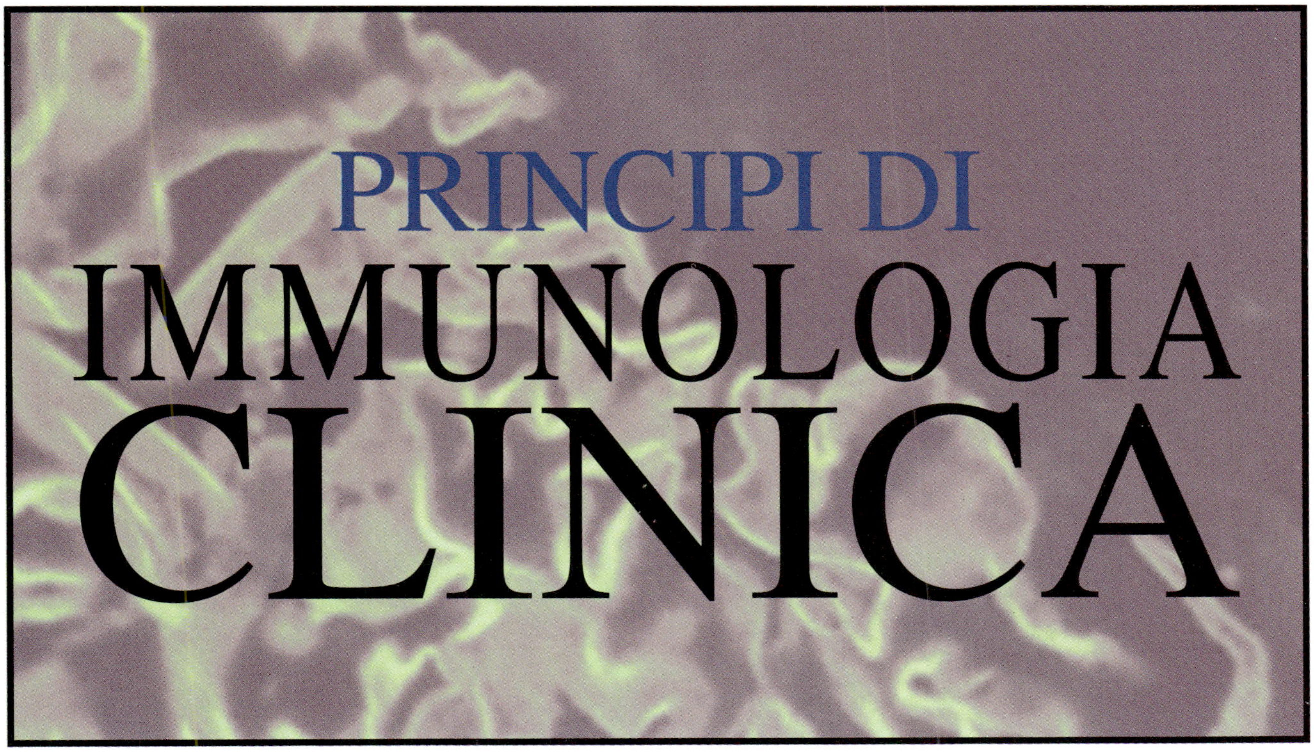

PRINCIPI DI IMMUNOLOGIA CLINICA

CAPITOLO 1

Immunità naturale

Noi viviamo in un mondo potenzialmente ostile, pieno di numerosi agenti infettivi contro cui abbiamo sviluppato una serie di meccanismi di difesa tanto efficaci quanto ingegnosi. Sono questi meccanismi di difesa che possono stabilire uno stato di immunità contro l'infezione (dal latino immunitas: libero da) ed essi sono alla base dell'immunologia.
Numerosi sistemi antimicrobici non specifici (per es., la fagocitosi) sono **innati** nel senso che non sono intrinsecamente influenzati da un precedente contatto con l'agente infettivo e sono di solito presenti prima dell'inizio dell'infezione. La risposta naturale non è potenziata da una precedente esposizione al microrganismo e il tempo di risposta è molto rapido, minuti o ore. Noi discuteremo questi sistemi e esamineremo come, nel caso dell'immunità specifica acquisita, la loro efficacia può essere potenziata.

BARRIERE ESTERNE CONTRO L'INFEZIONE

La via più semplice per evitare l'infezione è quella di prevenire l'ingresso dei microrganismi nel corpo. La più importante linea difensiva è naturalmente la pelle che, quando intatta, è impermeabile alla maggior parte degli agenti infettivi. Quando c'è perdita di cute, come nelle ustioni, l'infezione diventa uno dei problemi maggiori. Inoltre, la maggior parte dei batteri non sono in grado di sopravvivere per lungo tempo sulla pelle a causa dei diretti effetti inibitori dell'acido lattico e degli acidi grassi presenti nel sudore e nelle secrezioni sebacee e del basso pH che essi generano. Una eccezione è lo Staphiylococcus aureus, che spesso infetta i follicoli dei capelli e le ghiandole.

Il muco secreto dalle membrane che ricoprono le superfici interne del corpo agisce come una barriera protettiva nel bloccare l'adesione dei batteri alle cellule epiteliali. Particelle microbiche e altre tipi di particelle esterne intrappolate all'interno del muco adesivo vengono rimosse per mezzo di stratagemmi meccanici come il movimento delle ciglia, la tosse e lo starnuto. Tra gli altri fattori meccanici che aiutano a proteggere le superfici epiteliali, sono da includere anche l'azione di lavaggio delle lacrime, saliva e urina. Molti dei fluidi secreti dal corpo contengono sostanze battericide, come l'acido nel succo gastrico, spermina e zinco nello sperma, lattoperossidasi nel latte, lisozima nelle lacrime, secrezioni nasali e saliva.

Un meccanismo completamente diverso è quello dell'antagonismo microbico dove la normale flora batterica del corpo sopprime la crescita di molti batteri e funghi potenzialmente patogeni. Questo è legato alla competizione per nutrienti essenziali o alla produzione di sostanze microbicide. Per esem-

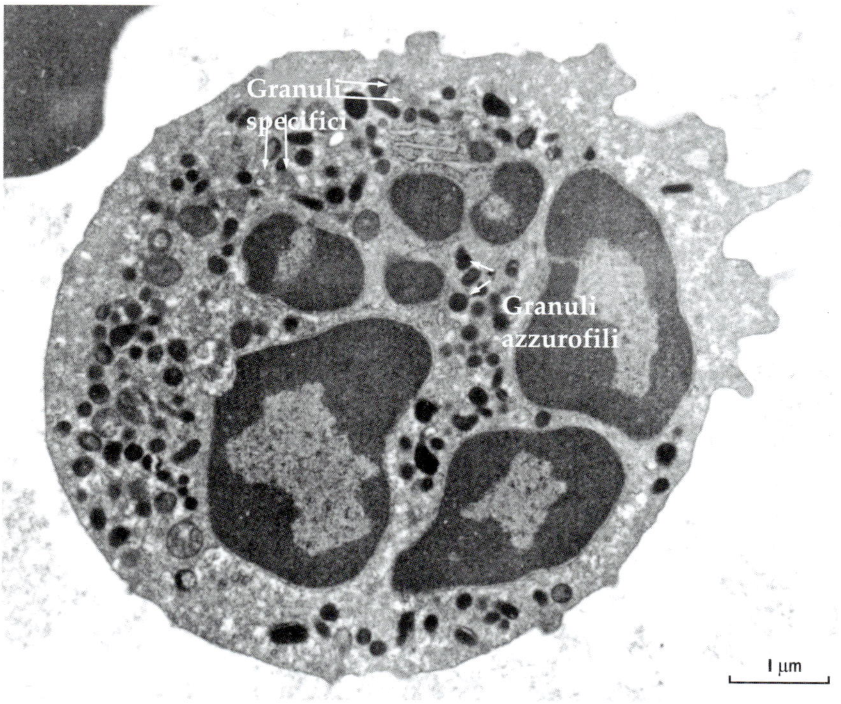

Figura 1.1 Ultrastruttura del neutrofilo. Sono mostrati il nucleo multilobato e due tipi principali di granuli citoplasmatici. (Cortesia del Dott. D. McLaren)

pio, l'invasione patogena della vagina è limitata dall'acido lattico prodotto dai microrganismi commensali che metabolizzano il glicogeno secreto dall'epitelio vaginale. Quando i commensali sono distrutti dagli antibiotici, aumenta la suscettibilità alle infezioni opportunistiche come Candida albicans e Clostridium difficile.

Se i microrganismi penetrano nell'organismo, due ulteriori meccanismi difensivi naturali entrano in gioco, l'effetto distruttivo di fattori chimici solubili come gli enzimi battericidi e il meccanismo della fagocitosi da parte delle cellule (pietra miliare 1.1).

CELLULE FAGOCITICHE UCCIDONO I MICRORGANISMI

Il neutrofilo polimorfonucleato

Questa cellula condivide un comune precursore emopoietico staminale con gli altri elementi cellulari del sangue ed è la cellula bianca dominante nel circolo sanguigno. Non si divide, ha vita breve, ha un nucleo multilobato (figure 1.1 e 1.2a, b) e possiede vari granuli che sono principalmente di due tipi (figura 1.1): (i) **granuli primari azzurofili**, che si sviluppano precocemente e contengono mieloperossidasi insieme alla maggior parte degli effettori non ossidativi antimicrobici, incluse difensine, proteine battericide/aumentanti la permeabilità (BPI) e la catepsina G e (iii) i **granuli secondari specifici**, contenenti lattoferrina e gran parte del lisozima, fosfatasi alcalina (figura 1.2c) e il citocromo b558 legato alla membrana.

Il macrofago

Queste cellule derivano dai promonociti del midollo osseo che, dopo differenziazione in monociti (figura 1.2a), finalmente raggiungono i tessuti come macrofagi maturi dove costituiscono **il sistema fagocitico mononucleare** (figura 1.2d). Sono presenti in tutto il tessuto connettivo e intorno alle membrane basali dei piccoli vasi sanguigni e sono particolarmente numerosi nel polmone (figura 1.2f, macrofagi alveolari), fegato (cellule di Kupffer) e rivestimento dei sinusoidi splenici e sinusoidi midollari dei linfonodi, dove sono localizzati in maniera strategica per filtrare materiale estraneo. Altri esempi sono le cellule mesangiali nel glomerulo renale, la microglia nel cervello e gli osteoclasti nell'osso. A differenza dei polimorfonucleati neutrofili, vivono a lungo, hanno abbondante reticolo endoplasmatico rugoso e mitocondri. I neutrofili rappresentano una difesa importante contro i batteri piogeni (formanti pus). Con una generalizzazione un pò grossolana si può dire che i macrofagi sono i più efficaci nel combattere quei batteri (figura 1.2e), virus e protozoi che sono in grado di vivere all'interno della cellula dell'ospite.

Pietra miliare 1.1 – Fagocitosi

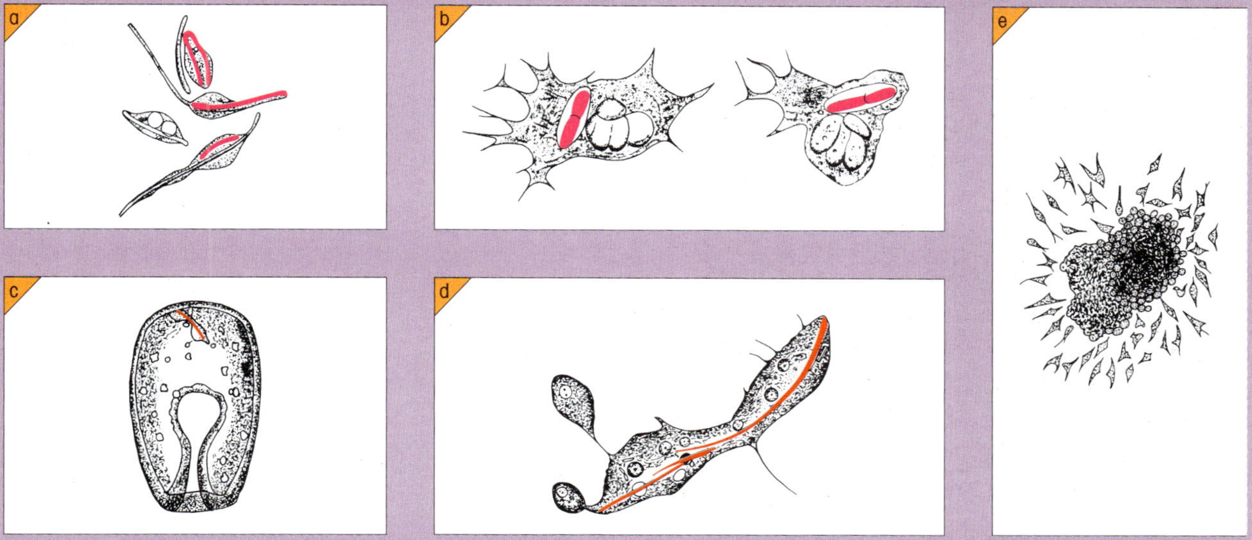

Figura M1.1.1 Riproduzione di alcune delle illustrazioni del libro di Metchnikoff, *Patologia comparativa dell'infiammazione (1893).* (a) Quattro leucociti di rana, con all'interno bacilli dell'antrace. Alcuni sono vivi e non colorati; altri, che sono stati uccisi hanno assunto il colorante vesuviano e appaiono colorati. (b) Disegno di un bacillo dell'antrace, colorato con il vesuviano, in un leucocita di rana. Le due figure rappresentano due fasi del movimento dello stesso leucocita di rana che contiene bacilli dell'antrace colorati all'interno del suo vacuolo fagocitico. (c e d) Un corpo estraneo (colorato) in una larva di stella marina circondato da fagociti che si sono fusi a formare un plasmodio multinucleato, mostrato ad alto ingrandimento in (d). (e) Questo dà una percezione della dinamica di attrazione dei fagociti mobili mesenchimali verso un intruso all'interno di una larva di stella marina.

Il perspicace zoologo russo Elie Metchnikoff (1845-1916) ha scoperto che certe cellule specializzate mediano le difese contro le infezioni microbiche, riconoscendo il ruolo dell'immunità cellulare. Egli fu affascinato dalle cellule mobili delle larve trasparenti della stella di mare e osservò che poche ore dopo l'introduzione di una spina di rosa in queste larve, le cellule mobili circondavano la spina. L'anno dopo, nel 1883, egli osservò che le spore fungine possono essere attaccate dalle cellule sanguigne di daphnia, un piccolo metozoo che, anch'esso trasparente, può essere studiato direttamente al microscopio. Egli andò oltre estendendo le sue indagini ai leucociti di mammifero, dimostrando la loro abilità di fagocitare microrganismi, un processo che egli chiamò **fagocitosi**.

Poichè egli trovò che questo processo era ancora più efficace in animali che stavano guarendo da una infezione, egli arrivò alla conclusione che la fagocitosi rappresentava la maggiore, se non l'unica, difesa contro l'infezione. Egli definì due tipi di fagociti circolanti: il leucocita polimorfonucleato, che chiamò "microfago" e il più grande "macrofago".

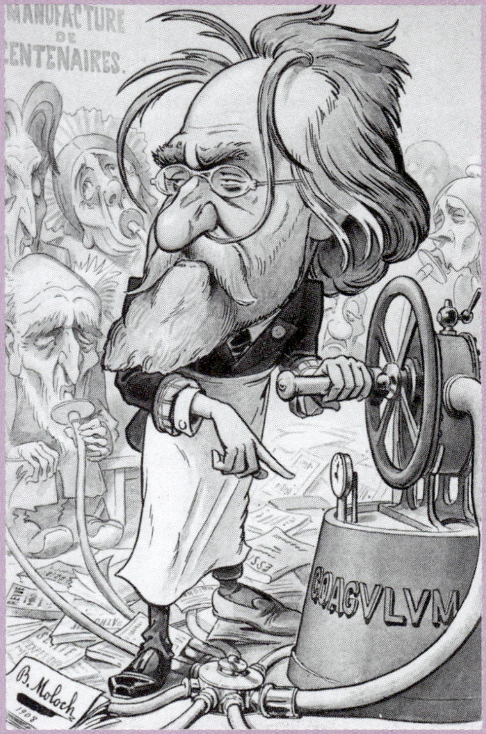

Figura M1.1.2 Caricatura del Professore Metchnikoff (da Chanteclair, 1908, **4**, p. 7). (Riproduzione gentilmente fornita dalla Wellcome Institute Library, Londra.)

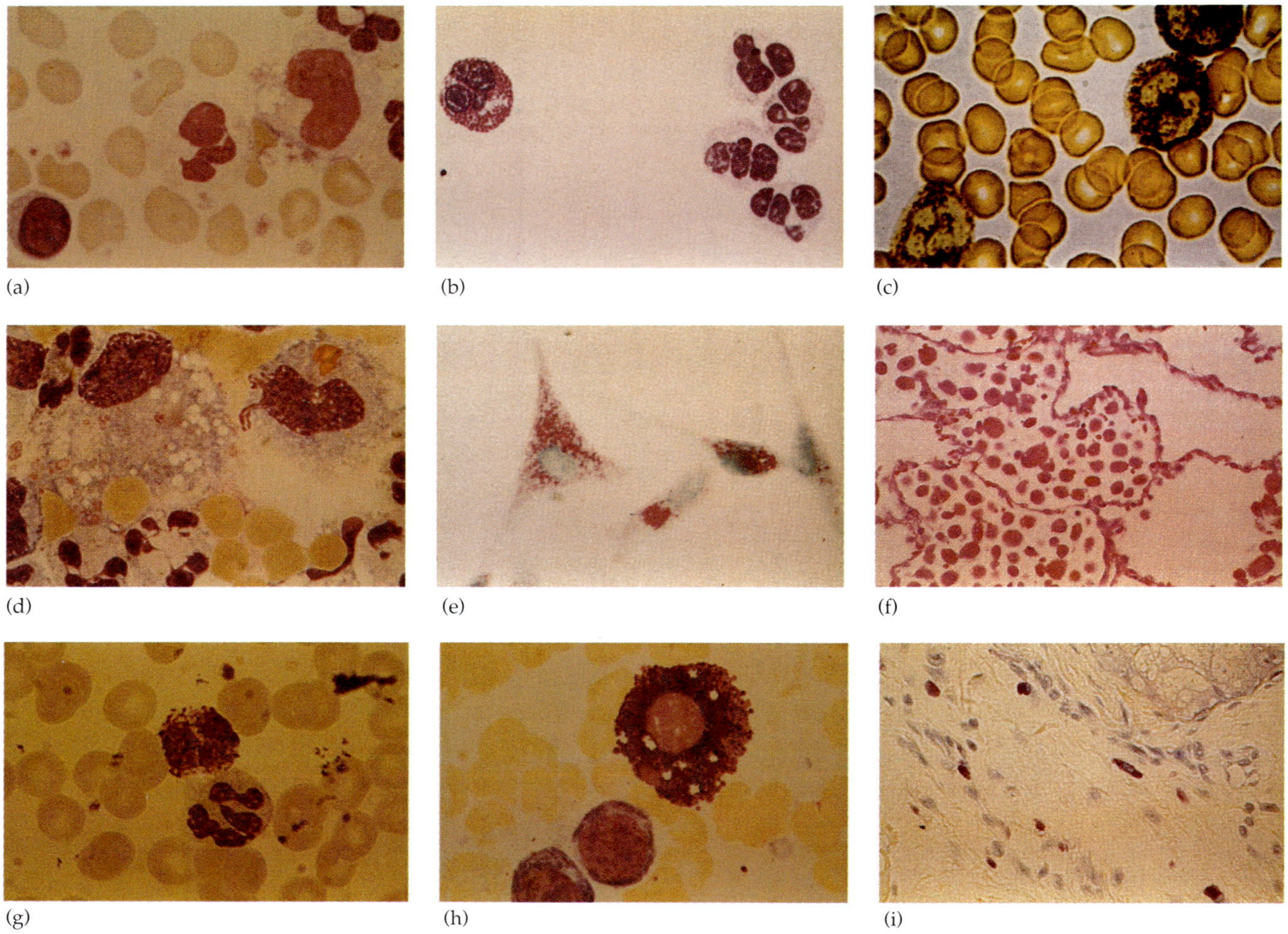

Figura 1.2 Cellule coinvolte nell'immunità naturale. (a) Monocita, con il nucleo a forma di zoccolo di cavallo e citoplasma chiaro moderatamente abbondante. Si notino i tre neutrofili polimorfonucleati multilobati e il piccolo linfocita (in basso a sinistra) (Romanowsly). (b) Quattro neutrofili polimorfonucleati e un eosinofilo. I nuclei multilobati e i granuli citoplasmatici sono chiaramente mostrati, quelli degli eosinofili sono molto colorati. (c) Polimorfonucleato neutrofilo mostrante granuli citoplasmatici colorati con fosfatasi alcalina. (d) Cellule infiammatorie nel sito di una emorragia cerebrale dove si vede un grande macrofago attivo al centro con globuli rossi fagocitati e vacuoli prominenti. A destra c'è un monocita con il nucleo a piede di cavallo e cristalli di bilirubina citoplasmatici (ematoidina). Diversi neutrofili multilobati sono chiaramente evidenti (Giemsa). (e) Macrofagi in colture monostrato dopo la fagocitosi di micobatteri (colorato in rosso) (Carbol-Fucsnina controcolorato con verde malachite.). (f) Numerosi macrofagi alveolari ingrossati all'interno degli spazi aerei del polmone. (g) Basofilo con granuli intensamente colorati paragonato a un neutrofilo (sotto). (h) Mastcellula dal midollo osseo. Nucleo centrale rotondo circondato da grandi granuli colorati in scuro. Due piccoli precursori di cellule rosse sono mostrati in basso (Romanowsky). (i) Mastcellule tessutali della cute colorate con blu di toluidina. I granuli intracellulari sono metacromatici e si colorano rosso porpora. (Le diapositive (a), (c), (d), (g) e (h) sono state gentilmente fornite dal Sig. M Watts. (b) è stata gentilmente fornita dal Professore J.J. Owen; (e) dai Professori P. Lydyard e G. Rook; (f) dal Dott. Meryl Griffiths e (i) dal Professore N. Woolf.)

Recettori di riconoscimento di pattern molecolari (PRR) sulle cellule fagocitiche riconoscono e sono attivati da pattern molecolari associati ai patogeni (PAMP)

I fagociti devono possedere meccanismi che li rendono capaci di distinguere componenti propri da agenti microbici ostili potenzialmente pericolosi. Le cellule fagocitiche hanno evoluto un sistema di recettori chiamati **recettori di riconoscimento di pattern** (PRR) in grado di riconoscere PAMP espressi sulla superficie di agenti infettanti. Questi PAMP sono essenzialmente polisaccaridi e polinucleotidi che differiscono minimamente da un patogeno all'altro ma non sono presenti nell'ospite. I PRR sono simili alla lectina e legano in maniera multivalente con notevole specificità gli zuccheri presenti sulla superficie del microbo. Il legame del PRR genera un segnale attraverso la via del fattore di trascrizione NFkB (fattore nucleare kappa B) che mette la cellula in guardia dal pericolo e inizia il processo fagocitico.

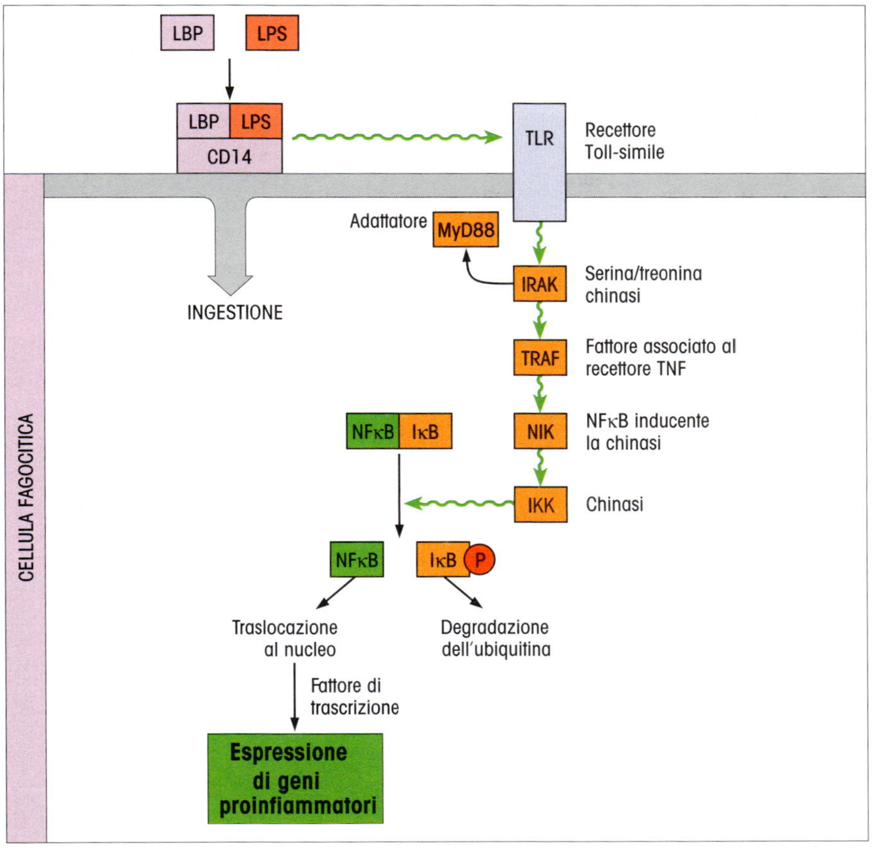

Figura 1.3 Attivazione di una cellula fagocitica ad opera di un segnale di pericolo costituito da un lipopolisaccaride (LPS) (endotossina) di un Gram-negativo. LPS circolante è complessato da una proteina legante LPS (LPB) e catturato dal recettore spazzino di superficie CD14. Questo porta all'internalizzazione del complesso e attiva il recettore Toll-simile (TLR), che quindi inizia una fosforilazione a cascata mediata da diverse chinasi. Ne consegue che il fattore nucleare kappa B (NFκB) viene rilasciato dal suo inibitore IkB e trasloca nel nucleo, dove sovraregola geni codificanti per fattori di difesa come il fattore di necrosi tumorale (TNF), peptidi antibiotici e l'ossidasi nicotinamide adenina dinucleotide fosfato (NADPH) che genera intermedi reattivi dell'ossigeno (ROI). Il TLR sembra controllare un tipo di risposta di difesa verso diversi microrganismi. Così il TLR4 costruisce la risposta ai batteri Gram-negativi e LPS mentre il TLR2 gioca un ruolo chiave nel riguardo dei miceti e nelle infezioni da Gram-positivi.

I recettori simil-Toll (TLR) riconoscono PAMP e causano il rilascio di citochine

Il recettori simil-Toll sono una famiglia di almeno 10 proteine transmembrana che riconoscono vari prodotti microbici. Per esempio TLR2 riconosce il peptidoglicano dei batteri gram-positivi, TLR4 è specializzato nel riconoscimento del lipopolisaccaride (endotossina) batterico dei gram-negativi e TLR3 e TLR5 sono importanti nel riconoscimento del virus derivato da un RNA a doppio filamento. Quando i TLR sono attivati essi attivano una cascata biochimica con l'attivazione del NFkB ed infine di citochine proinfiammatorie e altri peptidi antimicrobici che portano allo sviluppo dell'immunità acquisita (figura 1.3).

I microbi sono inglobati per fagocitosi

Prima che la fagocitosi avvenga, il microbo deve prima aderire alla superficie del polimorfonucleato o macrofago attraverso il riconoscimento di un PAMP. Il segnale che ne deriva dà inizio alla fase di ingestione attraverso l'attivazione di un sistema contrattile actina-miosina che porta alla emissione di pseudopodi che circondano la particella (figure 1.4 e 1.5). Dopo che recettori adiacenti si attaccano sequenzialmente alla superficie del microbo, la membrana plasmatica viene tirata intorno alla particella proprio come una zip fino a quando questa non è completamente inglobata in un vacuolo chiamato fagosoma (figure 1.4 e 1,5b). Nel giro di 1 minuto i granuli citoplasmatici si fondono con il fagosoma e scaricano il loro contenuto intorno al microrganismo imprigionato (figura 1.5c), che adesso è soggetto a una formidabile batteria di meccanismi microbicidi.

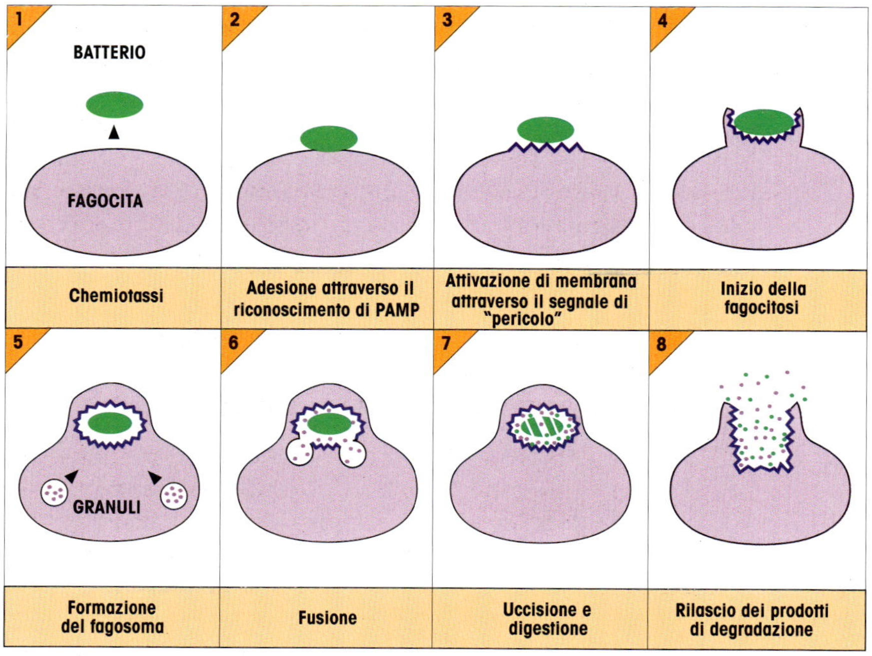

Figura 1.4 Fagocitosi e uccisione di un batterio

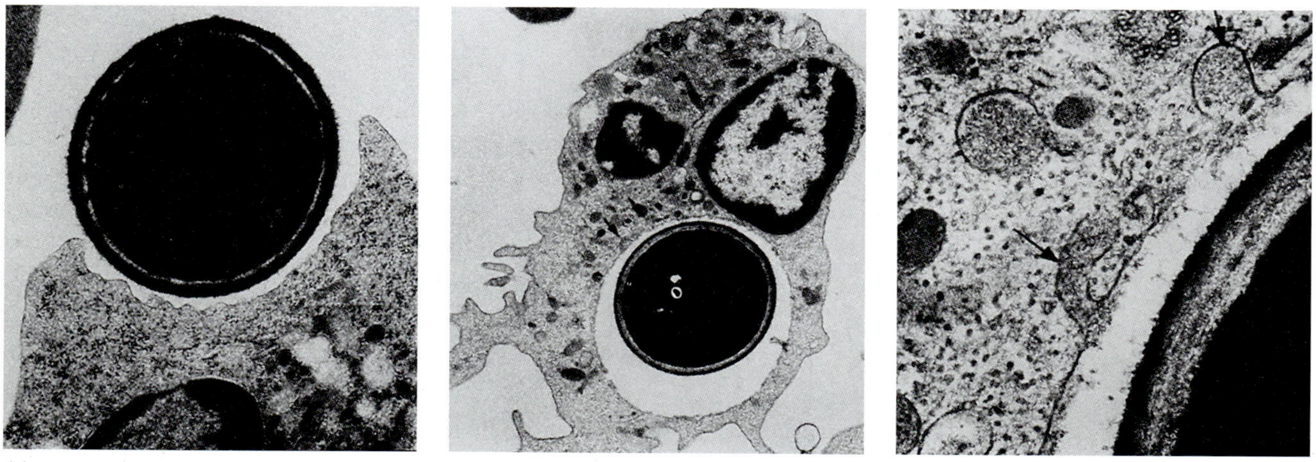

(a) (b) (c)

Figura 1.5 Adesione e fagocitosi. (a) Fagocitosi di Candida albicans da parte di un neutrofilo polimorfonucleato. L'adesione alla superficie dà inizio all'inclusione della particella di fungo mediante braccia citoplasmatiche (X15000). (b) Formazione di un fagolisosoma da parte di un neutrofilo 30 min dopo l'ingestione di C. albicans.Il citoplasma è già parzialmente degranulato e due granuli lisosomiali si stanno per fondere con il vacuolo fagocitico. Sono evidenti due lobi del nucleo (X5000). (c) Ingrandimento maggiore di (b) che mostra granuli di fusione che stanno scaricando il loro contenuto nel vacuolo fagocitico (indicato con una freccia) (X33000). (Cortesia del Dott. H. Valdimarsson).

Killing per mezzo dei reattivi intermedi dell'ossigeno (ROI)

I problemi per l'invasore iniziano nel momento in cui viene attivata la fagocitosi. C'è un drammatico incremento dell'attività dello shunt degli esosi monofosfato che porta alla generazione di nicotinamide adenina dinucleotide fosfato ridotta (NADPH). Gli elettroni passano dal NADPH al **citocromo** della membrana plasmatica (**cyt b_{558}**), che riduce l'ossigeno molecolare direttamente ad anione superossido (figura 1.6). Così, la reazione chiave catalizzata da questa NADPH ossidasi, che inizia la formazione dei ROI, è:

$$NADPH + O_2 \xrightarrow{\text{ossidasi}} NADP^+ + O_2^- \text{(anione superossido)}$$

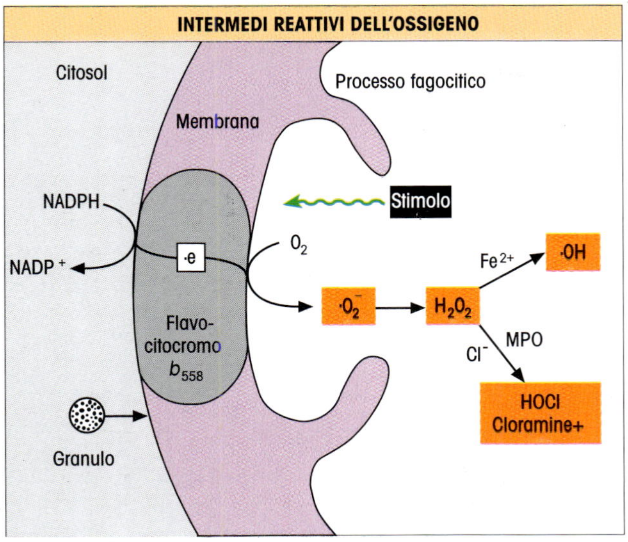

Figura 1.6 Meccanismi microbicidi delle cellule fagocitiche. Produzione dei reattivi intermedi dell'ossigeno (ROI). Elettroni da nicotinamide adenina dinucleotide fosfato (NADPH) sono trasferiti dall'enzima flavocitocromo ossidasi all'ossigeno molecolare per formare specie molecolari microbicide mostrate nei riquadri.

L'anione superossido viene convertito in perossido di idrogeno sotto l'influenza della superossido dismutasi e successivamente a radicali liberi-OH. Ognuno di questi prodotti ha una marcata reattività chimica con un ampio range di bersagli molecolari rendendoli dei formidabili agenti microbicidi; l'OH è uno dei radicali liberi più reattivi conosciuti. Inoltre, la combinazione di perossido, mieloperossidasi (MPO) e ioni alogeni costituisce un potente sistema di alogenazione in grado di uccidere sia i batteri che i virus (figura 1.6).

Altri meccanismi di killing

L'ossido nitrico (NO) può essere formato da una NO sintetasi (iNO) inducibile in molte cellule del corpo. Nei macrofagi e neutrofili umani genera un potente sistema microbico. Mentre NADPH ossidasi è dedicata all'uccisione degli organismi extracellulari imprigionati nei fagosomi per mezzo della fagocitosi, il meccanismo NO può operare contro i microbi che invadono il citosol. Non è quindi sorprendente che la capacità in cui iNOS è presente in molte cellule non fagocitiche che possono essere infettate da virus e altri parassiti.

Se i microrganismi non sono distrutti da questi sistemi, essi saranno soggetti all'azione di una famiglia di peptidi chiamati difensine, che raggiungono livelli molto alti all'interno del fagosoma e agiscono come disinfettanti contro numerosi batteri, funghi e virus provvisti di involucro. Un ulteriore danno alle membrane batteriche viene inflitto dalla proteinasi neutra (catepsina G) e dai fattori battericidi o batteriostatici, lisozima e lattoferrina. Infine, i mirorganismi uccisi sono digeriti da enzimi idrolitici e i prodotti di degradazione rilasciati all'esterno (figura 1.4).

IL COMPLEMENTO FACILITA LA FAGOCITOSI

Il complemento e la sua attivazione

Il complemento è il nome dato ad una complessa serie di oltre 30 proteine trovate nel plasma e sulla superficie cellulare che, insieme alla coagulazione, fibrinolisi e formazione di chinine, forma uno dei sistemi enzimatici attivati nel plasma. Questi sistemi caratteristicamente producono una rapida ed amplificata risposta ad uno stimolo di attivazione, mediata da un fenomeno a cascata dove il prodotto di una reazione è il catalizzatore enzimatico della successiva. I prodotti attivati o tagliati della cascata hanno diverse funzioni difensive e le proteine del complemento possono essere considerate una parte cruciale del sistema immune naturale.

Alcuni dei componenti del complemento sono designati con una lettera "C" seguita da un numero che è in relazione più alla cronologia della sua scoperta che alla sua posizione nella reazione a cascata. Il componente più abbondante e centrale è il C3.

C3 va continuamente incontro a un lento e spontaneo taglio

In circostanze normali, piccole quantità di C3 sono continuamente degradate nel prodotto di divisione C3b, o in una molecola funzionalmente simile designata C3bi. In presenza di Mg^{2+} questa può complessarsi con un altro componente del complemento, il fattore B, che va incontro a taglio per mezzo di un normale enzima plasmatico (fattore D) per generare $\overline{C3bBb}$. Si noti che per convenzione una barra sopra un complesso denota attività enzimatica e, quando un componente del complemento viene tagliato, il più grande è indicato con il suffisso "b" mentre il più piccolo con il suffisso "a".

$\overline{C3bBb}$ ha una nuova importante attività enzimatica: è una C3 convertasi che può adesso dividere grandi quantità di C3 in C3a e C3b. Tra breve discuteremo le importanti conseguenze biologiche del taglio di C3 in relazione alle difese microbiche, ma in condizioni normali ci deve essere qualche meccanismo per mantenere questo processo "al minimo"

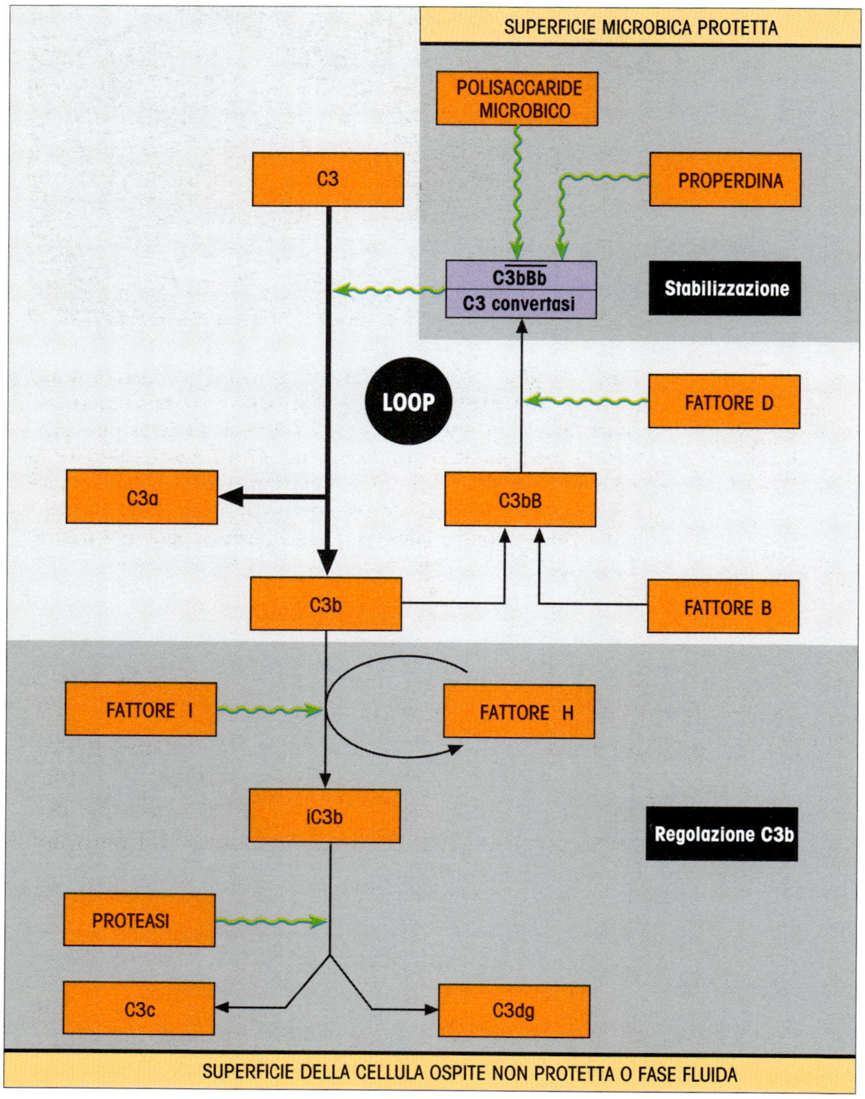

Figura 1.7 Attivazione microbica della via alternativa del complemento attraverso la stabilizzazione della C3 convertasi (C3bBb) e suo controllo da parte dei fattori H e I. Quando è legato alla superficie della cellula ospite o nella fase fluida, il C3b nella conversione è detto "non protetto" nel senso che la sua affinità per il fattore H è più grande di quella per il fattore B ed è quindi suscettibile alla degradazione da parte dei fattori H e I. Su una superficie microbica, C3b lega il fattore B più fortemente del fattore H ed è quindi "protetto" da o "stabilizzato" contro il taglio ed ancora di più quando viene successivamente legato dalla properdina.Sebbene in termini filogenetici questa è la più vecchia via del complemento, è stata scoperta dopo un altra via che sarà discussa nel prossimo capitolo, e per questo è stata designata in maniera confusa "alternativa". ⟿ rappresenta il processo di attivazione. La barra orizzontale sopra il componente sta ad indicare attivazione.

livello dal momento che esso può dare origine anche a più C3bBb. Cioè, noi ci troveremmo a che fare con un **feed-back positivo o loop di amplificazione** potenzialmente fuori controllo (figura 1.7). Come con tutte le cascata attivate potenzialmente esplosive, ci sono potenti proteine regolatorie come il fattore H e fattore I che controllano questa reazione.

Durante l'infezione la C3 convertasi viene stabilizzata e viene attivata la via alternativa del complemento

Molti microrganismi possono attivare C3bBb convertasi per generare grandi quantità del prodotto di taglio C3 attraverso la stabilizzazione dell'enzima sulle loro superficie (carboidratiche). Questo protegge il C3b dal fattore H e permette l'accumularsi di grandi quantità di C3bBb e il taglio di C3. Un altra proteina, la properdina, agisce successivamente sulla convertasi legata per stabilizzarla ulteriormente. Questa serie di reazioni, provocate direttamente dai microbi porta al raggruppamento di grandi quantità di molecole C3b sul microrganismo, è stata chiamata attivazione della via alternativa del complemento (figura 1.7).

Il complemento può essere attivato quando i carboidrati sulla superficie batterica si combinano con una proteina sierica chiamata lectina-legante il mannosio (MBL)

La lectina legante il mannosio si trova a livelli bassi nel siero normale e si lega al mannosio ed altri carboidrati sulla superficie batterica. Questo da inizio ad una serie di reazioni che culminano nell'attiva-

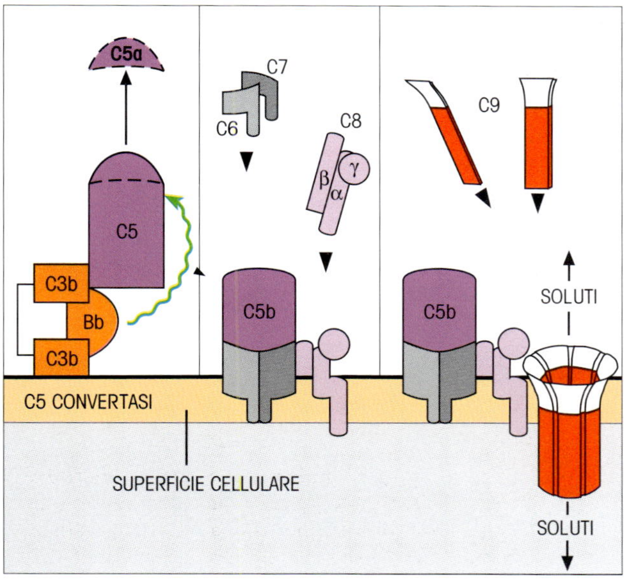

(a)

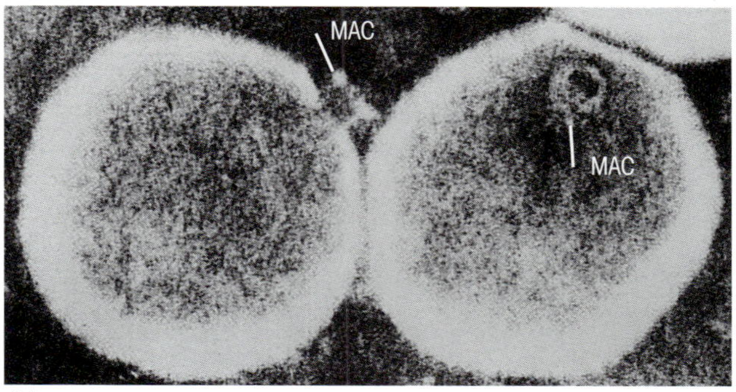

(b)

Figura 1.8 Via successivi a C3 che genera C5a e il complesso d'attacco alla membrana C5b-9 (MAC). (a) Rappresentazione dell'assemblaggio molecolare. (b) Fotografia al microscopio elettronico del complesso di membrana C5b-9 incorporato nelle membrane liposomiali che mostra chiaramente la struttura anulare. Il complesso cilindrico è visto dalla parte inserita nella membrana del liposoma a sinistra e dalla parte superiore a destra. (Cortesia del Prof. J Tranum-Jensen e Dott. S. Bhakdi.)

zione del complemento. La lectina legante il mannosio attiva il complemento interagendo con due serina proteasi chiamate MASP1 e MASP2. È noto che MASP2 taglia e attiva C4 e C2, generando una C3 convertasi chiamata $C4\overline{b2a}$ di cui parleremo nel Capitolo 2. L'attivazione di C3 inizia il loop della via alternativa e la formazione del complesso di attacco alla membrana.

La via successiva a C3 genera un complesso d'attacco alla membrana (MAC)

Il reclutamento di una ulteriore molecola C3b nel complesso enzimatico $C3\overline{bBb}$ genera una C5 convertasi. Quest'ultima attiva C5 mediante taglio proteolitico rilasciando un piccolo peptide, C5a, e lasciando il frammento maggiore C5b legato debolmente a C3b. L'attacco sequenziale di C6 e C7 a C5b forma un complesso con un transitorio sito di legame alla membrana ed affinità per C8. C8 risiede nella membrana e dirige il cambiamento conformazionale in C9 che lo trasforma in una molecola anfipatica in grado di inserirsi nel doppio strato lipidico e di polimerizzare in un MAC anulare (figure 1.8 e 2.3). Questo forma un canale transmembrana pienamente permeabile ad elettroliti e acqua. A causa della elevata pressione colloido-osmotica interna della cellula, c'è un influsso netto di Na+ acqua, causando lisi cellulare.

Il complemento ha varie funzioni biologiche difensive

1 C3b lega i recettori del complemento

Le cellule fagocitiche hanno recettori per C3b(CR1) e C3bi (CR3) che facilitano l'adesione dei microrganismi rivestiti da C3b alla superficie cellulare e la loro successiva fagocitosi. Questo processo è chiamato opsonizzazione ed è forse la funzione più importante derivante dall'attivazione del complemento.

2 Vengono rilasciati frammenti biologicamente attivi

C3a e C5a, i piccoli peptidi derivati da molecole madri durante l'attivazione del complemento, svolgono importanti funzioni. Entrambi sono **anafilotossine** in quanto sono in grado di attivare il rilascio di mediatori di difesa come l'istamina, leucotriene B4 e il fattore di necrosi tumorale (TNF) dalle mastcellule (figure 1.2i, 1.9 e 1.10) e basofili, le loro controparti circolanti. C5a agisce direttamente sui neutrofili, mentre C3a che C5a sugli eosinofili (descritti più avanti in questo Capitolo), per stimolare il burst respiratorio associato alla produzione dei ROI e potenziare l'espressione dei recettori di superficie per C3b. C5a è anche un potente agente chemiotattico per i neutrofili. Sia C3a che C5a hanno una grande abilità di agire direttamente sull'endotelio dei capillari per produrre vasodilatazione ed aumento della permeabilità, un effetto che sembra essere prolungato dal leucotriene B4 rilasciato dalle mastcellule attivate, neutrofili e macrofagi.

3 Il complesso terminale può indurre lesioni di membrana

Come descritto sopra, l'inserzione del MAC all'interno della membrana può causare la lisi cellulare.

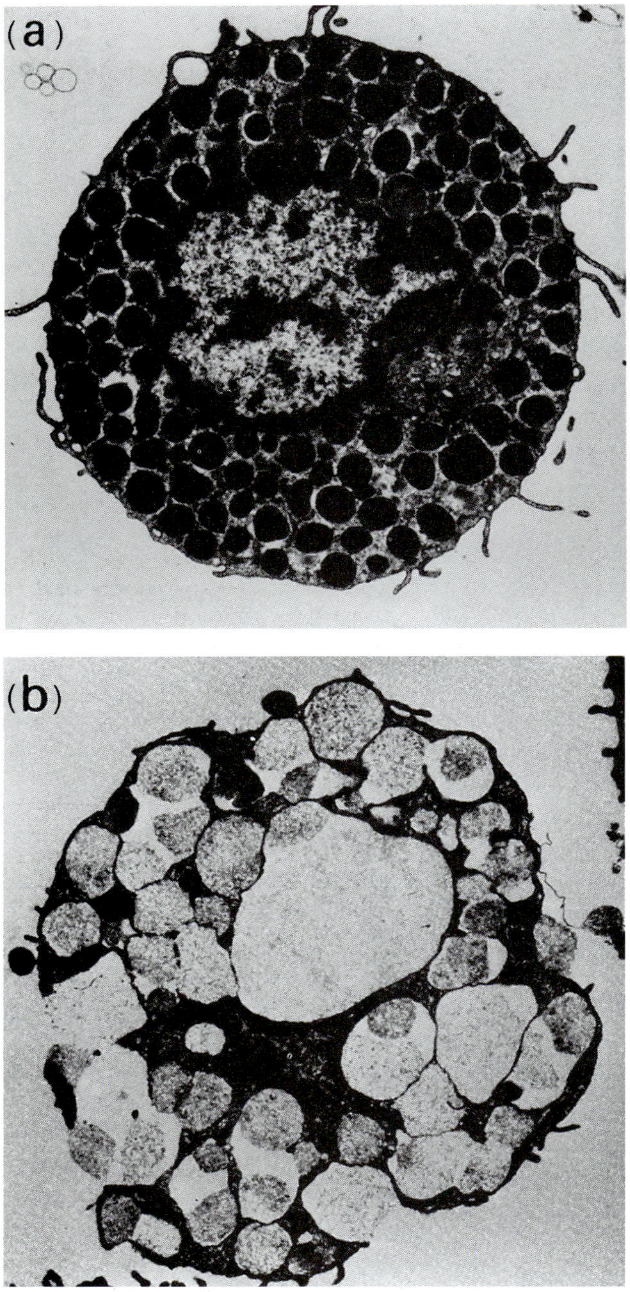

Figura 1.9 La mastcellula. (a) Una cellula a riposo con molti granuli legati alla membrana contenenti mediatori preformati. (b) Una mastcellula attivata. Da notare che i granuli hanno rilasciato il loro contenuto e sono morfologicamente alterati, essendo più grandi e meno elettrondensi. Sebbene gran parte dei granuli alterati restano all'interno della circonferenza della cellula, essi sono aperti allo spazio extracellulare (fotografia al microscopio elettronico X54009. (Riprodotta da D. Lawson, C. Fewtrell, B. Gomperts e M.C. Raff (1975) Journal of Experimental Medicine **142**, 391-402. Con il permesso della Rockefeller University Press.)

4 Il complemento ha un ruolo nell'induzione delle risposte anticorpali

Come sarà descritto in dettaglio più tardi, le cellule B proliferano e producono anticorpi quando l'antigene si lega ai loro recettori di superficie. Questa attivazione è modulata da recettori, incluso quello per C3b. Quindi, quando una cellula B è attivata in presenza di C3b, la soglia per l'attivazione è abbassata e molto meno antigene è richiesto per attivare la cellula B.

IL COMPLEMENTO PUÒ MEDIARE UNA REAZIONE INFIAMMATORIA ACUTA

Adesso possiamo mettere insieme uno scenario difensivo efficacemente orchestrato innescato dall'attivazione della via alternativa del complemento (figura 1.10).

Nel primo passo, C3$\overline{bBb}$ viene stabilizzato sulla superficie del microbo e taglia grandi quantità di C3. Il frammento C3a viene rilasciato, ma le molecole C3b si legano al microbo in grande quantità. C3$\overline{bBb}$ attiva lo step successivo nella sequenza per generare C5a e MAC.

L'atto successivo vede i peptidi proinfiammatori, C3a e C5a (anafilotossine), che insieme ai mediatori attivano le mastcellule, reclutando polimorfonucleati neutrofili e altri componenti plasmatici del complemento nel sito di invasione microbica. L'attivazione del complemento causa anche l'espressione delle molecole di adesione selettina-P e ICAM-1 sulle cellule endoteliali (molecola di adesione intercellulare-1). Sotto l'influenza delle chemotassine, i neutrofili rallentano e le molecole di adesione di superficie che, sono indotte ad esprimere li fanno aderire alle pareti dei capillari. Qui, essi prima aderiscono alle cellule endoteliali, quindi passano attraverso pori tra queste cellule (diapedesi) e quindi si muovono lungo il gradiente di concentrazione dei fattori chemiotattici fino a che essi arrivano a contatto con il microbo rivestito di C3b. C5a, che si trova a concentrazioni relativamente alte nel gradiente chemiotattico, attiva il burst respiratorio nei neutrofili, con conseguente generazione di radicali tossici dell'ossigeno e altri meccanismi fagocitici battericidi.

I processi di dilatazione capillare (eritema), essudazione di proteine plasmatiche e di fluido (edema) dovuta a cambiamenti di pressione idrostatica e osmotica e l'accumulo di neutrofili sono chiamati collettivamente **risposta infiammatoria acuta**.

Anche i macrofagi possono farlo

I macrofagi tissutali giocano anch'essi un ruolo cruciale nelle reazioni infiammatorie acute. Essi posso-

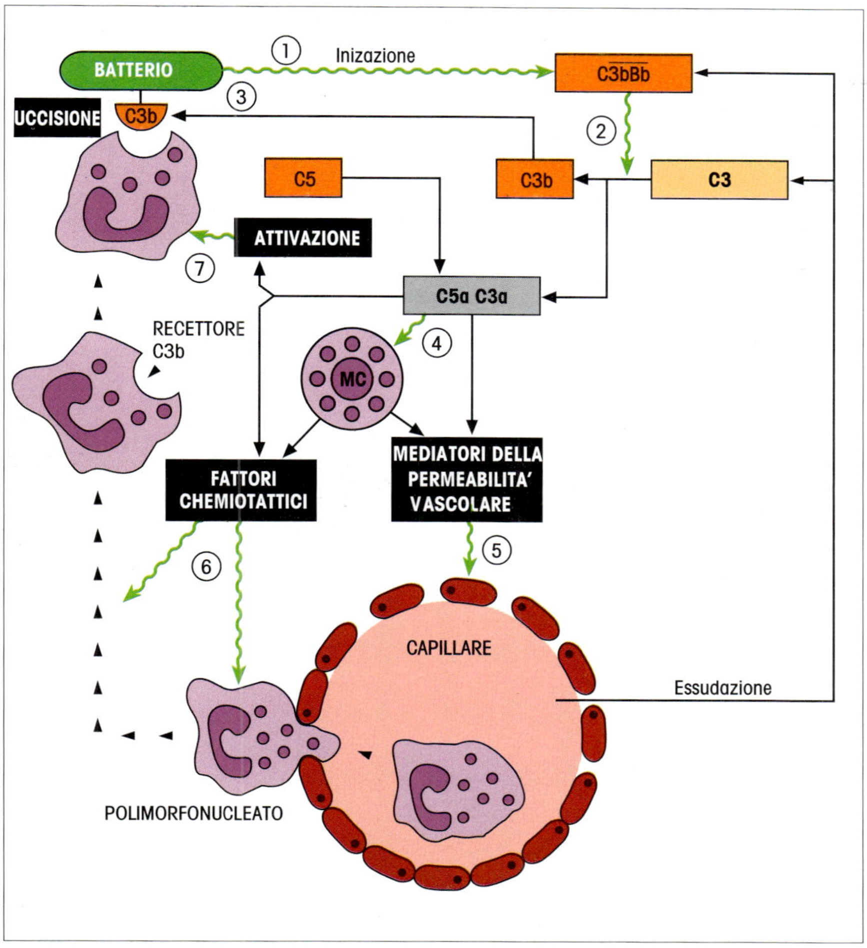

Figura 1.10 La strategia difensiva della reazione infiammatoria acuta iniziata dall'attivazione batterica della via alternativa del complemento. Direzioni: (1) inizia con l'attivazione della C3bBb C3 convertasi da parte del batterio, (2) notare la generazione di C3b ((3) che si lega al batterio), C3a e C5a, (4) che reclutano i mediatori delle mastcellule; (5) fa seguito il loro effetto sulla dilatazione dei capillari e l'essudazione delle proteine plasmatiche e (6) l' attrazione chemiotattica dei neutrofili verso il batterio rivestito di C3b e il successo dell'adesione (7) e attivazione finale dei neutrofili per l'uccisione.

no essere attivati per azione diretta di C5a o di certe tossine batteriche come le LPS che agiscono su TLR, o dalla fagocitosi di microbi opsonizzati da C3b.In seguito all'attivazione, i macrofagi secerneranno una varietà di mediatori solubili che amplificano la risposta infiammatoria acuta (figura 1.11). Questi includono citochine come l'interleuchina-1 (IL-1) e TNF, che stimolano l'espressione di molecole di adesione per i neutrofili sulla superficie delle cellule endoteliali, aumentano la permeabilità capillare e promuovono la chemiotassi e l'attivazione degli stessi polimorfonucleati neutrofili. Così, sotto lo stimolo dell'attivazione del complemento, il macrofago dà luogo ad una serie di eventi cellulari che rinforzano l'infiammazione acuta.

I MECCANISMI UMORALI FORNISCONO UNA SECONDA STRATEGIA DIFENSIVA

Passando adesso a quei sistemi difensivi che sono mediati interamente da fattori solubili, noi ricordiamo che molti microbi attivano il sistema del complemento e possono essere lisati dall'inserzione del MAC. La diffusione dell'infezione può essere limitata da enzimi rilasciati in seguito a danno tissutale che attiva il sistema della coagulazione. Fra le sostanze battericide solubili elaborate dall'organismo, forse la più abbondante e diffusa è l'enzima lisozima, una **muramidasi** che taglia il peptidoglicano della parete batterica. Gli interferoni sono una famiglia di agenti antivirali ad ampio spettro indotti da virus e agiscono per limitare la proliferazione e diffusione dell'infezione. L'interferone-α (IFNα) è prodotto soprattutto dai leucociti e l'interferone-β (IFNβ) soprattutto dai fibroblasti, sebbene tutte le cellule nucleate possono probabilmente sintetizzare queste molecole. Infine, possiamo menzionare le due proteine polmonari del surfactante SP-A e SP-D che, insieme ad alcuni lipidi, abbassano la tensione superficiale delle cellule epiteliali di rivestimento del polmone per mantenere le vie aeree libere. Esse appartengono a un gruppo di molecole totalmente

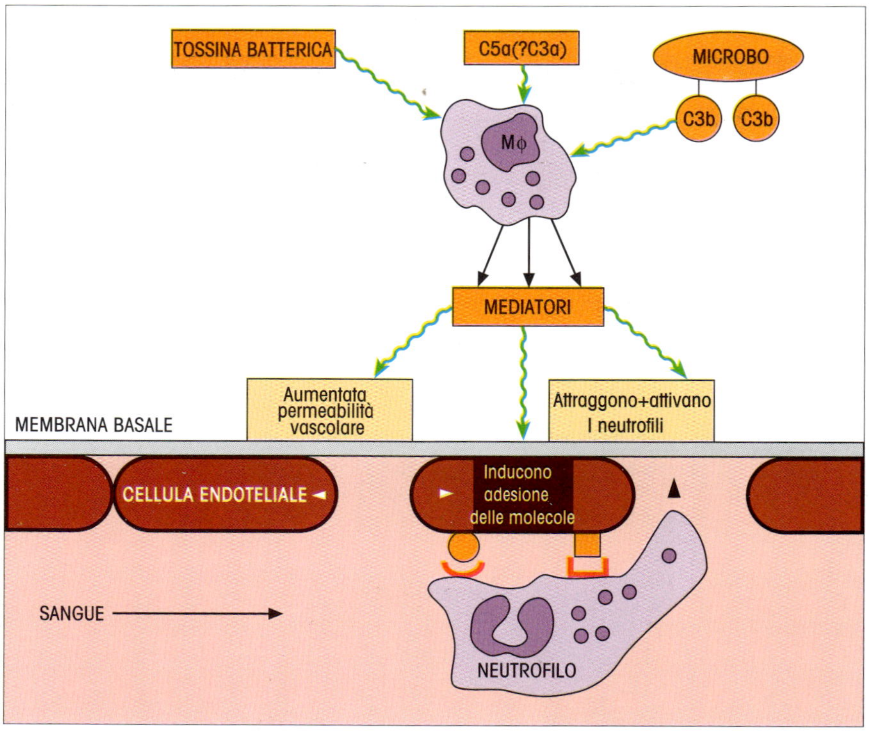

Figura 1.11 La stimolazione da parte dei componenti del complemento e delle tossine batteriche come il lipopolisaccaride (LPS) induce la secrezione macrofagica dei mediatori della risposta infiammatoria acuta. I neutrofili del sangue aderiscono alle molecole di adesione sulla cellula endoteliale e la usano per esercitare una trazione al fine di crearsi un varco tra le cellule, attraverso la membrana basale (con l'aiuto dell'elastasi secreta) e sul gradiente chemiotattico. La stimolazione da parte dei componenti del complemento e delle tossine batteriche come il lipopolisaccaride (LPS) induce la secrezione macrofagica dei mediatori della risposta infiammatoria acuta. I neutrofili del sangue aderiscono alle molecole di adesione sulla cellula endoteliale e la usano per esercitare una trazione al fine di crearsi un varco tra le cellule, attraverso la membrana basale (con l'aiuto dell'elastasi secreta) e sul gradiente chemiotattico.

diverse chiamate collettine, che contribuiscono all'immunità naturale attraverso il legame dei loro domini simili a quelli della lectina ai carboidrati presenti sui microbi e del loro stelo collagenoso a recettori simili presenti sulle cellule fagocitiche, facilitando così l'ingestione e l'uccisione degli agenti infettanti.

Le proteine della fase acuta aumentano in risposta all'infezione

Durante un'infezione, prodotti microbici come le endotossine (LPS) attivano i macrofagi e altre cellule a rilasciare varie citochine incluse IL-1, che è un pirogeno endogeno (capace di migliorare le nostre difese generali alzando la temperatura corporea), TNF e IL-6. Queste a loro volta agiscono sul fegato per aumentare la sintesi e la secrezione di numerose proteine plasmatiche chiamate collettivamente proteine della fase acuta. Queste includono la proteina C reattiva (PCR, la cui concentrazione plasmatica può aumentare di 1000 volte), il componente P amiloideo sierico e la MBL (tabella 1.1). Abbiamo precedentemente descritto il ruolo che MBL gioca nell'attivare il sistema del complemento. Altre proteine della fase acuta che mostrano un incremento più modesto nella loro concentrazione tra le quali a1-antitripsina, fibrinogeno, ceruloplasmina, C9 e fatto-

Tabella 1.1 Proteine della fase acuta

Reagente della fase acuta	Ruolo
Aumenti drammatici di concentrazione:	
Proteina C reattiva	Fissa il complemento, opsonizza
Lectina legante il mannosio	Fissa il complemento, opsonizza
Glicoproteina acida-α_1	Proteina di trasporto
Componente P amiloidea del siero	Precursore del componente amiloideo
Incrementi moderati di concentrazione:	
Inibitori della proteinasi-α_1	Inibiscono le proteasi batteriche
Antichimotripsina-α_1	Inibisce le proteasi batteriche
C3, C9, fattore B	Aumentano la funzione del complemento
Ceruloplasmina	Spazzino di-O_2^-
Fibrinogeno	Coagulazione
Angiotensina	Pressione sanguigna
Aptoglobina	Lega l'emoglobina
Fibrinonectina	Adesione cellulare

re B. Complessivamente appare probabile che la risposta della fase acuta si traduca in un effetto benefico potenziando la resistenza dell'ospite, minimizzando il danno tissutale e promuovendo la risoluzione e la riparazione della lesione infiammatoria. Per esempio, la PCR può legare numerosi microrganismi formando un complesso che può attivare la via del complemento (attraverso la via classica, non la via alternativa con cui abbiamo familiarità). Questo porta alla deposizione di C3b sulla superficie del microbo che così viene opsonizzato (per es., "pronto per la tavola") per adesione ai fagociti. La misurazione della PCR è utile per valutare l'attività della malattia infiammatoria.

KILLING EXTRACELLULARE

Le cellule natural killer (NK) sono parte del sistema immune naturale

I virus mancano di un proprio apparato replicativo, così è essenziale per essi penetrare nelle cellule dell'ospite infettato ed appropriarsi del suo sistema replicativo. È nell'interesse dell'ospite trovare un modo per uccidere le cellule infettate prima che il virus abbia la possibilità di riprodursi. Le cellule natural killer sembrano fare proprio questo.

Le cellule natural killer sono grandi linfociti granulari (figura 2.4a) con una morfologia caratteristica. Esse posseggono recettori di attivazione che riconoscono strutture glicoproteiche sulla superficie delle cellule infettate da virus o sulle cellule tumorali e portano il killer e il bersaglio vicini l'uno all'altro (figura 1.12). Molti dei ligandi per i recettori attivanti possono essere presenti anche su cellule normali non infettate e quindi le cellule NK posseggono anche recettori inibitori per prevenire l'uccisione di cellule normali. Questi recettori inibitori, che annullano i segnali provenienti dai recettori attivanti, riconoscono molecole ubiquitarie come la glicoproteina del complesso maggiore di istocompatibilità di classe I (MHC) presente sulla superficie di tutte le cellule nucleate. Comunque, cellule infettate da virus o tumorali spesso perdono l'espressione dell' MHC di classe I. Così, solo in assenza dell'MHC di classe I è permessa l'uccisione della cellula bersaglio (vedi figura 4.4). L'attivazione delle cellule NK porta alla polarizzazione dei granuli tra nucleo e bersaglio nel giro di alcuni minuti e al rilascio extracellulare del loro contenuto nello spazio tra le due cellule. A questo fa seguito la morte della cellula bersaglio.

Il componente più importante di questi granuli è la **perforina** o citolisina che ha alcune omologie strutturali con C9. Come quella proteina, ma senza

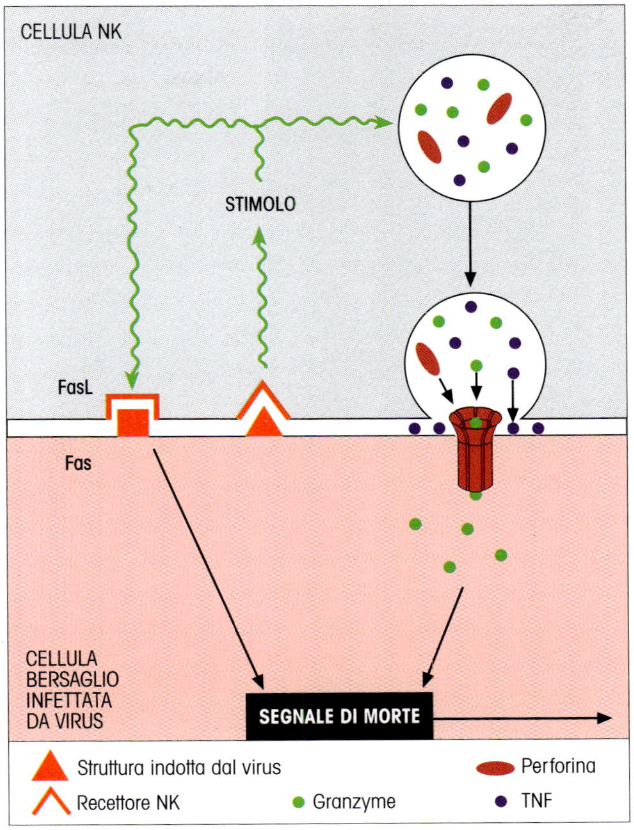

Figura 1.12 Killing extracellulare delle cellule infettate dal virus da parte delle cellule natural killer (NK). Il legame dei recettori NK alla superficie delle cellule infettate da virus attiva il rilascio extracellulare delle molecole perforine da parte dei granuli. Queste polimerizzano a formare canali transmembrana che può facilitare la lisi del bersaglio permettendo l'ingresso di granzyme, fattore di necrosi tumorale (TNF) e altri potenziali fattori citotossici derivati dai granuli. (Modello somigliante a quello proposto da D. Hudig, G.R. Ewoldt e S.L. Woodward nel (1993) Current Opinion in Immunology 5, 90-6.) Anche l'attacco del recettore NK attiva un parallelo meccanismo di uccisione mediato dal legame del FasL (Ligando Fas) presente sull'effettore al recettore Fas sulla cellula bersaglio, rilasciando un segnale di apoptosi.

alcun aiuto tranne quello del Ca2+, si inserisce nella membrana della cellula bersaglio formando un poro transmembrana a struttura anulare, paragonabile al MAC del complemento (figura 1.8). Oltre alla perforina, i granuli contengono la linfotossina e una famiglia di serina protease chiamata granzimi, uno dei quali, granzima B, può funzionare come un fattore citotossico NK inducendo **apoptosi** (morte cellulare programmata) nella cellula bersaglio. Si può rilevare frammentazione nucleare legata ad una endonucleasi calcio-dipendente che agisce sul vulnerabile DNA tra i nucleosomi.

Un sistema di riconoscimento alternativo per l'uccisione mediata dalle cellule NK può coivolgere molecole del recettore Fas aumentate di espressione sulla superficie delle cellule bersaglio attraverso FasL (Ligando Fas) sulle cellule effettrici NK, un processo che induce un segnale apoptotico nelle sfortunate cellule. Membri della famiglia del fattore di necrosi tumorale, interagendo con recettori TNF sulle cellule bersaglio possono mediare anche la citotossicità.Un membro della famiglia che è espresso dalle cellule NK attivate è il TRAIL (tumor necrosis factor-related apoptosis-inducing ligand).

Le cellule natural killer producono anche citochine che regolano l'infiammazione e la funzione immune acquisita

Non solo le cellule NK hanno l'abilità di lisare le cellule infettate da virus e quelle tumorali, ma producono anche un ampio spettro di citochine una volta che vengono attivate. Queste includono citochine come l'IL-1 e il TNF, che hanno un ruolo importante nell'infiammazione, e il fattore stimolante i granulociti-macrofagici (GM-CSF), l' interferone γ (IFN γ) e il fattore di crescita trasformante β (TGF β), che modula la risposta immune acquisita (vedi Capitolo 2). Le cellule natural killer esprimono anche molecole costimolatorie come CD40L (ligando CD40) ed è stato dimostrato che regolano la funzione delle cellule B quando vengono attivate.

Eosinofili

Grandi parassiti come gli elminti (vermi) non possono essere fisicamente fagocitati e l'uccisione extracellulare da parte degli eosinofili sembra essersi evoluta per aiutare a fronteggiare questa situazione. Gli eosinofili, quando vengono rilasciati dal midollo osseo, circolano nel sangue periferico e quindi passano nel tessuto periferico, specialmente nel polmone e intestino. La loro preminente localizzazione in questi siti suggerisce che essi giocano un ruolo importante nella sorveglianza delle superficie mucose dell'ospite. Gli eosinofili hanno granuli distintivi che si colorano avidamente con coloranti acidi (figura 1.2b). Essi hanno recettori di superficie per citochine, chemochine, molecole di adesione e componenti del complemento, e una volta attivati aumenta il burst respiratorio con concomitante generazione di metaboliti attivi dell'ossigeno e citochine proinfiammatorie.

La maggior parte degli elminti possono attivare la via alternativa del complemento, ma sebbene resistenti all'attacco di C9, il loro rivestimento con C3b permette l'adesione degli eosinofili attraverso il recettore degli eosinofili C3b. Se questo contatto dovesse portare all'attivazione, gli eosinofili lancerebbero il loro attacco extracellulare, che include il rilascio della proteina basica maggiore (MBP) presente nei granuli degli eosinofili che danneggia la membrana del parassita.

TAVOLA RIASSUNTIVA

Una vasta gamma di meccanismi immuni naturali operano ed essi non migliorano con l'esposizione a ripetute infezioni.

Barriere contro l'infezione

- I microrganismi sono tenuti fuori dell'organismo dalla pelle, dalle secrezioni mucose, dall'azione delle ciglia, dall'azione di lavaggio e antibatterica dei fluidi e dall'antagonismo microbico.
- Se si ha penetrazione, i batteri vengono distrutti da fattori solubili come il lisozima e dalla fagocitosi cui fa seguito la digestione intracellulare.
- Le cellule fagocitiche uccidono i microrganismi.
- Le cellule fagocitiche maggiori sono i polimorfonucleati neutrofili, e i macrofagi mononucleari. I microrganismi aderiscono per mezzo dei loro pattern molecolari associati a patogeni (PAMP) a recettori di riconoscimento di questi pattern (PRR) presenti sulla superficie delle cellule fagocitiche.
- Recettori Toll-simili (TLR) sono proteine di transmembrana che riconoscono prodotti batterici. Quando attivati essi inducono il rilascio di citochine proinfiammatorie.
- Il legame ai PRR attiva il processo di inglobamento e il microrganismo viene portato all'interno della cellula dove si fonde con i granuli citoplasmatici.

• Un ampia gamma di meccanismi microbicidi entrano quindi in gioco inclusa la conversione dell'ossigeno a reattivi intermedi dell'ossigeno (ROI), la sintesi dell'ossido nitrico e il rilascio di fattori multipli ossigeno-indipendenti dai granuli.

• Il sistema del complemento, costituito da una serie di enzimi che si attivano a cascata, solitamente richiama cellule fagocitiche verso i microbi che vengono fagocitati.

• Il componente più abbondante, C3, è tagliato da una convertasi a formare C3b,che lega i microrganismi adiacenti.

• La lectina legante il mannosio (MBL) lega il mannosio presente sulla superficie dei microrganismi e inizia l'attivazione del complemento legando le proteasi MASP1 e MASP2.

• Una volta che C3 viene tagliato, il componente successivo C5 viene attivato generando un piccolo peptide, C5a. Il frammento C5b si lega alla superficie del microrganismo e assembla i componenti terminali C6-9 in un complesso di attacco alla membrana (MAC), che è permeabile ai soluti e può portare alla lisi osmotica del patogeno.

Il complemento ha diverse funzioni difensive

• I microrganismi rivestiti da C3b legano il recettore C3b (CR1) sulle cellule fagocitiche e sono più prontamente fagocitati.

• C5a è altamente chemiotattico per, e può attivare, i neutrofili. Sia C3a che C5a sono potenti agenti chemiotattici e attivanti per gli eosinofili ed entrambi aumentano enormemente la permeabilità capillare.

• C3a e C5a agiscono sulle mastcellule causando il rilascio di altri mediatori come l'istamina, il leucotriene B4 e il fattore di necrosi tumorale (TNF) con effetti sulla permeabilità capillare, sull'adesione, e sulla chemiotassi dei neutrofili; essi attivano anche i neutrofili.

• L'inserzione del MAC in un microrganismo causa la lisi della cellula.

• C3b ha un ruolo nel facilitare la produzione di anticorpi da parte delle cellule B.

La reazione infiammatoria acuta mediata dal complemento

• In seguito all'attivazione del complemento con la risultante richiamo e stimolazione dei neutrofili, i fagociti attivati si legano ai microbi rivestiti da C3b per mezzo dei loro recettori di superficie C3b e possono quindi ingerirli. Il richiamo dei polimorfonucleati e l'aumento della permeabilità vascolare costituisce la potente **risposta infiammatoria acuta** antimicrobica.

• L'attivazione del complemento induce le cellule endoteliali ad esprimere le molecole di adesione che si legano ai leucociti ed li spingono nell'area dei microrganismi attraverso le cellule endoteliali.

• Le cellule fagocitiche sono attivate da C5a ad ingerire e uccidere i microrganismi invasori.

• L'infiammazione può anche essere iniziata dai macrofagi tessutali, che possono essere attivati da C5a o da prodotti batterici come l'endotossina che agisce sui TRL. Queste cellule secernono citochine come l'interleuchina-1 (IL-1) e il TNF che aumentano l'adesione delle cellule endoteliali portando quindi più cellule nel sito dell'infiammazione.

I meccanismi umorali forniscono una seconda strategia difensiva

• Oltre al lisozima, defensine e sistema del complemento, altre difese umorali sono rappresentate dalle proteine della fase acuta come la proteina C reattiva e il ligando per il mannosio la cui sintesi è di molto aumentata durante l'infezione.

• La guarigione dalle infezioni virali può essere influenzata dagli interferoni, che bloccano la replicazione virale.

• Le collettine legano i carboidrati sui microrganismi e quelli presenti nei recettori delle cellule fagocitiche facilitando così la fagocitosi.

Le proteine della fase acuta aumentano durante l'infezione

• Le citochine come IL-1 e il TNF, rilasciate durante l'infiammazione acuta, agiscono sul fegato che sintetizza le proteine plasmatiche chiamate proteine della fase acuta.

• Queste hanno un effetto benefico sulle difese dell'ospite.

• La misurazione della proteina C reattiva (PCR) è utile per valutare l'attività dei processi infiammatori.

Killing extracellulare

• Le cellule natural killer (NK) posseggono recettori attivanti il killer che riconoscono glicoproteine sulla superficie delle cellule infettate da virus o su quelle tumorali e recettori dominanti inibitori che riconoscono il complesso maggiore di istocompati bilità (MHC) di classe I sulle cellule normali.

(continua)

• Cellule infettate da virus possono essere distrutte dalle cellule NK con la induzione della morte cellulare programmata (apoptosi) seguendo la via perforino/granzima, o attraverso FasL (Ligando Fas) presente sulle cellule NK che ingaggia Fas sulla cellula bersaglio.

• L'uccisione extracellulare mediante eosinofili legati a C3b può essere responsabile dell'impossibilità di molti grandi parassiti di infettare potenziali ospiti.

Consultare il sito web **(www.roitt.com)** per le domande a scelta multipla.

LETTURE CONSIGLIATE

Beutler, B. & Hoffmann, J. (eds) (2004) Section on innate immunity. *Current Opinion in Immunology*, **16**, 1–62.

Gregory, S.H. & Wing, E.J. (1998) Neutrophil–Kupffer cell interaction in host defenses to systemic infections. *Immunology Today*, **19**, 507–10.

Mollinedo, F., Borregaard, N. & Boxer, L.A. (1999) Novel trends in neutrophil structure, function and development. *Immunology Today*, **20**, 535–7.

Nature Encyclopedia of Life Sciences. http://www.els.net (constantly updated web-based resource, includes numerous immunology review articles at both introductory and advanced levels).

Prussin, C. & Metcalfe, D. (2003) IgE, mast cells, basophils, and eosinophils. *Journal of Allergy and Clinical Immunology*, **111**, S486–94.

Sabroe, I., Read, R.C., Whyte, M.K.B. *et al.* (2003) Toll-like receptors in health and disease: Complex questions remain. *Journal of Immunology*, **171**, 1630–5.

Walport, M.J. (2001) Advances in immunology: Complement (second of two parts). *New England Journal of Medicine*, **344**, 1140–4.

CAPITOLO 2

Immunità specifica

IL BISOGNO DI MECCANISMI IMMUNITARI SPECIFICI

I nostri avversari microbici dispongono di tremende opportunità attraverso mutazioni per migliorare le strategie per evadere le nostre difese immunitarie innate e molti dei loro microrganismi cambiano la loro conformazione così da evitare l'attivazione del complemento. L'organismo ovviamente ha bisogno di mettere a punto dei meccanismi di difesa che potrebbero adattarsi individualmente a ciascuno di questi microrganismi non importa quanti siano. In altre parole un gran numero di **difese immunitarie specifiche** devono essere a disposizione dell'organismo.

L'ANTICORPO-LO SPECIFICO ADATTATORE

I processi di evoluzione hanno fatto emergere qualcosa che potrebbe essere definita una brillante soluzione. E' stata sviluppata una molecola adattatrice che era intrinsecamente capace non solo di attivare il sistema del complemento e di attaccarsi a e stimolare le cellule fagocitiche, ma anche di attaccarsi al microrganismo invasore. L'adattatore presenta tre regioni principali; due riguardano la comunicazione con il complemento e i fagociti (le funzioni biologiche) e una dedicata al legame di uno specifico microrganismo (la funzione di riconoscimento esterno). Quest'ultima porzione sarà complementare nella forma a quella di un qualche microrganismo al quale dovrebbe legarsi stabilmente. Sebbene la parte dell'adattatore con funzione biologica sia costante, una speciale porzione di riconoscimento sarebbe necessaria per ognuno delle centinaia di migliaia di differenti microrganismi. L'adattatore è naturalmente la molecola che noi conosciamo come anticorpo (figura 2.1).

I complessi antigene-anticorpo attivano una diversa via del complemento ("classica")

Una delle importanti funzioni dell'anticorpo quando è legato al microrganismo è quella di attivare la **via classica del complemento**. Questo avviene quando il complesso antigene-anticorpo lega una proteina chiamata C1q, che è la prima molecola nella sequenza classica del complemento. Il C1q è costituito da uno stelo centrale, tipo collagene, che si ramifica in sei catene peptidiche ognuna delle quali presenta alla estremità una subunità legante l'anticorpo (ricorda i fiori di un bouquet). Cambiamenti del C1q successivi al legame del complesso antigene-anticorpo, portano all'attivazione sequenziale di attività proteolitiche in due altre molecole, C1r e C1s. Questo forma un complesso trimolecolare C1, stabilizzato da Ca^{2+}, che gioca un ruolo nell'amplificazione a cascata agendo sui componenti C4 e C2 per generare molte molecole $\mathbf{\overline{C4b2a}}$, un nuovo enzima di taglio **C3** (figura 2.2).

Il componente successivo della catena, C4 (sfortunatamente i componenti sono stati numerati prima che la sequenza fosse nota) lega C1 ed è tagliato enzimaticamente da $\overline{C1s}$. Come ci si aspetterebbe in una cascata multi enzimatica, numerose molecole C4 vengono tagliate in due frammenti, C4a e C4b.

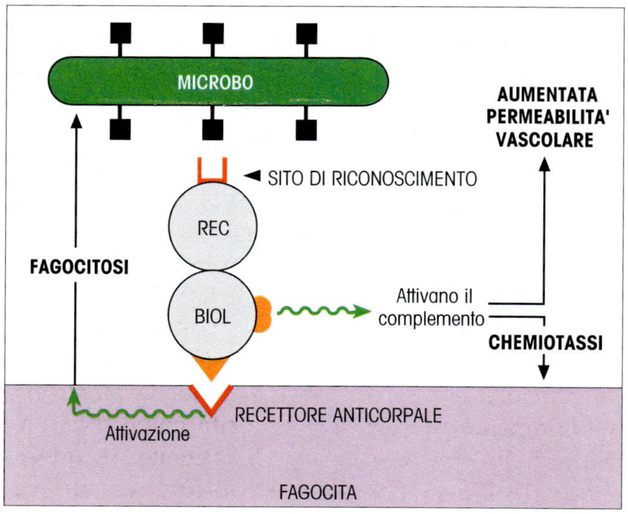

Figura 2.1 La molecola adattatrice anticorpale. La parte costante con funzione biologica (BIOL) attiva il complemento e il fagocita. La porzione con l'unità di riconoscimento per il microbo (REC) varia da un anticorpo all'altro.

Da notare che C4a, come C5a e C3a, ha attività anafilotossinica, sebbene debole e C4b ricorda C3b nella sua attività opsonizzante. In presenza di Mg^{2+}, C2 può complessare con il C$\overline{4b}$ per diventare un nuovo substrato per C$\overline{1s}$; il prodotto risultante, C$\overline{4b2a}$, ha l'attività C3 convertasi richiesta per tagliare C3.

La via classica della C3 convertasi ha la stessa specificità della C3$\overline{bBb}$ generata nella via alternativa, producendo allo stesso modo i frammenti C3a e C3b. L'attivazione di un singolo complesso C1 può portare all'idrolisi di migliaia di molecole C3. Da questo punto in poi le cose procedono parallelamente a quella della via post-C3, con una molecola di C3b aggiunta a C$\overline{4b2a}$ a formare l'enzima di taglio C5 con eventuale produzione del **complesso di attacco della membrana** (figure 1.8 e 2.3). Proprio come la via alternativa, C3-convertasi è controllata da i Fattori H e I, così la degradazione di C$\overline{4b2a}$ è causata sia dalla proteina di legame C4 (C4bp) sia da un recettore della superficie cellulare C3b, chiamato CR1.

La somiglianza tra le due vie è riportata in figura 2.2 e mostra come l'anticorpo possa integrare e perfino migliorare l'abilità del sistema immunitario naturale di iniziare le **reazioni infiammatorie acute**.

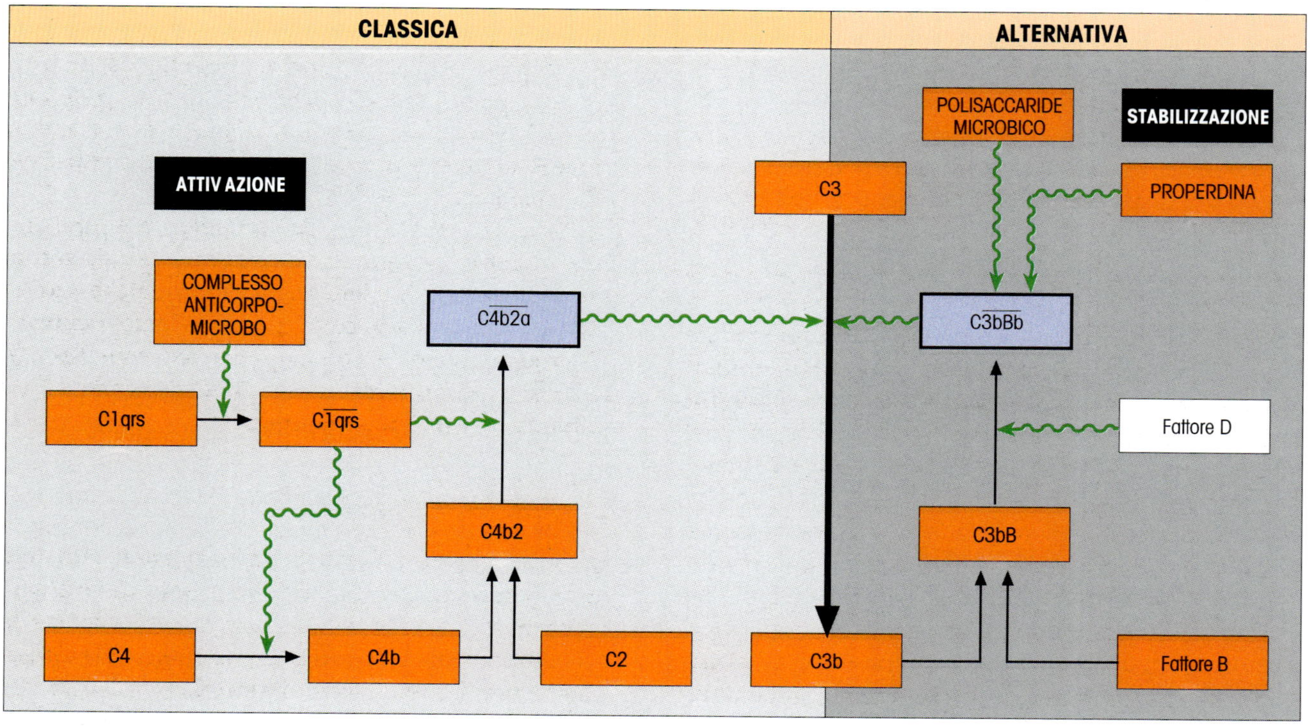

Figura 2.2 Comparazione delle vie alternativa e classica del complemento. La via classica è anticorpo dipendente, la via alternativa no. Le unità molecolari con attività proteasica sono evidenziate. La via della lectina legante il mannosio (MBL) per l'attivazione del complemento (vedi p. 10) non è mostrata in questa figura.

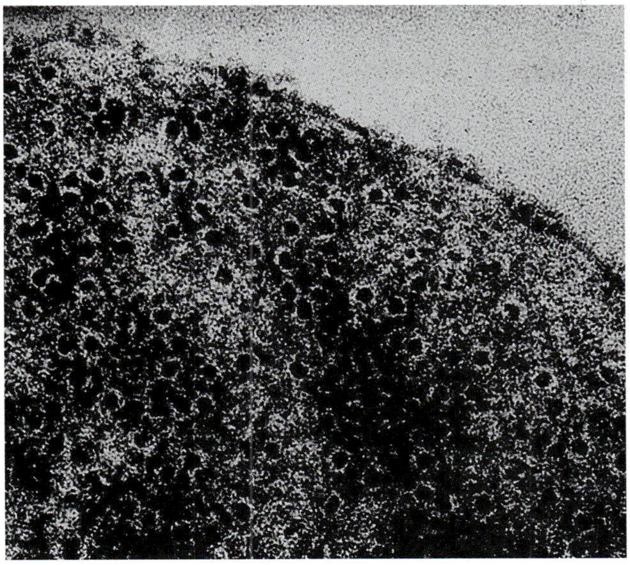

Figura 2.3 Lesioni multiple nella parete cellulare del batterio Escherichia coli causate dall'interazione con l'immunoglobulina M (IgM) e il complemento. (Gli anticorpi umani sono divisi in cinque classi principali: IgM, IgG, IgA, IgE e IgD, che differiscono nella specializzazione delle loro "terminazioni posteriori" per funzioni biologiche diverse, come attivazione del complemento o sensibilizzazione delle mastcellule.) Ogni lesione è causata da una singola molecola IgM e si evidenzia come una "buco nero" per la penetrazione del "colorante negativo". Questo è piuttosto una illusione, dal momento che in realtà questi "buchi" sono come i crateri dei vulcani che si ergono sulla superficie, e sono ciascuna complessi "d'attacco della membrana" (cf. figura 1.8) (x400 000) fornita dai Dott. R. Dourmashkin e J.H. Humphrey.)

LE BASI CELLULARI DELLA PRODUZIONE ANTICORPALE

L'antigene seleziona i linfociti che producono l'anticorpo

La maggioranza dei linfociti a riposo è costituita da piccole cellule con un nucleo scuro alla colorazione a causa della cromatina addensata e al relativamente poco citoplasma contenente i mitocondri necessari per il rifornimento energetico (figura 2.4a). Ogni **linfocita B**, così chiamato perché si differenzia nel midollo osseo, è programmato per sintetizzare uno e un solo specifico anticorpo, che viene posizionato sulla superficie esterna del linfocita come recettore per l'antigene. Questi recettori possono essere rilevati utilizzando sonde fluorescenti. In figura 2.4c si può vedere la molecola anticorpale sulla superficie del linfocita B colorata con un anticorpo fluorescente di coniglio diretto contro anticorpi umani . Ogni linfocita ha mediamente 105 identici anticorpi sulla sua superficie.

Le molecole che nei microrganismi stimolano e reagiscono con gli anticorpi sono chiamate **antigeni**. Quando un antigene entra nel corpo, viene in contatto con una vasta gamma di linfociti tutti portanti anticorpi diversi ciascuno con il suo individuale sito di riconoscimento. L'antigene legherà solo quel recettore cui è complementare. I linfociti i cui recettori hanno legato l'antigene ricevono un segnale di attivazione che li porta ad ingrossarsi, proliferare (figura 2.4b) e differenziarsi in plasmacellule produttrici di anticorpi (figure 2.4d e 2.5). Dal momento che i linfociti sono programmati per produrre solo un anticorpo con una singola specificità, l'anticorpo secreto dalle plasmacellule sarà identico a quello originariamente presente sul linfocita come recettore, cioè quello che si è legato all'antigene. In questo modo, l'antigene seleziona gli anticorpi che lo riconoscono nella maniera più efficace (figura 2.6).

La necessità di una espansione clonale sta a significare che l'immunità umorale deve essere acquisita

È nota la capacità del nostro sistema immunitario di sintetizzare centinaia di migliaia, forse milioni, di diverse molecole anticorpali, ma è chiaro che non è possibile per noi avere così tanti linfociti da produrre ogni tipo di anticorpo; non ci sarebbe abbastanza spazio nel corpo per contenerli tutti. Per questo motivo i linfociti che sono attivati dal contatto con l'antigene vanno incontro a successive ondate di proliferazione (figura 2.4b) per dar luogo ad una vasta popolazione di plasmacellule che produrranno un tipo di anticorpo per il quale il linfocita parentale era stato programmato. Attraverso la **selezione clonale**, la concentrazione di anticorpo prodotto è sufficiente a combattere efficientemente l'infezione (figura 2.6).

Siccome è necessario un certo tempo per produrre una quantità adeguata di anticorpi, questi ultimi sono rilevabili nel siero solo dopo qualche giorno dal contatto primario con l'antigene. I nuovi anticorpi prodotti sono la conseguenza del contatto con l'antigene ed è questo motivo che noi parliamo di **risposta immunitaria acquisita**.

LA MEMORIA ACQUISITA

Quando noi produciamo un anticorpo verso un dato microrganismo, per definizione questo deve essere presente nel nostro ambiente e quindi sussiste la probabilità di incontrarlo anche in futuro. Ha quindi senso, per i meccanismi immunitari allertati dal primo contatto con l'antigene, lasciare dietro di sé, un sistema memoria che permetta una risposta più veloce e di maggiore entità ad un successivo contatto con l'antigene.

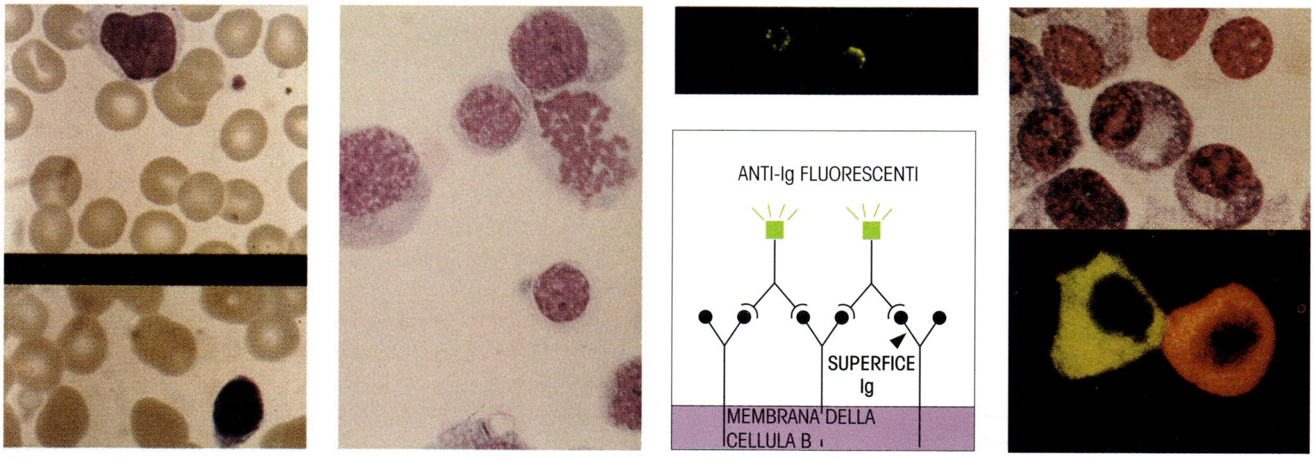

(a) (b) (c) (d)

Figura 2.4 Cellule coinvolte nella risposta immune acquisita. (a) Piccoli linfociti. La cromatina condensata dà origine a una colorazione intensa del nucleo. La cellula in basso è una tipica cellula T agranulata con un sottile orlo citoplasmatico. La cellula nucleata nella parte superiore è un grande linfocita granulare (LGL); il citoplasma più abbondante e i granuli azzurofili sono evidenti. I linfociti B variano nella misura da piccoli a intermedi e non hanno granuli (Giemsa). (b) Linfociti trasformati (linfoblasti) in seguito a stimolazione dei linfociti in coltura con un attivatore policlonale. I grandi linfoblasti con il loro rapporto citoplasma-nucleo relativamente alto possono essere paragonati nella misura a quello di un piccolo linfocita. Una cellula in mitosi (May-grunwald-Giemsa). (c) Colorazione immunofluorescente dell'immunoglobulina di superficie del linfocita B usando anti-Ig coniugata con fluoresceina (■). Stabilito che la reazione viene effettuata a freddo per prevenire la pinocitosi, l'anticorpo marcato non può penetrare all'interno di un linfocita vitale e reagisce solo con i componenti di superficie. Sono evidenziati mucchi di Ig di superficie (sIg) aggregate che iniziano a formare un cappello nella parte destra del linfocita. Durante la formazione del cappello, la miosina sottomembranosa viene ridistribuita insieme alle Igs e induce il moto delle cellule precedentemente sessili in una direzione lontana dal cappello. (d) (sopra) Plasmacellule. Il nucleo è eccentrico. Il citoplasma è fortemente basofilo per l'elevato contenuto di RNA. La zona perinucleare debolmente colorata corrisponde allla regione del Golgi (May-Grunwald-Giemsa). (basso) Plasmacellule colorate per mostrare una Ig intracellulare usando un anti-IgG (verde) marcata con fluoresceina e una anti-IgM (rosso) coniugata con rodamina. (Il materiale (a) è stato gentilmente fornito da Mr M. Watts, (b) e (c) dal Professore P. Lydyard e (d) dal Professore C. Grossi.)

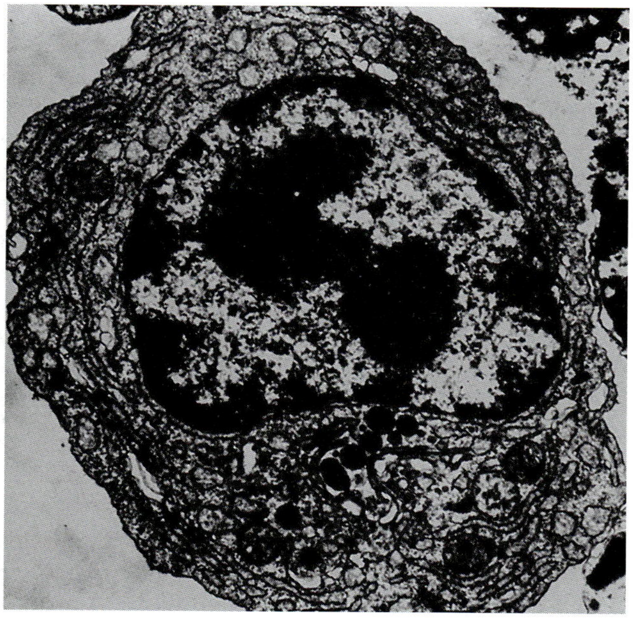

Figura 2.5 Plasmacellula (x10 000). Prominente reticolo endoplasmatico rugoso associato alla sintesi e secrezione di immunoglobuline (Ig).

La nostra esperienza da molte comuni infezioni ci dice che è proprio così. Noi raramente, infatti, siamo affetti per due volte da malattie come morbillo, parotite, vaiolo, tosse convulsa e così via. Il primo contatto fornisce qualche informazione ed induce una **memoria** così che l'organismo è preparato a respingere ogni ulteriore invasione di quel determinato organismo, stabilendosi uno stato di immunità.

Le risposte secondarie sono più efficenti

Osservando la produzione di anticorpi dopo il primo e secondo contatto con l'antigene possiamo vedere come si sviluppa l'immunità. Per esempio, quando immunizziamo un bambino con un prodotto batterico, come il tossoide del tetano, passano alcuni giorni prima che gli anticorpi possano essere rilevati nel sangue; questi raggiungono un livello massimo e quindi decrescono (figura 2.7). Se in seguito iniettiamo una seconda dose di tossoide, il corso degli eventi è completamente diverso. Entro 2-3 giorni il livello degli anticorpi nel sangue si innalza rapidamente raggiungendo livelli più alti di quel-

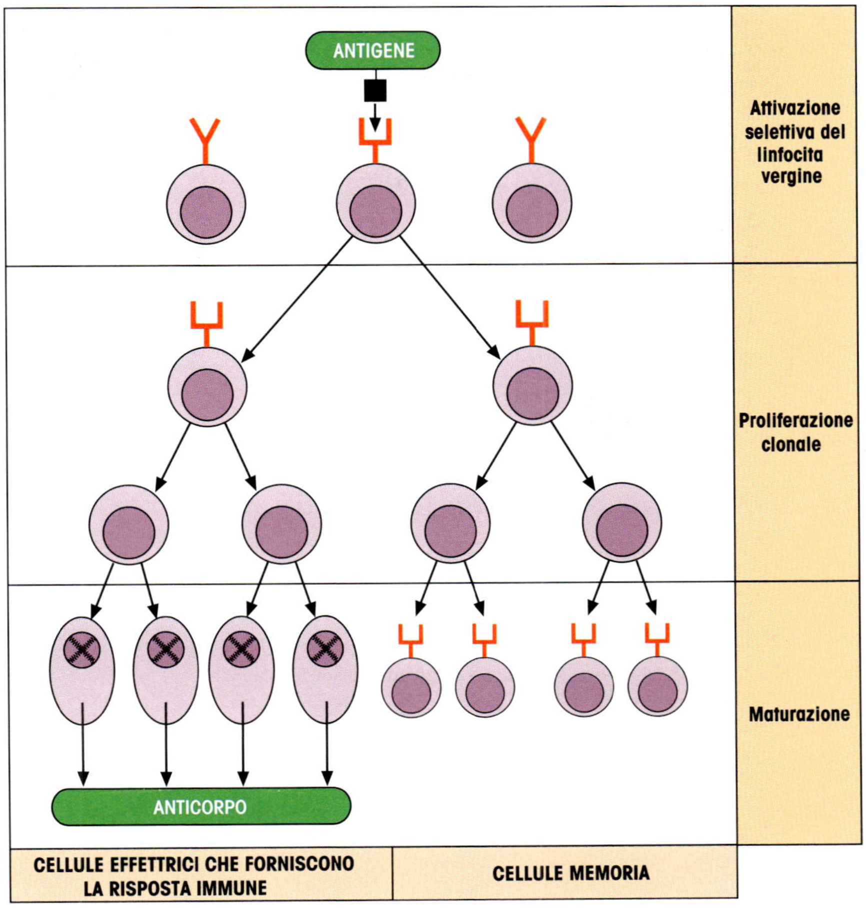

Figura 2.6 Le basi cellulari della generazione per selezione clonale di cellule effettrici e memoria dopo il contatto primario con l'antigene. La cellula selezionata dall'antigene va incontro a molte divisioni durante la proliferazione clonale e la progenie matura dando origine ad una grande popolazione di cellule formanti anticorpi. Una frazione della progenie del linfocita originario che aveva reagito con l'antigene diventa cellule memoria. Altre maturano in cellule effettrici sia dell'immunità umorale, mediata dall'anticorpo, che dell'immunità cellulo-mediata. Le cellule memoria richiedono pochi cicli prima di diventare cellule effettrici e questo abbrevia il tempo di reazione per la risposta secondaria. Il clone espanso di cellule con memoria per l'antigene originale fornisce le basi per una più grande risposta secondaria rispetto alla risposta immune primaria.

li osservati nella **risposta primaria**. Questa **risposta secondaria** è quindi caratterizzata da una più rapida e abbondante produzione anticorpale.
Questo è il risultato di una espansione di cellule in grado di essere stimolate dall'antigene, sebbene più tardi vedremo anche delle differenze qualitative in queste cellule memoria.

L'IMMUNITÀ ACQUISITA HA UNA SPECIFICITÀ ANTIGENICA

Discriminazione tra antigeni diversi

Lo stabilirsi di una memoria o immunità verso un organismo non conferisce protezione contro un altro organismo diverso dal primo. Dopo aver avuto il morbillo noi siamo immuni ad una ulteriore infezione ma siamo suscettibili ad altri agenti come il poliovirus o quello della parotite. L'immunità acquisita, quindi, mostra una **specificità** e il sistema immunitario può differenziarsi in maniera specifica tra due organismi. Alla base di questo c'è la capacità del sito di riconoscimento dell'anticorpo di distinguere tra vari antigeni.

Discriminazione tra self e non self

Questa capacità di riconoscere un antigene e distinguerlo da un altro va anche oltre. L'individuo deve anche riconoscere ciò che è estraneo, per es. "non self", cioè non proprio. L'incapacità di discriminare tra **proprio** e **non proprio** porterebbe alla sintesi di anticorpi diretti contro componenti propri (**autoanticorpi**), provocando una malattia autoimmunitaria. L'organismo deve, quindi, sviluppare meccanismi che permettano di distinguere il "proprio" dal "non proprio". Come vedremo in seguito, quei componenti circolanti dell'organismo che sono in grado di raggiungere il sistema linfoide in via di sviluppo nel periodo **perinatale** verranno considerati in seguito come "self". Si stabilisce quindi una **tolleranza** verso questi antigeni in questi tessuti, così non appena si è raggiunta la maturità immunologica, i linfociti che reagiscono contro il proprio self sono soppressi o resi tolleranti. Dobbiamo, comunque, sottolineare che la tolleranza verso il self non è assoluta e linfociti potenzialmente pericolosi esistono in ciascuno di noi.

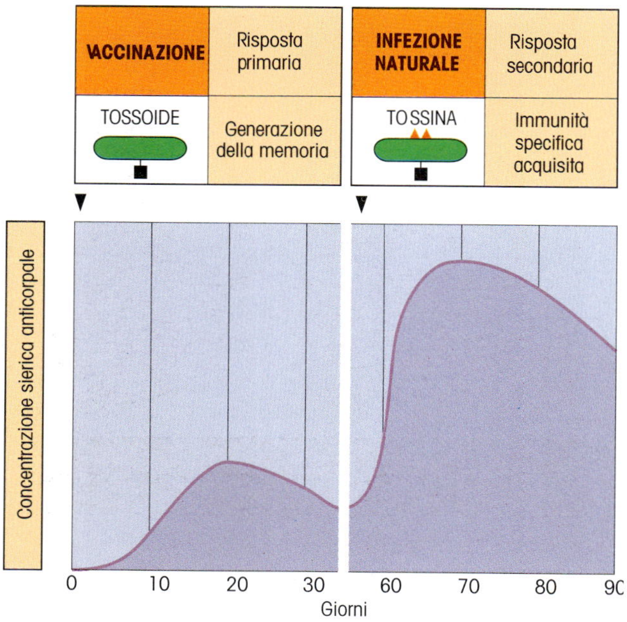

Figura 2.7 Le basi della vaccinazione sono illustrate dalla risposta al tossoide del tetano. Il tossoide si viene a formare grazie al trattamento della tossina batterica con formaldeide che distrugge la sua tossicità (associata a ▲▲) ma mantiene l'antigenicità. La risposta anticorpale al secondo contatto con l'antigene è più rapida e più intensa. Così, l'esposizione alla tossina in una successiva infezione naturale stimola le cellule memoria, che rapidamente producono alti livelli di anticorpi protettivi neutralizzanti.

LA VACCINAZIONE DIPENDE DALLA MEMORIA ACQUISITA

Circa 200 anni fa, Edward Jenner condusse alcuni studi fondamentali che segnarono l'inizio dell'immunologia come disciplina scientifica. Notando l'assenza di lesioni cutanee da virus del vaiolo nei mungitori di vacche, egli pensò che l'esposizione deliberata al poxvirus delle mucche, che non è virulento per l'uomo, avrebbe potuto conferire protezione contro il poxvirus umano. Basandosi su questo ragionamento, inoculò un giovane ragazzo con il poxvirus della mucca e osservò che il bambino era protetto contro successive esposizione al vaiolo. Iniettando una forma non patogena di microrganismo, Jenner ha utilizzato la specificità e la memoria della risposta immune acquisita per porre le basi della moderna **vaccinazione** (dal latino vacca).

La strategia consiste nell'inoculare una forma innocua del microrganismo o la sua tossina, che mantiene sostanzialmente gli antigeni responsabili dello stabilirsi di una risposta immunitaria protettiva. Questo viene comunemente fatto usando microrganismi uccisi o vivi attenuati, componenti microbici purificati o antigeni chimicamente modificati (figura 2.7).

L'IMMUNITÀ CELLULO-MEDIATA PROTEGGE CONTRO I MICRORGANISMI INTRACELLULARI

Molti microrganismi vivono all'interno delle cellule ospiti dove è impossibile per gli anticorpi raggiungerli. Parassiti intracellulari obbligati come i virus devono replicarsi all'interno della cellula. Parassiti intracellulari facoltativi come i micobatteri e la leishmania possono replicare all'interno della cellula, in particolare nei macrofagi, ma non sono obbligati a farlo; essi preferiscono la vita all'interno della cellula perchè possono usufruire di protezione. Un sistema immunitario acquisito completamente distinto si è evoluto per fronteggiare i microrganismi intracellulari. Si basa su una distinta sottopopolazione linfocitaria chiamata **cellule T** (figura 2.4a), così definite perchè, a differenza dei linfociti B, essi si differenziano all'interno della **ghiandola timica**. Poichè questi si sono specializzati nell'operare contro cellule che contengono organismi intracellulari, le cellule T riconoscono solo l'antigene derivato da questi microbi quando questo è presentato sulla superficie della cellula. Allo stesso modo, i **recettori della superficie delle cellule T**, che sono simili (ma non identici) alle molecole anticorpali usate dai linfociti B, riconoscono l'antigene insieme ad un marcatore di superficie che informa il linfocita T che sta entrando in contatto con un altra cellula. Questi marcatori cellulari appartengono ad un importante gruppo di molecole conosciuto come il **complesso maggiore di istocompatibilità (MHC)**, identificate originariamente grazie alla loro abilità di evocare una potente reazione al trapianto in altri membri della stessa specie.

Le cellule T produttrici di citochine aiutano i macrofagi ad uccidere i parassiti intracellulari

Gli organismi intracellulari sopravvivono all'interno dei macrofagi grazie alla loro abilità di sovvertire gli innati meccanismi di uccisione che possiedono queste cellule. Nonostante questo, essi non possono impedire ai macrofagi di processare piccoli frammenti antigenici (possibilmente di microrganismi che sono morti spontaneamente) e portarli sulla loro superficie cellulare. Una sottopopolazione di linfociti T chiamati **cellule T helper**, se specifiche per quell'antigene, riconosceranno e legheranno il complesso formato dall'antigene e dalle molecole MHC di classe II sulla superficie dei macrofagi e produrranno una varietà di fattori solubili chiamati **citochine**, che includono le interleuchine (interleuchina-2, ecc; vedi p.84). Citochine diverse possono essere prodotte da diversi tipi cellulari e generalmente agiscono a corto raggio sulle cellule vicine. Alcune cito-

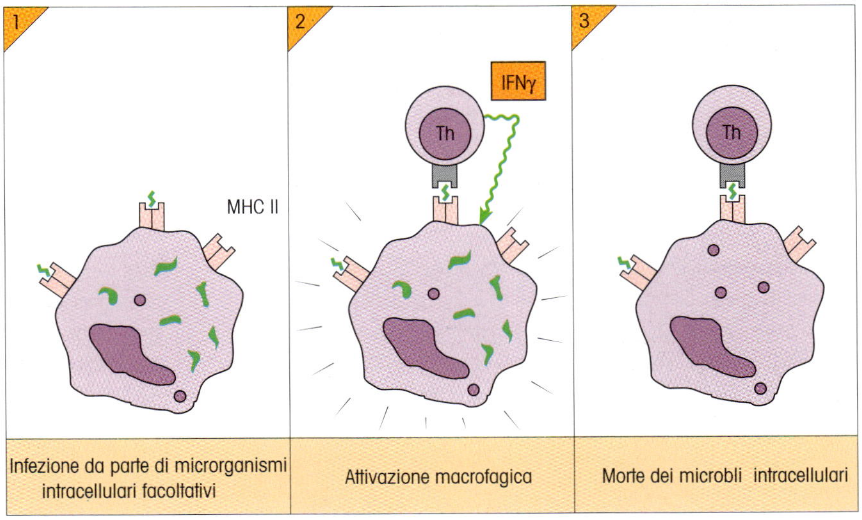

Figura 2.8 Uccisione intracellulare di microrganismi per mezzo dei macrofagi. (1) Antigene di superficie ( ) derivato dai microrganismi intracellulari viene complessato con molecole del complesso maggiore di istocompatibilità (MHC) di classe II ( ). (2) La cellula T-helper si lega a questo complesso di superficie ed è spinta a rilasciare la citochina interferon γ (IFNγ). Questa attiva meccanismi microbicidi nel macrofago. (3) L'agente infettivo va incontro ad una morte a tempo.

chine prodotte dalle cellule T aiutano le cellule B a sintetizzare anticorpi, mentre altre come l'interferone γ (IFNγ) agiscono come **fattori attivanti i macrofagi**, con conseguente potenziamento di quei meccanismi microbicidi altrimenti insufficienti, con conseguente morte dei microrganismi intracellulari (figura 2.8).

Cellule infettate da virus possono essere uccise dalla citotossicità cellulo-mediata (ADCC) e dalle cellule T citotossiche

Abbiamo già discusso dei vantaggi per l'ospite di uccidere cellule infettate dal virus prima che il virus inizi a replicarsi e abbiamo visto che le **cellule natural killer (NK)** possono svolgere una funzione citotossica. Comunque, le cellule NK hanno un limitato range di specificità, usando i loro recettori lectina-simili e altri **recettori attivanti** e per migliorare la loro efficacia, questo range deve essere allargato.

Una via attraverso la quale questo obiettivo può essere raggiunto è rivestendo la cellula bersaglio con anticorpi specifici per gli antigeni di superficie codificati dal virus, poichè le cellule NK hanno recettori Fcg per la parte costante della molecola anticorpale, come le cellule fagocitiche. Così gli anticorpi porteranno le cellule NK molto vicine al bersaglio, formando un ponte e le cellule NK essendo attivate dalle molecole anticorpali complessate sono in grado di uccidere cellule infettate da virus attraverso i loro meccanismi extracellulari (figura 2.9). Questo sistema è chiamato **citotossicità cellulo-mediata-anticorpo dipendente (ADCC)**.

Le cellule infettate da virus possono essere controllate anche da un sottogruppo di linfociti T chiamati **cellule T citotossiche**. Queste, come le cellule

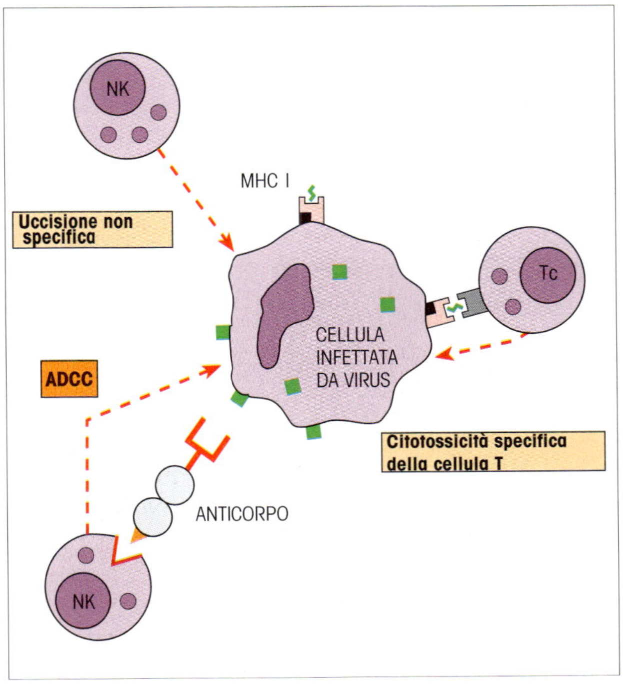

Figura 2.9 Uccisione di cellule infettate da virus. Il meccanismo di uccisione non specifico delle cellule natural killer (NK) può essere mirato alla cellula bersaglio per mezzo di un anticorpo così da produrre una citotossicità cellulare anticorpo-dipendente (ADCC). La cellula T citotossica agisce sul suo bersaglio attraverso il riconoscimento recettoriale dell'antigene di superficie associato con le molecole del complesso maggiore di istocompatibilità (MHC) di classe I.

T-helper, hanno un ampio range di specificità antigenica perchè esprimono clonalmente un grande numero di recettori cellulari T diversi. Ogni linfocita è programmato per sintetizzare solo un recettore e, come le cellule T helper, riconosce l'antigene solo in associazione con un marcatore cellulare, in questo caso la molecola MHC di classe I (figura 2.9). Attraverso il riconoscimento dell'antigene di superficie, la cellula citotossica viene in stretto contatto con il suo bersaglio e dà il "bacio della morte apoptotica".

In maniera analoga alla cellula B, le cellule T sono selezionate e attivate dalla combinazione con l'antigene. Esse si espandono clonalmente e maturano per dare origine a cellule T helper e citotossiche, insieme con una aumentata popolazione di cellule memoria. Così entrambe le cellule T e B forniscono una **specifica immunità acquisita** che estende il range di efficacia dell'immunità naturale e conferisce il vantaggio della memoria, di conseguenza la prima infezione ci prepara a resistere ad un ulteriore contatto con lo stesso microrganismo.

IMMUNOPATOLOGIA

Il sistema immune è chiaramente utile per noi, ma, a volte, può causare danno all'ospite. Così, quando c'è una **risposta eccessiva o una persistente esposizione** agli antigeni esogeni, si possono avere reazioni dannose per tessuti o **ipersensibilità**. Esempi sono l'allergia ai pollini, discrasia ematica associata a certi farmaci, glomerulonefrite da immunocomplessi in seguito ad infezione streptococcica e granuloma cronici prodotti durante la tubercolosi o schistosomiasi.

In altri casi, l'ipersensibilità agli autoantigeni può derivare attraverso una rottura dei meccanismi che controllano la tolleranza verso il self esistendo in una ampia gamma di **malattie autoimmuni** come la malattia di Graves, la miastenia grave e molti dei disordini reumatici.

Un altra reazione immunopatologica è il **rigetto del trapianto**, dove gli antigeni MHC sull'innesto del donatore possono provocare una potente reazione. Infine, si deve considerare la possibilità di una inadeguata funzione del sistema immunitario (**immunodeficienza**).

TAVOLA RIASSUNTIVA

L'anticorpo-lo specifico adattatore

• La molecola anticorpale si è evoluta come uno specifico adattatore che si attacca ai microrganismi che non attivano la via alternativa del complemento o prevengono l'attivazione delle cellule fagocitiche.

• L'anticorpo si lega all'antigene attraverso il suo sito di riconoscimento specifico e le sue regioni a struttura costante attivano il complemento attraverso la via classica (legame a C1 e generazione di $C\overline{4b2a}$; convertasi per tagliare C3) e i fagociti attraverso i loro recettori anticorpali.

Le basi cellulari della produzione anticorpale

• Gli anticorpi sono sintetizzati dalle plasmacellule derivate dai linfociti B; ognuna di queste è programmata per sintetizzare solo uno specifico anticorpo, che è posto sulla superficie cellulare come recettore.

• L'antigene lega la cellula per mezzo di un anticorpo complementare, causando attivazione cellulare, proliferazione clonale e infine maturazione di cellule formanti anticorpi e cellule memoria.
Così, l'antigene causa la selezione clonale delle cellule che producono anticorpi contro se stesso.

Memoria acquisita e vaccinazione

• L'aumento delle cellule memoria dopo la prima esposizione significa che la risposta secondaria acquisita è più veloce e potente, fornendo le basi per la vaccinazione che si basa sulla utilizzazione di una forma inoffensiva di agente infettivo per l'immunizzazione iniziale.

L'immunità acquisita ha una specificità antigenica

• Gli anticorpi distinguono i vari antigeni in quanto il riconoscimento è basato sulla complementarietà della struttura molecolare. Così, la memoria indotta da un antigene non sarà estesa ad un altro antigene non correlato.

• Il sistema immunitario distingue i componenti propri, self, da gli antigeni esterni, non self, rendendo i linfociti immaturi non responsivi alle molecole dell'ospite; i linfociti che reagiscono con gli antigeni esterni non vengono interessati dal momento che entrano in contatto con l'antigene solo dopo aver raggiunto la maturità.

L'immunità cellulo-mediata protegge contro gli organismi intracellulari

• Un'altra classe di linfociti, le cellule T, è coinvolta nel controllo delle infezioni intracellulari. Come le cellule B, ogni cellula T ha il suo individuale recettore antigenico (sebbene esso differisca strutturalmente dall'anticorpo) che riconosce l'antigene e le cellule vanno incontro ad espansione clonale per formare cellule effettrici della memoria, fornendo una specifica immunità acquisita.

• La cellula T riconosce gli antigeni di superficie cellulare associati a molecole del complesso maggiore di istocompatibilità (MHC).

• Le cellule T helper, che vedono l'antigene con l'MHC di classe II sulla superficie dei macrofagi, rilasciano citochine, che in alcuni casi possono aiutare le cellule B a produrre anticorpi e in altri casi attivano i macrofagi e permettono ad essi di uccidere i parassiti intracellulari.

• Le cellule T citotossiche hanno la capacità di riconoscere specifici antigeni in associazione al MHC di classe I sulla superficie di cellule infettate con un virus, che sono uccise prima che il virus si replichi. Esse, inoltre, producono interferone γ, che rende le cellule circostanti resistenti al virus (figura 2.10).

• Le cellule Natural Killer (NK) hanno recettori specifici simil-lectina per le cellule infettate dai virus, ma non possiedono recettori antigeni-specifici. Ad ogni modo, esse possono riconoscere le cellule infettate dal virus e ricoperte di anticorpi, attraverso i loro recettori Fcγ ed uccidono il bersaglio attraverso la citotossicità cellulo-mediata anticorpo-dipendente (ADCC).

• Benché i meccanismi naturali non migliorino dopo ripetute esposizioni alla stessa infezione, cosa che, invece, avviene nella immunità specifica, essi giocano un ruolo vitale nelle nostre difese dal momento che sono legati fortemente ai sistemi acquisiti, con i quali completano il sistema immunitario. Anticorpi, complemento e cellule polimorfonucleate forniscono la protezione verso la maggior parte dei microrganismi extracellulari, mentre le cellule T, le citochine solubili, i macrofagi e le cellule NK sono fondamentali nella difesa verso le infezioni intracellulari (figura 2.11).

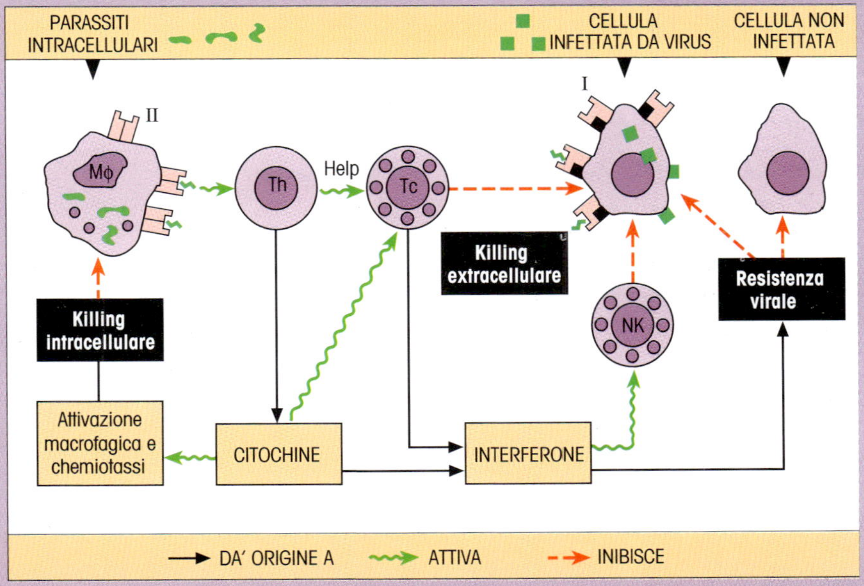

Figura 2.10 RLe cellule T si collegano al sistema immune naturale per resistere all'infezione intracellulare. Molecole del complesso maggiore di istocompatibilità (MHC) di classe I ( ) e II ( ) sono importanti per per il riconoscimento dell'antigene di superficie da parte della cellula T. le cellule T helper (Th) cooperano allo sviluppo delle cellule T citotossiche (Tc) dai precursori. I meccanismi microbicidi del macrofago (Mφ) sono attivati dalle citochine attivanti il macrofago. L'interferone inibisce la replicazione virale e stimola le cellule natural killer (NK) che insieme alla Tc uccidono le cellule infettate da virus.

(continua)

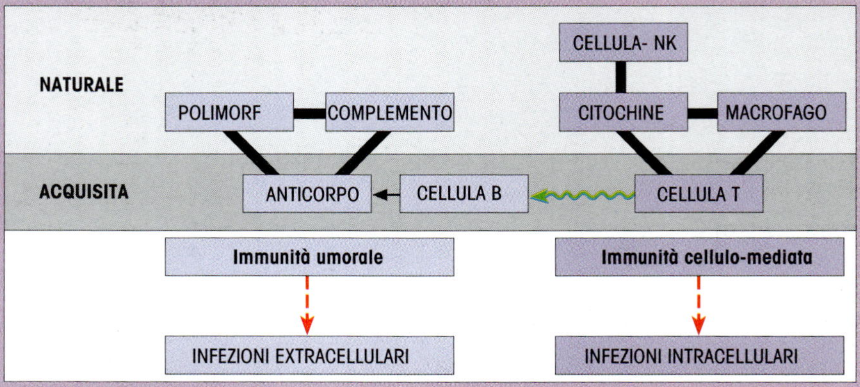

Figura 2.11 Le due vie che legano rispettivamente l'imunità naturale e quella acquisita, che forniscono la base dell'immunità umorale e cellulare.

Immunopatologia

- Il danno tissutale immunopatologicamente mediato può avvenire nell'ospite come risultato dei:
  - (a) reazioni di ipersensibilità inappropriate ad antigeni esogeni;
  - (b) perdita di tolleranza al proprio self con con seguente malattia autoimmune;
  - (c) reazioni a trapianti estranei.
- La immunodeficienza rende l'individuo maggiormente suscettibile alle infezioni.

Consultare il sito web **(www.roitt.com)** per le domande a scelta multipla.

LETTURE CONSIGLIATE

Alt, F. & Marrack, P. (eds) *Current Opinion in Immunology*. Current Science, London. (Six issues published a year.)

Mackay, I. & Rosen, F.S. (eds). Series of articles entitled Advances in immunology. *New England Journal of Medicine* (2000) **343**, 37–49, 108–17, 702–9, 1020–34, 1313–24, 1703–14; (2001) **344**, 30–7, 350–62, 655–64; **345**, 340–50.

Roitt, I.M. & Delves, P.J. (eds) (1998) *Encyclopedia of Immunology*, 2nd edn. Academic Press, London. (Covers virtually all aspects of the subject and describes immune responses to most infections.)

Schwaeble, W.J. & Reid, K.B.M. (1999) Does properdin crosslink the cellular and the humoral immune response? *Immunology Today*, **20**, 17–21.

The Immunologist. Hogrefe & Huber, Seattle. (Official organ of the International Union of Immunological Society—IUIS. Excellent, didactic and compact articles on current trends in immunology.)

Trends in Immunology. Elsevier Science, Amsterdam. (The immunologist's "newspaper": Excellent.)

Website www.roitt.com (linked to *Roitt's Essential Immunology* and this book). Animated immunology tutorials, over 400 multiple-choice questions with teaching comments on every answer, further reading, downloadable figures.

CAPITOLO 3

Anticorpi

LA STRUTTURA DI BASE È UNA UNITÀ FORMATA DA QUATTRO PEPTIDI

La molecola anticorpale è formata da due identiche catene pesanti e due identiche catene leggere tenute assieme da legami disulfuro. Queste catene possono essere separate dalla riduzione dei legami disulfuro e dall'acidificazione. Nel tipo anticorpale più abbondante, l'**immunoglobulina G (IgG)**, la regione cerniera ha una struttura estesa per la presenza di numerosi residui di prolina ed è quindi vulnerabile all'attacco proteolitico. La molecola viene, pertanto, divisa dalla papaina dando luogo a due identici frammenti **Fab**, ciascuno con un singolo sito di combinazione per l'antigene e un terzo frammento, **Fc**, che non è in grado di legare l'antigene. La pepsina interessa un altro punto e separa l'Fc dal resto della molecola per generare un grande frammento, che è chiamato $F(ab')_2$ dal momento che è divalente riguardo la sua capacità di legare l'antigene proprio come l'anticorpo parentale (figura 3.1).

LE SEQUENZE AMINOACIDICHE RIVELANO VARIAZIONI NELLA STRUTTURA DELLA IMMUNOGLOBULINA (IG)

Per validi motivi, la popolazione anticorpale in ogni individuo è incredibilmente eterogenea, con forse più di 10^9 molecole Ig diverse in un siero normale. Questo significa che la determinazione delle sequenze aminoacidiche è stata completamente inutile finchè non si è provato che era possibile ottenere un prodotto omogeneo da un singolo clone. L'oppurtinità di fare questo venne dallo studio delle **proteine del mieloma**.

Nella malattia umana nota come mieloma multiplo, una cellula che produce una particolare molecola Ig si divide in maniera incontrollata come tipicamente fa una cellula cancerosa, senza preoccuparsi delle esigenze dell'ospite. Il paziente possiede quindi un numero altissimo di cellule identiche derivate in maniera clonale da una unica cellula originale e sintetizzano tutte la stessa Ig, la proteina mielomatosa o proteina M, che compare nel siero, di solito in concentrazioni molto alte. Purificando una proteina mielomatosa noi possiamo ottenere una preparazione Ig con una struttura unica. **Gli anticorpi monoclonali** si possono ottenere anche fondendo singole cellule formanti anticorpi con una cellula tumorale B per ottenere un clone di cellule che si dividono costantemente per formare un singolo anticorpo.

Il sequenziamento di un certo numero di queste proteine ha rilevato che la porzione N-terminale delle catene pesanti e leggere presenta una variabilità considerevole, mentre le restanti parti delle catene sono relativamente costanti, essendo raggruppa-

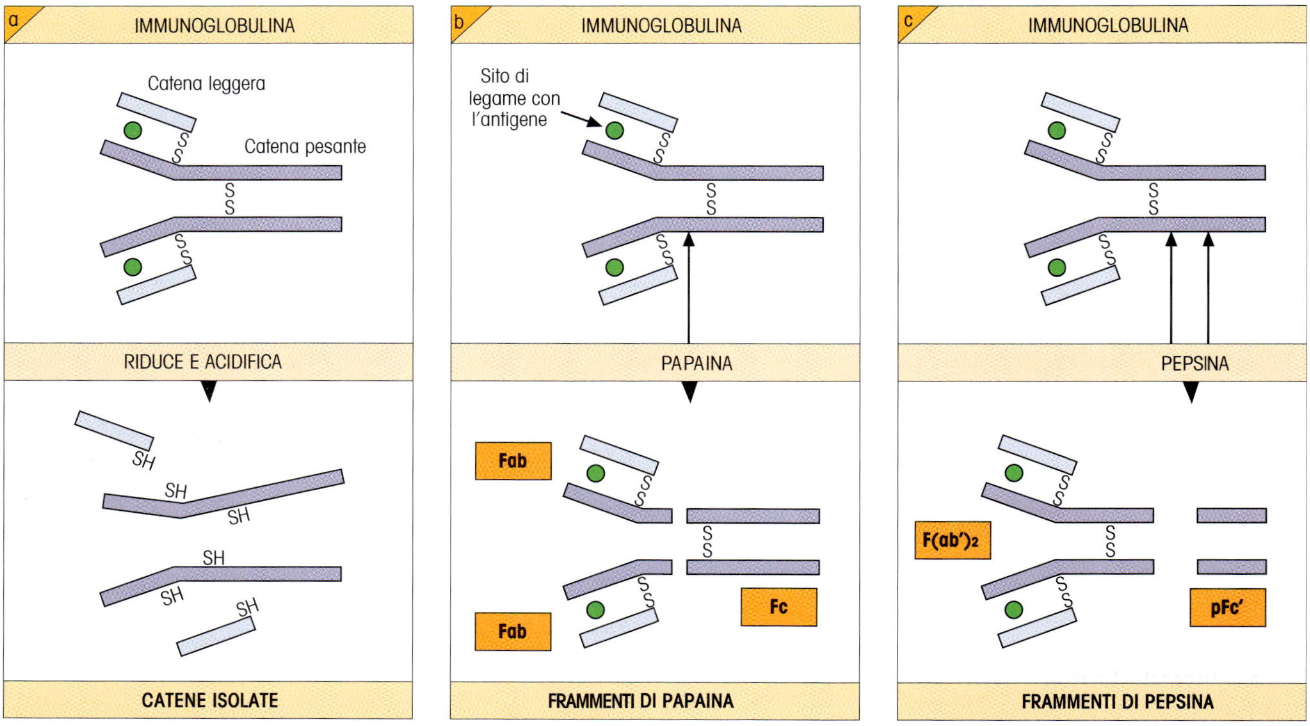

Figura 3.1 L'unità di base dell'anticorpo che consiste di due identiche catene pesanti e due identiche catene leggere tenute insieme da legami disulfuro intercatena, può essere ridotta nelle sue catene peptidiche costituenti e nei suoi frammenti proteolitici, il frammento pepsinico F(ab') che contiene due siti di legame per l'antigene e il frammento papainico Fab che contiene un solo sito. Dopo digestione con papaina viene generato il frammento Fc che rappresenta la metà C-terminale della molecola Ig e è tenuto insieme da legami disulfuro e legami non covalenti. La porzione della catena pesante nel suo frammento Fab è indicata con il simbolo Fd.Il residuo N-terminale si trova sulla sinistra di ciascuna catena.

te in un numero ristretto di strutture. Si parla per convenzione di regioni costanti e variabili delle catene pesanti e leggere (figura 3.2).

Certe sequenze nelle regioni variabili presentano una notevole diversità e un analisi sistematica localizza queste sequenze ipervariabili in tre segmenti sulle catene leggere e tre sulla catena pesante (figura 3.3).

GENI DELLE IMMUNOGLOBULINE

Le immunoglobuline sono codificate da molteplici segmenti genici

Cluster di geni su tre diversi cromosomi codificano rispettivamente per le catene leggere κ, catene leggere λ e le catene pesanti. Dal momento che può essere prodotta una ampia gamma di anticorpi con diverse sequenze aminoacidiche, ci deve essere una corrispondente sequenza nucleotidica che codifica per essi. Comunque, il gene intero che codifica per le catene leggere e pesante non è presente come tale nel DNA della linea germinale, ma viene formato durante lo sviluppo iniziale della cellula B unendo insieme i mini segmenti del gene. Si prenda per esempio la catena leggera κ; la regione variabile è codificata da due segmenti genici, un grande V_κ e un piccolo J_κ mentre un singolo gene codifica per la regione costante (figura 3.4). C'è un cluster di circa 40 o più geni variabili (V) e appena cinque geni di giunzione (J). Nella cellula B immatura, un evento di traslocazione porta alla giunzione di uno dei geni V_κ con uno dei segmenti J_κ. Ciascun segmento V ha la propria sequenza leader e un certo numero di promotori a monte inclusa una caratteristica sequenza ottamerica, a cui si legano i fattori di trascrizione. Quando il gene dell'immunoglobulina è trascritto, lo splicing dell'RNA nucleare porta la sequenza V_κ J_κ in vicinanza della sequenza C_κ della regione costante, il tutto letto come una catena peptidica κ all'interno del reticolo endoplasmatico.

Gli stessi principi generali si applicano all'arrangiamento delle catene leggere λ con circa 30 segmenti genici V e quattro segmenti J e i geni della catena pesante. A questo livello possono essere rilevate caratteristiche ulteriori: i diversi geni della regione costante formano un cluster e c'è un gruppo di circa 25 segmenti D altamente variabili situati tra i 50 e i geni V e sei geni J (figura 3.5). Il segmento D, insieme con le sue giunzioni per i segmenti V e J, codifica quasi l'intera terza regione ipervariabile, le prime due essendo codificate interamente all'interno della sequenza V.

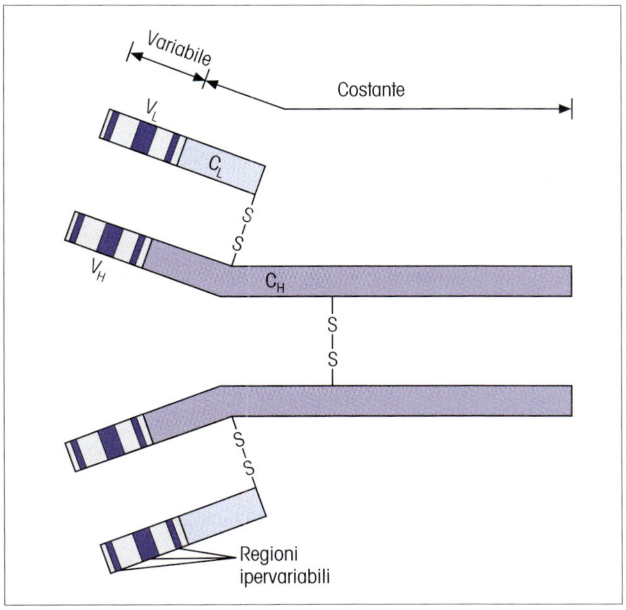

Figura 3.2 Variabilità della sequenza aminoacidica nella molecola anticorpale. I termini "regione V" e "regione C" vengono usati per designare rispettivamente le regioni variabili e costanti; "V_L" e "C_L" sono termini generici per queste regioni della catena leggera e "V_H" e "C_H" specificano le regioni variabili e costanti sulla catena pesante. Certi segmenti della regione variabile sono ipervariabili ma regioni adiacenti della struttura sono più conservate. Come sottolineato precedentemente, ogni coppia di catene pesanti è identica, così come ogni coppia di catene leggere.

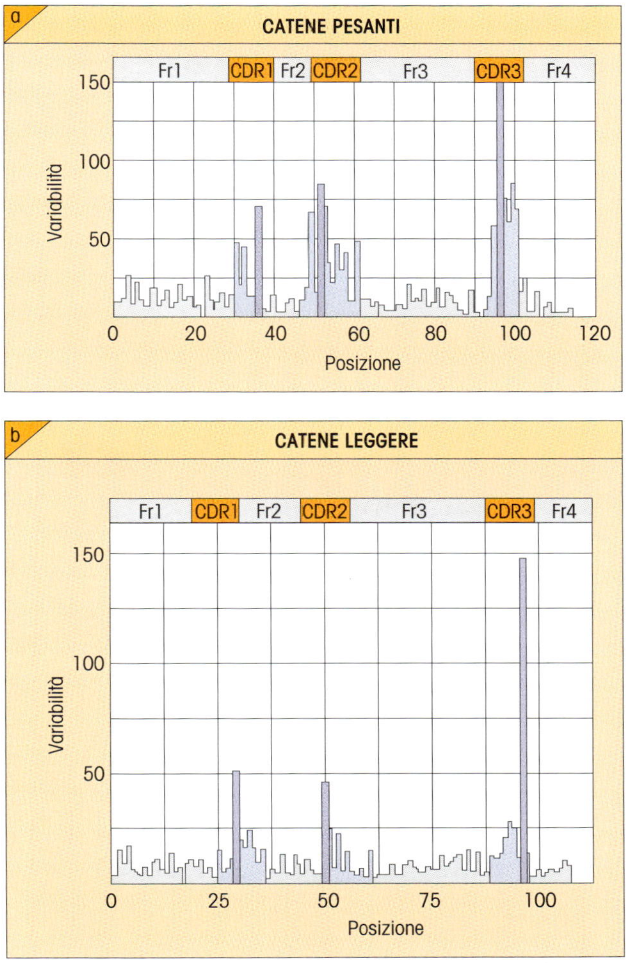

Figura 3.3 Diagramma di Wu e Kabat della variabilità aminoacidica nella regione variabile delle catene pesante e leggera dell'immunoglobulina (Ig). Queste sequenze delle catene provenienti da un grande numero di proteine monoclonali di mieloma sono paragonate e la variabilità in ciascuna posizione viene computata come il numero di aminoacidi diversi trovati, diviso la frequenza dell'aminoacido più comune. Ovviamente, più grande è il numero, maggiore è la variabilità; per un residuo per il quale tutti e 20 aminoacidi capitano in maniera casuale, il numero sarà 400 (20/0.05) e per un sito costante, il numero sarà 1 (1/1). Le tre regioni ipervariabili (blue scuro) nelle catene (a) pesante e (b) leggera, di solito indicate come le regioni determinanti la complementarietà (CDR), sono definite in maniera chiara. Le sequenze peptidiche che intervengono (grigio) sono chiamate regioni strutturali (Fr1-4). (Cortesia del Professore E.A. Kabat.)

Uno speciale meccanismo da luogo alla ricombinazione VDJ

In sostanza, la traslocazione coinvolge il mutuo riconoscimento delle sequenze segnale di ricombinazione eptamero-spaziatore-nonamero conservate (RSS) che fiancheggiano ciascun segmento della linea germinale V, D e J. i prodotti di ricombinazione attivanti i geni RAG-1 e RAG-2 catalizzano l'introduzione di rotture a doppio filamento tra gli elementi che devono essere uniti e le loro rispettive sequenze fiancheggianti. A questo stadio, i nucleotidi possono essere sia deleti che inseriti tra gli elementi di giunzione VD, DJ, o VJ prima di essere legati.

VARIANTI STRUTTURALI DELLA MOLECOLA IG DI BASE

Isotipi

Sulla base della struttura delle regioni costanti delle loro catene pesanti, le Ig sono divise in due grossi gruppi chiamati **classi**, che possono essere ulteriormente suddivise in **sottoclassi**. Nell'uomo, ci sono cinque classi: IgG, IgA, IgM, IgD e IgE. Dal momento che tutte le strutture costanti (C_H) della catena pesante che danno origine alle classi e sottoclassi sono espresse insieme nel siero di un soggetto normale, esse sono chiamate **varianti isotipiche** (tavola 3.1). Allo stesso modo, le regioni costanti della catena leggera (C_L) esistono in forme isotipiche conosciute come κ e λ che sono associate a tutti gli isotipi della catena pesante. Siccome le catene leggere in un dato anticorpo sono identiche, le Ig sono o κ o λ, ma mai ambedue insieme (a meno che ingegnerizza-

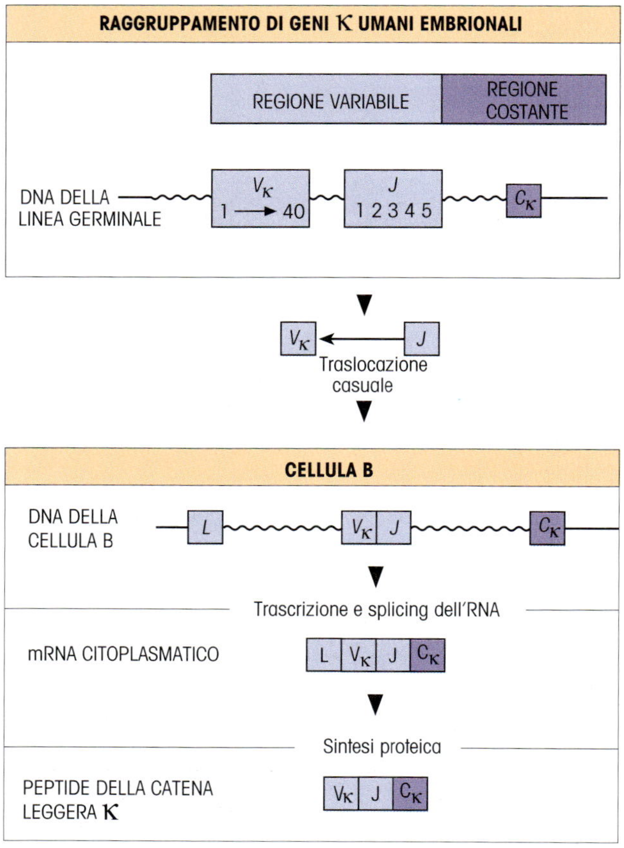

Figura 3.4 Le basi genetiche della sintesi delle catene umane κ. I geni Vκ sono organizzati in una serie di famiglie o gruppi con una sequenza molto simile. Ogni gene Vκ ha la propria sequenza leader (L). Appena la cellula diventa immunocompetente, la regione variabile viene formata attraverso una combinazione casuale di un gene Vκ con un segmento di giunzione J, un processo di traslocazione facilitato dalla sequenza di basi nell'introne che segue la porzione terminale 3′ del segmento Vκ che si appaia con la sequenza nell'introne 5′ verso J. L'unione finale avviene quando la sequenza intronica è rimossa dal trascritto a RNA. Per convenzione, i geni sono rappresentati in italico e gli antigeni che essi codificano in caratteri normali.

te in laboratorio). Così l'IgG esiste come IgGk o IgGλ, l'IgM come IgMκ o IgMλ e così via.

Allotipi

Questo tipo di variazione dipende dall'esistenza di forme alleliche (codificate da alleli o geni alternativi al singolo locus) che quindi forniscono marcatori genetici (tabella 3.1). In qualche maniera allo stesso modo in cui le cellule rosse in individui geneticamente differenti possono differire in termini di gruppo sanguigno ABO, così le catene pesanti delle immunoglobuline differiscono nell'espressione dei loro gruppi allotipici. Tipici allotipi sono le **specificità Gm** sull'IgG (Gm=marcatore IgG). Differenze allotipiche a un dato locus Gm di solito coinvolgono uno o due aminoacidi nella catena peptidica. Ad esempio, il locus G1m(a) sulla IgG1. Un individuo con questo allotipo avrebbe la sequenza peptidica Asp. Glu. Leu. Thr. Lys su ciascuna delle proprie molecole IgG1. Un altra persona la cui IgG1 fosse a-negativa avrebbe la sequenza Glu. Glu. Met. Thr. Lys, cioè due diversi aminoacidi. Ad oggi, 25 gruppi Gm sono stati trovati sulle catene pesanti γ e altre tre sulla regione costante κ.

Idiotipi

È possible ottenere anticorpi che riconoscono varianti isotipiche e allotipiche descritte sopra. Allo stesso modo è possibile ottenere antisieri specifici per molecole anticorpali individuali che discriminano tra un anticorpo monoclonale e un altro indipendentemente dalla struttura isotipica o allotipica. Questi antisieri definiscono i determinanti caratteristici di ciascun anticorpo, chiamati collettivamente l'idiotipo. Non sorprendentemente, ne scaturisce che i determinanti **idiotipici** sono localizzati nella parte variabile dell'anticorpo associati alle regioni ipervariabili. Il lettore trasalirà (o dovrebbe) nell'apprendere che è possibile produrre sieri autoanti-idiotipici, poichè questo significa che gli individui possono produrre anticorpi verso i propri idiotipi. Alcuni recettori della cellula T sono in grado di riconoscere idiotipi.

LE IMMUNOGLOBULINE SONO RIPIEGATE A FORMARE DOMINI GLOBULARI CHE SVOLGONO DIVERSE FUNZIONI

I domini delle immunoglobuline hanno strutture caratteristiche

Oltre ai legami disulfuro intercatena, che uniscono le catene pesanti e leggere, ci sono legami interni, legami disulfuro intracatena, che formano dei loop nella catena peptidica. Questi loop sono ripiegati in maniera compatta a formare **domini** globulari che hanno una caratteristica struttura proteica tipo-β.

Significativamente, le sequenze ipervariabili compaiono ad una estremità del dominio variabile dove formano parti dei β-loop e sono raggruppati nello spazio l'uno vicino all'altro (figura 3.6).

Il dominio variabile lega l'antigene

Il raggruppamento dei loop ipervariabili alla estremità delle regioni variabili, dove il sito di legame dell'antigene è localizzato, rende esse le ovvie candidate alla funzione di riconoscimento dell'antigene (figure 3.6 e 3.7). L'analisi cristallografica ai raggi X dei complessi formatisi tra i frammenti Fab degli

Tabella 3.1 Riassunto delle varianti immunoglobuliniche (Ig).

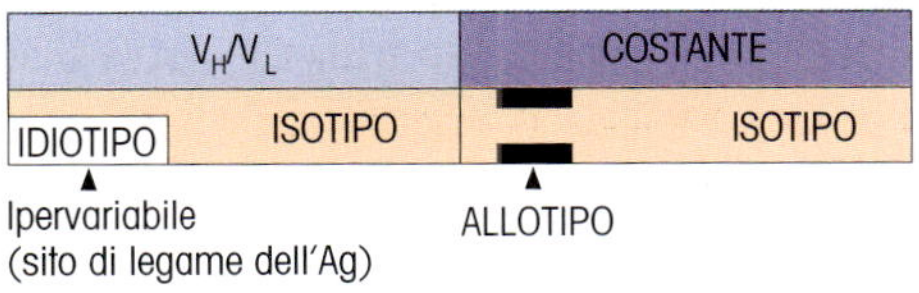

TIPO DI VARIAZIONE	DISTRIBUZIONE	VARIANTE	LOCAZIONE	ESEMPI
ISOTIPICA	Tutte le varianti presenti nel siero di un individuo normale	Classi Sottoclassi Tipi Sottogruppi Sottogroppi	C_H C_H C_L C_L V_H/V_L	IgM, IgE IgA1, IgA2 κ,λ λOz^+, λOz^- $V_{\kappa I}$ $V_{\kappa II}$ $V_{\kappa III}$ V_{HI} V_{HII} V_{HIII}
ALLOTIPICA	Forme alternative: controllate geneticamente quindi non presenti in tutti gli individui	Allotipi	Soprattutto C_H/C_L a volte V_H/V_L	Gruppi Gm (umane) b4, b5, b6, b9 (catene leggere di coniglio) Igh-1^a, Igh-1^b (catene pesanti di topoγ_{2a})
IDIOTIPICA	Molecola immunoglobulinica individuo specifica	Idiotipi	Regioni variabili	Probabilmente una o più regioni ipervariabili regioni ipervariabili che formano il sito legante l'antigene

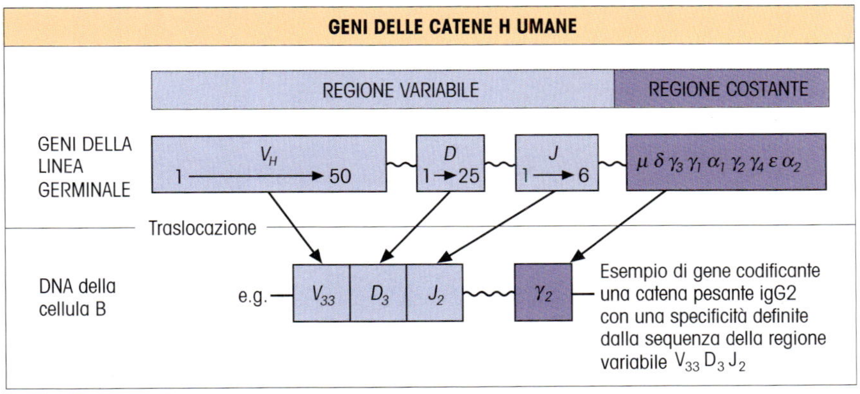

Figura 3.5 Geni della regione umana V mescolati per traslocazione per generare la specificità della singola catena pesante caratteristica di ciascuna cellula B. Nota i segmenti addizionali D (diversità) dei minigeni.

anticorpi monoclonali e i loro rispettivi antigeni hanno confermato questo. L'eterogeneità di sequenza dei tre loop ipervariabili delle catene pesanti e delle catene leggere assicura la diversità nella specificità di combinazione con l'antigene attraverso variazioni nella forma e nella natura della superficie che essi creano. Così, ogni regione ipervariabile può essere considerata come una struttura indipendente che contribuisce alla complementarietà del sito di legame dell'antigene che è definita **regione determinante la complementarietà (CRD)**.

I domini della regione costante determinano una funzione biologica secondaria

Le classi anticorpali differiscono tra di loro per molti aspetti: nella loro emivita, nella distribuzione nel corpo, nella loro abilità di fissare il complemento e nel loro legame ai recttori Fc della superficie cellulare. Dal momento che le classi hanno tutte le stesse catene leggere κ e λ e gli stessi domini delle regioni variabili delle catene pesanti e leggere, queste differenze devono giacere nelle regioni costanti della catena pesante.

Un modello di molecola IgG è mostrato nella figura 3.8. Essa mostra la disposizione spaziale e l'interazione dei domini nell'IgG e attribuisce le varie funzioni biologiche alle strutture rilevanti. Principalmente, i domini della regione V formano l'unità di riconoscimento e i domini della regione C mediano le funzioni biologiche secondarie.

CLASSI E SOTTOCLASSI DELLE IMMUNOGLOBULINE

Le caratteristiche fisiche e biologiche delle cinque più importanti classi immunoglobuliniche nell'uomo sono riassunte nelle tabelle 3.2 e 3.3. I seguenti commenti servono a spiegare meglio questa informazione.

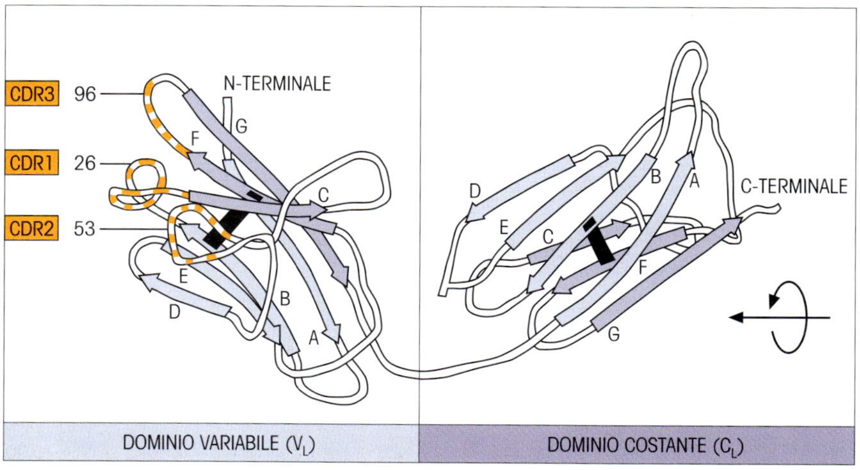

Figura 3.6 Struttura del dominio dell'immunoglobulina (Ig). Struttura dei domini globulari di una catena leggera (dagli studi cristallografici a raggi X di una proteina di Bence-Jones ad opera di Schiffer, M., Girling, R.L., Ely, R.R. et al. (1973) Biochemistry **12**, 4620. Diritto della Società Americana di Chimica). La superficie di ciascun dominio è composta essenzialmente da quattro catene (frecce blue chiare) arrangiate in una struttura antiparallela di tipo b stabilizzata da legami H intercatena tra i gruppi amide CO e NH presenti lungo la struttura del peptide e l'altra superficie di tre filamenti di questo tipo (frecce blue scuro); la barra nera rappresenta il legame disulfuro intracetana. Questa intera struttura è caratteristica di tutti i domini delle Ig. Di particolare interesse è la locazione delle regioni ipervariabili (▪ ▪ ▪ ▪) in tre loop separati che sono disposti relativamente vicini l'uno all'altro e costituiscono il contributo della catena leggera al sito di legame dell'antigene. Viene identificato ogni residuo numerato di ciascun determinante la complementarietà.

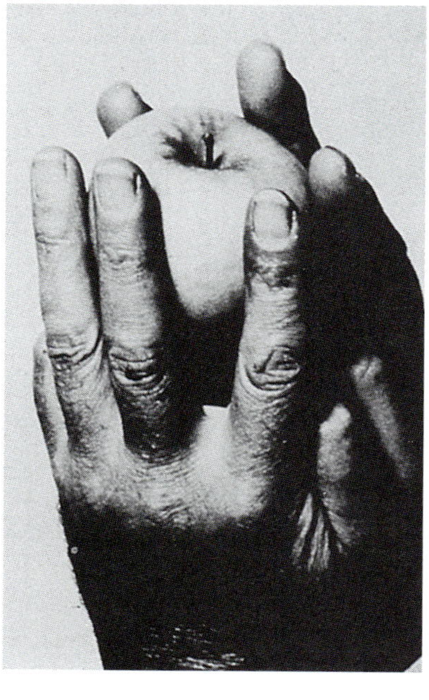

Figura 3.7 Il sito di legame. Simulazione di un sito di combinazione della superficie reattiva di un singolo epitopo antigenico (come l'aptene, cf. figura 5.1) formato giustapponendo le tre dita medie di ciascuna mano con ogni dito che rappresenta un loop ipervariabile. Con gli epitopi proteici l'area di contatto è di solito più grande e coinvolge residui più superficiali (cf. figura 5.3). (Fotografia di B.N.A. Rice; ispirata da A. Munro!)

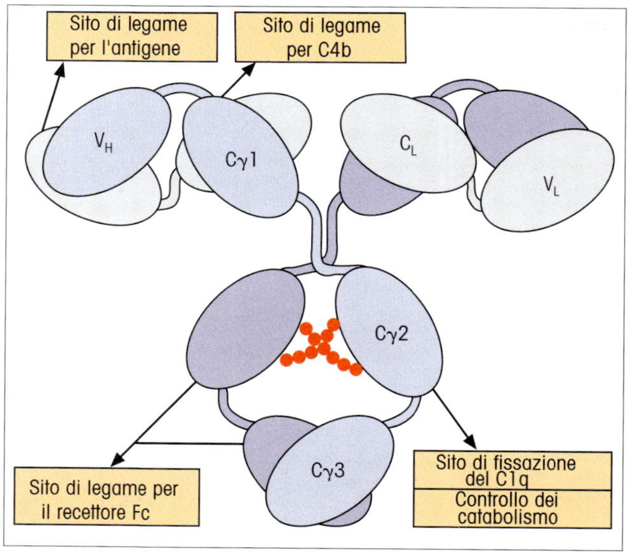

Figura 3.8 Luogo della funzione biologica. I domini combinati Cγ2 e Cγ3γ legano i recettori Fc sulle cellule fagocitiche, cellule natural killer (NK) e sinciziotrofoblasti placentari, e anche la proteina stafilococcica A. (Da notare che la catena pesante dell'immunoglobulina G (IgG) è chiamata γ e i domini della regione costante Cγ1, Cγ2 e Cγ3.)

Tabella 3.2 Proprietà fisiche delle maggiori classi immunoglobuliniche (Ig) umane.

DESIGNAZIONE	IgG	IgA	IgM	IgD	IgE
Coefficiente di sedimentazione	7S	7S,9S,11S*	19S	7S	8S
Peso molecolare	150 000	160 000 and dimer	970 000	175 000	190 000
Numero delle unità basiche di quattro peptidi	1	1,2*	5	1	1
Catene pesanti	γ	α	μ	δ	ε
Catene leggere	κ or λ	κ or λ	κ or λ	κ or λ	κ or λ
Formula molecolare†	$\gamma_2\kappa_2, \gamma_2\lambda_2$	$(\alpha_2\kappa_2)_{1\text{-}2}$ $(\alpha_2\lambda_2)_{1\text{-}2}$ $(\alpha_2\kappa_2)_2S^*$ $(\alpha_2\lambda_2)_2S^*$	$(\mu_2\kappa_2)_5$ $(\mu_2\lambda_2)_5$	$\delta_2\kappa_2$ $\delta_2\lambda_2$?	$\varepsilon_2\kappa_2, \varepsilon_2\lambda_2$
Valenza del legame antigenico	2	2,4	5(10)	2	2
Range di concentrazione nel siero normale	8-16 mg/ml	1.4-4 mg/ml	0.5-2 mg/ml	0.003-0.04 mg/ml	17-450 ng/ml‡
% Totale di immunoglobuline	75	15	5-10	0-1	0.002
% Contenuto carboidratico	3	8	12	9	12

*7S monomero, 9S dimero e 11S dimero presente nelle secrezioni esterne il quale porta la componenete secretoria (S).
†Il dimero IgA e IgM contengono la catena J.
‡ng=10^{-9}g.

Tabella 3.3 Proprietà biologiche delle maggiori classi immunoglobuliniche (Ig) nell'uomo

	IgG	IgA	IgM	IgD	IgE
Caratteristiche maggiori	La più abbondante Ig dei fluidi corporei interni, particolarmente extravascolari dove essa combatte i microrganismi e le loro tossine	La più importante Ig nelle secrezioni sieromucose dove difende le superficie corporee esterne	Agglutinatrice molto efficace; prodotta precocemente nella risposta immune-efficace difesa di prima linea nelle batteriemie	Presente maggiormente sulla superficie linfocitaria	Protezione delle superficie corporee esterne. Recluta agenti antimicrobici.Innalzata nelle infezione parassitarie. Responsabile dei sintomi dell'atopia.
Fissazione del complemento					
Classica	++	–	+++	–	–
Alternativa	–	+	–	–	–
Capacità di attraversare la placenta	++	–	–	–	–
Sensibilizza mastcellule e basofili	–	–	–	–	+++
Legame ai macrofagi e polimorfonucleati	+++	+	–	–	+

Le immunoglobuline G svolgono ruoli importanti nelle difese extracellulari

La loro relativa abbondanza, la loro capacità di sviluppare un alta affinità di legame per l'antigene e il loro ampio spettro di proprietà biologiche secondarie fanno apparire le IgG come le più importanti per le nostre difese. Durante la risposta secondaria le IgG sono probabilmente le immunoglobuline più sintetizzate. L'immunoglobulina G diffonde più prontamente delle altre Ig nello spazio extravascolare dove, come specie predominante, porta il maggiore carico di neutralizzazione delle tossine batteriche e di legame a microrganismi per favorire la loro fagocitosi.

Attivazione della via classica del complemento

Complessi di batteri o altri antigeni con l'anticorpo IgG attivano il complesso C1 quando un minimo di due regioni Fcγ nel complesso legano C1q. L'attivazione del componente successivo, C4, produce l'adesione del C4b al dominio Cγ1. Quindi, si ha la formazione della C3 convertasi, accoppiamento covalente di C3b ai batteri e rilascio di C3a e c5a portando all'attrazione chemiotattica dei nostri amici polimorfonucleati. Questi aderiscono ai batteri attraverso recettori di superficie per il complemento e la porzione Fc delle IgG(Fcγ) e quindi ingeriscono i microrganismi per fagocitosi. In maniera simile, l'uccisione extracellulare delle cellule bersaglio rivestite di anticorpi IgG è mediata dal riconoscimento dell' Fcγ di superficie da parte delle cellule natural killer (NK) che portano il recettore specifico. La tesi che l'**individualità biologica delle diverse classi di Ig dipende dalle regioni costanti delle catene pesanti, particolarmente l'Fc**, è ampiamente confermato dalle attività delle IgG. Funzioni come la sua capacità di attraversare la placenta, di trasporto attraverso l'intestino nel neonato, fissazione del complemento e legame ai vari tipi cellulari, sono state dimostrate essere mediate dalla porzione Fc della molecola.

Opsonizzazione per mezzo delle IgG

Tutte le cellule fagocitiche hanno la capacità di inglobare microrganismi, un processo che può essere potenziato in maniera significativa rivestendo gli invasori con anticorpi IgG. L'IgG si lega ad epitopi specifici sul microbo attraverso il suo frammento Fab e ai recettori Fcγ sulle cellule fagocitiche per mezzo della sua porzione Fc, permettendo alla cellula fagocitica di attaccare se stessa saldamente al microbo e potenziando di conseguenza l'attività fagocitica.

Passaggio transplacentare delle IgG

Uniche tra le classi immunoglobuliniche, le IgG hanno la capacità di attraversare la placenta umana così da poter fornire una importante difesa nelle prime settimane di vita al neonato. Questa difesa può essere rinforzata dal passaggio delle IgG del colostro attraverso la mucosa intestinale del neonato. Questi meccanismi di trasporto coinvolgono la traslocazione delle IgG attraverso la barriera cellulare grazie al legame ad un recettore Fcγ chiamato FcRn (vedi sotto).

La diversità dei recettori Fcγ

Dal momento che sono state identificate una ampia gamma di interazioni tra i complessi IgG e differenti cellule effettrici, è necessario dedicare un pò di tempo allo studio dei recettori di membrana per Fcγ che mediano questi fenomeni.

Specifici recettori Fc possono esistere per tutte le classi anticorpali, sebbene recettori per IgD e IgM non sono particolarmente ben caratterizzati. Per le IgG è emersa una famiglia piuttosto ampia di recettori Fc, i nove geni conosciuti codificanti per i quattro più importanti gruppi di recettori FcγRI, FcγRII, FcγRIII e FcγRn (o, più semplicemente, FcRn). All'interno di questi gruppi ci sono numerose varianti di splicing e forme polimorfiche ereditate.

FcγRI (CD64), è il più importante recettore Fcγ costitutivamente presente sui monociti, macrofagi e cellule dendritiche e indotto sui neutrofili in seguito alla loro attivazione per mezzo dell'interferone γ (IFNγ) e del fattore stimolante la colonia granulocitica (G-CSF). Al contrario, FcγRI può essere espresso in misura ridotta in risposta all'interleuchina-4 (IL-4) e IL-13. Le sue più importanti funzioni consistono nel facilitare la fagocitosi e la presentazione antigenica e nel mediare l'uccisione extracellulare delle cellule bersaglio rivestite da anticorpi IgG, un processo noto come citotossicità cellulare-anticorpo dipendente (ADCC; p. 23).

FcγRII (CD32), è presente sulla superficie di gran parte dei leucociti e di altre cellule, comprese le cellule endoteliali. Questi recettori legano quantità insignificanti di IgG monomeriche ma i complessi immuni si legano bene e sono assorbiti in maniera selettiva alla superficie cellulare.

I due geni ***FcγRIII (CD16)*** codificano le isoforme FcγRIIIA e FcγRIIIB trovate su gran parte dei leucociti. Riguardo la loro funzione, FcγRIIIA è responsabile della mediazione ADCC per mezzo delle cellule NK e dell'eliminazione dei complessi immuni dal circolo per mezzo dei macrofagi. Il legame crociato FcγRIIIB stimola la produzione di superossido da parte dei neutrofili.

FcRn, è il quarto più importante tipo di FcγR. Non è presente sui leucociti ma viene trovato invece sulle cellule epiteliali. Viene chiamato FcRn a causa della sua prima descrizione come recettore neonatale, sebbene sia presente anche negli adulti. È coinvolto nel trasferimento di IgG circolanti attraverso la placenta al feto (figura 3.9).

Le immunoglobuline A proteggono le superfici mucose

Le immunoglobuline A compaiono in maniera selettiva nelle secrezioni sieromucose come la saliva,

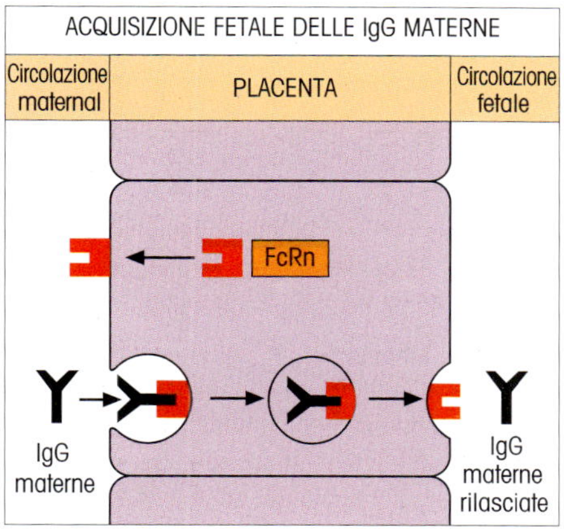

Figura 3.9 Il recettore superficiale per le regioni Fc dell'immunoglobulina G (IgG) delle cellule epiteliali. Il recettore FcRn è presente nella placenta dove assolve l'importante compito di trasferire le IgG materne alla circolazione fetale. Questo fornirà una importante protezione prima della comparsa dell'immunocompetenza nel feto. Inoltre, è evidente che qualsiasi agente infettivo che potesse raggiungere il feto "in utero" dovrebbe aver prima infettato la madre, il feto utilizzerà le IgG della madre con appropriate specificità di legame. Queste IgG materne forniranno anche protezione al neonato, perchè sono necessarie alcune settimane dopo la nascita prima che le IgG trasferite vengano eventualmente tutte catabolizzate.

lacrime, fluidi nasali, sudore, colostro e secrezioni del polmone, dei tratti gastrointestinale e genitourinario, dove ha il compito di difendere le superficie esterne esposte all'attacco di microrganismi. Le immunoglobuline A sono sintetizzate localmente dalle plasmacellule e sono dimerizzate all'interno della cellula insieme a un peptide ricco di cisteina chiamato catena J. La IgA dimerica si lega fortemente attraverso la sua catena J a un recettore per l'Ig polimerica presente nella membrana delle cellule epiteliali della mucosa. Il complesso viene quindi inglobato per endocitosi, trasportato attraverso il citoplasma e secreto nei fluidi corporei esterni dopo il taglio della catena peptidica. Il frammento del recettore che resta legato all'IgA è chiamato componente secretoria e l'intera molecola è chiamata **IgA secretoria** (figura 3.10).

La funzione della componente secretoria potrebbe essere quella di proteggere la cerniera delle IgA dalle protease batteriche. Può servire anche per ancorare l'IgA al muco solubile che agisce come teflon molecolare per inibire l'adesione dei microrganismi rivestiti alla superficie delle cellule mucose, prevenendo così l'ingresso nei tessuti corporei. L'IgA secretoria si combina anche con i numerosi antigeni solubili di origine dietetica e batterica per bloccare il loro accesso all'organismo. L'aggregato di IgA si lega ai neutrofili e può anche attivare la via alternativa del complemento. L'IgA plasmatica è soprattutto monomerica e dal momento che questa forma è un attivatore relativamente poco efficace del complemento è probabile che il corpo la usi per la neutralizzazione diretta di qualsiasi antigene che rompe la barriera epiteliale per entrare in circolazione. Comunque, essa ha ulteriori funzioni che sono mediate attraverso l'FcαR (CD89) per l'IgA presente sui monociti, macrofagi, neutrofili, eosinofili attivati e su sottopopolazioni di linfociti T e B. In seguito a legame crociato, il recettore può attivare l'endocitosi, fagocitosi, il rilascio del mediatore infiammatorio e ADCC. L'espressione di FcαR sui monociti è fortemente aumentata dal lipopolisaccaride batterico.

Le imunoglobuline M proteggono dalle batteriemie

Spesso chiamate macroglobuline anticorpali per il loro elevato peso molecolare, le molecole IgM sono polimeri di cinque subunità formate da quattro peptidi ciascuno portante un extra dominio C_H. Come con l'IgA, una singola catena J è incorporata all'interno del pentamero. Gli anticorpi immunoglobulinici M tendono ad avere una bassa affinità verso singoli determinanti (apteni) ma, per la loro alta valenza, essi legano con una certa avidità gli antigeni con molteplici epitopi ripetuti. Per la stessa ragione, questi anticorpi sono agenti agglutinanti e citolitici estremamente efficienti, dal momento che compaiono precocemente nella risposta all'infezione e sono abbondantemente confinati al circolo sanguigno, è probabile che essi giochino un ruolo importante nei casi di batteriemia. Le iso-emoagglutinine (anti-A, anti-B) e molti degli anticorpi "naturali" verso i microrganismi sono IgM.

La IgM monomerica (per es. la singola unità da quattro peptidi) ancorata alla membrana cellulare è il più importante recettore anticorpale usato dai linfociti B per riconoscere l'antigene.

Le immunoglobuline D sono dei recettori di superficie cellulare

Questa classe è stata messa in evidenza attraverso la scoperta di una proteina di un mieloma che non aveva specificità antigeniche IgG, IgA o IgM, benché reagisse con anticorpi verso catene leggere di Ig ed avesse la struttura tipica di una immunoglobulina. La regione cardine è particolarmente estesa e, benché protetta in una certa misura dai carboidrati, può essere strutturata in maniera tale da rendere la IgD, tra le varie classi di Ig, l'unica suscettibile alla degradazione proteolitica a spiegazione della sua breve emivita nel plasma (2,8 giorni). Pressoché tutte le IgD sono presenti insieme alle IgM sulla superficie

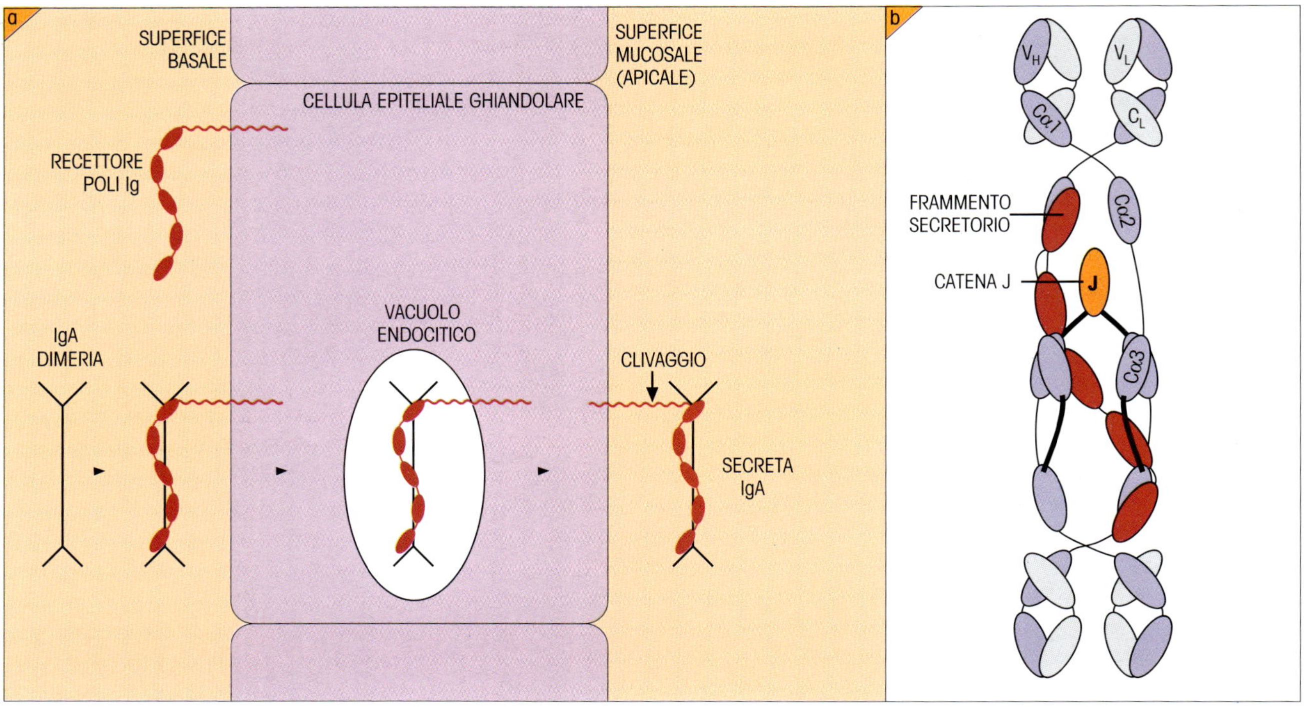

Figura 3.10 Immunoglobulina A secretoria (IgA). (a) Il meccanismo della secrezione delle IgA alla superficie mucosa. La cellula della mucosa sintetizza un recettore per l'immunoglobulina polimerica che è inserito nella membrana basale. L'IgA dimerica si lega a questo recettore e viene trasportata per mezzo di un vacuolo endocitico alla superficie apicale. Il taglio del recettore rilascia l'IgA secretoria ancora attaccata a una parte del recettore chiamata frammento secretorio. (b) Visione schematica della struttura dell'IgA secreta.

di una parte dei linfociti B, in cui sembra verosimile che le due Ig possano cooperare come recettori per l'antigene nel controllo della attivazione e soppressione dei linfociti.

Le immunoglobuline E determinano le reazioni infiammatorie

Nel siero sono presenti soltanto concentrazioni molto basse di IgE e soltanto una piccola percentuale di plasmacellule nell'organismo sintetizza questo anticorpo. Non è pertanto sorprendente che fino ad oggi siano stati diagnosticati pochissimi mielomi IgE in rapporto alle decine di migliaia di paraproteinemie IgG. Le immunoglobuline E restano saldamente fissate per un lungo periodo se legate ad alta affinità al recettore FceRI sulle mastcellule. Il contatto con l'antigene porta alla degranulazione della mastcellula con conseguente rilascio di amine vasoattive e citochine preformate e sintesi di una serie di mediatori infiammatori derivati dall'acido arachidonico. Questo processo è responsabile dei sintomi della febbre da fieno e dell'asma estrinseco allorché pazienti atopici vengono in contatto con l'allergene, come ad esempio il polline di graminacee.

Il più importante ruolo *fisiologico* delle IgE sembrerebbe la protezione di siti anatomici suscettibili al trauma ed all'ingresso di patogeni, attraverso il coinvolgimento di fattori del plasma e di cellule effettrici in grado di stabilire una **reazione infiammatoria acuta**. Agenti infettivi che hanno superato le difese delle IgA si legano a specifiche IgE sulla superficie delle mastcellule così attivando il rilascio di agenti vasoattivi e fattori chemotattici per i granulociti e facilitando, di conseguenza, l'afflusso dal plasma di IgG, complemento, neutrofili ed eosinofili.

Un altro recettore delle IgE, chiamato recettore a bassa affinità, FceRII o CD23 è presente su numerosi tipi di cellule emopoietiche. La sua funzione primaria è quella di regolare la sintesi di IgE da parte delle cellule B, con un ruolo stimolatorio a basse concentrazioni di IgE ed inibitorio ad alte concentrazioni.

Le immunoglobuline sono ulteriormente suddivise in sottoclassi

L'analisi antigenica dei mielomi IgG ha rivelato ulteriori variazioni ed ha dimostrato che essi possono essere raggruppati in quattro differenti sottoclassi ora chiamate IgG1, IgG2, IgG3, ed IgG4. Tutte le dif-

Tabella 3.4 Comparazione delle sottoclassi di immunoglobuline G (IgG) umane.

	IgG1	IgG2	IgG3	IgG4
Concentrazione sierica (mg/ml)	9	3	1	0.5
% Totale di IgG nel siero normale	67	22	7	4
Emivita sierica (giorni)	23	23	8	23
Attivazione del complemento (via classica)	++	+	+++	±
Legame ai recettori Fc di monociti/macrofagi	+++	±	+++	+
Abilità di attraversare la placenta	+++	±	+++	+++
Aggregazione spontanea	–	–	+++	
Legame alla proteina A dello stafilococco	+++	+++	±	+++
Legame alla proteina G dello stafilococco	+++	+++	+++	+++
Allotipi Gm	a,z,f,x	n	b0,b1,b3, g,s,t, etc.	4a,4b

ferenze risiedono nella catene pesanti e sono state etichettate rispettivamente come γ1, γ2, γ3 e γ4. Queste catene pesanti mostrano considerevole omologia ed hanno strutture comuni, ma ognuna possiede una o più strutture caratteristiche della propria sottoclasse derivanti da differenze nella struttura primaria aminoacidica e nel ponte disulfuro intracatenario. Da ciò deriva, come conseguenza, un diverso comportamento, che viene riassunto nella tabella 3.4.

Sono state inoltre trovate due sottoclassi di IgA, di cui la IgA1 costituisce l'80-90% del totale.

GLI ANTICORPI AL NOSTRO SERVIZIO

La rivoluzione degli anticorpi monoclonali

Prima nei roditori

Un importante progresso tecnologico è stato ottenuto da Milstein e Kohler che misero a punto una tecnica per la produzione di cloni "immortali" di cellule producenti anticorpi con una singola specificità fondendo le normali cellule formanti anticorpi con una appropriata linea cellulare tumorale B. I cosiddetti "ibridomi" possono essere cresciuti nel liquido ascitico dei topi, dove è possibile ottenere titoli elevati di anticorpo monoclonale, o possono essere prodotti in coltura su larga scala. Un importante vantaggio dell'anticorpo monoclonale come reagente è che esso rappresenta uno standard per tutti i laboratori del mondo e può essere utilizzato per diverse applicazioni. Queste includono la separazione di singoli tipi cellulari con specifici marcatori di superficie (sottopopolazioni linfocitarie, cellule neuronali, ecc.), deplezione cellulare, diagnosi di cancro, diagnostica per immagini, test immunologici, purificazione dell'antigene da misture complesse, sierotipizzazione di microrganismi, interventi immunologici con anticorpi, neutralizzazione terapeutica di citochine infiammatorie e terapia del "proiettile magico" con agenti citotossici accoppiati ad anticorpi antitumorali specifici.

Possono essere prodotti monoclonali umani

Monoclonali di topo iniettati nell'uomo a scopo terapeutico sono altamente immunogeni e possono provocare una malattia mediata da immunocomplessi. Sarebbe utile rimuovere le porzioni xenogeniche (estranee) dell'anticorpo monoclonale e sostituirle con strutture immunoglobuliniche umane usando la tecnologia del DNA ricombinante. Costrutti chimerici, dove i domini murini V_H e V_L sono legati ai geni umani C_H e C_L (figura 3.11a), sono molto meno immunogenici nei topi. Questi anticorpi possono adesso essere prodotti in topi "umanizzati", immunizzati con antigeni convenzionali. Un tentativo è stato quello di sostituire il gene murino Cγ1 con la sua controparte umana in cellule staminali embrionali. I topi mutanti risultanti sono stati incrociati con animali che esprimono catene umane al posto di catene murine Cγ e i topi omozigoti per entrambi i mutanti producono anticorpi umanizzati IgG1γ.

Un altro approccio è quello di innestare i sei CDR di un anticorpo di roditore ad alta affinità su una complessa rete di Ig umane senza la perdita di specificità (figura 3.11b). Questo non è un esercizio banale e, comunque, l'obiettivo di fondere cellule B umane per produrre ibridomi resta stimolante. Un ostacolo importante è rappresentato dal fatto che le cellule B del sangue periferico, che sono le sole cellule B immediatamente disponibili nell'uomo, non sono generalmente considerate una buona fonte di

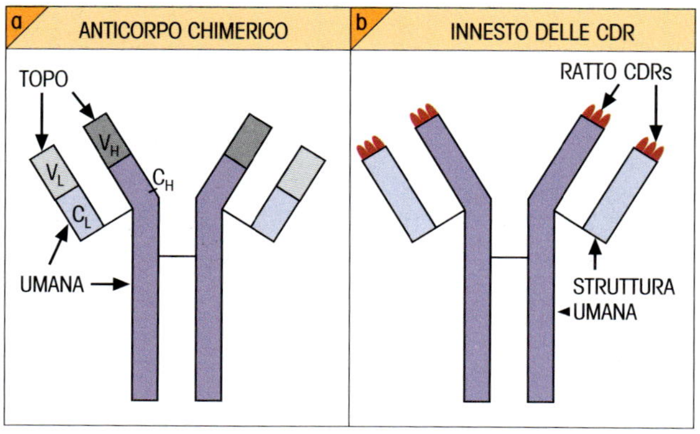

Figura 3.11 Specificità anticorpali di roditore ingegnerizzate geneticamente nell'uomo. (a) Anticorpo chimerico con le regioni variabili di topo fuse alla regione costante dell'immunoglobulina umana (Ig). (b) Monoclonale di ratto "Umanizzato" in cui i segmenti genici codificanti per tutte e sei le regioni determinanti la complementarietà (CDR) sono innestate su una struttura Ig umana.

cellule formanti anticorpi. Usando i vari approcci descritti sopra, sono stati prodotti molti anticorpi monoclonali e alcuni di essi sono stati utilizzati in trials clinici; si può citare come agente anti-tumorale l'anticorpo contro il recettore TRAIL (ligando inducente il fattore di necrosi tumorale-correlato all'apoptosi) sulle cellule tumorali, l'anticorpo Trabio™ contro il fattore di crescita trasformante β diretto a prevenire le cicatrici dopo chirurgia oculare, l'anticorpo ABthrax™ contro l'antigene protettivo del *Bacillus anthracis* per la prevenzione ed il trattamento dell'infezione da antrace e i potenti anticorpi monoclonali per la protezione dalla la varicella zoster ed il cytomegalovirus

L'ingegnerizzazione degli anticorpi

Ci sono altri modi per superare i problemi associati alla produzione di anticorpi monoclonali umani che sfruttano i mezzi della moderna biologia molecolare. È stato fatto riferimento agli anticorpi "umanizzati" dei roditori (figura 3.11), ma una nuova importante strategia basata sull'espressione dei batteriofagi e **selezione** ha raggiunto una posizione preminente. In sostanza, RNA messaggero (mRNA) isolato dalle cellule B di donatori non immunizzati o preferibilmente immunizzati viene convertito in cDNA e i geni anticorpali, o frammenti di essi, vengono amplificati mediante reazione di polimerizzazione a catena (PCR). Vengono così prodotti singoli costrutti in cui i geni delle catene leggere e pesanti possono combinarsi in maniera random in tandem con il gene del batteriofago *pIII*. Questa **libreria combinatoriale** contenente per lo più accoppiamenti random di geni delle catene pesanti e leggere codifica un grande repertorio di anticorpi (o loro frammenti) espressi come proteine di fusione con la proteina filamentosa di rivestimento pIII sulla superficie del batteriofago. Il grandissimo numero di fagi possono adesso essere lavati con l'antigene in fase-solida per selezionare quelli che portano gli anticorpi con la più alta affinità adesi sulla loro superficie. Poichè i geni che codificano per questi anticorpi sono già presenti all'interno dei fagi selezionati, essi possono essere clonati e l'anticorpo può essere espresso in grandi quantità. Questa procedura di **selezione** ha un grande vantaggio sulle altre tecniche che impiegano lo **screening** perchè il numero di fagi che può essere esaminato è più alto di diversi logaritmi.

Sebbene si sia in presenza di una operazione da "provetta", questo approccio per la generazione di anticorpi specifici ricorda la maturazione per affinità della risposta immune in vivo nel senso che l'antigene è il fattore determinante nel selezionare gli anticorpi a più alta affinità.

Un campo di anticorpi

Non solo i prodotti genici degli anticorpi monoclonali possono essere prodotti in grande quantità nel latte di animali transgenici che allattano ma anche le piante possono essere prodotte per questo fine. I cosiddetti "**anticorpi da piante**" sono stati espressi nelle banane, patate e nelle piante del tabacco. Si può immaginare una fattoria ad alta tecnologia con un campo che produce anticorpi contro il tossoide del tetano, un altro contro il polisaccaride del meningococco, e così via. Piante multifunzionali possono rappresentare una fonte di ricchezza, per esempio, le radici possono essere utilizzate come raccolto mentre le foglie esprimono alcuni prodotti genici di interesse. A questo proposito non resterebbe molto da scrivere agli scrittori di fantascienza!

TAVOLA RIASSUNTIVA

La struttura di base di una immunoglobulina è una unità formata da quattro peptici

• Le immunoglobuline hanno una struttura di base costituita da quattro peptici con due identiche catene pesanti e due identiche catene leggere unite da ponti disulfuro intercatena.

• La papaina divide la molecola in corrispondenza della regione cerniera per dare origine a due identici frammenti monovalenti leganti l'antigene (fab) e un ulteriore frammento (Fc). La proteolisi da pepsina dà origine a un frammento bivalente legante l'antigene $F(ab')_2$ mancante la porzione Fc.

Le sequenze aminoacidiche rivelano variazioni nella struttura delle immunoglobuline

• Ci sono forse 10^8 o più differenti molecole Ig nel siero normale.

• L'analisi delle proteine del mieloma, che sono Ig omogenee prodotte da singoli cloni di plasmacellule maligne, ha mostrato che la regione N-terminale delle catene pesanti e leggere presenta una variabile struttura aminoacidica mentre il resto della struttura è relativamente costante.

Geni delle immunoglobuline

• Cluster di geni su tre diversi cromosomi codificano rispettivamente per le catene Igκ, λ e per quelle pesanti. In ciascun cluster c'è un pool di 30-50 geni per la regione variabile (V) e circa cinque minisegmenti J. I cluster per le catene pesanti in aggiunta contengono circa 25 minigeni D. C'è un singolo gene che codifica per ciascuna regione costante.

• Uno speciale meccanismo di splicing che presuppone il mutuo riconoscimento delle sequenze fiancheggianti 5' e 3', catalizzato dagli enzimi ricombinasi, è responsabile delle traslocazioni VD, VJ e DJ.

Varianti strutturali della molecola Ig di base

• Gli isotipi sono varianti Ig con una diversa struttura della porzione costante della catena pesante, tutte sono presenti in ciascun individuo; esempi sono le classi Ig, IgG, IgA, ecc.

• Gli allotipi sono varianti delle catene pesanti codificate da geni allelici (alternativi) in singoli loci e sono quindi geneticamente distribuiti; esempi sono i gruppi Gm trovati sulle molecole IgG.

• Un idiotipo è una collezione di determinanti antigenici su un anticorpo, di solito associato con le regioni ipervariabili, riconosciuto da altri recettori antigene-specifici, sia anticorpo (l'anti-idiotipo) che recettori delle cellule T.

I domini immunoglobulinici svolgono diverse funzioni

• La regione variabile lega l'antigene e tre loop ipervariabili sulla catena pesante, chiamati regioni determinanti la complementarietà (CDR), e tre sulla catena leggera, formano il sito di legame dell'antigene.

• I domini della regione costante della catena pesante (particolarmente l'Fc) svolgono funzioni biologiche secondarie dopo il legame dell'antigene, per es., la fissazione del complemento e il legame ai fagociti.

Classi e sottoclassi immunoglobuliniche

• Nell'uomo ci sono cinque principali tipi di catene pesanti che danno origine a cinque classi di Ig. L'immunoglobulina G è la più abbondante, particolarmente nei fluidi extracellulari dove neutralizza tossine e combatte i microrganismi attivando il complemento attraverso via C1 e facilitando il legame ai fagociti attraverso il recettore per C3b e Fcγ.

Recettori Fcγ

• C'è una grande famiglia di recettori per le IgG inclusi FcγRI, FcγRII e FcRn. Legando le IgG, questi recettori sono cruciali per molte funzioni anticorpali come la fagocitosi, l'opsonizzazione e la citotossicità cellulare-anticorpo dipendente (ADCC). FcRn trasferisce IgG circolanti attraverso la placenta al feto.

L'immunoglobulina A controlla le superfici mucose

• L'immunoglobulina A esiste principalmente come monomero (unità di base formata da quattro peptidi) nel plasma. Nelle secrezioni sieromucose, dove c'è la più importante Ig coinvolta nella difesa delle superfici corporee esterne, si presenta come dimero legato ad una componente secretoria.

(continua)

• L'immunoglobulina A agisce inibendo l'adesione dei microrganismi alle cellule mucose.

• Le cellule fagocitiche posseggono un FcαR e possono essere attivate quando il recettore è legato da IgA unite in maniera crociata.

Le altre Ig svolgono varie funzioni nella risposta immune

• L'immunoglobulina M è una molecola pentamerica, essenzialmente intravascolare e prodotta precocemente nella risposta immune. A causa della sua alta valenza è un agglutinatrice molto efficace dei batteri e un mediatore della citolisi complemento-dipendente e rappresenta quindi una potente difesa di prima linea contro i batteri.

• L'immunoglobulina D è ampiamente presente sul linfocita e funziona come un recettore antigenico.

• L'immunoglobulina E si lega saldamente alle mastcellule e il contatto con l'antigene porta al reclutamento locale di agenti antimicrobici attraverso la degranulazione delle mastcellule e al rilascio di mediatori dell'infiammazione. L'immunoglobulina E è importante in certe infezioni parassitarie ed è responsabile dei sintomi dell'allergia.

• Un ulteriore diversità di funzione è possibile attraverso la suddivisione delle classi in sottoclassi in base alle differenze strutturali delle catene pesanti presenti in ogni individuo normale.

Gli anticorpi al nostro servizio

• Linee cellulari immortali di ibridoma producenti anticorpi monoclonali rappresentano dei potenti mezzi immunologici e forniscono importanti informazioni sulla risposta immunitaria. Applicazioni includono la caratterizzazione delle sottopopolazioni linfocitarie, deplezione cellulare, test immunologici, diagnosi di cancro, diagnostica per immagini e purificazione dell'antigene.

• Anticorpi monoclonali di topo sono immunogenici per l'uomo. Costrutti chimerici possono essere prodotti unendo i geni V di topo con in geni C umani.

• Frammenti anticorpali umani geneticamente ingegnerizzati possono essere ottenuti espandendo i geni V_H e V_L da donatori non immunizzati o preferenzialmente immunizzati ed esprimendoli come librerie combinatoriali completamente randomizzate sulla superficie dei batteriofagi.

Consultare il sito web **(www.roitt.com)** per le domande a scelta multipla.

LETTURE CONSIGLIATE

Cedar, H. & Bergman, Y. (1999) Developmental regulation of immune system gene rearrangement. *Current Opinion in Immunology*, **11**, 64–9.

Delves, P.J. & Roitt, I.M. (eds) (1998) *Encyclopedia of Immunology*, 2nd edn. Academic Press, London. (Articles on IgG, IgA, IgM, IgD and IgE and immunoglobulin function and domains.)

Grawunder, U. & Harfst, E. (2001) How to make ends meet in V(D)J recombination. *Current Opinion in Immunology*, **13**, 186–94.

Grawunder, U., West, R.B. & Lieber, M.R. (1998) Antigen receptor gene rearrangement. *Current Opinion in Immunology*, **10**, 172–80.

Kinet, J-P. (1999) The high-affinity IgE receptor (FcεRI): from physiology to pathology. *Annual Review of Immunology*, **17**, 931–72.

Ravetch, J.V. & Bolland, S. (2001) IgG Fc receptors. *Annual Review of Immunology*, **19**, 275–90.

CAPITOLO 4

Recettori di membrana per l'antigene

IL RECETTORE ANTIGENICO DI SUPERFICIE DELLA CELLULA B

La cellula B inserisce una immunoglobulina transmembrana (Ig) nella sua superficie

Nel Capitolo 2 abbiamo discusso dell'ingegnoso meccanismo attraverso cui un antigene può essere condotto inesorabilmente al suo destino selezionando i linfociti in grado di produrre anticorpi dalla forma complementare a se stesso attraverso la sua abilità di combinarsi con una copia della molecola anticorpale sulla superficie del linfocita. È stato ricordato che la combinazione con il recettore di superficie induce la cellula a proliferare e a creare un clone di plasmacellule che secernono anticorpi specifici per l'antigene inducente (cf. figura 2.6).

La colorazione immunofluorescente delle cellule B vive, per mezzo di una anti-Ig marcata (es. figura 2.4c), rivela che le immunoglobuline precoci di membrana sono della classe IgM. La cellula produrrà solo uno specifico tipo di anticorpo e quindi trascrive i suoi geni riarrangiati VJC_{κ} (o λ) e $VDJC\mu$. La soluzione al problema della secrezione dell'anticorpo con la stessa specificità come quello presente sulla superficie della cellula come Ig di membrana, viene data dal meccanismo dello **splicing differenziato**. L'iniziale trascritto nucleare della catena μ include sequenze codificanti per **regioni idrofobiche transmembrana** che permettono alle IgM di collocarsi sulla membrana come il recettore della cellula B (BCR) ma, se queste vanno incontro a splicing, le molecole anticorpali possono essere secrete in forma solubile (figura 4.1).

Appena le cellule B maturano, esse co-esprimono un BCR utilizzando IgD di superficie della stessa specificità. Questo fenotipo combinato di superficie IgM+IgD si riscontra in larga misura nei linfociti della zona mantellare dei follicoli linfoidi secondari (cf. Figura 6.7c-d) ed è ottenuto mediante splicing differenziato di un singolo trascritto contenente segmenti VDJ, $C\mu$ e $C\delta$ che producono sia IgM che IgD di membrana. Con l'ulteriore maturazione della cellula B, altri isotipi come le IgG possono essere utilizzate nel BCR.

L'immunoglobulina di superficie (sIg) forma un complesso con le proteine associate alla membrana

La coda citoplasmatica delle IgM di superficie è lunga solo tre aminoacidi. In nessun modo potrebbe spiegare i motivi strutturali richiesti per l'interazione con le proteine tirosin-chinasi intracellulari o con le proteine G che mediano l'attivazione della trasduzione del segnale. Comunque, la (sIg) supera questo

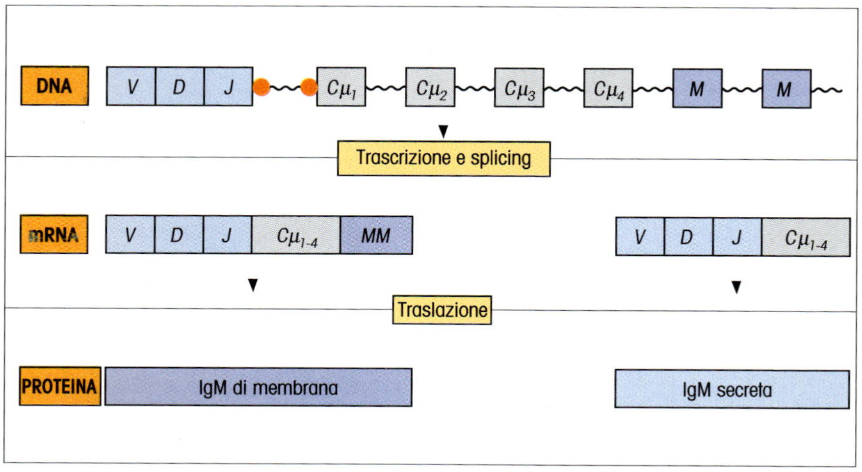

Figura 4.1 Meccanismo di splicing per il cambio dalla forma di membrana a quella secreta dell'immunoglobulina M (IgM). La sequenza idrofobica codificata dagli esoni M-M, che ancorano il recettore IgM alla membrana, viene rimossa nella forma secreta. Per semplicità, la sequenza leader è stata omessa.
〰, introni.

problema trasducendo segnali attraverso una coppia di glicoproteine associate alla membrana chiamate Ig-α (CD79a) e Ig-β (CD79b) che vengono fosforilate.

IL RECETTORE ANTIGENICO DI SUPERFICIE DELLA CELLULA T

Il recettore antigenico è un eterodimero transmembrana

Il recettore antigenico specifico della cellula T (**TCR**) è una molecola legata alla membrana composta da due catene unite da legame disulfuro, α e β. Ogni catena si piega a formare due domini Ig-like, uno con una struttura relativamente costante, l'altro che mostra un alto grado di variabilità, come un frammento Fab dell'Ig.

Ci sono due classi di TCR

Non molto tempo dopo la scoperta del TCR αβ, sono stati publicati lavori sull'esistenza di un secondo tipo di recettore composto da catene γ e δ. Questo TCR γδ compare precocemente durante lo sviluppo timico rispetto al TCRαβ.
Nell'uomo, le cellule γδ costituiscono lo 0.5-15% delle cellule T nel sangue periferico, ma sono presenti in maggior numero nell'epitelio intestinale e nella pelle.

La codifica dei TCR è simile a quella delle immunoglobuline

I segmenti genici codificanti le catene TCR β vanno incontro ad un riarrangiamento simile a quello dei segmenti V, D, J e C come descritto per le Ig (figura 4.2). Non appena una cellula T immunocompetente viene formata, si hanno riarrangiamenti dei geni V, D e J a formare una sequenza VDJ continua. L'evidenza definitiva che le cellule B e T usano simili meccanismi di ricombinazione viene dai topi con grave immunodeficienza (SCID) per un difetto autosomico recessivo che impedisce un legame funzionale dei segmenti V, D e J. Mutanti omozigoti non sono in grado di dare luogo a cellule B e T immunocompetenti e gli stessi difetti di sequenza nella formazione del legame VDJ sono visti sia nelle linee cellulari pre-B che pre-T.

Guardando per prima cosa ai gruppi di catena β, uno dei due geni Dβ riarrangia vicino a uno dei geni Jβ. È da notare che il primo gene Dβ , $D\beta_1$ può utilizzare uno qualsiasi dei 13 geni Jβ, ma $D\beta_2$ può scegliere solo tra i sette geni $J\beta_2$. Successivamente, uno dei 50 o più geni viene riarrangiato al segmento preformato DβJβ. **La variabilità nella formazione della giunzione** e l'**inserzione random dei nucleotidi** per creare una diversità nella regione N da ciascuna estremità del segmento D, rispecchiano il fenomeno visto con i riarrangiamenti dei geni Ig. L'analisi di sequenza enfatizza l'analogia con la molecola anticorpale; ogni segmento V contiene due regioni ipervariabili, mentre la sequenza DJ fornisce una struttura CD3 **altamente ipervariabile**, dando luogo ad un totale di sei potenziali regioni per il legame antigenico in ciascuno TCR. Come nella sintesi degli anticorpi, l'introne tra VDJ e C viene rimosso dall'RNA messaggero (mRNA) prima della traduzione evitando i riarrangiamenti coinvolgenti i geni nel cluster $D\beta_2J\beta_2$ possano legarsi solo a $C\beta_2$.

Tutte le altre catene sono codificate da geni formati attraverso simili traslocazioni. Il pool genico della catena α manca dei segmenti D ma soprattutto compensa questo con un prodigioso numero di segmenti J. Il numero di geni Vγ e Vδ è molto piccolo a paragone con Vα e Vβ. Come il pool della catena α, il cluster della catena γ non ha segmenti D.

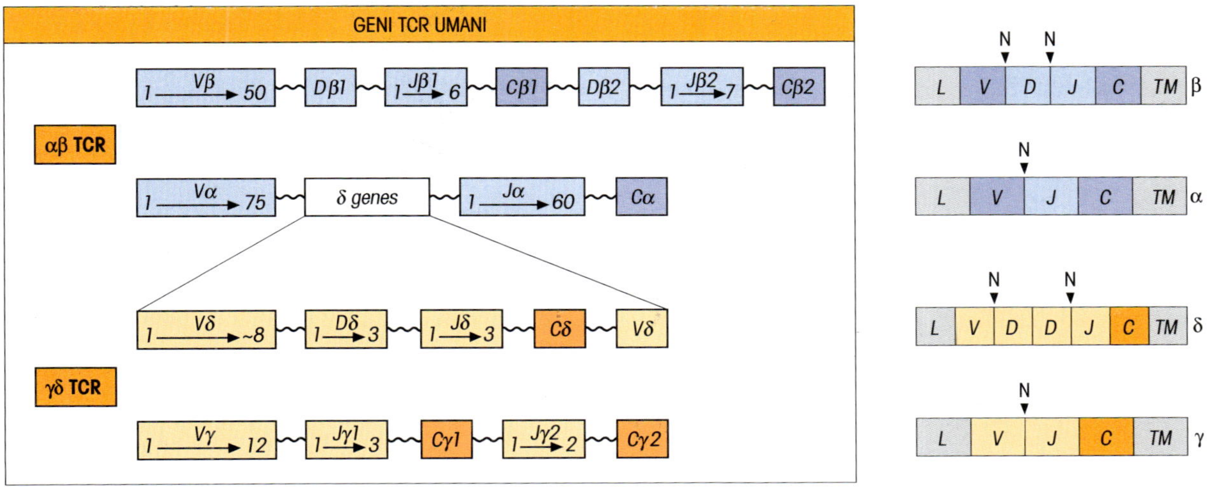

Figura 4.2 Geni codificanti i recettori αβ e γδ della cellula T (TCR). I geni codificanti le catene δ giacciono tra I gruppi Vα e Jα e alcuni segmenti V di questa regione possono essere usati sia come catene δ o α, per es. come Vα o Vδ. I geni per il recettore della cellula T riarrangiano in una maniera analoga a quella vista con in geni delle immunoglobuline.

Il complesso CD3 è parte integrante del TCR

Il complesso di riconoscimento antigenico della cellula T e la sua controparte B possono essere paragonati a plotoni specializzati il cui compito è di inviare un segnale quando il nemico è stato avvistato. Quando il TCR "vede il nemico", per es. lega l'antigene, esso trasmette un segnale all'interno del linfocita T attraverso un complesso di polipeptidi transmembrana (**CD3**), svegliandolo dal suo stato di torpore G0 e inducendolo a fare qualcosa di utile come diventare una cellula effettrice. In tutte le cellule immunocompetenti T, il recettore antigenico non è legato covalentemente ma comunque è intimamente legato al CD3 in un complesso che contiene due eterodimeriche unità di riconoscimento TCR αβ o γδ poste in vicinanza delle catene peptidiche invarianti CD3 γ e δ, due molecole di CD3ε più il dimero ζ-ζ legato da legame disulfuro. Il complesso nella sua totalità ha una struttura $TCR_2CD3\gamma\delta\varepsilon_2\zeta_2$ (figura 4.3). Il legame di CD3 con l'eterodimero TCR è quindi direttamente comparabile a quello delle molecole Ig-α e Ig-β con le Igs nella cellula B.

LA GENERAZIONE DELLA DIVERSITÀ PER IL RICONOSCIMENTO ANTIGENICO

Sappiamo che il sistema immunitario deve essere in grado di riconoscere virtualmente ogni patogeno che si è presentato o che potrebbe presentarsi. La soluzione genetica a questo problema di anticipare un futuro imprevedibile coinvolge la generazione di milioni di differenti specifici recettori antigenici, probabilmente più numerosi dei bisogni di un individuo nel corso della sua intera vita. Dal momento che i geni dell'organismo non sono abbastanza numerosi, ci deve essere un qualche modo intelligente per generare tutta questa diversità, anche in relazione al fatto che il numero dei geni codificanti per gli anticorpi e i TCR è dell'ordine di 400. Possiamo adesso esaminare i meccanismi che si sono evoluti per generare questa grande diversità da un limitato gruppo di geni.

Amplificazione della diversità intracatenaria

La combinazione casuale VDJ aumenta la diversità in maniera geometrica

Così come noi possiamo utilizzare un numero relativamente piccolo di differenti elementi per bambini per creare una ricca varietà di composizioni, così i singoli segmenti genici recettoriali possono essere considerati come dei blocchi di costruzioni che formano una molteplicità di recettori antigene-specifici sia per le cellule T che B.

Si prendano, come esempio, i geni delle catene pesanti delle immunoglobuline (tabella 4.1). Sebbene il preciso numero di segmenti genici vari da un individuo ad un altro, ci sono tipicamente circa 25 segmenti D e sei segmenti funzionali J. Se ciascun segmento D si unisse in maniera casuale con ciascun segmento J (cf. figura 3.5) noi avremmo la possibilità di generare 150 combinazioni DJ (25X6). Passiamo alla fase successive. Dal momento che ciascuno di questi 150 segmenti DJ potrebbe unirsi con ognuna delle circa 50 sequenze funzionali V_H, il potenziale netto dei geni VDJ codificanti per la

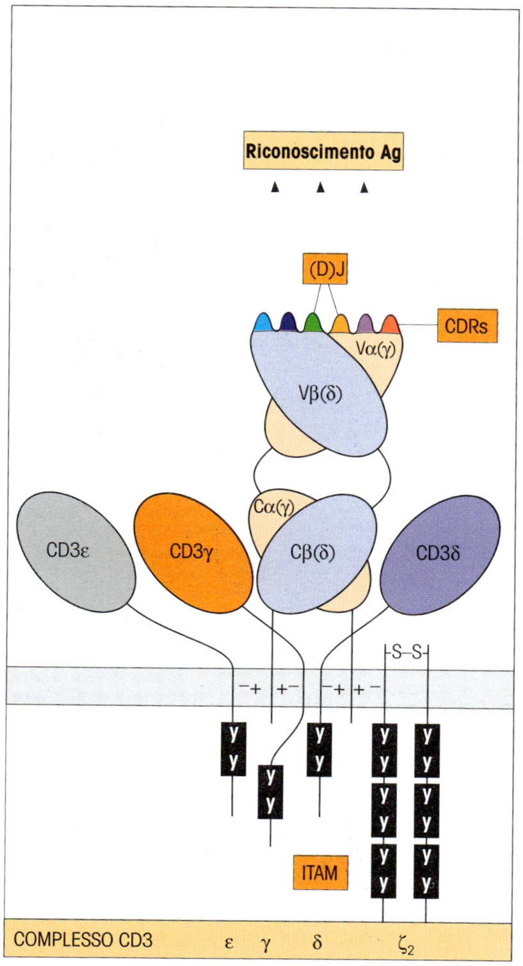

Figura 4.3 Il complesso recettore della cellula T (TCR)/CD3. Il TCR ricorda nella struttura il frammento legante l'antigene Fab dell'immunoglobulina (Ig). I segmenti variabile e costante delle catene α e β del TCR (VαCα/VβCβ) e delle corrispondenti catene γ e δ del TCR γδ appartengono strutturalmente alla famiglia del dominio del tipo delle immunoglobuline. I domini citoplasmatici delle catene peptidiche CD3, mostrati in nero, contattano le proteine tirosino-chinasi che attivano i fattori di trascrizione cellulari.

regione variabile delle catene pesanti sarebbe 50X150=7500. In altri termini, prendendo i nostri geni V, D e J in questo esempio arrivano a 81, noi abbiamo prodotto 7500 regioni variabili diverse per **ricombinazione esponenziale** degli elementi basilari. Ma questo è solo l'inizio.

Giocando con le giunzioni

Un altro stratagemma per ottenere maggiore variazione al di fuori del repertorio della linea germinale riguarda le ricombinazioni di confine dei segmenti V, D e J per produrre sequenze giunzionali diverse.

Un ulteriore diversità deriva dalla inserzione di nucleotidi tra i segmenti V, D e J, un processo defin-to come diversità della regione N e associato con l'espressione della terminal-transferasi deossinucleotidica. Questa manovra arricchisce enormemente il repertorio, specialmente geni TCR γ e δ che altrimenti sarebbero piuttosto limitati nel numero.

Ancora meccanismi addizionali si basano specificamente sulla sequenza della regione D, dove il segmento D può essere letto in tre diversi modi e due segmenti D possono unirsi tra di loro dando luogo alla combinazione DD.

Modifiche recettoriali

Osservazioni recenti hanno stabilito che i linfociti non si fermano necessariamente al recettore antigenico che hanno prodotto per primo; se esso non va bene, i linfociti lo possono cambiare. La sostituzione di un recettore indesiderato con uno che ha caratteristiche più accetabili viene definito cambiamento recettoriale. Questo processo è stato descritto sia per le Igs che per il TCR, permettendo la sostituzione di riarrangiamenti non funzionali o autoreattivi. Inoltre, la modifica del recettore in periferia può salvare le cellule B a bassa affinità dalla morte per apoptosi, sostituendo un recettore a bassa affinità con uno a più alta affinità. Il processo coinvolge la riattivazione dei geni RAG seguita dalla produzione di una nuova catena leggera o pesante che cambierà l'Ig o il TCR. La modificazione del recettore avviene più prontamente nelle catene leggere sulle catene α del TCR che nelle catene pesanti delle Ig nelle catene β del TCR. In verità, è stato suggerito che la catena α del TCR può andare incontro a una serie di riarrangiamenti eliminando continuamente segmenti VJ riarrangiati precedentemente fino a che viene prodotto un TCR selezionabile.

Amplificazione intercatenaria

Il sistema immunitario ha fatto un importante passo avanti quando due differenti tipi di catena sono state utilizzate per il riconoscimento delle molecole perchè la combinazione produce non solo una più ampia possibilità di combinazione con una affinità potenzialmente più grande, ma anche nuova variabilità. Così, se una catena pesante viene appaiata con diverse catene leggere, la specificità dell'anticorpo finale viene alterata.

Questa associazione casuale tra catene TCR γ e δ, catene TCR α e β e catene Ig pesanti e leggere porta ad un ulteriore incremento geometrico della diversità. Dalla tabella 4.1 può essere visto che circa 230 TCR funzionali e 160 segmenti funzionali Ig della

Tabella 4.1 Calcolo della diversità del gene umano V. È calcolato il numero minimo di specificità generato dalla diretta combinazione casuale di segmenti della linea germinale. Queste sono aumentate da ulteriori riportati meccanismi.

	γδTCR (TCR1)		αβTCR (TCR2)		Ig		
	γ	δ	α	β	H	L κ	L λ
Segmenti genici *V*	12	~8	75	50	50	40	30
Segmenti genici *D*	-	3	-	1,1	25	-	-
Segmenti genici *J*	3,2	3	60	6,7	6	5	4
Unione combinatoriale casuale	*V* x *J*	*V* x *D* x *J*	*V* x *J*	*V* x *D* x *J*	*V* x *D* x *J*	*V* x *J*	*V* x *J*
(esclusa la diversità giunzionale)	12 x5	8 x 3 x3	75 x 60	50(13+7)	50 x 25 x 6	40 x 5	30 x 4
Totale	60	72	4500	1000	7500	200	120
Eterodimeri combinatoriali	60 x 72		4500 x 1000		7500 x 200		7500 x 120
Totale (arrotondato)	4.3×10^3		4.5×10^6		1.5×10^6		0.9×10^6
Altri meccanismi: Di D nelle 3 sequenze di lettura, diversità giunzionale, inserzione regione N;$\times 10^3$	4.3×10^6		4.5×10^9		1.5×10^9		0.9×10^9
Mutazione somatica	–		–		+++		+++

linea germinale possono dare origine rispettivamente a 4.5 milioni e 2.4 milioni di differenti combinazioni per mezzo di associazioni dirette senza tenere in considerazione tutti i imeccanismi giunzionali descritti sopra.

Ipermutazione somatica

C'è una evidenza ineludibile che i geni Ig della regione V possono andare incontro a una significativa mutazione somatica.

Questo fenomeno di diversificazione somatica merita una certa attenzione. Le mutazioni sono il risultato di singole sostituzioni nucleotidiche, esse sono ristrette alla regione variabile e distinte dalla regione costante e avvengono sia nella struttura (framework) che nella regione ipervariabile. La frequenza di mutazione è elevata, tra il 2 e 4% per i geni V_H se paragonata ad un valore di < 0.0001% per un gene linfocitario non immunologico. Il meccanismo mutazionale è legato in qualche modo con il cambio di classe dal momento che l'ipermutazione è più frequente negli anticorpi IgG e IgA che in quelli IgM. È probabile che una mutazione somatica non si aggiunga al repertorio disponibile nelle fasi precoci della risposta primaria, ma si verifichi durante la generazione della memoria ed è probabilmente responsabile della **sintonizzazione** della risposta verso una più alta affinità.

I geni del recettore della cellula T, dall'altro lato, non sembrano andare incontro a mutazione somatica. Questo è una fortuna dal momento che poichè i TCR riconoscono già parzialmente le proprie molecole del complesso maggiore di istocompatibilità (MHC), mutazioni potrebbero generare recettori autoreattivi ad alta affinità e risultare in autoimmunità.

RICONOSCIMENTO DELL'ANTIGENE DA PARTE DELLE CELLULE NATURAL KILLER (NK)

Come è stato descritto nel Capitolo 1, una delle funzioni principali delle cellule NK è di proteggere l'organismo dalle cellule maligne o infettate che hanno perso l'espressione delle normali molecole MHC di classe I presenti in maniera ubiquitaria. Recettori attivanti riconoscono molecole collettivamente presenti sulla superficie cellulare mentre i recettori inibitori riconoscono molecole MHC di classe I. Ogni cellula nucleata che manca dell'MHC di classe I non interagirà con i recettori inibitori e attiverà solo i recettori attivanti, portando alla loro uccisione da parte delle cellule NK. A differenza del TCR sulle cellule T e il BCR sulle cellule B, questo sistema di riconoscimento non è antigene specifico. Comunque, l'altra via che utilizzano le cellule NK per uccidere è la citotossicità cellulare-anticorpo dipendente (ADCC, cf. p. 23) per la quale esse sono provviste di recettori FcγRIII al fine di riconoscere le cellule bersaglio rivestite di anticorpo (figura 4.4). In questo caso l'anticorpo allerta le cellule NK per la presenza di uno specifico antigene.

IL COMPLESSO MAGGIORE DI ISTOCOMPATIBILITÀ (MHC)

Molecole espresse da geni che costituiscono questa complessa regione cromosomica erano definiti originariamente dalla loro abilità di provocare un vigoroso rigetto dei trapianti tra diversi membri di una specie. Nel Capitolo 2, è stata fatta una breve menzione alla necessità per gli antigeni della superficie cellulare di essere associati con le molecole di classe I o II dell'MHC così che possano essere riconosciuti

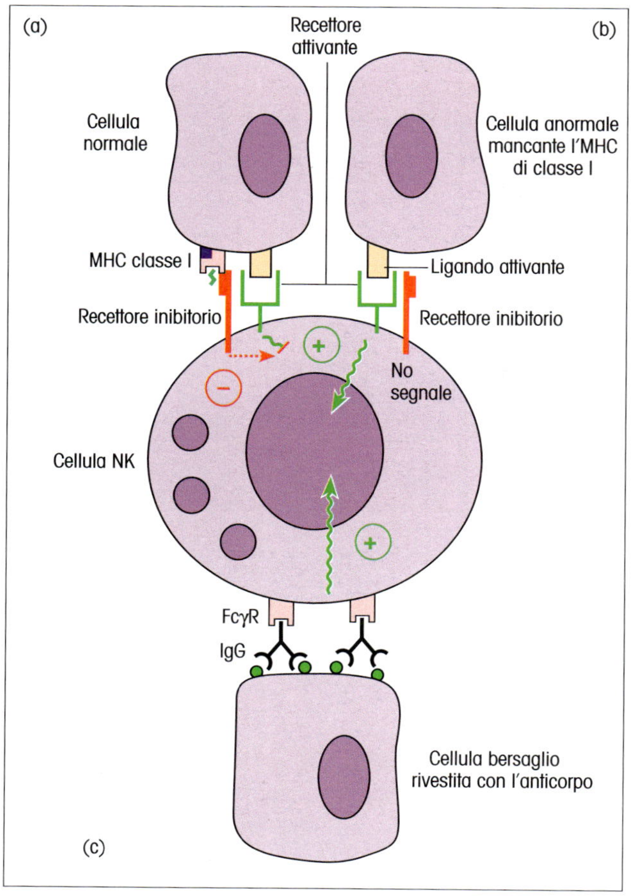

Figura 4.4 Cellule natural killer (NK). Le cellule natural killer posseggono sia recettori attivanti che inibitori. L'occupazione di un recettore attivante da parte del suo ligando invia un segnale stimolatorio all'interno della cellula NK ma questo è normalmente impedito da un segnale trasmesso in seguito al riconoscimento di molecole di classe I del complesso maggiore di istocompatibilità (MHC) da parte di un recettore inibitorio (a). Ogni cellula nucleata mancante della classe I è considerata abnorme e viene uccisa in seguito alla trasmissione non ostacolata di un segnale di attivazione (b). Le cellule natural killer di solito posseggono diversi recettori inibitori e attivanti ed è il bilancio di segnali da questi che determina l'attivazione della cellula. Come altri tipi cellulari, le cellule NK possono utilizzare i loro recettori Fcγ per mediare la citotossicità cellulare-anticorpo dipendente (ADCC) sulle cellule bersaglio rivestite dall'anticorpo (c).

dai linfociti T. L'intenzione adesso è di entrare più in dettaglio nella natura di queste molecole.

Le molecole di classe I e II sono eterodimeri legati alla membrana

Il complesso maggiore di istocompatibilità di classe I

Le molecole di classe I consistono di una catena polipeptidica pesante di 44 Da non covalentemente legata a un più piccolo peptide di 12 KDa chiamato β_2-microglobulina. La parte più grande della catena pesante è organizzata in tre domini globulari (α_1, α_2 e α_3; figura 4.5) che protrudono dalla superficie cellulare; una sezione idrofobica ancora la molecola alla membrana e una corta sequenza idrofilica porta la parte C-terminale nel citoplasma.

L'analisi ai raggi X dei cristalli di una molecola di classe I ha permesso un balzo in avanti nella comprensione della funzione MHC. Sia la microglobulina-β_2 che la regione α_3 ricordano i classici domini delle Ig dal punto di vista strutturale. Comunque, idoomini α_1 e α_2, che sono i più distanti dalla membrana, formano due estese a-eliche su un pavimento creato dalle catene peptidiche tenute insieme in una configurazione β, il tutto formante una cavità (figura 4.5b,c). Un altra caratteristica curiosa è emersa. Una molecola lineare, adesso nota essere un peptide, che aveva co-cristallizzato con la proteina di classe I, occupava la cavità. Il significato di queste importanti scoperte per il riconoscimento antigenico da parte delle cellule T verrà discusso nel Capitolo 5.

Il complesso maggiore di istocompatibilità di classe II

Le molecole MHC di classe II sono glicoproteine transmembrana, in questo caso consistenti di catene polipeptidiche α e β di peso molecolare di 34 kDa e 29 kDa, rispettivamente.

C'è una considerevole omologia di sequenza con la classe I. Studi strutturali hanno dimostrato che i domini α_2 e β_2, i più vicini alla membrana cellulare, assumono la caratteristica configurazione delle Ig, mentre i domini α_1 e β_1 mimano la classe I α_1 e α_2 nel formare una scanalatura delimitata da due α-eliche e da un pavimento a configurazione β (figura 4.5a).

Diversi geni correlati alla risposta immune fanno parte della regione di classe III dell'MHC

Una varietà di altri geni che si raggruppano all'interno della regione cromosomica dell'MHC sono riuniti sotto le denominazione di classe III. In senso lato, si potrebbe dire che molti di essi sono correlati direttamente o indirettamente a funzioni di difesa immunitaria. Un gruppo importante è costituito da geni che codificano per i componenti del complemento incluso C2, due isotipi C4 e il fattore B. Le citochine tumor necrosis factor (TNF) e linfotossina sono codificate sotto il controllo della classe III.

Mappa genica dell'MHC

La sequenza completa dell'MHC umano è stata pubblicata alla fine dell'ultimo millenio. La sequenza

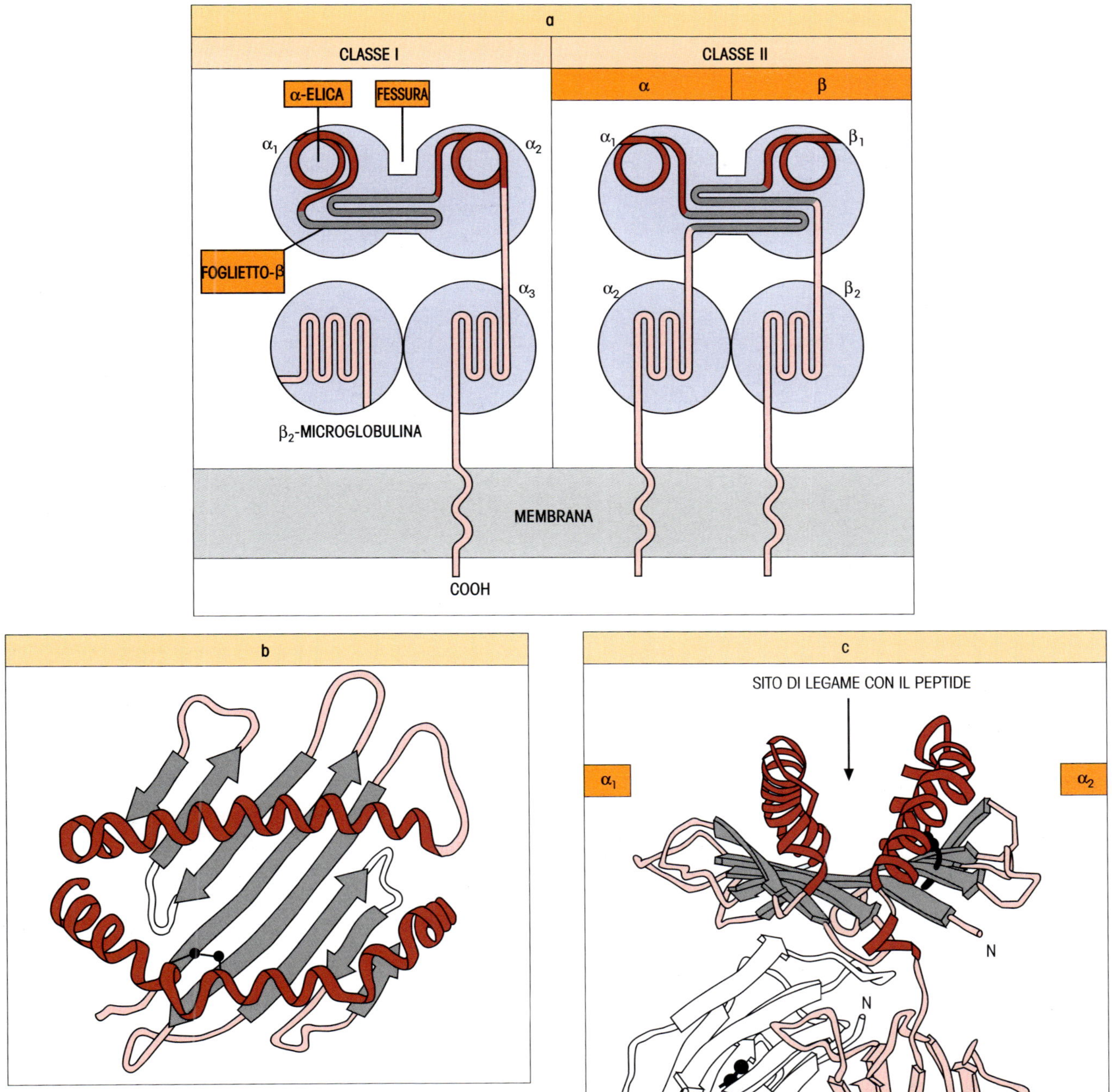

Figura 4.5 MHC di classe I e II. (a) Diagramma mostrante domini e segmenti transmembrana; le α-eliche e i foglietti-β sono visti dalla parte terminale. (b) Rappresentazione schematica ad occhio d'uccello della superficie superiore di una molecola umana di classe I (HLA-A2) basata sulla struttura cristallografica a raggi X. Le catene formanti I foglietti-β somo mostrati come frecce grigio scure in direzione amino-carbossile; le α-eliche sono rappresentate come nastri elicoidali rosso scuri. Le superficie delle due eliche che guardano all'interno e la superficie superiore del foglietto-β formano una fessura che lega e rappresenta l'antigene peptidico della cellula T. Le due sfere nere rappresentano un legame disulfuro intracatena. (c) Visione laterale della stessa molecola chiaramente mostrante l'anatomia della fessura e il tipico ripiegamento immunoglobulinico dei domini microglobulinici-α_3 e -β_2 (quattro catene β antiparallele su una faccia e tre sull'altra). (Riprodotta da P.J. Biorkman et al. (1987) Nature, **329**, 506-12, con permesso.)

Il complesso maggiore di istocompatibilità														
Classe MHC	II				III					I				
HLA	*DP*	*LMP & TAP*	*DQ*	*DR*	*C4*	*FB*	*C2*	*HSP70*	*TNF*	*B*	*C*	*E*	*A*	*G*

Figura 4.5 Regioni genetiche principali del complesso maggiore di istocompatibilità (MHC) umano . HLA, antigene leucocitario umano. Nota che, sebbene originariamente identificato sui leucociti, le molecole HLA di classe I sono presenti virtualmente su tutte le cellule nucleate.

comprende 224 loci genici. Una visione completa dei più importanti cluster genici di classe I, II e III nell'MHC umano (antigene leucocitario umano, HLA, sistema) si può avere guardando la figura 4.6. Alcuni geni silenti o pseudogeni sono stati omessi da questa mappa genica per semplicità.

I geni dell'MHC presentano un notevole polimorfismo

A differenza delle immunoglobuline e dei TCR dove, come abbiamo visto, la variabilità si ottiene attraverso riarrangiamenti di multipli segmenti genici, l'MHC si è evoluto in termini di variabilità individuale mediante un sistema altamente **polimorfico** (letteralmente "dalle molte forme") basato su **alleli multipli** (per es. geni alternativi in ciascun locus). Un dato complesso genico MHC viene definito "aplotipo" e di solito viene ereditato come un singolo tratto mendeliano. I geni della classe I e II sono i geni più polimorfici del genoma umano. Per alcuni di questi geni sono state identificate più di 200 varianti alleliche. I cambiamenti aminoacidici responsabili di questi polimorfismi sono ristretti ai domini α_1 e α_2 di classe I e ai domini α_1 e β_1 di classe II. È rilevante il fatto che questi cambiamenti avvengono essenzialmente nel pavimento a configurazione β e nella superficie interna delle α-eliche che rivestono la cavità centrale (figura 4.5) e anche sulla superficie superiore delle eliche.

La distribuzione tissutale delle molecole MHC

Essenzialmente, tutte le cellule nucleate esprimono le classiche molecole di classe I. Queste sono abbondantemente espresse sulle cellule linfoidi, meno nel fegato, polmone e reni e solo in alcune aree del cervello e del muscolo scheletrico. Nell'uomo, la superficie del villo trofoblastico manca dell'HLA-A e B e porta l'HLA-G, che non compare in nessuna altra cellula del corpo. Le molecole di classe II sono anche ristrette nella loro espressione, essendo presenti solo sulle cellule presentanti l'antigene (APC) come le cellule B, le cellule dendritiche, i macrofagi e sull'epitelio timico. Quando sono attivate da agenti come l'interferone γ, endoteli dei capillari e cellule epiteliali nei tessuti diversi dal timo, esse possono presentare la classe II e aumentare l'espressione di classe I.

Le funzioni del complesso maggiore di istocompatibilità

Sebbene siano state scoperte originariamente attraverso reazioni di trapianto, le molecole MHC sono utilizzate dall'ospite per altre funzioni biologiche vitali. Esse funzionano come marcatori cellulari di superficie che permettono alle cellule infette di attivare cellule T citotossiche ed helper. Non c'è dubbio che questo ruolo nella risposta immune sia immensamente importante e a questo proposito il ricco polimorfismo della regione MHC rappresenterebbe una specie di risposta per massimizzare la protezione contro diversi microrganismi.

TAVOLA RIASSUNTIVA

Il recettore antigenico di superficie della cellula B

• La cellula B inserisce il suo prodotto genico immunoglobulinico (Ig) contenente un segmento transmembrana dentro la sua superficie dove esso agisce come uno specifico recettore per l'antigene.

• L'immunoglobulina di superficie (sIg) viene complessata con le proteine di membrana Ig-α e Ig-β che vengono fosforilate in seguito ad attivazione cellulare e trasducono i segnali ricevuti attraverso il recettore Ig antigenico.

Il recettore antigenico di superficie della cellula T

• Il recettore per l'antigene è un dimero transmembrana, ogni catena consiste di due domini simili a quelli delle Ig.

• I domini esterni hanno una struttura variabile, quelli interni costante.

• La maggior parte delle cellule T esprimono un recettore (recettore della cellula T, TCR) con catene α e β. Una linea separata che porta i recettori $\gamma\delta$ è piuttosto abbondante durante l'iniziale ontogenesi del timo ma è associata soprattutto con tessuti epiteliali nell'adulto.

• La codifica del TCR è simile a quella delle Igs. La regione variabile codificante una sequenza nelle cellule T in differenziazione è formata da un riarrangiamento casuale tra cluster di V, D (per le catene β e δ) e i segmenti J per formare una singola sequenza ricombinante V(D)J per ciascuna catena.

• Come le catene Ig, ogni regione variabile ha tre sequenze ipervariabili che funzionano nel riconoscimento antigenico.

• Il complesso CD3, composto da γ, δ, ε_2 e ζ_2, forma una intima parte del recettore e ha un ruolo di trasduzione del segnale a seguito del legame del ligando da parte del TCR.

La generazione della diversità anticorpale per il riconoscimento antigenico

• I singoli segmenti genici del recettore possono essere visti come blocchi da costruzione per produrre un grande numero di TCR specifici per l'antigene o recettori delle cellule B (BCR).

• Ulteriore diversità viene introdotta alle giunzioni tra i segmenti V, D e J per mezzo di una ricombinazione variabile in quanto essi sono uniti tra loro da enzimi ricombinasi.

• Inoltre, dopo una risposta primaria, le cellule B, ma non le cellule T, vanno incontro ad una alta frequenza di mutazione somatica interessante le regioni V.

Il complesso maggiore di istocompatibilità (MHC)

• Ogni specie vertebrata ha un MHC identificato originariamente attraverso la sua capacità di evocare una reazione di rigetto del trapianto molto potente.

• Ciascuno contiene tre classi di geni. La classe I codifica una catena polipeptidica associata alla superficie cellulare con la β_2-microglobulina. Le molecole di classe II sono eterodimeri transmembrana. I prodotti di classe III sono eterogenei ma includono componenti del complemento e il tumor necrosis factor (TNF).

• I geni mostrano un notevole polimorfismo. Il particolare set di geni MHC ereditati da un individuo è riferito come aplotipo.

• Le classiche molecole di classe I sono presenti virtualmente in tutte le cellule nucleate nel corpo e segnano le cellule T citotossiche.

• Le molecole di classe II sono particolarmente associate con le cellule B, le cellule dendritiche, macrofagi e l'epitelio timico, ma possono essere indotte sulle cellule endoteliali capillari e molte cellule epiteliali per mezzo dell'interferone γ. Esse segnalano le cellule T helper ai linfociti B e macrofagi.

• L'analisi strutturale indica che i due domini lontani dalla membrana cellulare formano una cavità circondata da due α-eliche parallele su un pavimento di catene a configurazione β; le pareti e il pavimento della cavità e la superficie superiore delle eliche sono i siti di massimo polimorfismo aminoacidico.

• Molte prodotti genici di classe III sono associati ai meccanismi di difesa immunitaria, incluse le proteine del complemento e il TNF.

Consultare il sito web **(www.roitt.com)** per le domande a scelta multipla.

LETTURE CONSIGLIATE

Campbell, K.S. (1999) Signal transduction from the B-cell antigen-receptor. *Current Opinion in Immunology*, **11**, 256–64.

Campbell, R.D. & Trowsdale, J. (1997) Map of the human major histocompatibility complex. *Immunology Today*, **18** (1), pullout.

Campbell, R.D. & Trowsdale, J. (1993) Map of the human MHC. *Immunology Today*, **14**, 349–52.

Howard, J.C. (1991) Disease and evolution. *Nature*, **352**, 565–7.

Hughes, A.L., Yeager, M., Ten Elshof, A.E. & Chorney, M.J. (1999) A new taxonomy of mammalian MHC class I molecules. *Immunology Today*, **20**, 22–6.

CAPITOLO 5

L'interazione primaria con l'antigene

CHE COSA È UN ANTIGENE?

Un uomo non può essere un marito senza la moglie e una molecola non può essere un antigene senza il corrispondente antisiero o anticorpo o recettore della cellula T (TCR). Il termine **antigene** è usato in due sensi, il primo per descrivere una molecola che genera una risposta immune (chiamata anche **immunogeno**) e il secondo per descrivere una molecola che reagisce con gli anticorpi o con le cellule T attivate. Gli **apteni** sono piccoli gruppi chimici ben definiti, come il dinitrofenile (DNF) o l'm-aminobenzene sulfonato, che non sono immunogenici di per sè ma che reagiranno con anticorpi preformati indotti dall'iniezione dell'aptene legato ad una molecola trasportatrice che è essa stessa immunogena (figura 5.1).

La parte delle regioni ipervariabili sull'anticorpo che entra in contatto con l'antigene è chiamata **paratopo** e la parte dell'antigene che viene in contatto con il paratopo è chiamata **epitopo** o **determinante antigenico**. È importante essere coscienti del fatto che ogni antigene solitamente porta diversi determinanti sulla sua superficie, che possono essere strutturalmente ben distinti l'uno dall'altro; così un anticorpo monoclonale che reagisce con un determinante solitamente non reagirà con altri determinanti sullo stesso antigene (figura 5.2). Per avere una idea della grandezza, se un antigene è un peptide lineare o un carboidrato, il sito di legame può solitamente interessare fino a cinque o sei aminoacidi o unità di esosi. Con una proteina globulare circa 16 catene laterali aminoacidiche possono entrare in contatto con l'anticorpo (figura 5.3).

La struttura degli antigeni

In generale, le grandi proteine, poichè hanno un numero maggiore di determinanti potenziali, sono antigeni migliori rispetto alle piccole proteine. Inoltre, più un antigene è estraneo, cioè meno simile alle configurazioni dei propri componenti, più esso è efficace nel provocare una risposta immune. Sebbene gli anticorpi possano essere prodotti contro qualsiasi porzione della proteina estranea, certe aree dell'antigene sono più immunogeniche e sono chiamate regioni immunodominanti dell'antigene. Questi siti ad alta densità di epitopi sono spesso quelle parti delle catene peptidiche che protrudono significativamente dalla superficie globulare.

INTERAZIONI ANTIGENE - ANTICORPO

L'antigene e l'anticorpo interagiscono grazie alla complementarietà nella forma su un ampia area di contatto (figura 5.3), non come rigide entità che si adattano l'una all'altra come la "chiave alla serratura", ma piuttosto come superfici deformabili. L'interazione si basa su forze di legame deboli del

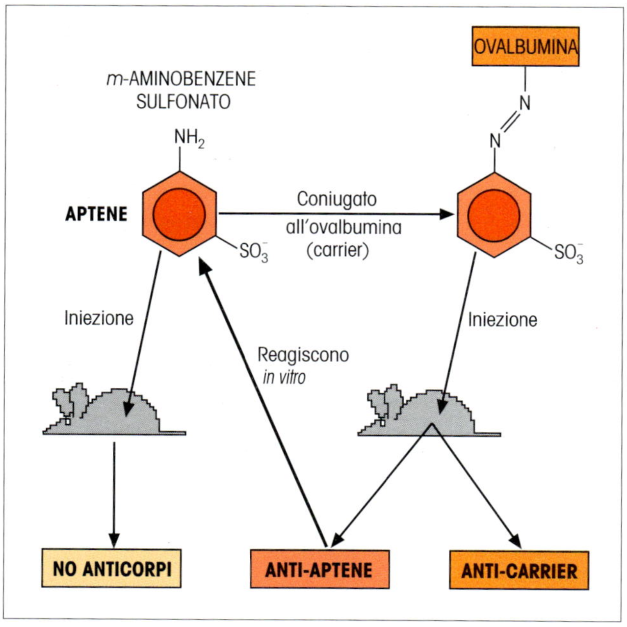

Figura 5.1 Un aptene da solo non induce anticorpi. Comunque, esso reagirà in vitro con anticorpi formati contro un aptene coniugato con un carrier immunogeno.

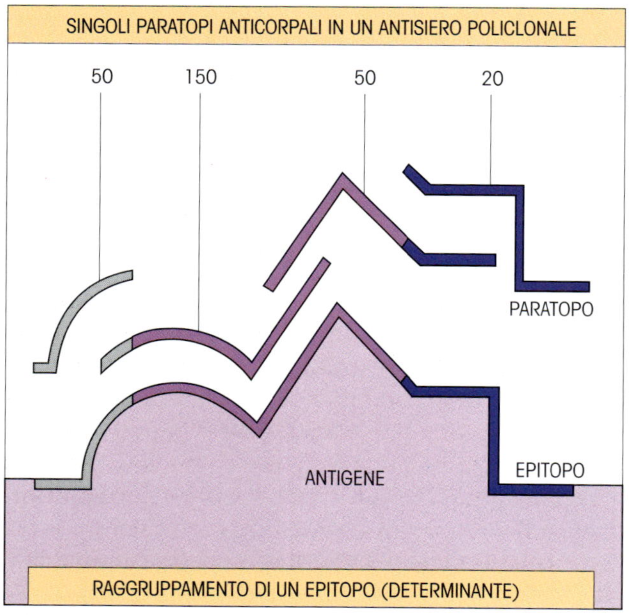

Figura 5.2 Una proteina globulare antigenica solitamente è portatrice di un mosaico di determinanti (gruppi di epitopo dominante) sulla sua superficie, definiti da una eterogenea popolazione di molecole anticorpali in un dato antisiero. Questo diagramma altamente idealizzato illustra l'idea che singoli anticorpi in un siero policlonale con differenti siti di combinazione (paratopi) possono reagire con epitopi sovrapponenti formando un determinante sulla superficie dell'antigene. I numeri si riferiscono all'immaginata relativa frequenza di ciascuna specificità anticorpale.

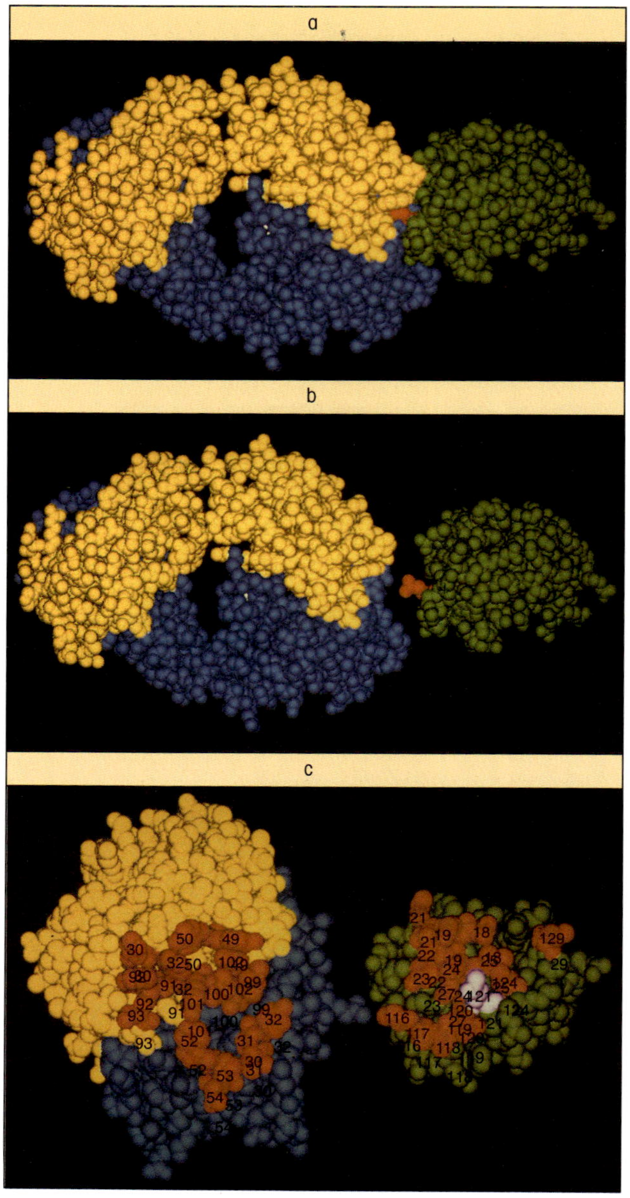

Figura 5.3 Struttura delle regioni di contatto tra un Fab monoclonale antilisozima e lisozima. (a) Modello spaziale che mostra molecole Fab e lisozima che si adattano perfettamente l'una all'altra. Catena anticorpale pesante, blu; catena leggera, gialla; lisozima, verde con la sua glutamina 121 in rosso. (b) Modelli Fab e lisozima separati per mostrare come le protuberanze e le depressioni di ciascuno sono complementari tra loro. (c) Visione dall'alto di un sito di combinazione anticorpale (sinistra) e dell'epitopo del lisozima (destra) ottenuta (b) ruotando ogni molecola di 90° su un asse verticale. (Riprodotto con permesso da A. Amit et al. (1986) Science, **233**, 747-53. Diritti 1986 dell'AAAS.)

tipo van der Waals, elettrostatiche, idrofobiche e tipo legame idrogeno che diventano significative quando le molecole che interagiscono sono molto vicine le une alle altre. Così, più il paratopo e l'epitopo si adattano comodamente l'uno all'altro, più forte sarà il legame, chiamato **affinità**. Questo è definito costante di equilibrio (k_a) dell'associazione reversibile dell'anticorpo con un singolo epitopo (per es. un aptene, figura 5.1), rappresentata dall'equazione:

$$Ab+Hp \rightleftharpoons AbHp$$

Ovviamente, un'alta affinità presume un forte legame. Di solito, le nostre informazioni derivano dallo studio di un antisiero, per es. il siero proveniente da un individuo immunizzato con un antigene multivalente dove il legame è aumentato in maniera geometrica rispetto ad un aptene monovalente o a un singolo epitopo antigenico. Il termine usato per definire questo legame è avidità, che essendo una misura dell'affinità funzionale di un antisiero verso l'intero antigene è di ovvia rilevanza per la reazione con l'antigene nell'organismo. L'alta affinità è superiore alla bassa per molte funzioni tra loro diverse in vivo, inclusa l'eliminazione immune dell'antigene, la neutralizzazione virale e il ruolo protettivo contro batteri e altri organismi.

LA SPECIFICITÀ DEL RICONOSCIMENTO ANTIGENICO DA PARTE DELL'ANTICORPO NON È ASSOLUTA

La forza di una reazione antigene-anticorpo può essere quantificata dall'affinità o avidità dell'anticorpo per quello specifico antigene. Così quando noi diciamo che un antisiero può avere una avidità relativamente maggiore per quell'antigene piuttosto che per un altro , allo stesso modo stiamo dicendo che l'antisiero sta dimostrando una specificità relativa piuttosto che assoluta; in pratica parliamo di gradi di **reazione crociata**. Un antisiero diretto verso un dato antigene può reagire in maniera crociata con un antigene parzialmente correlato che presenta uno o più di un determinante identico o simile. Nella figura 5.4 si può vedere che un antisiero verso l'antigene-1 (Ag_1) reagirà meno fortemente con Ag_2 , che presenta solo un identico determinante, perchè può legare solo alcuni anticorpi presenti nel siero. L'antigene-3, che possiede un determinante simile ma non identico, non si adatterà all'anticorpo e quindi il legame sarà ancora più debole. L'antigene-4, che non presenta somiglianze strutturali, non reagirà in maniera significativa con l'anticorpo. Così, basandoci su considerazioni stereochimiche, possiamo vedere perchè l'avidità dell'antisiero per Ag_2 e Ag_3 è più bassa rispetto a quella per l'antigene omologo, mentre per il non omologo Ag_4 essa è trascurabile. Sarebbe usuale descrivere l'antisiero come altamente specifico per Ag_1 rispetto a Ag_4 , ma in grado di reagire in misura diversa in maniera crociata con Ag_2 e Ag_3. Questi principi hanno significato nelle malattie autoimmuni dal momento che un anticorpo può reagire non solo con l'antigene che ha stimolato la sua produzione, ma anche con diverse molecole non correlate.

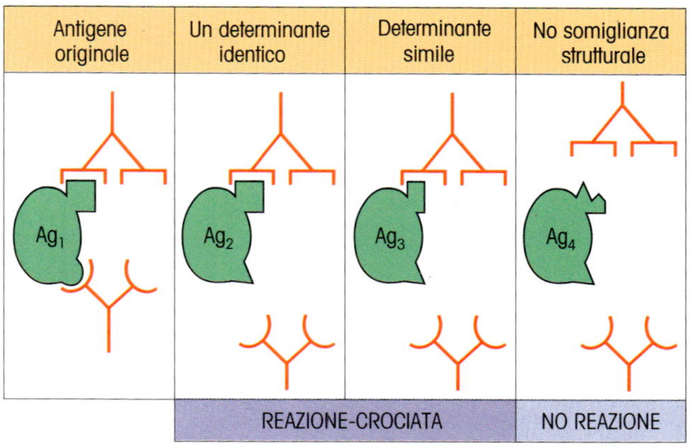

Figura 5.4 Specificità e reazione crociata. L'avidità degli anticorpi sierici ⊢⊣ e ⟩⟨ per l'antigene-1 (Ag1) > Ag2 > Ag3 >> Ag4.

REAZIONI ANTIGENE-ANTICORPO IN VITRO

La specificità delle reazioni antigene-anticorpo ci permette di rilevare la presenza di anticorpi specifici nel siero o altri fluidi combinandolo con l'antigene noto sotto strette condizioni sperimentali. Le reazioni positive ci diranno non solo che anticorpi specifici sono presenti, ma anche che testando una serie di diluizioni di anticorpo possiamo farci un'idea della quantità o del titolo di quello specifico anticorpo nei fluidi corporei. Per esempio, un siero potrebbe essere diluito 10.000 volte e ancora dare una reazione positiva. Questo titolo di 1:10.000 permette di fare paragoni con un siero molto più debole che ha un titolo di, per dire, 1:100, può essere diluito solo 100 volte prima che il test diventi negativo. Il titolo è di importanza cruciale nell'interpretare il significato degli anticorpi nei pazienti con malattia clinica. Molti individui normali, per esempio, possono avere bassi titoli anticorpali verso il cytomegalovirus dovuti probabilmente a precedenti infezioni subcliniche. Nell'infezione attiva i titoli possono essere alti e in crescita.

Numerose tecniche sono disponibili per ricercare la presenza e rilevare il titolo di un anticorpo

Precipitazione

Quando una soluzione antigenica viene aggiunta in maniera progressiva a un potente antisiero, si formano precipitati antigene-anticorpo che possono essere rilevati attraverso diverse tecniche di laboratorio. Questa precipitazione può essere potenziata da una contro-immunoelettroforesi. Per esempio, l'antigene e l'antisiero possono essere posti in pozzetti ricavati in un gel di agaroso e a questo sistema si può applicare una corrente. L'antigene migra verso la zona dell'anticorpo e forma una linea di precipitazione dove si viene a formare il complesso. Questo è un test piuttosto sensibile e rapido che è stato usato per la rilevazione di molti anticorpi importanti da un punto di vista clinico e per l'antigene.

Anticorpi non precipitanti possono essere rilevati mediante nefelometria

I piccoli aggregati che si formano quando soluzioni diluite di antigene e anticorpo sono mescolate creano una torbidità che può essere misurata mediante nefelometria. Una maggiore sensibilità si può ottenere usando una luce monocromatica di un laser.

Agglutinazione di particelle rivestite di antigene

Mentre il legame crociato di proteine antigeniche multivalenti per mezzo di un anticorpo porta alla precipitazione, il legame crociato di cellule o grandi particelle per mezzo di un anticorpo diretto contro antigeni di superficie porta all'agglutinazione.

Le reazioni di agglutinazione sono usate per identificare batteri e per tipizzare i globuli rossi. Esse sono state osservate con leucociti e piastrine e perfino con spermatozoi in casi di infertilità maschile dovuta ad anticorpi contro lo sperma.

Test immunologico per anticorpi attraverso l'uso di antigeni in fase solida

Il contenuto anticorpale di un siero può essere valutato attraverso la sua abilità di legare l'antigene che è stato legato ad un provetta di plastica o a un vassoio di micro-agglutinazione con molteplici pozzetti. Il legame immunoglobulinico all'antigene può essere rilevato attraverso l'aggiunta di un secondo anticorpo marcato, per es. un anti-Ig ottenuto da un altra specie (figura 5.5). Si consideri , per esempio, la determinazione di autoanticorpi contro il DNA nel lupus eritematoso sistemico (LES). Quando il siero del paziente viene aggiunto al micropozzetto rivestito con l'antigene (in questo caso il DNA), gli autoanticorpi si legheranno al DNA immobilizzato e le restanti proteine sieriche potranno essere prontamente rimosse. L'anticorpo legato può a questo punto essere quantificato mediante l'aggiunta di un anti-IgG di coniglio marcato con un enzima. Dopo aver lavato via l'eccesso di reagente non legato, l'attività enzimatica all'interno della provetta darà la misura del contenuto autoanticorpale del siero del paziente. La distribuzione dell'anticorpo all'interno delle diverse classi può essere determinata attraverso l'uso di antisieri specifici. Per esempio, per rileva-

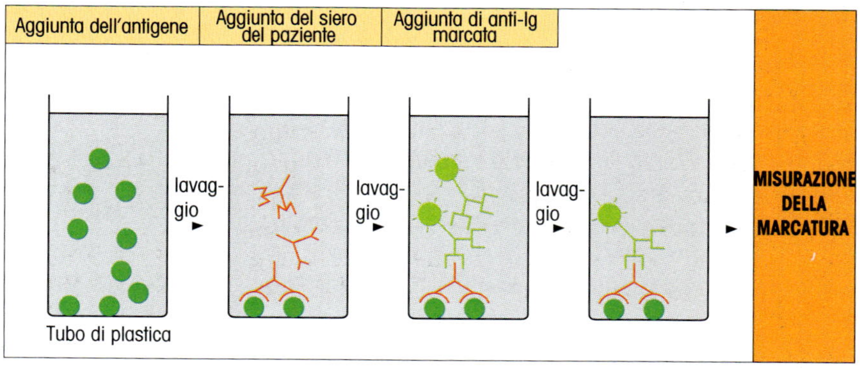

Figura 5.5 Immuno test in fase-solida per l'anticorpo. L'anti-immunoglobulina (anti-Ig) può essere marcata con iodio radioattivo o, più frequentemente, con un enzima che dà luogo a un prodotto di reazione solubile colorato o chemiluminescente. Ag, antigene.

re anticorpi IgE in soggetti allergici, l'allergene quale l'estratto di polline viene legato covalentemente ad un disco di carta o a un pozzetto di plastica a cui viene aggiunto il siero del paziente. L'ammontare delle specifiche IgE legate all'antigene può essere valutato attraverso l'aggiunta di un anti-IgE marcato con un enzima. Enzimi come la perossidasi di rafano e la fosfatasi alcalina, che danno luogo ad una reazione colorata, sono ampiamente usati in questi test immunologici con l'enzima (ELISA).

Identificazione e misurazione dell'antigene

Gli antigeni possono essere prontamente identificati e quantificati in vitro, a patto che uno specifico anticorpo sia presente nella miscela di reazione. Tecniche di laboratorio simili a quelle impiegate per rilevare l'anticorpo possono essere usate per rilevare l'antigene. Per esempio, le reazioni di precipitazione possono essere condotte in gel per rilevare una proteina abnorme nel siero o nell'urina secreta da una cellula B o plasmacellula tumorale. La paraproteina monoclonale dà luogo ad una densa banda "M" di definite mobilità elettroforetica e la sua identità antigenica viene rivelata dall'immunofissazione con antisieri specifici precipitanti applicati su strisce di carta che ricoprono corsie parallele nel gel di elettroforesi.

Il test nefolometrico per l'antigene

Se un antigene viene aggiunto ad una soluzione contenente un eccesso di anticorpo, l'ammontare del complesso misurato mediante nefelometria è correlato in maniera lineare alla concentrazione dell'antigene. Con la pronta disponibilità di un grande numero di anticorpi monoclonali che facilitano la standardizzazione del metodo, la nefelometria è comunemente usata per rilevare un ampia gamma di proteine seriche incluse le Ig, C3, C4, aptoglobina, ceruloplasmina e la proteina C-reattiva (PCR).

Test immunologico su multipli microspots

La tecnologia del microarray ha portato all'era della miniaturizzazione dei test immunologici. Un grande numero di antigeni, o quando necessario di anticorpi, vengono fissati in maniera ordinata su un supporto di vetro. Il siero del paziente o altri fluidi corporei viene stratificato sopra il vetrino e la presenza del legame viene rilevata mediante chemiluminescenza o anticorpi marcati con l'enzima. L'espressione viene registrata da uno strumento analitico molto sofisticato e mantenuto in un database. La sensibilità è paragonabile a quella dei migliori test immunologici e con questo tipo di miniaturizzazione, una vasta gamma di microspost che catturano anticorpi di diversa specificità può essere posta su un singolo chip. Questo apre la porta all'analisi di molti analiti con un singolo test, con ogni analita identificato sulla griglia mediante precise coordinate.

COSA VEDE LA CELLULA T

Noi in diverse occasioni abbiamo accennato al fatto che il TCR vede l'antigene sulla superficie delle cellule associato al complesso maggiore di istocompatibilità (MHC) di classe I o II. Ora è giunto il momento di entrare nel dettaglio di queste relazioni.

La restrizione aplotipica rivela il bisogno della partecipazione MHC

È stato stabilito che solo le cellule T che portano il recettore $\alpha\beta$, con alcune eccezioni, rispondono quando la cellula presentante l'antigene (APC) esprime lo stesso aplotipo MHC dell'ospite da cui le cellule T sono derivate. Questa **restrizione aplotipica** sul riconoscimento della cellula T ci dice in maniera inequivocabile che le molecole MHC sono intimamente e necessariamente coinvolte nell'interazione della cellula che porta l'antigene con il suo corrispondente linfocita T antigene-specifico. Abbiamo anche imparato che le cellule T citotossiche riconoscono l'antigene nel contesto dell'MHC di classe I e le cellule T helper rispondono quando l'antigene è associato con le molecole di classe II sulle APC.

Una delle osservazioni fondamentali che hanno aiutato a chiarire il ruolo dell'MHC fu quella di due premi Nobel Peter Doherty e Rolf Zinkernagel, che evidenziarono che le cellule T di un individuo che sta guarendo da una infezione virale uccidono soltanto le cellule infettate dal virus che condividono un aplotipo MHC con l'ospite. Per esempio, dopo un'influenza, gli individui che presentano l'aplotipo MHC HLA-A2 hanno cellule T $CD8^+$ che uccidono le cellule bersaglio HLA-A2 infettate con il virus dell'influenza ma non le cellule con una diversa specificità tissutale HLA-A.

Le cellule T riconoscono una sequenza peptica lineare dell'antigene

Con un qualsiasi antigene soltanto certi peptidi lineari possono essere riconosciuti da una specifica cellula T. Quando cloni con identica specificità derivano da queste cellule, ogni clone reagisce con uno

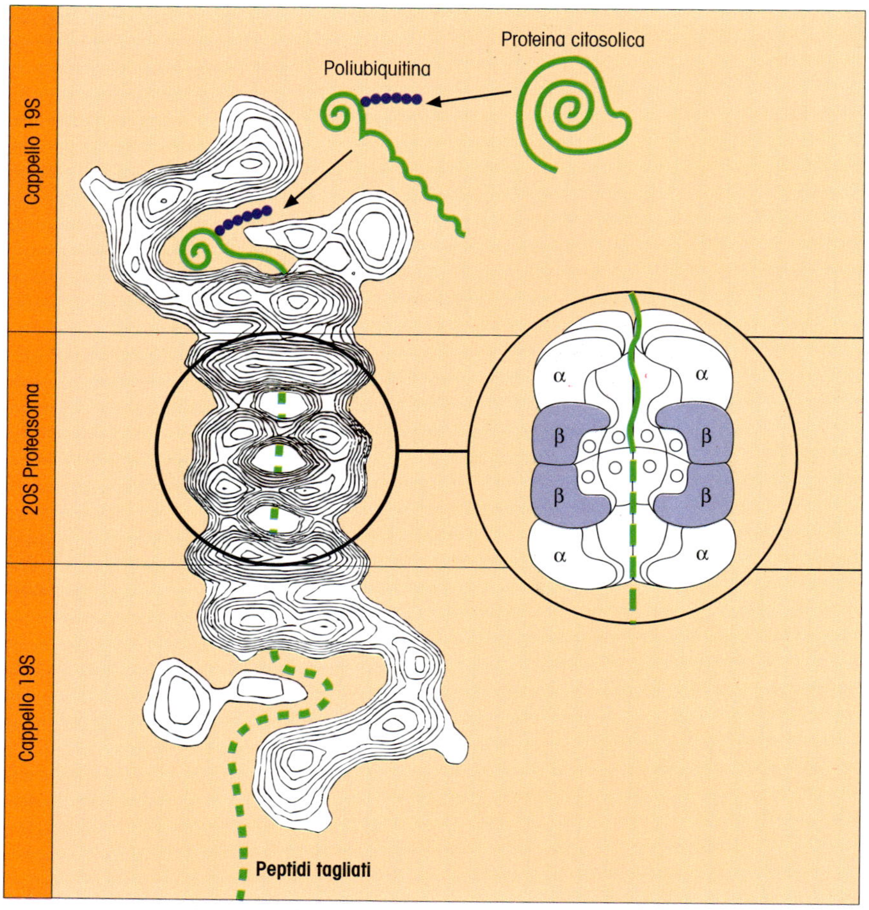

Figura 5.6 Taglio di proteine del citosol ad opera del proteosoma. L'intero complesso proteasico 26S consistente del proteosoma 20S con due cappelli 19S viene mostrato come un diagramma visto di profilo originato al microscopio elettronico e dall'analisi dell'immagine. La sezione trasversa del proteosoma rivela i siti dell'attività peptidasica (o) all'interno del nucleo interno dei sette anelli costituenti le subunità b. (Basato su J.M. Peters et al. (1993) Journal of Molecular Biology, **234**, 932-7 e D.M. Rubin & D. Finley (1995) Current Biology, **5**, 854-8.)

solo dei peptidi; in altre parole, come i cloni delle cellule B, ogni clone è specifico per un corrispondente epitopo. Quindi, quando un clone T citotossico o T helper viene stimolato da APC che presentano peptidi derivati da un antigene, questi cloni possono essere attivati. Sintetizzando una serie di questi peptidi, l'epitopo T cellulare può essere mappato con una certa precisione.

La conclusione è che la **cellula T riconosce sia l'MHC che il peptide** e adesso noi sappiamo che il peptide che agisce come un epitopo per la cellula T risiede all'interno della fessura formata dalle α-eliche e dal pavimento con configurazione β dei domini più esterni di classe I e II. **Come avviene ciò?**

PROCESSAMENTO DELL'ANTIGENE INTRACELLULARE PER LA PRESENTAZIONE ATTRAVERSO L'MHC DI CLASSE I

All'interno del citosol sono in agguato strutture proteolitiche, **i proteosomi**, coinvolte nel turnover di degradazione cellulare delle proteine. Proteine del citosol destinate alla presentazione dell'antigene, incluse le proteine virali, si legano a un piccolo peptide chiamato ubiquitina e vengono inglobate all'interno di un proteosoma specializzato, l'immunoproteosoma, dove esse vengono degradate (figura 5.6). I peptidi degradati adesso si legano a proteine di trasporto chiamate TAP1/TAP2 (trasportatori associati al processamento dell'antigene) che li portano nel reticolo endoplasmatico (RE). L'immunoproteosoma contiene la molecola non polimorfica MECL-1 insieme a due molecole di basso peso molecolare legate all'MHC, LMP2 e LMP7, polimorfiche che possono servire ad ottimizzare il rilascio dei peptici alle molecole TAP1/TAP2 (figura 5.7). Adesso all'interno del lume del RE, i peptidi si complessano con le molecole di membrana del complesso MHC di classe I rilasciando così il peptide dall'associazione con il trasportatore TAP. Quindi, il complesso attraversa l'apparato del Golgi, presumibilmente acquisendo catene laterali carboidratiche lungo la via e raggiunge la superficie dove è un bersaglio per le cellule T citotossiche. Vale la pena sottolineare a questo punto

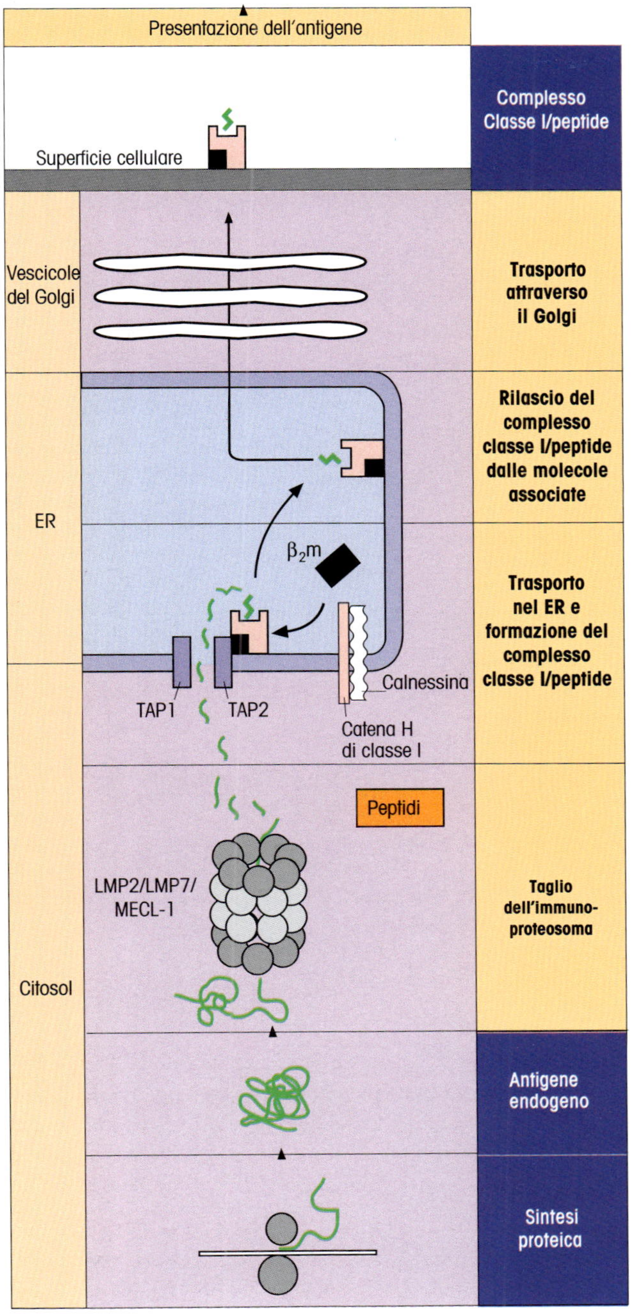

Figura 5.7 Processazione e presentazione dell'antigene esogeno da parte del complesso maggiore di istocompatibiltà (MHC) di classe I. Proteine del citosol sono degradate dal complesso proteosoma in peptidi che sono trasportati nel reticolo endoplasmico (ER). Lì, essi si legano all'MHC di classe I legato alla membrana formato dalla b2-microglobulina (b2-m)-dissociazione indotta delle nascenti catene pesanti di classe I dalla loro calnessina associata. Il complesso peptide/MHC viene ora rilasciato dal suo trasportatore TAP, attraversa il sistema del Golgi e compare sulla superficie cellulare pronta per la presentazione al recettore della cellula T.

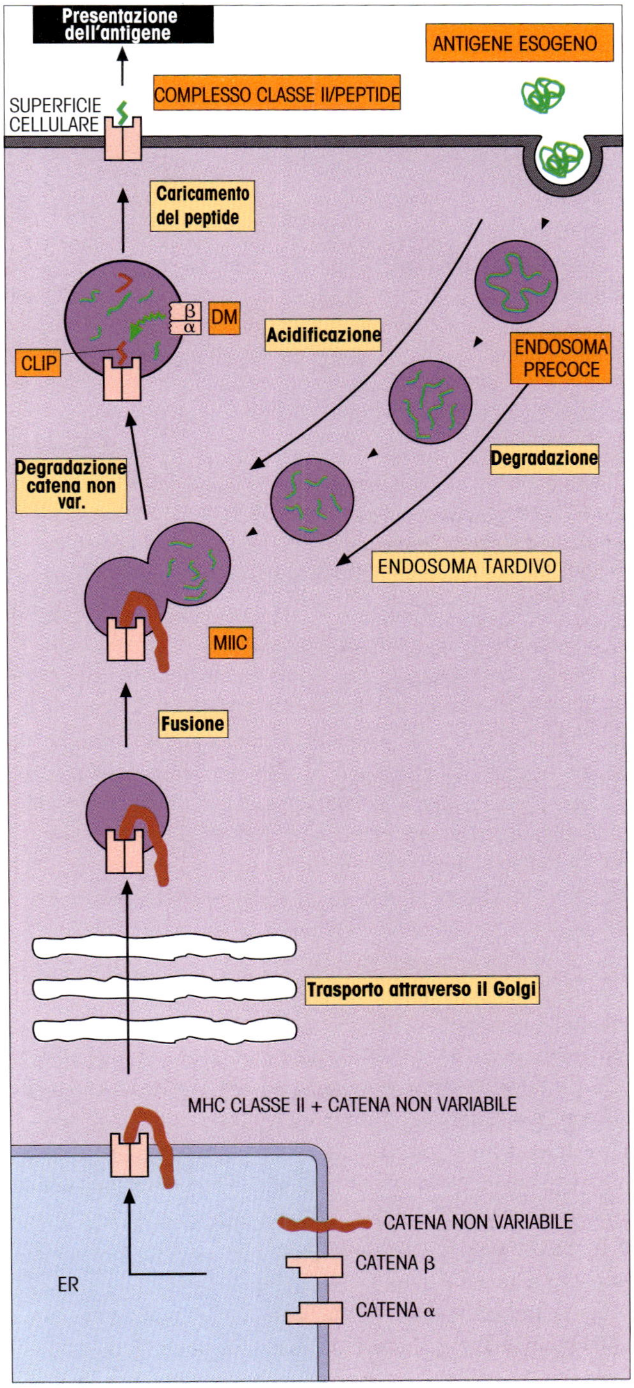

Figura 5.8 Processamento e presentazione dell'antigene esogeno da parte del complesso maggiore di istocompatibilità (MHC) di classe II. Le molecole di classe II con la catena non variabile vengono assemblate nel reticolo endoplasmatico (ER) e trasportate attraverso il Golgi al reticolo trans-Golgi. Lì sono smistate in una vescicola endosomale tardiva con caratteristiche lisosomiali conosciuta come MIIC (che significa compartimento arrichito MHC di classe II) contenente una proteina parzialmente degradata derivata dall'assunzione endocitica dell'antigene esogeno. La degradazione delle catene non variabili lascia i peptidi CLIP (catena peptidica non variabile associata alla classe II) giacenti nella fessura ma, sotto l'influenza della molecola dimerica MHC-relata (DM), essi sono sostituiti da altri peptidi nella vescicola inclusi quelli derivati dall'antigene esogeno e i complessi vengono trasportati alla superficie cellulare per la presentazione alle cellule T helper.

che l'interferone γ (IFNγ), che viene prodotto attivamente dalle cellule T durante le risposte immuni cellulo-mediate, aumenta la produzione di subunità proteosomali LMP2 e LMP7 e quindi amplifica la processazione dell'antigene.

PROCESSAZIONE DELL'ANTIGENE PER LA PRESENTAZIONE MHC DI CLASSE II SEGUE UNA VIA DIVERSA

I complessi MHC di classe II e l'antigene peptidico vengono generati attraverso un meccanismo intracellulare fondamentalmente diverso, dal momento che le APC che interagiscono con le cellule T helper hanno bisogno di campionare l'antigene sia dal compartimento extracellulare che da quello intracellulare. In sostanza, una vescicola del Golgi contenente la classe II deve incrociare un endosoma tardivo contenente una proteina antigenica esogena catturata dalla cellula attraverso un meccanismo di endocitosi.

Per prima cosa consideriamo le molecole di classe II in se stesse. Queste sono assemblate a partire dalle catene α e β nel RE insieme a una **catena invariante** transmembrana (figura 5.8), che ha diverse funzioni. Essa agisce come un chaperone per assicurare una corretta configurazione alla nascente molecola di classe II e inibisce il legame precoce dei peptidi nel RE prima che la classe II raggiunga il compartimento endocitico contenente l'antigene. Inoltre, la combinazione della catena invariante con l'eterodimero di classe II αβ inattiva un segnale di ritenzione e permette il trasporto all'apparato di Golgi.

Allo stesso tempo, la proteina esogena viene catturata per endocitosi e soggetta ad una parziale degradazione appena l'endosoma precoce va incontro ad una progressiva acidificazione. L'endosoma tardivo avendo molte caratteristiche del granulo lisosomiale si fonde adesso con il vacuolo contenente il complesso classe II-catena invariante. In condizioni acide all'interno di questo compartimento arricchito di molecole di classe II, la catena invariante viene degradata e sostituita con altri peptidi vescicolari, dopo di che i complessi vengono trasportati alla membrana per la presentazione alle cellule T helper.

La processazione degli antigeni per la presentazione di classe II non è confinata alle proteine solubili prese dall'esterno, ma puo' anche comprendere proteine e peptidi all'interno del RE e microrganismi i cui antigeni raggiungono le strutture lisosomiali, sia dopo fagocitosi diretta o prolungata coabitazione intracellulare. Al contrario, le risposte classe I-ristrette possono essere generate contro antigeni esogeni. Questo puo' avvenire sia attraverso una via TAP-dipendente nelle cellule fagocitiche dove le proteine sono trasferite dal fagosoma al citosol attraverso l'endocitosi di molecole di superficie MHC di classe I che quindi arrivano nei compartimenti arricchiti di classe II dove lo scambio del peptide avviene con sequenze derivate dalla via della processazione endocitica.

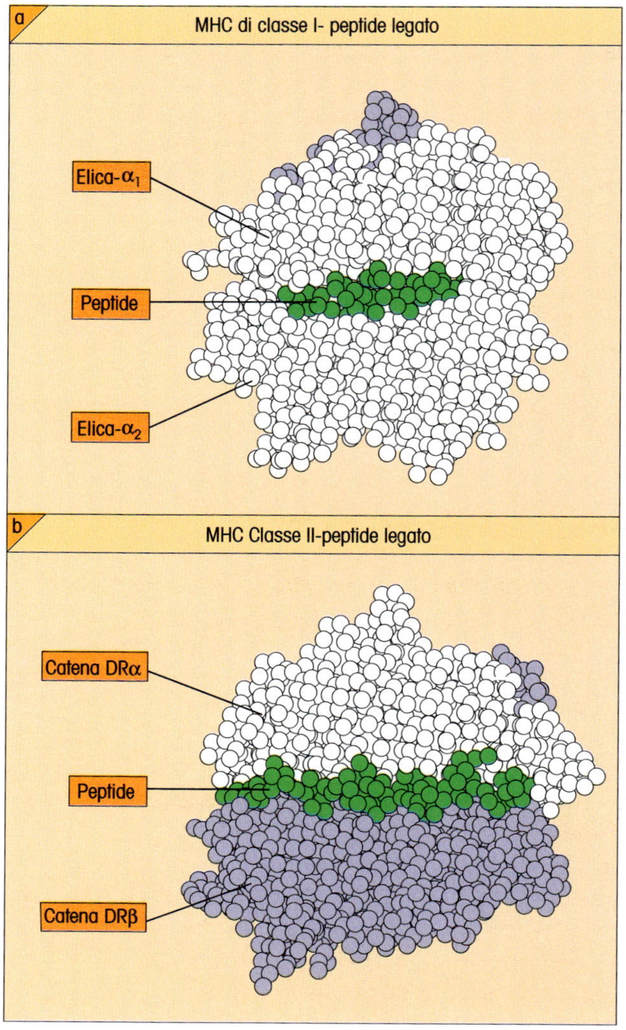

Figura 5.9 Legame dei peptidi alla fessura del complesso maggiore di istocompatibilità (MHC). "Visione" del recettore della cellula T guardando giù sulle α eliche che rivestono la fessura rappresentata nei modelli spaziali. (a) Peptide 309-317 della trascrittasi inversa di HIV-1 legato saldamente all'interno della fessura HLA-A2 di classe I. (b) Emoagglutinina influenzale 306-318 giacente nella fessura HLA-DR1 di classe II. Contrariamente alla classe I, il peptide si estende su entrambe le terminazioni del sito di legame. (Basato su D.A.A. Vignali & J.L. Strominger (1994) The immunologist, **2**, 112, con il permesso degli autori ed editore.)

Il legame all'MHC di classe I

I peptidi che si legano lungo la fessura sono composti da circa 8-9 residui. Eccetto nei casi di infezione virale, i ligandi naturali di classe I sono peptidi propri derivati da proteine endogenamente sintetizzate dalla cellula, istoni, proteine heat-shock, enzimi, sequenze segnale leader e così via. Ne deriva che circa il 75% di questi peptidi originano nel citosol.

Il legame all'MHC di classe II

Le fessure aperte della classe II non mettono limiti alla lunghezza del peptide, che può dondolare indifferentemente da un estremo all'altro della fessura, a differenza della "camicia di forza" del sito di legame della classe I (figura 5.9). Così, ogni molecola di classe II lega un insieme di peptidi di lunghezza variabile da 8 a 30 residui.

LE CELLULE T CON DIVERSA PROSPETTIVA

La famiglia di molecole-like CD1 no MHC di classe I possono presentare antigeni esotici

Dopo la famiglia delle molecole MHC di classe I e II, la famiglia CD1 rappresenta una terza linea di molecole presentanti l'antigene riconosciuto dai linfociti T. La catena polipeptidica CD1 si associa anche alla β_2 microglobulina e l'intera struttura è simile a quella delle classiche molecole di classe I. Le molecole CD1 presentano antigeni microbici lipidici e glicolipidici alle cellule T, soprattutto quelli derivanti dal Mycobacterium tubercolosis. Poichè il riconoscimento dell'antigene da parte delle cellule T CD1-ristrette coinvolge TCR $\alpha\beta$ $\gamma\delta$ clonalmente diversi, è probabile che CD1 possa presentare una ampia gamma di questi antigeni. Come i loro colleghi proteinacei, gli antigeni lipidici e glicolipidici provenienti dall'esterno sono inviati al compartimento acidico endosomiale. Gli antigeni provenienti dai patogeni endogeni possono anche essere presentati dalla via CD1, ma in un modo che, a differenza della presentazione mediata dalla classe I, è indipendente dal TAP.

Alcune cellule T hanno i marcatori della natural killer

Un gruppo di cellule T che possiede diversi marcatori caratteristici delle cellule NK, oltre a un TCR, è chiamato cellule T-NK o cellule T NK1.1$^+$. Queste cellule rappresentano una grossa parte delle cellule T, ammontano a circa il 20-30% delle cellule T nel midollo osseo e fegato,e circa l'1% delle cellule spleniche. Sono abbondanti nel fegato e meccanismi molecolari e cellulari unici controllano la loro migrazione e/o ritenzione in questo organo.

Le cellule T-NK secernono rapidamente alti livelli di interleuchina-4 (IL-4) e IFNγ in seguito a stimolazione e hanno quindi importanti funzioni regolatorie. Sebbene un numero sostanziale di cellule T-NK siano CD1-ristrette, altre lo sono dalle classiche molecole MHC indicando che c'è un sottogruppo all'interno di questo gruppo.

I recettori delle cellule T $\gamma\delta$ hanno alcune caratteristiche dell'anticorpo

A differenza delle cellule T $\alpha\beta$, le cellule T $\gamma\delta$ riconoscono gli antigeni direttamente senza la necessità del processamento dell'antigene. Mentre alcune cellule T che portano il recettore $\gamma\delta$ sono in grado di riconoscere le molecole MHC, né i residui polimorfici associati al legame peptidico né lo stesso peptide sono coinvolti. Così, un clone cellulare T $\gamma\delta$ specifico per la glicoproteina-1 del virus herpes simplex può essere stimolato dalla proteina nativa legata alla plastica, suggerendo che le cellule sono attivate dal legame crociato dei loro recettori per mezzo dell'antigene, che essi riconoscono nello stato nativo intatto come fa l'anticorpo. La struttura cristallografica ai raggi X del domino variabile del TCR evidenzia che il TCR $\gamma\delta$ in verità incorpora elementi strutturali chiave sia dell'Ig che delle regioni V del TCR.

Le cellule T $\gamma\delta$ possono essere stimolate da una varietà di antigeni inclusi batteri uccisi al calore, estratti batterici e peptidi e componenti non peptidici del Mycobacterium tuberculosis. Cellule stressate o danneggiate sembrano essere potenti attivatori delle cellule $\gamma\delta$ e c'è evidenza che molecole come le proteine heat-shock possono stimolare le cellule T-$\gamma\delta$. Antigeni di basso peso molecolare non-proteici, come l'isopentenil pirofosfato e l'etilfosfato, che sono presenti in un certo numero di cellule microbiche e di mammifero, sono stati identificati come potenti stimolatori. Infatti, le risposte delle cellule T-$\gamma\delta$ sono evidenti in quasi tutte le malattie infettive. C'è adesso l'evidenza che queste cellule sono importanti nel terminare le risposte immuni dell'ospite. Questo è mediato dalle cellule T-$\gamma\delta$ attivate che acquisiscono attività citotossica e uccidono macrofagi stimolatori, portando alla risoluzione delle risposte immuni infiammatorie e alla prevenzione di malattie croniche infiammatorie.

Le caratteristiche sopra riportate conferiscono alle cellule $\gamma\delta$ un ruolo distintivo complementare a quello della popolazione $\alpha\beta$ e permettono a queste cellule di riconoscere patogeni microbici e cellule dell'ospite danneggiate o stressate così come di regolare le risposte immuni.

I SUPERANTIGENI STIMOLANO INTERE FAMIGLIE DI RECETTORI LINFOCITARI

Le tossine batteriche rappresentano uno dei maggiori gruppi di superantigeni delle cellule T

Peptidi individuali complessati con l'MHC reagiranno solo con cellule T antigene-specifiche, che rappresentano una percentuale relativamente piccola del pool di cellule T. Molecole chiamate superantigeni stimolano il 5-20% della popolazione totale di cellule T, che esprimono la stessa struttura della famiglia TCR Vβ senza riguardo della loro specificità antigenica. Superantigeni includono le enterotossine dello Staphylococcus aureus (enterotossina stafilococcica A, SEA; enterotossina stafilococcica B, SEB; e molte altre), che sono proteine a singola catena responsabili di intossicazione alimentare. Esse sono fortemente mitogeniche per le cellule T che esprimono particolari famiglie Vβ in presenza di cellule accessorie MHC di classe II. I superantigeni non sono processati dalle APC, ma legano in maniera crociata la classe II e le Vβ indipendentemente dalla diretta interazione tra MHC e molecole TCR (figura 5.10). L'enterotossina stafilococcica A è una dei più potenti mitogeni conosciuti delle cellule T, causando una marcata proliferazione delle cellule T con rilascio di copiose quantità di citochine, incluse la IL-2 e la linfotossina. I superantigeni possono anche causare il rilascio di leucotrieni dalle mastcellule e questo probabilmente pone le basi della sindrome da shock tossico. Questa è una malattia febbrile causata da stafilococchi o streptococchi di gruppo A, osservata più frequentemente in donne che usano tamponi durante il ciclo mestruale. Essa è dovuta a tossine batteriche che agiscono come superantigeni, inducendo un sostenuto rilascio di mediatori infiammatori dalle cellule T, macrofagi e mastcellule.

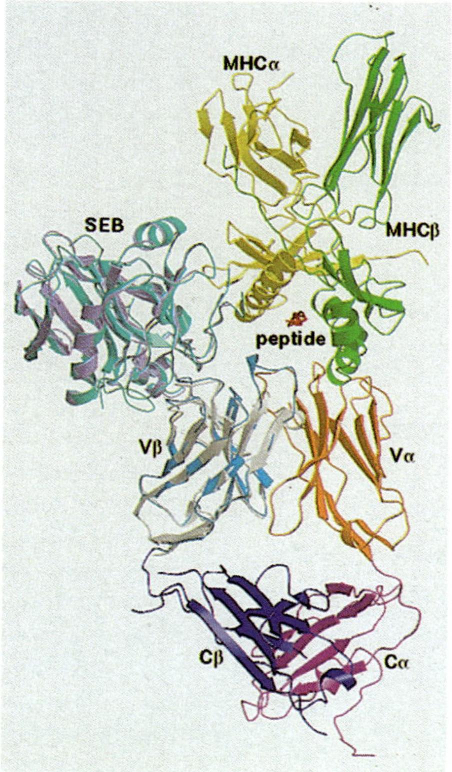

Figura 5.10 Interazione del superantigene con il complesso maggiore di istocompatibilità (MHC) e il recettore della cellula T (TCR). In questo modello composto, l'interazione con il superantigene enterotossina B stafilococcica (SEB) coinvolge l'incuneamento dello stesso SEB tra la catena Vβ del TCR e l'MHC, prevenendo efficacemente l'interazione tra il TCR e il peptide nella fessura e tra la catena b del TCR e l'MHC. Così, il diretto contatto tra il TCR e l'MHC è limitato ai residui aminoacidici Vα. Riprodotto da H. Li et al. (1999) Annual Review of Immunology **17**, 435-66, con permesso.)

TAVOLA RIASSUNTIVA

La natura degli antigeni

• Un antigene è definito dal suo anticorpo. L'area di contatto con l'anticorpo è chiamata epitopo e la corrispondente area sull'anticorpo è chiamata paratopo.

• Gli antisieri riconoscono una serie di gruppi di epitopi dominanti sulla superficie dell'antigene; ogni gruppo è chiamato determinante.

Gli antigeni e gli anticorpi interagiscono per complementarietà spaziale, non attraverso il legame covalente

• Le forze di interazione includono forze elettrostatiche, legame idrogeno, idrofobico e forze di van der Waals.

• I legami antigene-anticorpo sono prontamente reversibili.

• Gli antigeni e anticorpi sono mutualmente deformabili.

• La forza di legame ad un singolo sito di combinazione anticorpale è misurata dall'affinità.

• La reazione di antigeni multivalenti con una miscela eterogenea di anticorpi in un antisiero è definite dall'avidità (affinità funzionale).

• La specificità degli anticorpi non è assoluta e loro possono reagire in maniera crociata con altri antigeni in una maniera che è misurata dall'avidità relativa.

Reazioni antigene-anticorpo in vitro

• L'anticorpo può essere rilevato nel siero o altri fluidi dalla sua abilità di legare specifici antigeni.

• Il livello degli anticorpi in una soluzione è chiamata titolo anticorpale.

Numerose tecniche sono disponibili per la misurazione dell'anticorpo

• L'anticorpo in soluzione può essere misurato attraverso la formazione di precipitati che possono essere potenziati dall'elettroforesi controcorrente in gel.

• Anticorpi non precipitanti possono essere misurati con la nefelometria.

• Gli anticorpi possono essere rilevati dall'agglutinazione macroscopica di particelle rivestite da antigene e dall'ELISA, una procedura a due stadi nella quale l'anticorpo legato all'antigene in fase solida viene rilevato da un anticorpo-antimmunoglobulina marcato con l'enzima.

Identificazione e misurazione dell'antigene

• Gli antigeni possono essere quantificati per mezzo della reazione in gel con l'anticorpo usando la singola immunodiffusione radiale.

• Concentrazioni più elevate di antigeni sono frequentemente misurate mediante nefelometria.

• La deposizione di multipli antigeni o anticorpi su vetrini o chip permette la miniaturizzazione dei test immunologici. Questo permette lo screening di molti analiti con un singolo test.

Riconoscimento della cellula T

• Le cellule T $\alpha\beta$ vedono l'antigene associato con le molecole del complesso maggiore di istocompatibilità (MHC).

• Esse sono ristrette all'aplotipo della cellula che per prima ha attivato la cellula T.

• Gli antigeni proteici sono processati dalle cellule presentanti l'antigene (APC) a formare piccoli peptidi lineari che si associano con le molecole MHC, legandosi alla parte centrale della fessura formata dalle α-eliche e da un pavimento di catene β.

Processamento dell'antigene per la presentazione con l'MHC di classe I

• Antigeni endogeni del citosol come le proteine virali si legano all'ubiquitina e sono tagliati dai proteosomi. I peptidi così formati vengono trasportati nel reticolo endoplasmico (RE) dal sistema TAP1/TAP2.

• Il peptide quindi si dissocia e forma uno stabile eterotrimero con le catene pesanti MHC di classe I appena sintetizzate e con la β_2-microglobulina.

• Questo complesso peptide-MHC viene quindi trasportato in superficie per la presentazione alle cellule T citotossiche.

Processamento dell'antigene per la presentazione MHC di classe II

• La molecola $\alpha\beta$ di classe II viene sintetizzata nel RE e si complessa con la catena invariante legata alla membrana.

(continua)

• Questo facilita il trasporto delle vescicole conte nenti la classe II attraverso il Golgi e lo dirige verso il compartimento endosomiale tardivo.

• L'antigene è degradato a peptide che si lega alla classe II della catena invariante.

• Il complesso classe II-peptide adesso compare sulla superficie cellulare per la presentazione alle cellule T helper.

La natura del peptide

• I peptidi di classe I sono tenuti in una conformazione estesa all'interno della fessura MHC.

• Essi sono solitamente lunghi 8-9 residui.

• I peptidi di classe II sono lunghi 8-30 residui e si estendono oltre la fessura.

Le cellule T con una diversa prospettiva

• Le molecole CD1 presentano antigeni lipidici e glicolipidici alle cellule T.

• Sia i lipidi esogeni che endogeni possono essere presentati dalle CD1.

• Un gruppo di cellule T, che oltre al recettore della cellula T (TCR) hanno anche marcatori cellulari delle natural killer (NK), è chiamato cellule T-NK.

• Le cellule T-NK producono citochine come l'interleuchina-4 (IL-4) e interferone γ (IFNγ) che sono importanti nel regolare le risposte immuni.

Cellule T $\gamma\delta$

• Questa sottopopolazione di cellule T può riconoscere l'antigene nel suo stato nativo, non processato.

• Queste cellule sono attivate da cellule stressate o danneggiate e da numerosi batteri.

• Le cellule T $\gamma\delta$ giocano un importante ruolo regolatorio nel terminare le risposte immuni attraverso l'uccisione di macrofagi attivati.

Superantigeni

• Sono potenti mitogeni che stimolano tutte le sottopopolazioni di cellule T che condividono la stessa famiglia TCR Vβ indipendentemente dalla specificità antigenica.

• Le enterotossine di Staphylococcus aureus sono potenti superantigeni umani che provocano intossicazione alimentare e la sindrome da shock tossico.

• Essi non sono processati ma si legano in maniera crociata all'MHC di classe II e TCR Vβ indipendentemente dallo loro diretta interazione.

Consultare il sito web **(www.roitt.com)** per le domande a scelta multipla.

LETTURE CONSIGLIATE

Carding, S.R., & Egan, P.J. (2000) The importance of $\gamma\delta$ T cells in the resolution of pathogen-induced inflammatory immune response. *Immunological Reviews*, **173**, 98–108.

Eisen, H.N. (2001) Specificity and degeneracy in antigen recognition: Yin and yang in the immune system. *Annual Review of Immunology*, **19**, 1–21.

van den Elsen, P.J. & Rudensky, A. (eds) (2004) Section on antigen processing and recognition. *Current Opinion in Immunology*, **16**, 63–125.

Hennecke, J. & Wiley, D.C. (2001) T cell receptor–MHC interactions up close. *Cell*, **104**, 1–4.

Moss, D.J. & Khanna, R. (1999) Major histocompatibility complex: From genes to function. *Immunology Today*, **20**, 165–7.

Van den Eynde, B.J. & Morel, S. (2001) Differential processing of class I-restricted epitopes by the standard proteasome and the immunoproteasome. *Current Opinion in Immunology*, **13**, 147–53.

CAPITOLO 6

L'anatomia della risposta immune

I MARCATORI DI SUPERFICIE DELLE CELLULE NEL SISTEMA IMMUNITARIO

Per poter discutere gli eventi che avvengono nel corso delle operazioni del sistema immune, è imperativo stabilire una nomenclatura che identifica i marcatori di superficie sulle cellule coinvolte. Ci sono solitamente molecole funzionali che riflettono lo stato della differenziazione cellulare. La nomenclatura viene stabilita come segue. Immunologi da ogni parte del mondo, che hanno prodotto anticorpi monoclonali diretti contro molecole di superficie delle cellule coinvolte nella risposta immune, si incontrano periodicamenete per comparare le specificità dei loro reagenti in workshops internazionali. Quando un gruppo di anticorpi monoclonali reagisce verso lo stesso polipeptide, esso costituisce chiaramente una serie di reagenti che definiscono un certo marcatore e noi lo identifichiamo con un CD (**Cluster di differenziazione**) numerato. Ci sono adesso più di 250 specifici CD e alcuni di essi sono riportati nella tabella 6.1.

Rilevazione dei marcatori di superficie

Siccome i coloranti fluorescenti come la fluoresceina e la rodamina possono essere accoppiati agli anticorpi senza distruggere la loro specificità, i coniugati si possono combinare con l'antigene presente in una sezione di tessuto ed essere visualizzati al microscopio a fluorescenza (figura 6.1a). In questo modo può essere dimostrata la distribuzione dell'antigene nel tessuto e all'interno della cellula.

Al posto di marcatori fluorescenti, altri ricercatori hanno messo a punto metodi in cui gli enzimi, come la fosfatasi alcalina o la perossidasi di rafano, vengono uniti ad anticorpi e questi possono essere visualizzati attraverso metodi istochimici convenzionali sia con il microscopio ottico (figura 6.1b) che con quello elettronico.

Quando si enumerano cellule in sospensione come nel sangue o altri fluidi, gli antigeni di superficie possono essere rilevati per mezzo di anticorpi marcati. È possible colorare singole cellule con diversi fluorocromi e analizzare le cellule in gocce individuali quando sono attraversate da un raggio laser in un citofluorimetro. La luce laser eccita i fluorocromi e l'intensità della fluorescenza viene misurata dai rilevatori (figura 6.2). Con l'impressionante numero di anticorpi monoclonali a disposizione, è ora possibile l'analisi fenotipica altamente dettagliata di singole popolazioni cellulari. Con il sempre crescente numero di applicazioni, il contributo alla diagnosi e classificazione di leucemie e linfomi è notevole.

LA NECESSITÀ DI UN TESSUTO LINFOIDE ORGANIZZATO

Per una efficace risposta immune deve realizzarsi una intricata serie di eventi cellulari. Un antigene deve legarsi e se necessario deve essere processato dalle cellule presentanti l'antigene (APC), che devono quindi entrare in contatto ed attivare le cellule B e T. Inoltre, le cellule T helper devono cooperare con le cellule B e con i precursori delle cellule T citotossiche per poter compiere le loro funzioni, quali l'amplificazione di potenziali cellule effettrici attraverso

Tabella 6.1 Alcuni dei più importanti cluster di marcatori di differenziazione (CD) sulle cellule umane.

CD	Espressione	Funzioni
CD1	IDC, Sottogruppo B	Presenta glicolipidi e altri antigeni non peptidici alle cellule T
CD2	T, NK	Recettore per il costimolatore CD58 (LFA-3). Lega rbc di pecora
CD3	T	Elementi trasducenti del rectore della cellula T
CD4	T-helper, Mo, Mϕ	MHC di classe II. Recettore HIV
CD5	T, sottogruppo B	Coinvolto nelle segnalazioni del recettore per l'antigene
CD8	T-citotossico	Recettore MHC di classe I
CD14	G, Mo, Mϕ	Recettore complesso LPS/LBP
CD16	G, NK, B, Mϕ, IDC	FcγRIII (recettore IgG a media affinità)
CD19	B, FDC	Parte del complesso recettore antigenico della cellula B
CD20	B	Sconosciuto, ma in grado di fornire segnali intracellulari
CD21	B, FDC	CR2. Recettore per C3d e virus di Epstein-Barr. Parte del complesso antigenico del recettore della cellula B
CD23	B, Mo, FDC	FcεRII (recettore IgE a bassa affinità)
CD25	*T, *B, *Mo, *Mϕ	Catena α del recettore dell'IL-2
CD28	T, *B	Recettore per I costimolatori CD80/CD86 (B7.1 e B7.2)
CD32	Mo, Mϕ, IDC, FDC, G, NK, B,	FcγRII (recettore IgG a bassa affinità)
CD34	Progenitori	Molecola di adesione. Marcatore di cellula staminale
CD40	B, Mϕ, IDC, FDC	Recettore per il costimolatore CD40L
CD45RA	Cellule T a riposo/naïve	Fosfatasi, attivazione cellulare
CD45RO	Cellule T attivate/memoria	Fosfatasi, attivazione cellulare
CD64	Mo, Mϕ, DC	FcγRI (recettore IgG ad alta affinità)
CD79a/CD79b	B	Elementi trasducenti del recettore della cellula B
CD80	*B, *T, Mϕ, DC	B7.1 recettore per il costimolatore CD28 e per il segnale inibitorio CTLA4
CD86	B, IDC, Mo	B7.2 recettore per il costimolatore Cd28 e per il segnale inibitorio CTLA4
CD95	Diffuso	Fas. Recettore per FasL. Trasmette segnali apoptotici

*, attivato; B, linfociti B, FDC, cellule dendritiche follicolari; G, granulociti; IDC, cellule dendritiche interdigitanti; Mϕ, macrofagi; Mo, monociti; NK, cellule natural killer; T, linfociti T.

la proliferazione e la generazione di mediatori dell'immunità umorale e cellulare. Vanno, in aggiunta, formate le cellule memoria per la risposta secondaria e l'intera risposta controllata per essere adeguata, ma non eccessiva, ed appropriata al tipo di infezione che deve fronteggiare. L'integrazione delle complesse interazioni cellulari che formano le basi della risposta immune avviene all'interno dell'organizzata architettura dei linfoidi periferici, o secondari, come i linfonodi, milza e il tessuto non capsulato che ricopre i tratti respiratorio, gastrointestinale e genitourinario.

Questi tessuti vengono popolati da cellule di origine reticolare e da macrofagi e linfociti derivanti dalle cellule staminali del midollo osseo; le cellule T per prima cosa si differenziano in cellule immunocompetenti attraverso un intenso periodo di training nel timo mentre le cellule B espletano il loro periodo di apprendimento nello stesso midollo osseo (figura 6.3). In sostanza, i linfonodi filtrano e, se necessario, rispondono a sostanze estranee drenando i tessuti corporei, la milza monitora il sangue e il tessuto linfoide non capsulato è strategicamente integrato nelle superfici mucose del corpo come un sistema difensivo avanzato basato sulla secrezione di immunoglobuline A (IgA). Il midollo osseo contribuisce anche sostanzialmente alla produzione di anticorpi.

La comunicazione tra questi tessuti e il resto del corpo è garantita da un pool di linfociti ricircolanti che passano dal sangue nei linfonodi, milza e altri tessuti e indietro nel sangue attraverso i canali linfatici maggiori come il dotto toracico (figura 6.4).

IL TRAFFICO LINFOCITARIO TRA I TESSUTI LINFOIDI

Questo traffico di linfociti tra i tessuti, il circolo sanguigno e i linfonodi permette alle cellule sensibili agli antigeni di cercare l'antigene e di essere reclutate ai siti dove è in corso la risposta, mentre la disseminazione delle cellule memoria permette una risposta diffusa che deve essere organizzata attraverso il sistema linfoide. Così, le cellule che reagiscono contro l'antigene vengono rimosse dal pool circolante di linfociti entro 24 h dalla prima localizzazione dell'antigene nei linfonodi o milza; alcuni giorni dopo, in seguito alla proliferazione nel sito di localizzazione dell'antigene, un picco di cellule attivate compare nel dotto toracico.

I linfociti si localizzano nei loro tessuti specifici

Linfociti naïve entrano nel linfonodo attraverso i linfatici afferenti e tramite passaggi guidati attraverso lo specializzato **endotelio delle venule postcapillari (HEV)** (figura 6.5). Venule simili alle HEV permet-

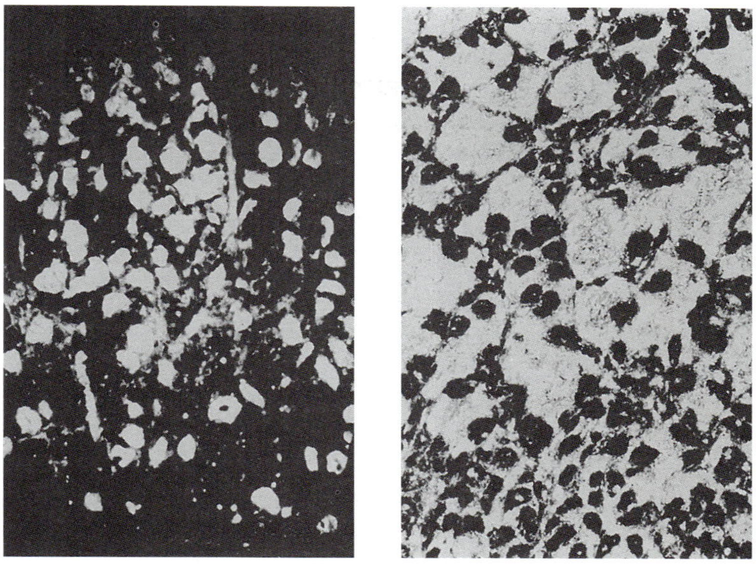

(a) (b)

Figura 6.1 Colorazione delle cellule parietali gastriche per mezzo di (a) fluoresceina (cellule bianche) e (b) anticorpo legato alla perossidasi (cellule nere). Le sezioni sono state trattate in maniera sequenziale con autoanticorpi contro le cellule parietali umane e quindi con il coniugato di coniglio contro l'immunoglobulina G (IgG). L'enzima è stato visualizzato con la reazione alla perossidasi. (Cortesia di Miss v. Petts.)

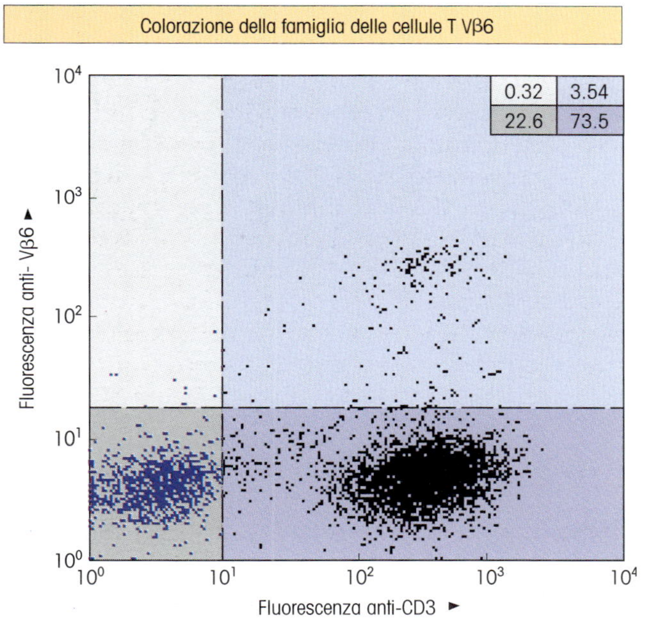

Figura 6.2 Analisi citofluorimetrica di linfociti umani del sangue periferico. Cellule colorate con fluorescinato anti-recettore Vβ6 della cellula T (TCR) e anti-CD3 ficoeritrina-coniugato. Ogni punto rappresenta un singolo linfocita e i numeri si riferiscono alla percentuale di linfociti giacenti all'interno dei quattro quadranti formati da due livelli di gate usati in maniera arbitraria per segregare i valori positivi da quelli negativi. Virtualmente i linfociti che non portano i TCR appartenenti alla famiglia Vβ6 mancano di CD3, mentre il 4,6% (3.5 su 77.0) delle cellule T mature esprime Vβ6. (Dati gentilmente forniti da D. Morrison.)

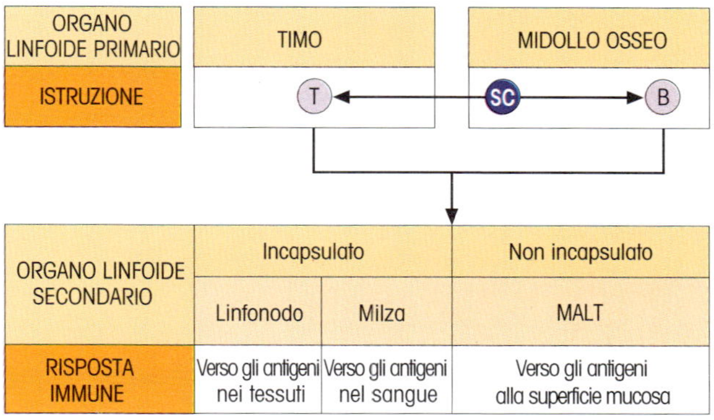

Figura 6.3 Organizzazione funzionale del tessuto linfoide. Cellule staminali (SC) che compaiono nel midollo osseo differenziano in cellule immunocompetenti T e B negli organi linfoidi primari e quindi colonizzano i tessuti linfoidi secondari dove le risposte immuni vengono organizzate. Il tessuto linfoide associato alla mucosa (MALT) produce gli anticorpi per le secrezioni mucose.

tono il transito alle cellule coinvolte nell'immunità mucosale verso le placche di Peyer. In altri casi che coinvolgono la migrazione verso tessuti normali e infiammati, i linfociti aderiscono e attraversano endoteli non specializzati in risposta a mediatori prodotti localmente.

Questo traffico altamente organizzato è orchestrato dirigendo i linfociti in questione verso diverse parti del sistema linfoide e altri tessuti per mezzo di una serie di **recettori**. Questi includono membri della superfamiglia delle integrine e anche un membro della famiglia delle selectine, L-selectina. Questi recettori riconoscono i loro ligandi complementari, chiamati "addressine" vascolari, sulla superficie delle appropriate cellule endoteliali dei vasi sanguigni. L'endotelio che esprime queste "**addressine**" agisce come una porta selettiva che permette ai linfociti l'accesso al tessuto appropiato. Le chemochine presentate dall'endotelio vascolare giocano un ruolo nell'attivare l'arresto linfocitario, essendo i recettori delle chemochine presenti sui linfociti coinvolti nell'aumento funzionale dei recettori che legano le integrine.

Figura 6.4 Traffico e ricircolo di linfociti attraverso il tessuto linfoide incapsulato e siti di infiammazione. I linfociti prodotti nel sangue entrano nei tessuti e linfonodi passando attraverso l'endotelio a pareti alte delle venule postcapillari (HEV) ed escono attraverso i linfatici di drenaggio. I linfatici efferenti, emergenti dall'ultimo linfonodo in ciascuna catena, si uniscono a formare il dotto toracico, che riporta i linfociti al circolo sanguigno. Nella milza, i linfociti entrano nell'area linfoide (polpa bianca) dalle arteriole, passano ai sinusoidi dell'area eritroide (polpa rossa) ed escono dalla vena splenica. Il traffico attraverso il sistema immune mucosale è riportato in figura 6.10.

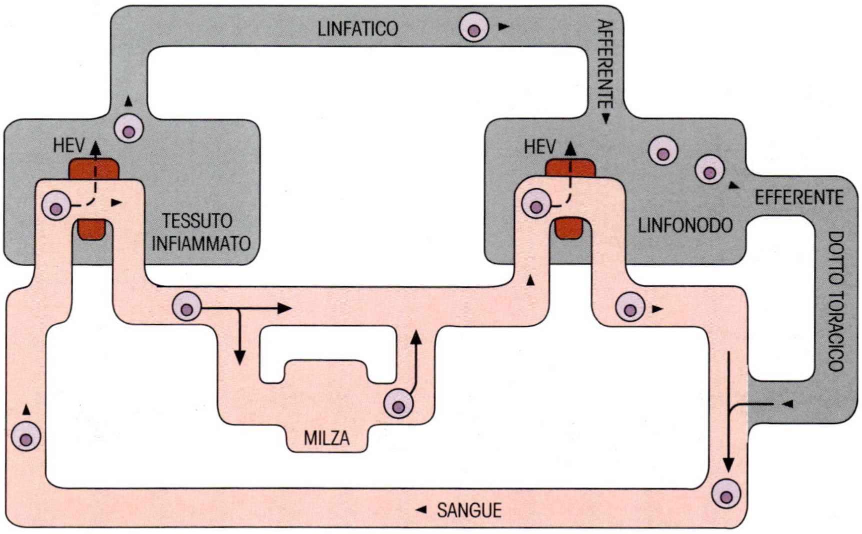

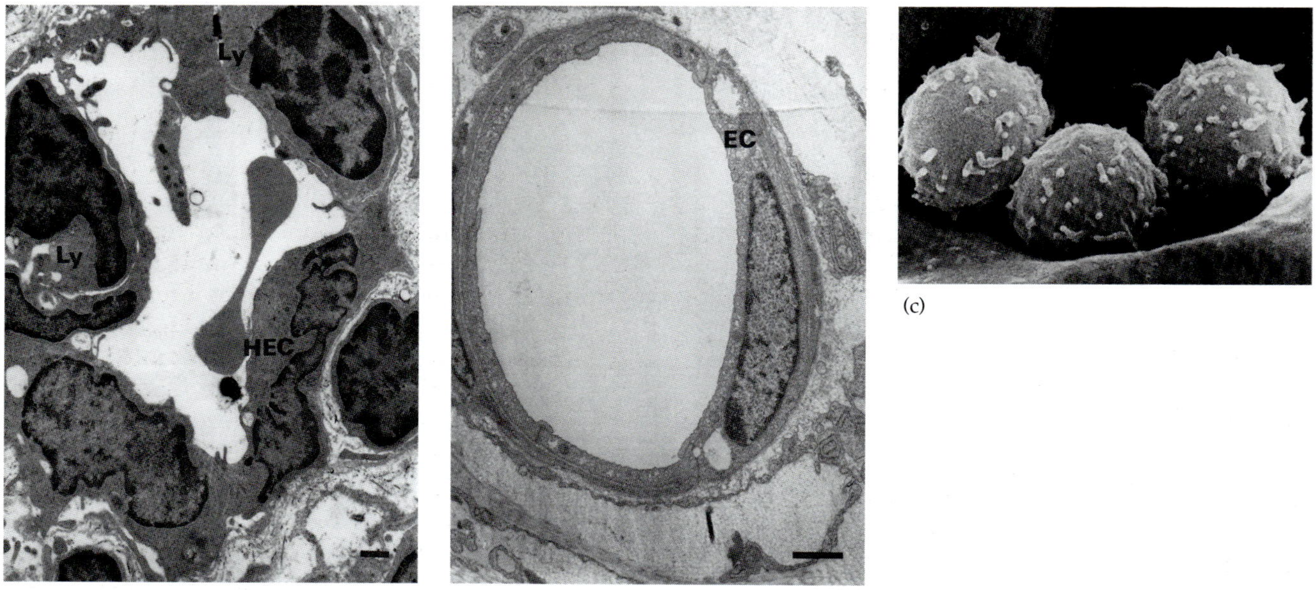

(a) (b) (c)

Figura 6.5 Associazione del linfocita con le venule postcapillari. (a) Cellule endoteliali a parete alta (HEC) delle venule postcapillari nei linfonodi cervicali di ratto che mostrano una intima associazione con i linfociti (Ly). (b) Cellula endoteliale capillare appiattita per paragone. (c) Linfociti aderenti alle HEC (microfotografia elettronica a scansione). (a) e (b) fornite gentilmente dal Professore ann Ager e (c) dal Dr W. van Ewijk.)

Trasmigrazione

I linfociti normalmente viaggiano nella corsia veloce giù per il centro dei vasi sanguigni. Comunque, i linfociti per aderire alla cellula endoteliale devono superare delle forze interne. Questo si realizza attraverso una forza di attrazione tra i recettori sui linfociti e i loro ligandi sulla parete vasale. Avvenuto questo legame, i linfociti rotolano lungo la cellula endoteliale, in parte attraverso le interazioni delle selectine ed in maniera crescente attraverso il legame di varie integrine ai loro rispettivi ligandi.

Questo processo porta all'attivazione e al reclutamento di membri della famiglia delle β_2-integrine sulla superficie del linfocita. In particolare, molecole come LFA-1 (antigene 1 associato alla funzione linfocitaria) verranno attivate e si legheranno fortemente alle ICAM-1 e 2 (molecole di adesione intercellulare 1 e 2) sulla cellula endoteliale. Questo contatto intimo causerà l'assottigliamento del linfocita (figura 6.6, step 4) per cui esso può farsi strada tra le cellule endoteliali e all'interno del tessuto. (figura 6.6, step 5). Meccanismi simili permettono ai linfociti che portano i recettori per il tessuto linfoide associato alla

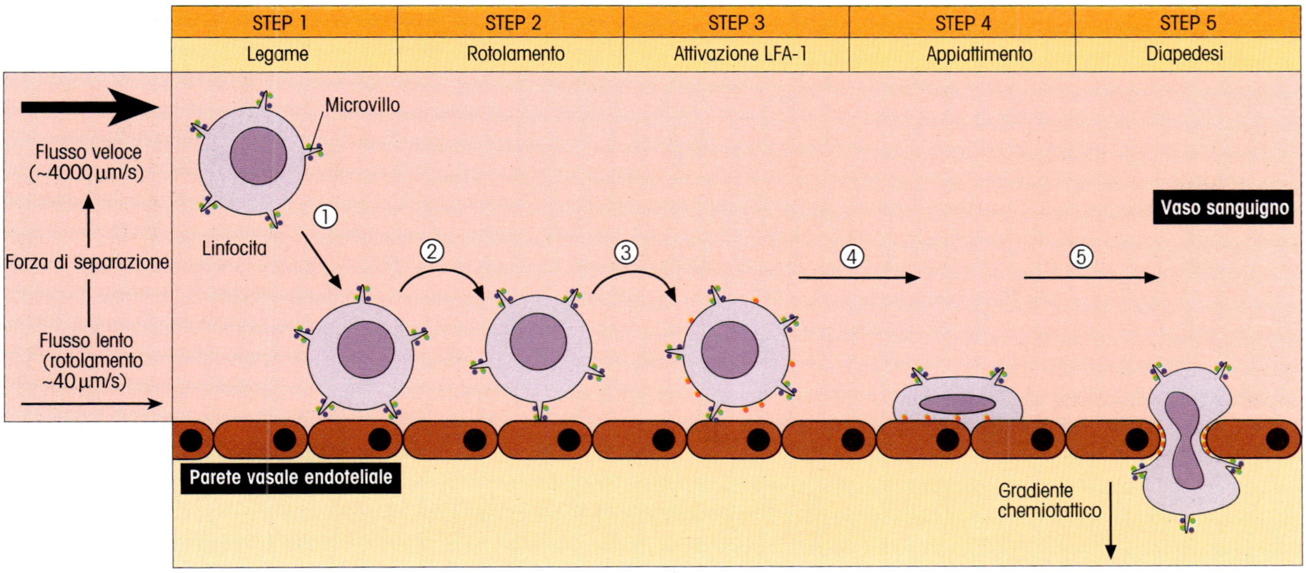

Figura 6.6 Insediamento e trasmigrazione dei linfociti. Linfociti che si muovono velocemente sono legati (Step 1) alle pareti vasali del tessuto dove sono stati guidati ad entrare attraverso una interazione tra specifici recettori e i loro ligandi. Dopo aver rotolato lungo la superficie delle cellule endoteliali che formano la parete vasale, si ha l'attivazione delle integrine β_2 (Step 3), che porta ad un saldo legame, appiattimento cellulare e (Step 5) migrazione del linfocita tra le cellule endoteliali adiacenti.

mucosa (MALT) di circolare all'interno e tra i tessuti linfoidi che sono a guardia delle superficie corporee esterne (vedi figura 6.10).

LINFONODI CAPSULATI

Il tessuto capsulato dei linfonodi contiene una rete di cellule reticolari con le loro fibre organizzate in sinusoidi. Queste agiscono come filtro per la linfa drenante i tessuti corporei e che possibilmente porta con sè gli antigeni; la linfa entra nel seno sottocapsulare attraverso i vasi afferenti e diffonde attraverso i linfociti nella corteccia per raggiungere i macrofagi dei seni midollari (figura 6.7a, c) e quindi i linfatici efferenti. Quello che è impressionante riguardo l'organizzazione del linfonodo è che i linfociti T e B sono localizzati in compartimenti anatomici diversi separati tra loro.

Le aree delle cellule B

Le aggregazioni follicolari dei linfociti B sono una caratteristica preminente della corteccia esterna. Nei linfonodi non stimolati essi sono presenti come raggruppamenti sferici di cellule chiamate **follicoli primari** (figura 6.7f), che sono composti da una rete di cellule dendritiche follicolari (FDC). Gli spazi all'interno di questa rete sono riempiti con piccoli linfociti B ricircolanti a riposo. Dopo stimolo antigenico essi formano **follicoli secondari** che consistono di una corona o mantello di piccoli linfociti B raggruppati concentricamente, a riposo, che posseggono sia IgM che IgD sulla loro superficie, circondanti un **centro germinativo** debolmente colorato (figura 6.7b, c). Questo contiene grandi, di solito proliferanti, blasti B e una fitta rete di FDC specializzate. I centri germinativi sono notevolmente ingranditi nelle risposte anticorpali secondarie (figura 6.7d) e sono considerati degli importanti siti per la maturazione delle cellule B e la generazione di cellule B memoria.

Una parte di cellule B che è deviata verso la via delle cellule **memoria** va a risiedere nella zona del mantello, la restante parte si unisce al pool di cellule B ricircolanti. Altre cellule si differenziano in plasmoblasti, con un reticolo endoplasmico ben definito, un prominente apparato di Golgi e Ig citoplasmatiche; queste migrano per diventare plasmacellule nelle protuberanze midollari delle cellule linfoidi che si proiettano tra i seni midollari. Questa maturazione di cellule formanti anticorpi in un sito distante da quello dove è avvenuta l'induzione antigenica si vede anche nella milza, dove le plasmacellule si trovano principalmente nella zona marginale. La restante parte della corteccia esterna è anch'essa essenzialmente un area di cellule B con scarse cellule T.

Le aree delle cellule T

Le cellule T si trovano soprattutto in una regione definita area paracorticale (o area timo-dipendente)

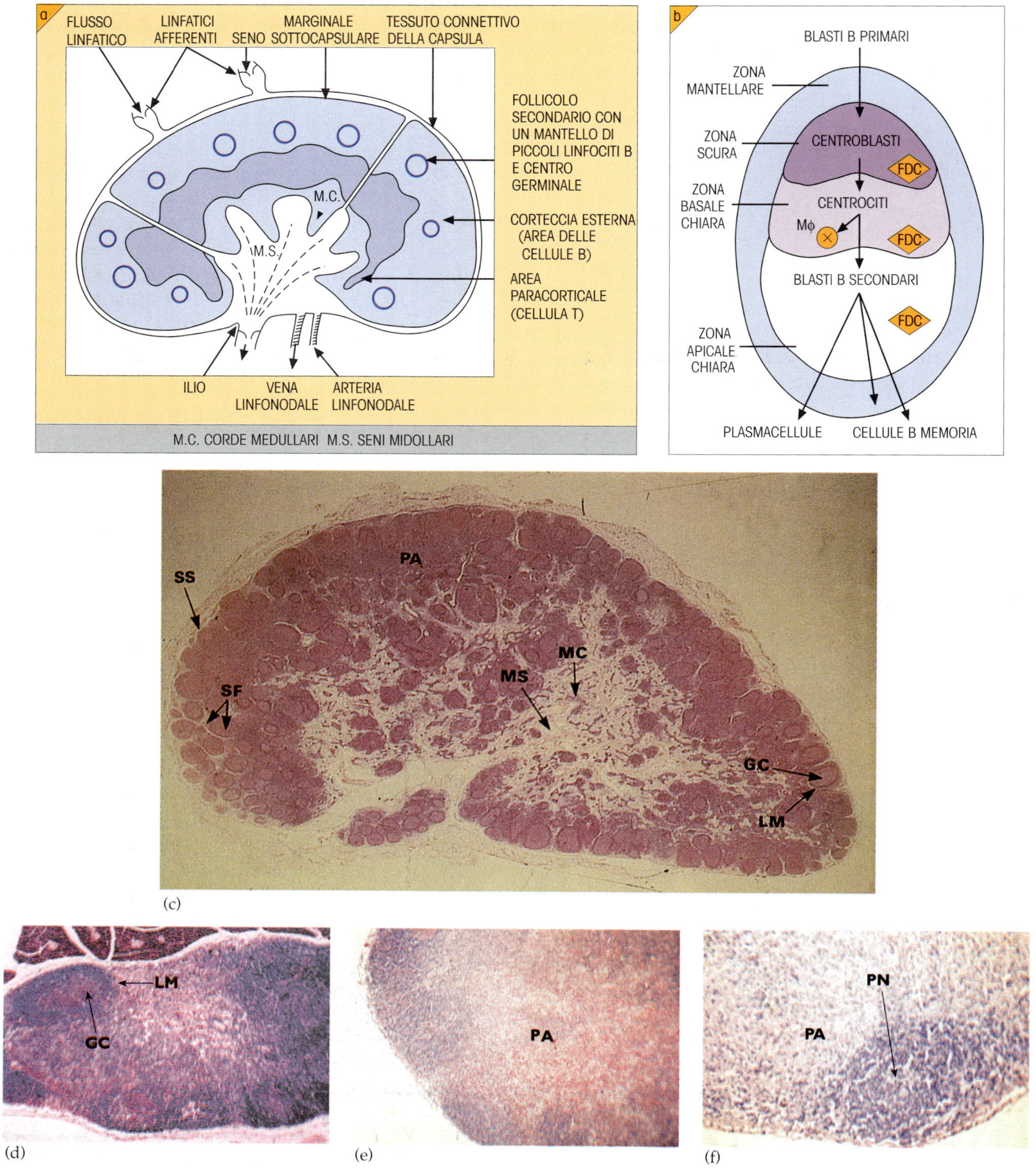

Figura 6.7 Linfonodo. (a) Rappresentazione di una sezione di un linfonodo intero. (b) Diagramma che mostra la differenziazione di cellule B durante il passaggio attraverso regioni di un centro germinale attivo. X, cellula B apoptotica; FDC, cellula dendritica follicolare; Mϕ, macrofago. (c) Linfonodo umano, visione a bassa risoluzione. GC, centro germinale; LM, mantello linfocitario di SF; MC, corde medullari; MS, seno midollare; PA, area paracorticale; SF, follicolo secondario; SS, seno sottocapsulare. (d) Follicolo linfoide secondario che mostra il centro germinale in un topo immunizzato con un antigene timo indipendente, polisaccaride pneumococcico SIII, che rivela una prominente stimolazione dei follicoli secondari con centri germinali. GC, centro germinale; LM, mantello linfocitario di un follicolo secondario. (e) Colorazione pironina/verde di metile di un linfonodo che drena il sito della pelle colorata con il sensibilizzatore da contatto oxazolone, evidenziando l'espansione generalizzata e l'attivazione delle cellule T paracorticali, i blasti T sono fortemente basofili. PA, area paracorticale. (f) Lo stesso studio in un topo neonato timectomizzato mostra un nodulo primario solitario (follicolo) con completa mancanza di risposta cellulare nell'area paracorticale. PA, area paracorticale; PN, nodulo primario. (c) Cortesia del Professore P.M. Lydyard e (d-f) cortesia del Dott. M. de Sousa e Professore D.M.V. Parrott.)

(figura 6.7a); nei linfonodi di bambini con una deficienza delle cellule T (vedi figura 13.4) o nei topi noenati timectomizzati la regione paracorticale è virtualmente priva di linfociti (figura 6.7f). Inoltre, quando viene stimolata una risposta mediata da cellule T, per un trapianto di pelle o per esposizione al veleno delle ortiche che induce una ipersensibilità da contatto, c'è una marcata proliferazione di cellule nell'area timo-dipendente e sono evidenti tipici linfoblasti (figura 6.7e). Al contrario, la stimolazione della formazione di anticorpi da parte di antigeni timo-indipendenti porta alla proliferazione nei follicoli linfoidi corticali con lo sviluppo di centri germinali, mentre la regione paracorticale resta inattiva (figura 6.7d). Come previsto, i linfonodi presi da bambini con ipogammaglobulinemia congenita associata al mancato sviluppo di cellule B mancano in maniera evidente di follicoli primari e secondari.

MILZA

Su una sezione fresca di milza, il tessuto linfoide che forma la polpa bianca è visto come aree grigie circolari o allungate (figura 6.8b, c) all'interno della polpa rossa piena di eritrociti, che consiste di protuberanze spleniche rivestite di macrofagi e sinusoidi venosi. Come nei linfonodi, le aree delle cellule B e T sono segregate (figura 6.8a). La milza è un filtro molto efficace per il sangue, che rimuove cellule rosse e bianche prive di vitalità e risponde attivamente agli

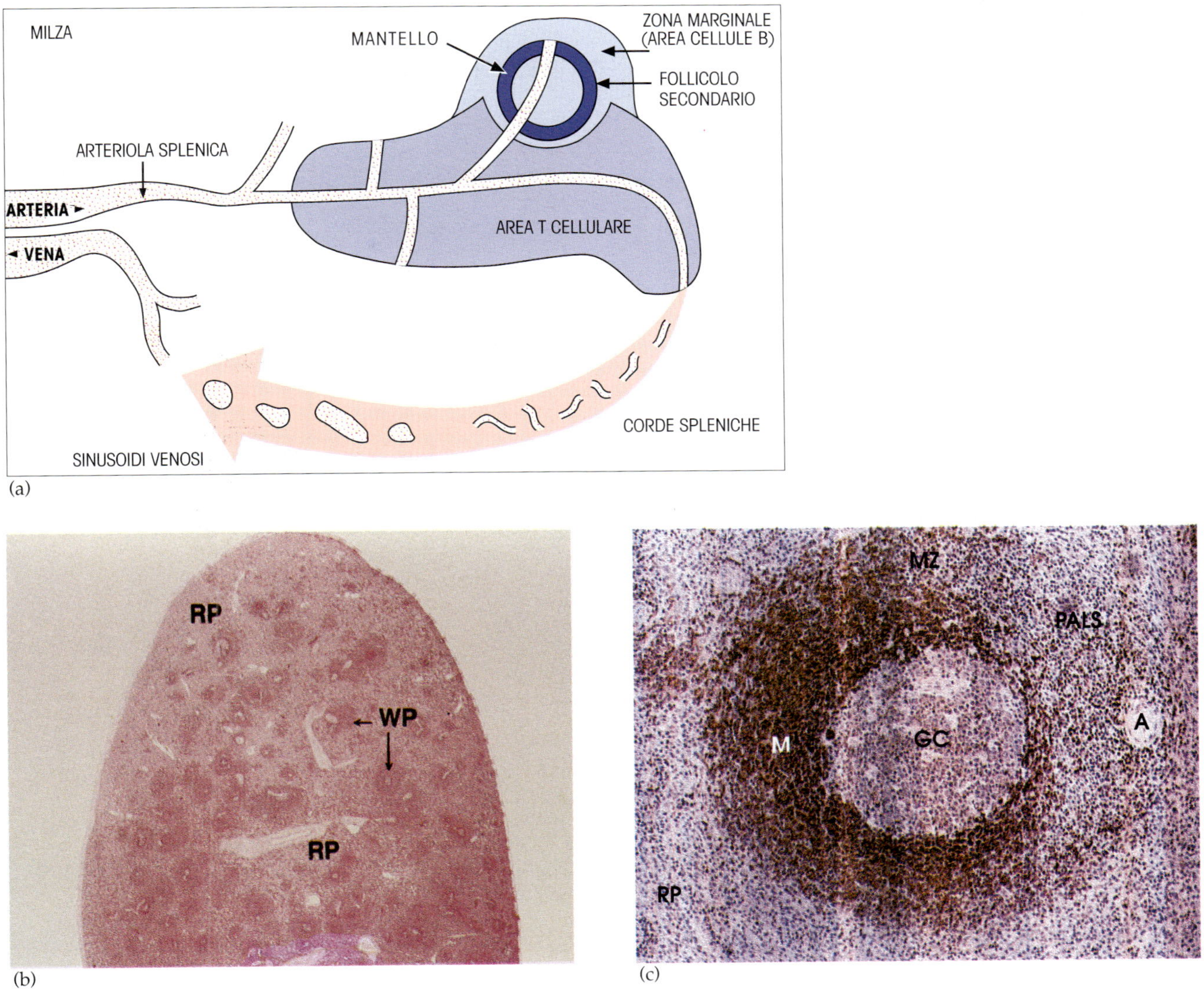

Figura 6.8 Milza. (a) Rappresentazione diagrammatica. (b) visione a bassa risoluzione che mostra la polpa bianca linfoide (WP) e la polpa rossa (RP). (c) Visione ad alta risoluzione del centro germinale (GC) e mantello linfocitario (M) circondato dalla zona marginale (MZ) e polpa rossa (RP). Adiacente al follicolo, una arteriola (A) è circondata da una guaina linfoide periarteriolare (PALS) consistente predominantemente di cellule T. Nota che la zona marginale è presente solo sopra il follicolo secondario. (b) Fotografie del Professore P.M. Lydyard e (c) del Professore N. Milicevic.)

antigeni portati dal sangue, soprattutto se sono particolati. Plasmoblasti e plasmacellule mature sono presenti nella zona marginale che si estende nella polpa rossa (figura 6.8c).

TESSUTO LINFOIDE ASSOCIATO ALLA MUCOSA (MALT)

I tratti respiratorio, gastrointestinale e genitourinario sono protetti immunologicamente da accumuli sottoepiteliali di tessuto linfoide che non sono racchiusi da una capsula di tessuto connettivo (figura 6.9). Questi accumuli si possono presentare come raccolte diffuse di linfociti, plasmacellule e fagociti all'interno del polmone e lamina propria della parete intestinale (figura 6.9a, b) o come un tessuto più organizzato con follicoli ben formati. Questi ultimi includono tonsille (figura 6.9c), le placche del Peyer del piccolo intestino (figura 6.9d) e l'appendice. Il tessuto linfoide associato alla mucosa forma un separato sistema secretorio interconnesso all'interno del quale possono circolare cellule destinate a sintetizzare IgA o IgE.

Nell'intestino, l'antigene entra nelle placche di Peyer (figura 6.9d) attraverso cellule epiteliali specializzate chiamate cellule M (vedi figura 6.12) e stimola i linfociti sensibili all'antigene. Dopo l'attivazione questi drenano nei linfonodi e dopo un viaggio attraverso i linfonodi mesenterici e il dotto tora-

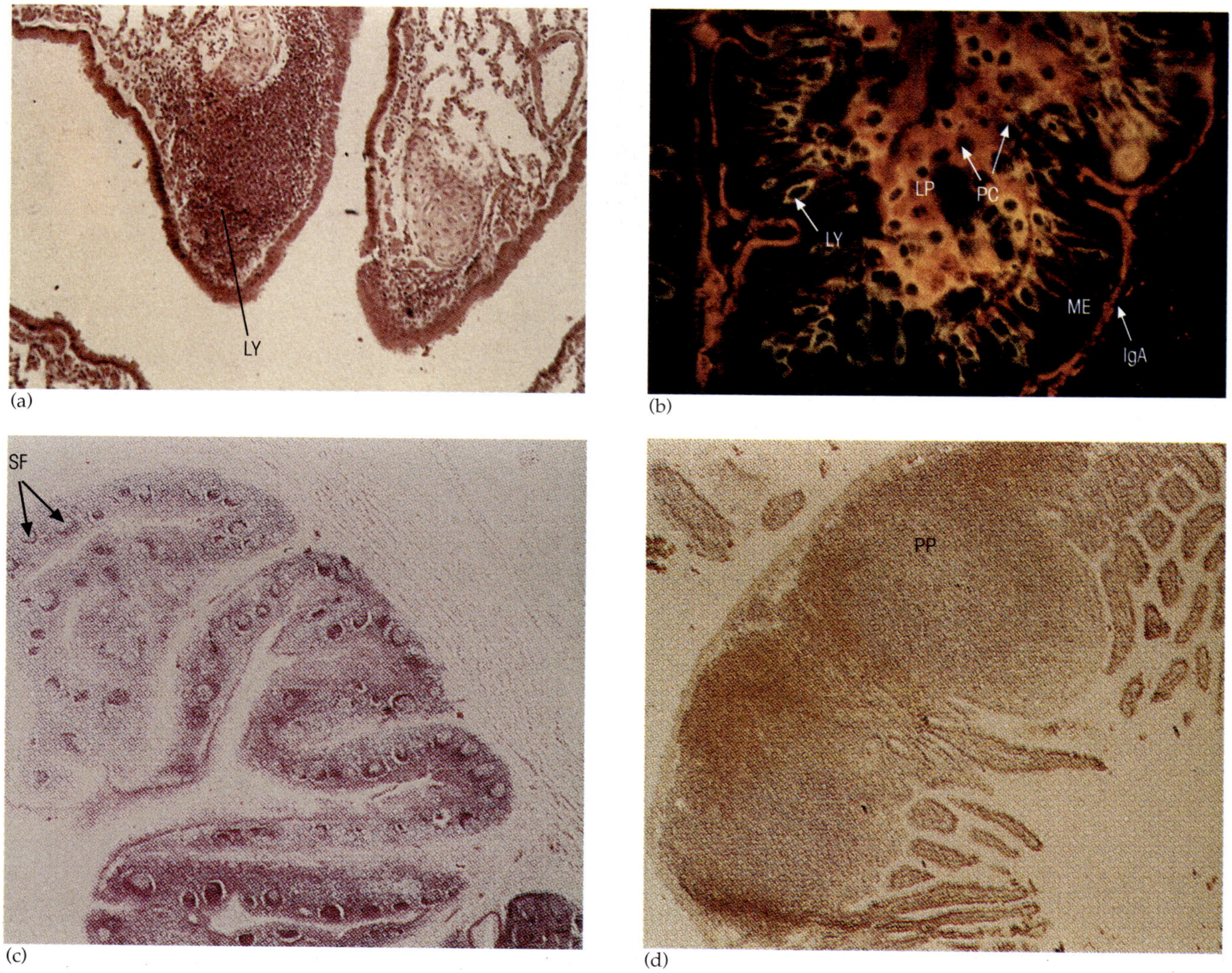

Figura 6.9 L'immunoglobulina A (IgA) del sistema immunitario secretorio (tessuto linfoide associato alla mucosa, MALT). (a) Sezione di polmone mostrante un accumulo diffuso di linfociti (LY) nella parete bronchiale. (b) Sezione di digiuno umano che mostra cellule linfoidi (LY) colorate in verde ad opera di un anticorpo monoclonale fluorescente anti-leucocitario, nell'epitelio mucoso (ME) e nella lamina propia (LP). Un coniugato anti-IgA rosso fluorescente colora il citoplasma delle plasmacellule (PC) nella lamina propia e rileva l'IgA nella superficie mucosa, nell'insieme una super fotografia! (c) Visione a bassa risoluzione delle tonsille umane che mostra il MALT con numerosi follicoli secondari (SF) contenenti centri germinali. (d) Placche di Peyer (PP) nell'ileo di topo. Le aree delle cellule T colorate in marrone da un anticorpo monoclonale marcato con perossidasi contro Thy. (a) Gentilmente fornita dal Professore P.M. Lydyard, (b) del Professore G. Jannosy, (c) del Sig. C. Symes e (d) del Dott. E. Andrew.)

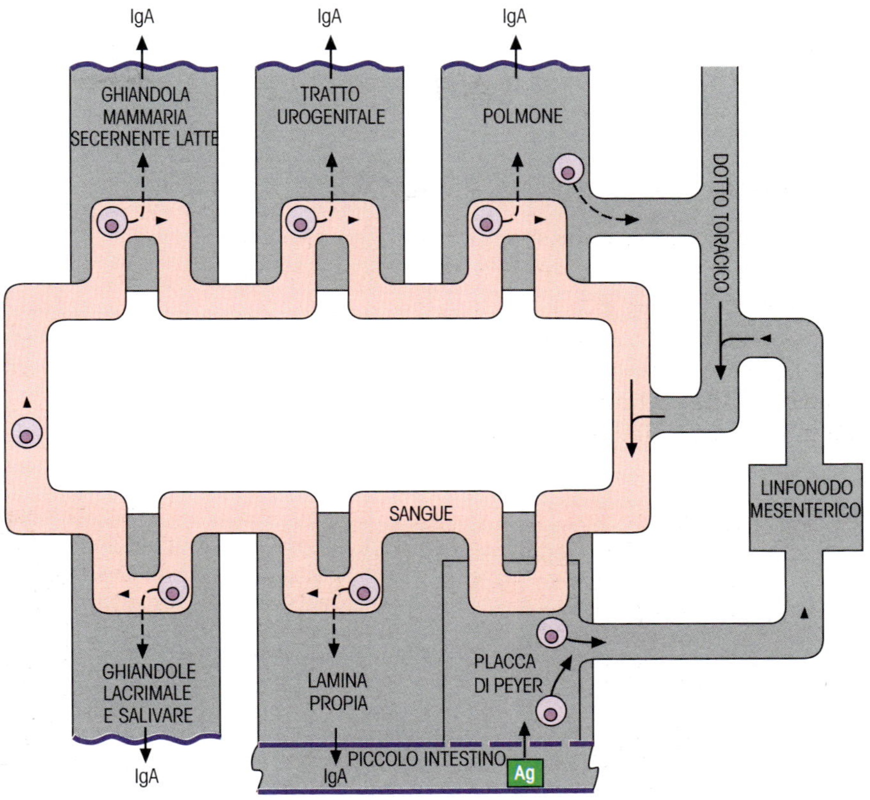

Figura 6.10 Circolazione dei linfociti all'interno del sistema linfoide associato alla mucosa. Le cellule stimolate dall'antigene si muovono dalle placche di Peyer (e probabilmente polmone e forse tutti i siti membri mucosali) per colonizzare la lamina propia e le altre superficie mucose(〰).

cico, passano dal circolo sanguigno nella lamina propria (figura 6.10). Qui essi diventano cellule formanti IgA che proteggono un ampia area dell'intestino con anticorpi protettivi. Le cellule appaiono anche nel tessuto linfoide del polmone e in altre mucose guidate dall'interazione di specifici recettori con appropiate HEV "**addressine**" come discusso precedentemente.

Linfociti intestinali

La lamina propria dell'intestino rappresenta il sito di una popolazione costituita prevalentemente da cellule T attivate. Queste cellule T presentano un fenotipo comparabile a quello di linfociti del sangue periferico:>95% recettore $\alpha\beta$ della cellula T (TCR) e rapporto CD4:CD8 di 7:3. Ci sono anche pochi blasti B attivati e plasmacellule che secernono IgA per essere trasportate dal poli-recettore Ig nel lume intestinale. I **linfociti intraepiteliali intestinali**, comunque, sono diversi. Sono soprattutto cellule T, ma il 10-40% sono cellule TCR $\gamma\delta^+$. Questa proporzione relativamente alta di cellule TCR $\gamma\delta$ è inusuale.

IL VANTAGGIO DEI SITI PRIVILEGIATI

Certe parti selezionate del corpo, cervello, camera anteriore dell'occhio e testicoli sono stati definiti **siti immunologici privilegiati**, nel senso che antigeni localizzati all'interno di essi non provocano reazioni contro se stessi. È noto da lungo tempo, per esempio, che il trapianto di cornea di solito non viene rigettato anche in assenza di terapia immunosoppressiva.

Parlando in termini generali, i siti privilegiati sono protetti da barriere tessuto-ematiche piuttosto forti e sono caratterizzate da una bassa permeabilità verso i composti idrofilici. Livelli insignificanti dal punto di vista funzionale di complemento riducono il rischio di reazioni infiammatorie acute e di concentrazioni insolitamente alte di immunomodulatori, come l'interleuchina-10 (IL-10) e il fattore di crescita trasformante β (TGFβ) che dotano i macrofagi di capacità immunosoppressiva. È stato anche dimostrato che i tessuti nei siti immunologici privilegiati possono esprimere costitutivamente FasL (ligando Fas), che legando Fas sui leucociti infiltranti potrebbero determinare la loro morte per apoptosi. Comunque, le reazioni infiammatorie in corrispondenza della barriera emato-tissutale possono aprire la via all'invasione di predatori immunologici, di cui un esempio è l'incapacità dei trapianti corneali ad affrontare una infiammazione preesistente.

IL DESTINO DELL'ANTIGENE

Dove va l'antigene quando entra nel corpo? Se esso penetra nei tessuti, tenderà a finire nei linfonodi drenanti. Gli antigeni che vengono incontrati nel tratto respiratorio superiore o intestino sono intrappolati dal MALT locale, mentre gli antigeni nel sangue provocano una reazione nella milza.

I macrofagi sono APC generiche

Gli antigeni drenati dentro il tessuto linfoide vengono catturati dai macrofagi. Essi vengono quindi parzialmente, se non completamente, degradati dai lisosomi; alcuni possono fuoriuscire dalla cellula in forma solubile per essere presi da altre APC e una frazione può ricomparire in superficie, come un peptide processato associato con le molecole del Complesso Maggiore di Istocompatibilità di classe II. Alcuni antigeni, come i carboidrati polimerici, non possono essere degradati poichè i macrofagi mancano degli enzimi richiesti; in questi casi macrofagi specializzati nella zona marginale della milza o nel seno sottocapsulare linfonodale intrappolano e presentano l'antigene direttamente alle cellule B, apparentemente senza processazione o intervento delle cellule T.

Le cellule dendritiche (DC) sono APC professionali

Sebbene i macrofagi siano importanti APC, c'è una funzione dove essi sono apparentemente **deficienti**, cioè il priming dei linfociti naïve. Questa funzione è delle DC di cui ci sono almeno due popolazioni. La prima deriva dalle cellule mieloidi e include le cellule di Langerhans della pelle e le Dc interdigitanti (IDC) che si trovano in altri tessuti. La seconda popolazione consiste di DC plasmocitoidi che, in seguito all'esposizione di virus, secernono grandi quantità di interferone tipo 1, una citochina con potente attività antivirale. Nei tessuti periferici le DC sono in forma immatura e esprimono una varietà di **pattern di recettori** di riconoscimento (PRR), inclusi i **recettoti Toll-like** (TLR), che possono riconoscere patterns molecolari espressi da patogeni. Una volta attivati dal contatto con i prodotti microbici o da citochine proinfiammatorie come il fattore di necrosi tumorale (TNF), interferone γ (IFN γ) o IL-1, essi maturano come APC competenti, che presentano alti livelli del Complesso Maggiore di Istocompatibilità (MHC), molecole di adesione e costimolatorie.

In aggiunta alla loro funzione di presentazione dell'antigene, le DC sono importanti produttrici di chemochine, specialmente quelle che attraggono le cellule T. Una volta che queste cellule stanno insieme, avviene una serie di interazioni recettore-ligando coinvolta nell'attivazione delle DC e delle cellule T a prescindere dal riconoscimento MHC-peptide da parte del TCR. Queste includono B7-CD28 e CD40-Cd40l (CD40-ligando).

Le DC interdigitanti presentano l'antigene ai linfociti T

Lo scenario per il priming della cellula T sembra essere il seguente. Periferiche immature DC come le cellule di Langerhans possono catturare e processare l'antigene. Con il procedere della loro maturazione, esse stimolano l'espressione del recettore chemochinico CCR7 e viaggiano come cellule "velate" nella linfa fino alla zona paracorticale delle cellule T del linfonodo drenante. Lì, completata la loro maturazione, le DC spediscono l'antigene con segnali costimolatori alle cellule T naïve specifiche che si avvantaggiano dell'ampia superficie per legare il complesso MHC-peptide sulla membrana della DC (figura 6.11). I siti di infiammazione cronica delle cellule T sembrano attrarre queste cellule, dal momento che un numero abnormemente alto viene trovato adeso ai linfociti T attivati nel tessuto sinoviale di pazienti con artrite reumatoide e nelle ghiandole di soggetti con lesioni tiroidee croniche autoimmuni.

Le cellule dendritiche follicolari (FDC) stimolano le cellule B nei centri germinativi

Un altro tipo di cellula con morfologia dendritica, ma questa volta di origine mesenchimale, è la **FDC**. Queste cellule non sono fagocitiche e mancano di lisosomi ma presentano protuberanze molto lunghe con cui entrano in contatto con numerosi linfociti presenti nei centri germinativi dei follicoli secondari. I loro recettori di superficie per la porzione Fc delle IgG e per il C3b le rendono in grado di intrappolare antigeni complessi in maniera molto efficiente e mantenere l'antigene sulla loro superficie per un lungo periodo, in accordo con la funzione di memoria dei follicoli secondari. Questo spiegherebbe come le risposte anticorpali secondarie possono essere potenziate da piccole quantità di immungeno. Queste si complessano con anticorpi circolanti e fissano il C3 e si localizzano in maniera altamente efficiente sulla superficie delle FDC all'interno dei centri germinali dei follicoli secondari.

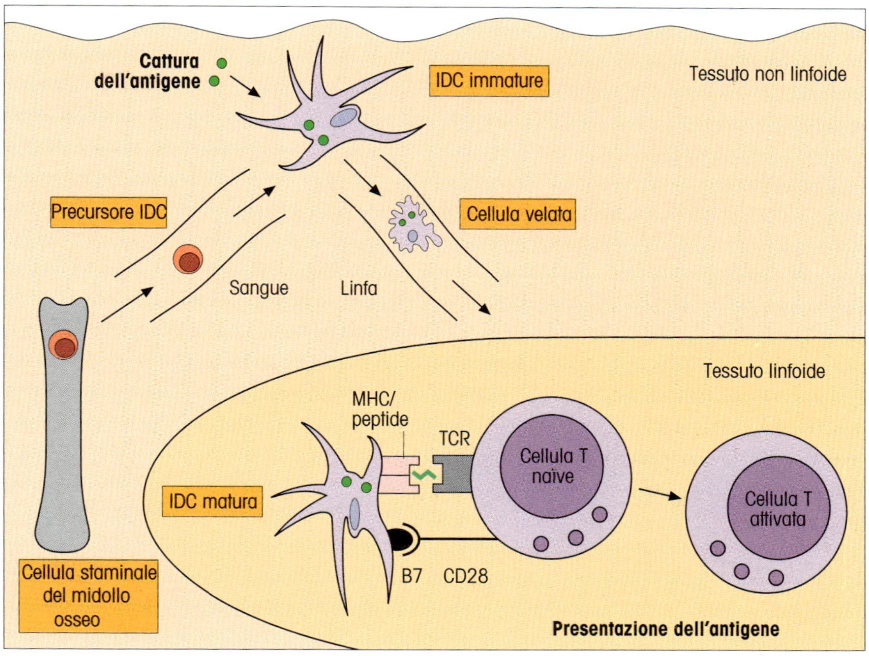

Figura 6.11 Migrazione e maturazione delle cellule dendritiche interdigitanti (IDC). I precursori delle IDC derivano dalle cellule staminali del midollo osseo. Essi viaggiano attraverso il sangue verso i tessuti non linfoidei. Queste IDC immature, per es. cellule di Langerhans nella cute, sono specializzate nella cattura dell'antigene. Successivamente esse viaggiano attraverso i linfatici afferenti come cellule velate per prendere posto all'interno dei tessuti linfoidi secondari dove essi esprimono alti livelli di molecole del complesso maggiore di istocompatibilità di classe II (MHC) e di molecole costimolatorie come B7. Queste cellule sono altamente specializzate nell'attivazione delle cellule T naïve.

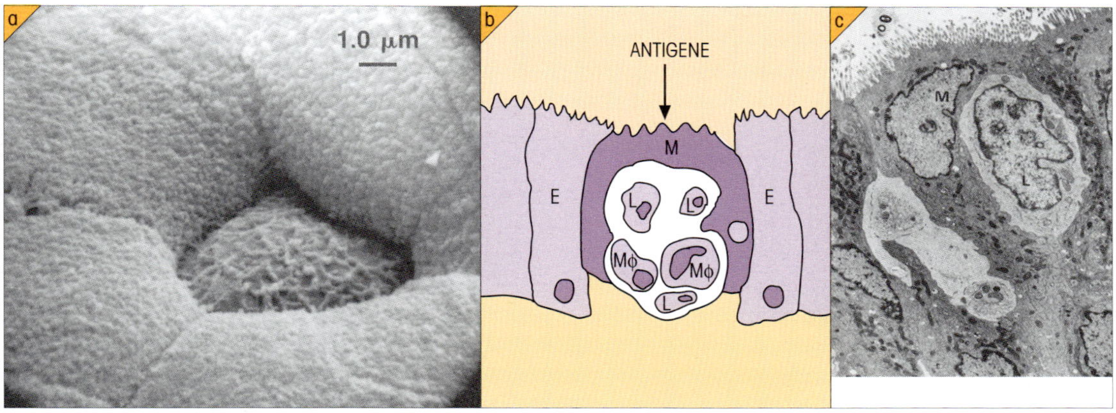

Figura 6.12 Cellula M all'interno dell'epitelio della placca di Peyer. (a) Microfotografia elettronica a scansione della superficie dell'epitelio della placca di Peyer. La cellula M che seleziona l'antigene è nel centro, circondata da eritrociti assorbiti coperti da microvilli regolari raggruppati. Da notare le irregolari e brevi micropieghe della cellula M. (b) Dopo la cattura e il trasporto transcellulare da parte della cellula M (M), l'antigene è processato dai macrofagi e quindi dalle cellule dendritiche, che presentano l'antigene alle cellule T nelle placche di Peyer e nei linfonodi mesenterici. E, enterocita; L, linfocita; Mϕ, macrofago. (c) Fotografia al microscopio elettronico di una cellula M (M nel nucleo) con linfocita adiacente (L nel nucleo). Da notare che le cellule epiteliali fiancheggianti sono entrambe enterociti assobiti con un tipico orlo a spazzola. (Citrato di piombo e acetato di uranile, x1600.) ((a) Riprodotta con il permesso degli autori e dell'editore da T. Kato&R.L. Owen (1999) in R. Ogra et al. (editori) Mucosal Immunology, 2da edizione Academic Press, San Diego, pp. 115-32; (b) Basato su T. Sminia & G. Kraal (1998) in P.J. Delves & I.M. Roitt (editori) Encyclopedia of Immunology, 2da edizione Academic Press, Londra, p. 188.)

Le cellule M rappresentano l'ingresso al sistema linfoide mucosale

La superficie mucosale rappresenta la linea di frontiera che deve affrontare numerosissimi microrganismi e nella maggior parte dei casi gli antigeni non raggiungono l'epitelio grazie alle sue strette giunzioni allo strato mucoso. Il tessuto linfoide intestinale, come le placche di Peyer, è separato dal lume da un singolo strato di epitelio colonnare costellato di cellule M; queste sono cellule specializzate trasportanti l'antigene. Esse rivestono le cellule intraepiteliali e i macrofagi (figura 6.12). Una vasta gamma di materiale estraneo, tra cui i batteri viene catturato dalle cellule M (figura 6.12) e passato alle cellule APC sottostanti, che a loro volta migrano nel tessuto linfoide locale per spingere i linfociti specifici all'azione.

TAVOLA RIASSUNTIVA

I marcatori di superficie nel sistema immunitario

- A molecole di superficie viene assegnato un numero di gruppo di differenziazione (CD) definito da un gruppo di anticorpi monoclonali che reagisce con quella molecola.
- Gli antigeni possono essere localizzati se colorati con anticorpi fluorescenti e visualizzati con uno specifico microscopio.
- Gli anticorpi possono essere marcati con enzimi per l'individuazione istochimica degli antigeni.
- Cellule in sospensione possono essere marcate con anticorpi fluorescenti e analizzati con il citofluorimetro.

Tessuto linfoide organizzato

- La complessità delle risposte immuni è regolata da una sofisiticata organizzazione strutturale.
- I linfonodi filtrano e esaminano la linfa che scorre nei tessuti corporei mentre la milza filtra il sangue.
- Le aree delle cellule B e T sono separate. Le strutture delle cellule B appaiono nella corteccia del linfonodo come follicoli primari che diventano secondari con centri germinativi dopo la stimolazione antigenica.
- I centri germinativi con la loro rete di cellule follicolari dendritiche (FDC) espandono i blasti cellulari B prodotti in seguito a stimolazione antigenica secondaria e dirigono la loro differenziazione in cellule memoria e plasmacellule formanti anticorpi.
- Un pool di linfociti ricircolanti si muove dal sangue nel tessuto linfoide e nuovamente indietro attraverso i canali linfatici maggiori.

Traffico linfocitario

- La ricircolazione linfocitaria tra il sangue e i tessuti linfoidi è guidata da recettori specializzati sulla superficie dell'endotelio delle venule postcapillari (HEV).
- I linfociti sono legati e quindi rotolano lungo la superficie delle selezionate cellule endoteliali attraverso interazioni tra selectine e integrine e i loro rispettivi ligandi. L'assottigliamento dei linfociti e la trasmigrazione attraverso le cellule endoteliali fa seguito all'attivazione di LFA-1.
- L'ingresso delle cellule memoria T nei siti di infiammazione è facilitato dalla **stimolazione** delle molecole integrine sui linfociti e dei corrispondenti ligandi sull'endotelio vascolare.

Linfonodi e milza

- I follicoli linfoidi consistono prevalentemente di cellule B e FDC. Le cellule B possono maturare in plasmacellule.
- Le cellule T risiedono nelle aree paracorticali dei linfonodi.

Tessuto linfoide associato alla mucosa

- Il tessuto linfoide a guardia del tratto gastrointestinale non è capsulato e piuttosto strutturato (tonsille, placche di Peyer, appendice) o presente come una raccolta diffusa di cellule nella lamina propia.
- Insieme con gli accumuli sottoepiteliali delle cellule che rivestono le superficie mucose dei tratti respiratorio e genitale, questo tessuto linfoide forma il "sistema immune secretorio" che bagna la superficie con immunoglobuline A (IgA) protettive.

Altri siti

- Il midollo osseo è il sito più importante per la produzione anticorpale.
- Il cervello, la camera anteriore dell'occhio e i testicoli sono siti privilegiati nei quali gli antigeni possono essere sequestrati in maniera sicura.

Il destino dell'antigene

- I macrofagi sono cellule presentanti l'antigene generiche (APC) per i linfociti attivati, ma non possono stimolare le cellule T naïve.
- Le cellule dendritiche immature (DC) sono situate nei tessuti periferici e riconoscono e rispondono all'antigene. Una volta attivate maturano, attivano il recettore chemochinico CCR7 e migrano nei linfonodi drenanti dove si impiantano come cellule dendritiche interdigitanti (IDC) che in maniera potente iniziano le risposte primarie delle cellule T.
- Le cellule DC follicolari nei centri germinali legano complessi immuni alla loro superficie attraverso recettori Ig e C3b. I complessi sono a lunga vita e forniscono una importante sorgente di stimolazione antigenica per le cellule B.
- Le cellule M specializzate nel trasporto dell'antigene nell'intestino forniscono l'ingresso agli antigeni per il tessuto mucosale linfoide.

Consultare il sito web **(www.roitt.com)** per le domande a scelta multipla.

LETTURE CONSIGLIATE

Bradley, L.M. & Watson, S.R. (1996) Lymphocyte migration into tissue: The paradigm derived from CD4 subsets. *Current Opinion in Immunology*, **8**, 312–20.

Brandtzaaeg, P., Farstad, I.N. & Haraldsen, G. (1999) Regional specialization in the mucosal immune system: Primed cells do not always home along the same track. *Immunology Today*, **20**, 267–77.

Cavanagh, L.L. & Von Andrian, U.H. (2002) Travellers in many guises: The origins and destinations of dendritic cells. *Immunology and Cell Biology*, **80**, 448–62

Lane, P.J.L. & Brocker, T. (1999) Developmental regulation of dendritic cell function. *Current Opinion in Immunology*, **11**, 308–13.

Peters, J.H., Gieseler, R., Thiele, B. & Steinbach, F. (1996) Dendritic cells: From ontogenetic orphans to myelomonocytic descendants. *Immunology Today* **17**, 273–8.

CAPITOLO 7

Attivazione linfocitaria

LE CELLULE IMMUNOCOMPETENTI B E T DIFFERISCONO TRA LORO PER MOLTI ASPETTI

Le differenze tra le cellule immunocompetenti T e B sono evidenti a livello della superficie cellulare (tabella 7.1). La più chiara dimostrazione di questa differenza è data da reagenti che riconoscono gli anti-CD3 sulle cellule T e gli anti-CD19 o anti-CD20 sulle cellule B. Nella pratica di laboratorio questi sono i marcatori più comunemente usati per distinguere le due popolazioni linfocitarie. Le cellule B posseggono anche immunoglobuline di membrana (Ig), mentre le cellule T portano il recettore cellulare T (TCR).

Le differenze nei cluster di differenziazione (CD) evidenziate dagli anticorpi monoclonali riflettono disparate proprietà funzionali ed in particolare definiscono sottogruppi specializzati di cellule T. Il CD4 è, parlando in termini generali, un marcatore delle popolazioni cellulari T helper, che promuove l'attivazione e la maturazione delle cellule B e delle cellule T citotossiche e controlla le reazioni infiammatorie croniche antigene-specifiche attraverso la stimolazione dei macrofagi. Il CD4 forma legami accessori con le molecole di classe II del complesso maggiore di istocompatibilità (MHC) presenti sulle cellule presentanti l'antigene. Allo stesso modo, le molecole CD8 sulle cellule T citotossiche si associano con le molecole di classe I (figura 7.1).

I LINFOCITI T E LE APC INTERAGISCONO PER MEZZO DI MOLECOLE ACCESSORIE

L'affinità di un singolo TCR per il suo specifico complesso antigene-peptidide-MHC è relativamente bassa e una associazione sufficientemente stabile con l'APC può essere raggiunta soltanto attraverso l'interazione di due molecole accessorie complementari come LFA-1/ICAM-1 (antigene-1 associato alla funzione del linfocita/molecola di adesione intercellulare-1) e la CD2/LFA-3 (figura 7.2). Comunque, questi accoppiamenti molecolari non riguardano necessariamente solo l'adesione intercellulare.

L'ATTIVAZIONE DELLE CELLULE T RICHIEDE DUE SEGNALI

È noto da diverso tempo che due segnali sono necessari per indurre la sintesi di RNA e proteine nella cellula T a riposo (figura 7.2) e passare dalla fase G0 a quella G1 del ciclo mitotico. L'antigene insieme all'MHC di classe II sulla superficie delle APC è chiaramente in grado di fornire uno di questi segnali alla popolazione di cellule T $CD4^+$. La formazione del complesso tra il TCR, l'antigene e l'MHC fornisce così il primo segnale attraverso il complesso recettore-CD3 e questo segnale è enormemente potenziato dall'accoppiamento del CD4 con l'MHC. La cellula è adesso esposta al secondo segnale costimolatorio dalle cellule APC, nella forma di due molecole correlate tra loro chiamate B7.1 (CD80) e B7.2 (CD86). Queste si legano al CD28 sulla cellula T helper e anche al recettore CTLA-4 (antigene 4 del linfocita T citotossico) presente sulle cellule T attivate. Così, anticorpi contro le molecole B7 possono bloccare l'attivazione delle cellule T a riposo. Sorprendentemente, questo rende la cellula T **anergica**, cioè non responsiva ad ogni ulteriore stimolazione da parte dell'antigene. Come vedremo nei capitoli successivi, il prin-

Tabella 7.1 Confronto tra le cellule umane T e B.

	Cellule T	Cellule B
% nel sangue periferico	65–80	8–15
RICONOSCIMENTO DELL'ANTIGENE	Processato	Naïve
MOLECOLE DELLA SUPERFICIE CELLULARE		
Recettore antigenico	TCR/CD3	Ig di superficie
MHC di classe I	+	+
MHC di classe II	Solo dopo attivazione	+
CD2	+	–
CD4	Ristretto all'MHC di classe II (helper)	–
CD5	+	solo su un sotogruppo minore di B1a
CD8	Ristretto all'MHC di classe I (citotossico)	–
CD19	–	+
CD20	–	+
CD21 (CR2: C3d e recettore EBV)	–	+
CD23 (FcεRII)	–	+
CD32 (FcγRII)	–	+
ATTIVAZIONE POLICLONALE	Anti-CD3 Fitoemoagglutinina	Anti-Ig Virus di Epstein-Barr

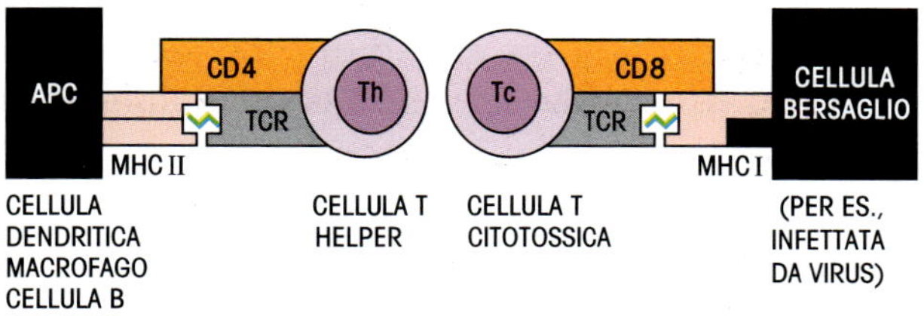

Figura 7.1 Sottogruppi di cellule T helper e citotossiche sono ristrette dal complesso maggiore di istocompatibilità (MHC). Il CD4 sugli helper contatta l'MHC di classe II; il CD8 sulle cellule citotossiche si associa alla classe I.

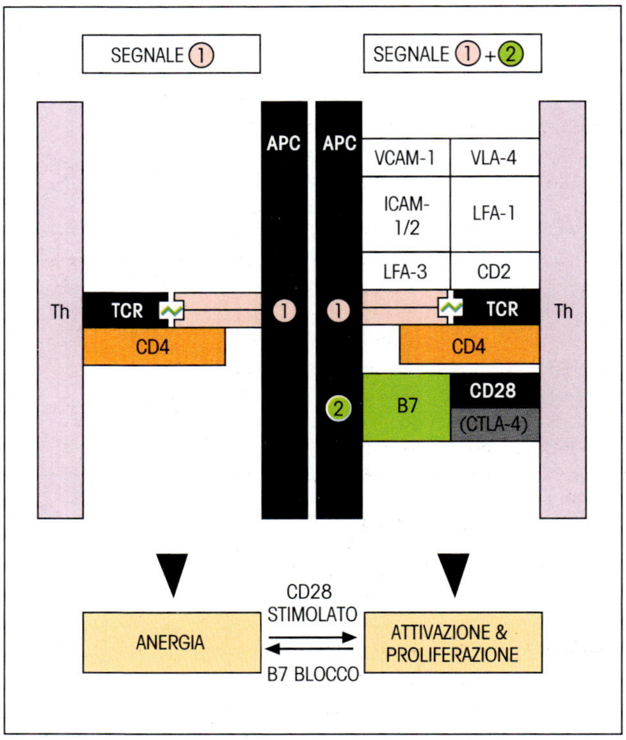

Figura 7.2 Attivazione di cellule T a riposo. L'interazione di molecole costimolatorie porta all'attivazione del linfocita a riposo ad opera della cellula presentante l'antigene (APC) in seguito all'ingaggio del recettore della cellula T (TCR) con il suo antigene-complesso maggiore di istocompatibilità (MHC). Il segnale 1 in seguito all'ingaggio del TCR se non accompagnato dal segnale costimolatorio 2 porta ad anergia. Nota che, una cellula citotossica piuttosto che una cellula T helper, naturalmente, comporta l'accoppiamento del CD8 all'MHC di classe I. Il coinvolgimento della molecola (CD152) CTLA-4 (antigene-4 del linfocita T citotossico) con B7 down-regola il segnale 1. ICAM-1/2, molecola-1/2 di adesione intercellulare; LFA-1/2, molecola-1/2 di adesione intercellulare; VCAM-1, molecola-1 di adesione cellulare vascolare; VLA-4, antigene-4 di integrina molto tardivo. Basata su Y. Liu & P.S. Linsley (1992) Current Opinion in Immunology, **4**, 265-70.)

cipio che due segnali attivano, ma uno può indurre anergia in una cellula specifica per quell'antigene, fornisce il potenziale per una terapia immunosoppressiva mirata. Una ulteriore interazione costimolatoria è tra il CD40 presente sulle APC e il CD40L (ligando CD40) presente sulla cellula T. Sebbene questa interazione non attivi le cellule T direttamente, essa aumenta la produzione delle molecole B7 da parte delle APC e stimola anche queste cellule a rilasciare citochine che potenziano l'attività della cellula T.

Molecole di adesione come ICAM-1, VCAM-1 (molecola di adesione della cellula vascolare-1) e LAF-3 non sono per se stesse costimolatorie ma aumentano l'effetto di altri segnali.

L'attivazione delle cellule T $CD8^+$ richiede l'interazione del TCR con peptidi situati all'interno della scanalatura creata dalle molecole MHC di classe I e le molecole di adesione costimolatorie rinforzano questa interazione. Le risposte CD4 e CD8, comunque, non sono entità separate e una varietà di citochine prodotte dalle cellule $CD4^+$ possono attivare le cellule $CD8^+$, agendo quasi da secondo segnale.

LA FOSFORILAZIONE DELLA PROTEINA TIROSIN-CHINASI È UN EVENTO PRECOCE NEL PROCESSO DI ATTIVAZIONE DELLE CELLULE T

Le forze di ancoraggio più forti che uniscono le cellule APC con la loro controparte linfocitaria deriva-

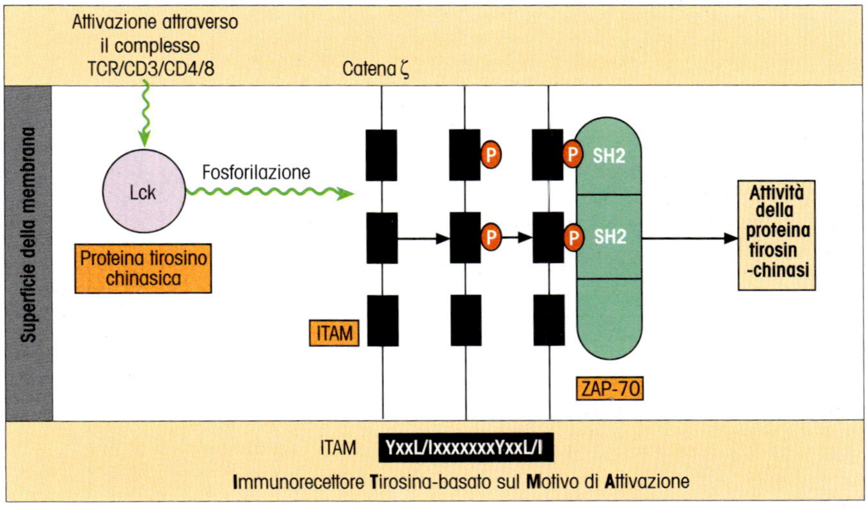

Figura 7.3 Segnali attraverso il complesso recettore della cellula T (TCR)/CD3/CD4/8 danno inizio a una cascata della proteina tirosino-chinasica (TPK). La TPK lcK fosforila la tirosina all'interno dell'immunorecettore tirosina-basato sulle sequenze del motivo di attivazione (ITAM) delle catene CD3-ζ. Queste legano la proteina associata a ζ (ZAP-70) attraverso i suoi domini SH2 e questa a sua volta acquisisce l'attività TPK per la fosforilazione a valle di componenti più tardivi nella catena. Le altre catene CD3 portano ciascuna un singolo ITAM.

no dalle molecole complementari accessorie come ICAM-1/LFA-1 e LFA-3/CD2, piuttosto che attraverso i legami relativamente a bassa affinità tra TCR e MHC/peptide. Nonostante questo, il riconoscimento dell'antigene da parte del TCR rimane una conditio sine qua non per l'attivazione della cellula T. L'interazione del TCR con il peptide legato alle molecole MHC innesca una cascata di eventi che culmina nell'attivazione del ciclo cellulare e nella produzione di citochine.

Il segnale iniziale per l'attivazione della cellula T attraverso il TCR è enormemente potenziato dall'arrivo della proteina tirosin-chinasi (PTK)-associata al CD4, Lck, vicino alle catene ζ-associate al CD3. I gruppi delle catene ζ dell'immunorecettore che vengono attivati dalla tirosina vengono fosforilati e legano ZAP-70, che diventa adesso una attiva PTK (figura 7.3) in grado di iniziare una serie di eventi biochimici a valle. Sta ormai diventando chiaro che un numero molto grande di TCR interagisce con pochi complessi MHC-peptide è stato suggerito che ciascun complesso MHC-peptide può ingaggiare in maniera seriale più di 200 TCR. Questo avviene per un periodo lungo di tempo durante il quale i TCR si muovono attraverso la superficie delle APC. Le cellule T quindi vanno incontro ad un aumento sostenuto di calcio intracellulare che è richiesto per l'induzione della proliferazione e produzione di citochine.

CASCATA DI EVENTI IN SEGUITO ALL'ATTIVAZIONE DEL TCR

Dopo attivazione del TCR, c'è un incremento precoce nei livelli dei Ras-GPT (guanosina trifosfato), che regolano le fondamentali proteine-chinasiche-mitogeniche (MAPK) attraverso chinasi sequenziali.

Come illustrato nella figura 7.4, ci sono numerose vie coinvolte nell'attivazione della cellula T. Entro 15 s dalla stimolazione del TCR, la fosfolipasi C attiva la via del fosfatidilinositolo, viene fosforilata e la sua attività catalitica aumenta. Questo attiva il rilascio di Ca^{2+} nel citoplasma. Gli aumentati livelli di Ca^{2+} insieme al diacilglicerolo attivano la proteina chinasi C (PKC) e agiscono insieme alla calmodulina per aumentare l'attività della calcineurina.

Controllo della trascrizione del gene dell'Interleuchina-2 (IL-2)

La trascrizione dell'Il-2 è uno degli elementi chiave nel prevenire che la cellula T attivata dal cada in uno stato anergico ed è controllato da vari recettori per i fattori di trascrizione nella regione promotrice (figura 7.4).

Vengono attivati sotto l'influenza della calcineurina, NFκB (fattore nucleare-kappa B) e $NFAT_c$ (componente citoplasmatica del fattore nucleare delle cellule T attivate). L'NFκB viene rilasciato dal suo inibitore nel citoplasma, IκB, e quindi sia l'NFκB che il $NFAT_c$ traslocano nel nucleo. Qui, $NAFT_c$ forma un complesso binario con $NFAT_n$, suo partner che è espresso costitutivamente nel nucleo e il complesso NAFT insieme con NFκB si lega ai siti regolatori con conseguente produzione di citochine (figura 7.4). È da notare che l'effetto della calcineurina è bloccato dai farmaci anti-cellula T, ciclosporina e FK506 (vedi Capitolo 15).

Noi ci siamo concentrati sulla trascrizione dell'IL-2 vista come una conseguenza precoce e centrale dell'attivazione della cellula T, ma più di 70 geni sono nuovamente espressi entro 4 h dall'attivazione della cellula T, portando alla proliferazione e sintesi di varie citochine e loro recettori.

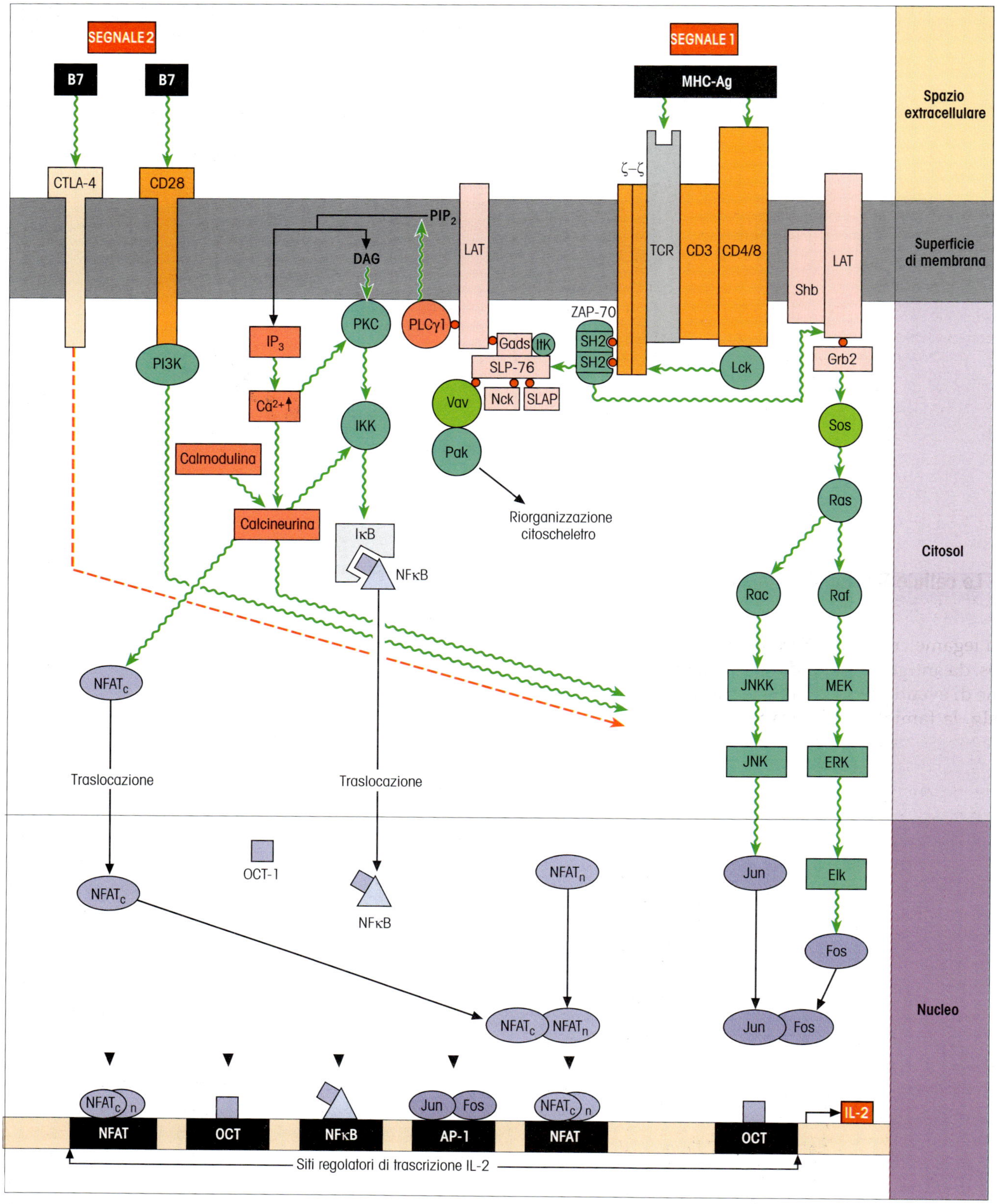

Figura 7.4 Il segnale della cellula T porta all'attivazione. I segnali attraverso il complesso MHC (complesso maggiore di istocompatibilità)-antigene (segnale 1) e il costimolatore B7 (segnale 2) iniziano una cascata proteino-chinasica e innalzano il calcio intracellulare, attivando quindi fattori di trascrizione che controllano l'ingresso nel ciclo cellulare da G0 e regolano l'espressione dell'interleuchina-2 (IL-2) e moltre altre citochine. Lo schema presentato omette varie molecole che si pensa giochino importanti ruoli addizionali nella trasduzione del segnale. DAG, diacilglicerolo; ERK, chinasi regolata da segnale extracellulare; IP$_3$, inositolo trifosfato; JNK, chinasi N-terminale Jun; LAT, linker per cellule T attivate; NFkB, fattore nucleare-kappa B; NFAT, fattore nucleare della cellula T attivata; OCT-1, fattore di legame-ottamero; Pak, chinasi attivata-p21; PI3K, chinasi-3 fosfatidilinositolo; PIP$_2$, fosfatidilinositolo difosfato; PKC, proteina chinasi C; PLC, fosfolipasi C; SH2, dominio 2 omologia-Src; SLAP, SLP-76-fosfoproteina associata; SLP-76, domino-SH2 contenente una 76kDa fosfoproteina leucocita-specifica; ZAP-70, proteina chinasi associata alla catena ζ ; ⁓⁓➜, segnale di trasduzione positivo; - - ➜, segnale di trasduzione negativo; □, proteine adattatrici; ■, fattori di scambio del nucleotide guanina; ■, chinasi; □, fattori di trascrizione; ■, altre molecole.

Regolazione dell'attività della cellula T

Abbiamo più volte ripetuto la premessa che l'organismo che non riconosce il proprio self permetterebbe operazioni come la proliferazione di una popolazione cellulare T senza l'intervento di meccanismi di controllo. Il controllo della funzione della cellula T sarà descritto nel Capitolo 9, ma vale la pena sottolineare che mentre il CD28 viene costitutivamente espresso sulle cellule T, CTLA-4 non viene trovato sulla cellula a riposo, ma viene rapidamente indotto in seguito all'attivazione. Ha una affinità 10-20 volte più alta per B7.1 e B7.2 e, al contrario dei segnali costimolatori generati attraverso CD28, l'ingaggio di CTLA-4 da parte di B7 inibisce l'attivazione della cellula T (figura 7.4).

LA NATURA DELL'ATTIVAZIONE DELLA CELLULA B

Le cellule B sono stimolate da immunoglobuline di superficie con legame crociato (sIg)

Il legame crociato di recettori di superficie, come ad es. da antigeni timo-indipendenti, induce l'attivazione di eventi precoci. Entro 1 minuto dal legame della sIg, la famiglia chinasica Src rapidamente fosforica la Syk chinasi, la tirosin-chinasi di Briuton (Bkt) e le ITAM nella catene Ig-α ed Ig-β. A ciò fa seguito un innalzamento intracellulare di calcio ed una attivazione della fosfochinasi C.

Le cellule B rispondono agli antigeni T-indipendenti e T-dipendenti

Antigeni timo-indipendenti

Certi antigeni lineari che non sono prontamente degradati nell'organismo e che hanno determinati spaziati in maniera appropriata ed altamente ripetitivi come il polisaccaride dello Pneumococco, sono timo-indipendenti nella loro abilità a stimolare le cellule B direttamente senza il bisogno del coinvolgimento della cellula T. Essi permangono per lungo tempo sulla superficie di macrofagi specializzati localizzati nel seno sottocapsulare dei linfonodi e della zona marginale splenica. Questo tipo di antigene si lega a cellule B antigene-specifiche con una grande avidità attraverso il loro legame multivalente ai recettori complementari immunoglobulinici che esse legano in maniera crociata (figura 7.5). Questo legame crociato induce eventi precoci di attivazione nella cellula B. In generale, gli antigeni timo-indipendenti danno origine a risposte IgM

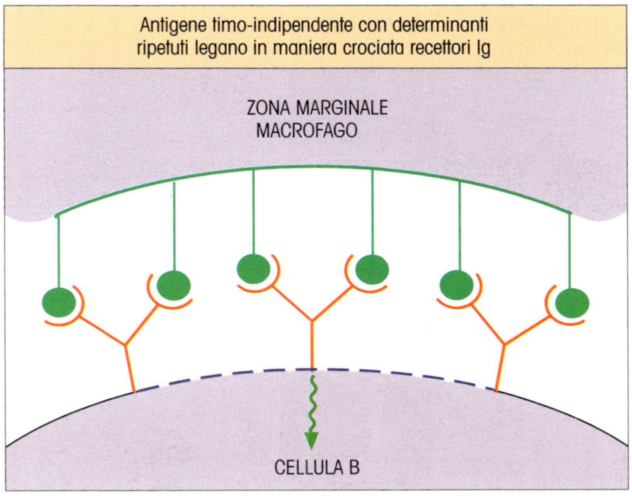

Figura 7.5 Riconoscimento di antigeni timo-indipendenti da parte della cellula B. Il complesso fornisce un forte stimolo alla cellula B a causa della lunga emivita di questo tipo di molecola. (freccia ondulata) segnale di attivazione; (simbolo) , recettore immunoglobulinico (sIg) di superficie; — — — — legame crociato dei recettori.

prevalentemente a bassa affinità e a una memoria relativamente povera o nulla.

Antigeni timo-dipendenti

Molti antigeni sono timo-dipendenti in quanto essi provocano una piccola o assente risposta negli animali che sono stati timectomizzati alla nascita. Questi antigeni non possono soddisfare i requisiti molecolari per la stimolazione diretta e se essi legano i recettori delle cellule B, si legheranno sulla superficie come un aptene e non fanno nulla per attivare la cellula B (figura 7.6). Riporta la tua mente alla definizione di aptene, una piccola molecola che lega un anticorpo preformato (per es. il recettore di superficie di una specifica cellula B) ma non è in grado di stimolare la produzione anticorpale (per es. stimolare la cellula B). Ricorda anche che gli apteni diventano immunogenici quando sono accoppiati a una appropriata proteina carrier. Basandoci sulla conoscenza che sia le cellule T che le B sono necessarie per la risposta anticorpale per gli antigeni timo-dipendenti, noi adesso sappiamo che il carrier è necessario per stimolare le cellule T helper, che cooperano con le cellule B per renderle capaci di rispondere all'aptene, fornendo segnali accessori (figura 7.6). Dovrebbe anche essere evidente dalla figura 7.6 che mentre un determinante su una tipica proteina antigenica si sta comportando come un aptene che si lega alla cellula B, gli altri determinanti assolvono una funzione carrier nel reclutare le cellule T helper.

Processazione dell'antigene da parte delle cellule B

Sebbene noi pensiamo alle cellule B principalmente come alle cellule producenti anticorpi, esse in realtà giocano un ruolo importante anche nel processamento dell'antigene e nella presentazione alle cellule T. Cellule B attivate, infatti, rispondono ad una concentrazione di antigene molto più bassa delle convenzionali APCs perchè esse si possono focalizzare sull'antigene attraverso i loro recettori di superficie. L'antigene legato a sIg viene internalizzato negli endosomi che quindi si fondono con le vescicole contenenti molecole MHC di classe II con la loro catena costante. La processazione della proteina antigenica quindi avviene come descritto nel Capitolo 5 e il risultante antigene peptidico viene portato in superficie in associazione con le molecole di classe II. Lì è disponibile per il riconoscimento da parte del TCR su una specifica cellula T helper carrier (figura 7.7). Con l'aiuto dei segnali costimolatori provenienti dall'interazione del CD40 con il suo ligando CD40L, viene assicurata l'attivazione della cellula B.

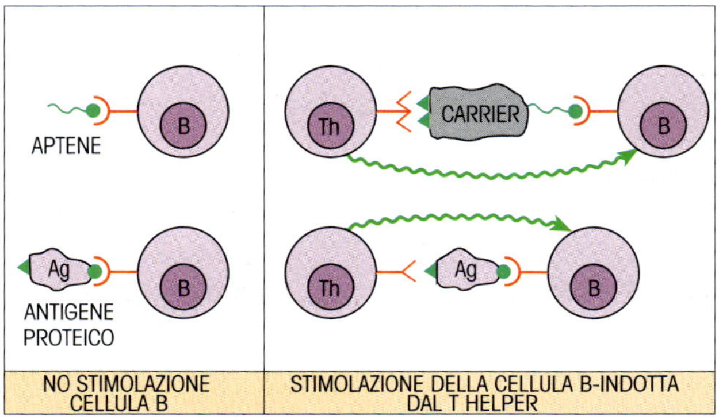

Figura 7.6 Cellule T helper cooperano attraverso determinanti proteici carrier per aiutare le cellule B a rispondere all'aptene o a determinanti equivalenti sugli antigeni attraverso la fornitura di segnali accessori. (Per semplicità stiamo ignorando il complesso maggiore di istocompatibilità (MHC) e la processazione dell'epitopo nel riconoscimento della cellula T, ma non lo dimenticheremo.)

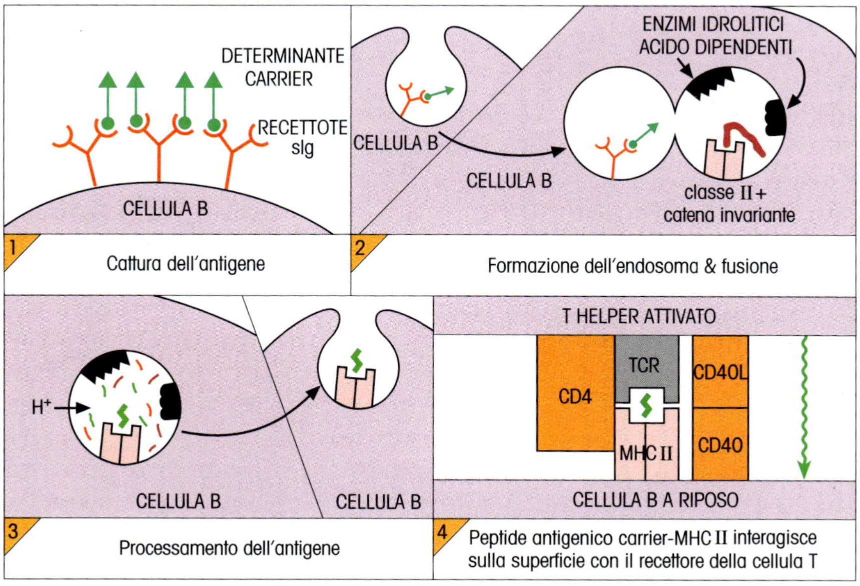

Figura 7.7 Trattamento di un antigene timo-dipendente da parte della cellula B. L'antigene catturato dal recettore immunoglobulinico (sIg) di superficie viene internalizzato all'interno di un endosoma, processato e espresso sulla superficie del complesso maggiore di istocompatibilità (MHC) di classe II (cf. figura 5.8). Segnali costimolatori attraverso l'interazione CD40-CD40L sono richiesti per l'attivazione della cellula B a riposo da parte del T helper. ⇝ , segnale di attivazione.

TAVOLA RIASSUNTIVA

Le cellule immunocompetenti T e B differiscono per molti aspetti

- L'antigene di superficie cellulare CD3 può essere usato per identificare le cellule T, mentre il CD19 e CD20 sono caratteristici delle cellule B.
- Il TCR specifico per l'antigene sulle cellule T e le immunoglobuline di superficie (Igs) sulle cellule B forniscono una chiara distinzione tra questi due tipi cellulari.
- Differenze nei marcatori CD definiscono sottogruppi di cellule T specializzate.

I linfociti T e le cellule presentanti l'antigene (APC) interagiscono attraverso coppie di molecole accessorie

- L'ancoraggio delle cellule T e delle APC dipende da una forte reciproca interazione tra coppie di molecole complementari sulle loro superfici: complesso maggiore di istocompatibilità (MHC) classe II/CD4; MHC classe I/CD8; ICAM-1/LFA-1; LFA-3/CD2; B7/CD8 e CTLA-4).

L'attivazione delle cellule T richiede due segnali

- Due segnali attivano le cellule T, ma uno soltanto determina assenza di risposta (anergia).
- Un segnale viene fornito dal recettore della cellula T a bassa affinità (TCR)/MHC-interazione peptidica.
- Il secondo segnale costimolatorio è mediato attraverso il legame del CD28 per mezzo di B7.1 o B7.2.

La fosforilazione della proteina chinasica è un evento precoce nell'attivazione delle cellule T

- Il segnale del TCR viene trasdotto e amplificato attraverso la cascata enzimatica della proteina tirosino-chinasica (PTK). Questo culmina nella divisione cellulare e produzione di citochine.
- Un grande numero di TCR interagisce con pochi complessi peptide-MHC.
- Con il procedere dell'attivazione, il livello del calcio intracellulare aumenta e la proteina chinasica C (PKC) e la calcioneurina vengono attivate.
- Sotto l'influenza della calcineurina i fattori di trascrizione NFAT e NFκB vengono attivati, inducendo la trascrizione di geni codificanti citochine come l'interleuchina-2 (IL-2).
- Ci sono diversi meccanismi che controllano l'attività della cellula T inclusa l'associazione di B7 con CTLA-4.

Le cellule B rispondono a due diversi tipi di antigene

- Antigeni timo-indipendenti sono molecole polimeriche che legano in maniera crociata molti recettori Igs e a causa della loro lunga emivita, forniscono un segnale continuo alla cellula B.
- Antigeni timo-dipendenti richiedono la cooperazione delle cellule T helper per stimolare la produzione di anticorpi da parte delle cellule B.
- L'antigene catturato da specifici recettori Igs viene portato all'interno della cellula B, processato ed espresso sulla superficie come un peptide associato all'MHC di classe II.
- Questo complesso viene riconosciuto dalla cellula T helper, che attiva la cellula B a riposo.

La natura dell'attivazione della cellula B

- Il legame crociato dei recettori Igs (per es. antigeni timo-indipendenti) attiva le cellule B.
- Le cellule T helper attivano le cellule B a riposo attraverso il riconoscimento da parte del TCR dei complessi MHC II/peptide carrier e costimolazione attraverso le interazioni CD40L/CD40 (analogo al secondo segnale B7/CD28 per l'attivazione della cellula T).

Consultare il sito web **(www.roitt.com)** per le domande a scelta multipla.

LETTURE CONSIGLIATE

Acuto, O. & Cantrell, D. (2000) T cell activation and the cytoskeleton. *Annual Reviews in Immunology*, **18**, 165–84.

Borst, J. & Cope, A. (1999) Turning the immune system on. *Immunology Today*, **20**, 156–8.

Jenkins, M.K., Khoruts, A., Ingulli, E. *et al.* (2001) *In vivo* activation of antigen-specific CD4 T cells. *Annual Review of Immunology* **19**, 23–45.

Myung, P.S., Boerthe, N.J. & Koretzky, G.A. (2000) Adaptor proteins in lymphocyte antigen-receptor signaling. *Current Opinion in Immunology*, **12**, 256–66.

CAPITOLO 8

La produzione di effettori

UNA SERIE DI GENI È STIMOLATA DALL'ATTIVAZIONE DELLA CELLULA T

Ci siamo soffermati su gli eventi precoci nell'attivazione linfocitaria conseguente all'impegno del recettore del linfocita T (TCR) e al reclutamento di un appropriato segnale costimolatorio. Una complessa serie di reazioni di fosforilazione della tirosina e serina/treonina produce i fattori che spingono la cellula alla mitosi e stimola la proliferazione clonale e la differenziazione verso le cellule effettrici. Entro la prima mezz'ora, sono espressi fattori di trascrizione nucleari che regolano l'espressione dell'interleuchina-2 (IL-2) e dal proto-oncogene cellulare c-myc, ma le ore successive vedono la sintesi di una serie di **citochine solubili e dei loro recettori** (figura 8.1). Molto più tardi vediamo molecole come il recettore della transferrina correlato alla divisione cellulare e antigeni molto tardivi come la molecola di adesione VLA-1.

LE CITOCHINE AGISCONO COME MESSAGGERI INTERCELLULARI

Contrariamente all'attivazione iniziale delle cellule T e cellule T B-dipendenti, che richiedono un contatto intimo con le cellule presentanti l'antigene (APCs), la successiva proliferazione e maturazione della risposta è orchestrata da mediatori solubili chiamati genericamente citochine. Queste trasmettono l'informazione tra le cellule come messaggeri solubili. Una lista di alcune di queste proteine mediatrici è riportata nella tabella 8.1.

L'azione della citochina è transitoria e solitamente a corto raggio

Queste proteine secrete a basso peso molecolare mediano la crescita cellulare, l'infiammazione, l'immunità, la differenziazione, la migrazione e la riparazione. Sono molto potenti, spesso agiscono a concentrazioni dell'ordine femtomolare (10^{-15} M), si legano a un piccolo numero di recettori cellulari di superficie ad alta affinità per indurre cambiamenti nella sintesi di RNA e proteine. A differenza degli ormoni, la maggior parte delle citochine normalmente agisce localmente in maniera paracrina o autocrina. Così, citochine derivanti dai linfociti raramente persistono in circolo. Cellule non linfoidi come i macrofagi possono comunque essere indotte da prodotti batterici a rilasciare citochine, che possono essere rilevate in circolo, spesso a danno dell'ospite. Certe citochine, inclusa la IL-1 e il fattore di necrosi tumorale (TNF), esistono anche in forme legate alla membrana e che, quindi, potrebbero esercitare i loro effetti stimolatori senza diventare solubili.

ATTIVAZIONE	0 min		
PRECOCE	15 min	cfos/cjun	Fattore di trascrizione di legame nucleare; ega AP-1
		c-*myc*	Oncogene cellulare; controlla G0 → G1
		Nur77	Funzione nell'apoptosi TCR mediata nelle cellule T immature
	30 min	NFAT	Fattore di trascrizione nucleare della T attivata; regola il gene IL-2
		NFκB	Proteina di legame nucleare; regola l'espressione di molti geni
		IκB-α	Inibitore di NFκB
		PAC-1	Fosfatasi nucleare che inattiva ERKs
MEDIO TERMINE	Diverse ore	IL-2/3/4/5/6	Citochine e loro recettori che influenzano la crescita e la differenziazione di cellule mieloidi e linfoidi, che controllano la crescita virale e mediano I processi infiammatori cronici
		IL-9/10/13	
		GM-CSF	
		IFNγ TGFβ	
TARDIVO	14h	Recettore transferrina	Correlato alla divisione cellulare
	16h	c-*myb*	Oncogene cellulare
	3-5 giorni	MHC di classe II	Presentazione antigenica
	7-14 giorni	VLA-1	"Antigene" molto tardivo; molecola di adesione

Figura 8.1 Attivazione genica sequenziale in seguito a stimolazione della cellula T, comparsa di RNA messaggero (mRNA). AP-1, proteina-1 attivatore; ERKs, Chinasi regolate da segnali extracellulari; GM-CSF, fattore stimolante la colonia grnulocito-macrofagica; IL, interleuchina; IFNγ, interferone γ; MHC, complesso maggiore di istocompatibilità; NFκB, fattore nucleare-kappa B; NFAT, fattore nucleare della cellula T attivata; TCR, recettore cellulare T; TGFβ, fattore-β di crescita trasformante.

Le citochine agiscono attraverso i recettori cellulari di superficie

Sono sei le più importanti famiglie strutturali di recettori citochinici, di cui la più grande è la famiglia dei recettori ematopoietici. Questi consistono generalmente di una o due catene polipeptidiche responsabili del legame della citochina e una catena addizionale condivisa (comune o "c") coinvolta nel segnale di trasduzione. La catena γc viene usata dai recettori dell'IL-2, IL-4, IL-7, IL-9, IL-15 e IL-21; la catena βc dai recettori dell'IL-3, IL-5 e fattore stimolante la colonia di granulociti-macrofagi (GM-CSF). Altre famiglie includono i recettori dell' interferone (IFN), i recettori del TNF, i recettori della superfamiglia dell'immunoglobulina (IgSF) (incluso il recettore dell'IL-1), la grande famiglia dei recettori chemochinici e i recettori per i fattori di crescita trasformanti (TGFs) come il TGFβ. L'interazione della citochina con il suo recettore dà inizio al segnale cellulare che generalmente utilizza sia la chinasi Janus (JAK)-STAT sia la via della Ras-MAP chinasi.

Le citochine spesso hanno effetti molteplici

In generale, le citochine sono pleiotropiche, per es. mostrano molteplicii effetti sulla crescita e differenziazione di vari tipi cellulari (tabella 8.1). C'è una considerevole sovrapposizione e ridondanza tra esse riguardo funzioni individuali, parzialmente spiegato dalla condivisione di componenti recettoriali e dall'utilizzazione di comuni fattori di trascrizione. Per esempio molte delle attività biologiche dell'IL-4 si sovrappongono con quelle dell'IL-13.

Il loro ruolo nella generazione delle cellule effettrici T e B e nella regolazione delle reazioni infiammatorie croniche (figura 8.2a, b) sarà discusso più avanti in questo capitolo. Noi qui evidenzieremo l'importante ruolo delle citochine nel controllo dell'ematopoiesi (figura 8.2c). La differenziazione delle cellule staminali in elementi maturi del sangue all'interno dell'ambiente del midollo osseo avviene attraverso la produzione di citochine come il GM-CSF ad opera delle cellule stromali, cellule T e macrofagi. Non è sorprendente, quindi, che durante un periodo di infiammazione le citochine prodotte reclutino nuovi precursori attraverso la differenziazione ematopoietica, dando origine alla leucocitosi così spesso vista in pazienti con infezione attiva.

Tabella 8.1 Citochine: loro origine e funzione. Da notare che non c'è un'interleuchina-14 (IL-14). Questa designazione fu data ad una attività che, dopo ulteriori indagini, non poteva essere assegnata senza ambiguità ad un'unica citochina. L'interleuchina-8 è un membro della famiglia delle chemochine. Queste citochine sono listate separatamente nella tabella 8.2.

CITOCHINE	SORGENTE	FUNZIONE EFFETTRICE
		INTERLEUCHINE
IL-1α, IL-1β	Mono, Mϕ, DC, NK, B, Endo, Eosino	Costimola l'attivazione T potenziando la produzione di citochine inclusa la IL-2 e il suo recettore; potenzia la proliferazione e maturazione B; citotossicità NK; induce IL-1,-6,-8,GM-CSF e PGE_2 da parte dei Mϕ proinfiammatoria attravers l'induzione di chemochine e ICAM-1 e VCAM-1 nell'endotelio; induce febbre, APP, riassorbimento osseo da parte degli osteoclasti
IL-2	Th1, Eosino	IL-2 Induce proliferazione delle cellule T e B attivate; potenzia la citotossicità NK e l'uccisione di cellule tumorali e batteri da parte di monocit e Mϕ
IL-3	T, NK, MC, Eosino	Crescita e differenziazione dei precursori ematopoietici; crescita MC
IL-4	Th2, Tc2, NK, NK-T, γδ T, MC, Eosino	Induce le cellule Th2; stimola la proliferazione delle B, T, MC attivate; stimola l'MHC di classe II sulle B e I Mϕ e Cd23 sulle B; inibisce la produzione di IL-12 e quindi inibisce la differenziazione Th1, aumenta la fagocitosi Mϕ; induce lo switch verso IgG 1 e IgE
IL-5	Th2, MC, Eosino	Induce la proliferazione di eosinofili e B attivati; induce lo switch verso le IgA
IL-6	Th2, Mono, Mϕ, DC, BM stroma, Eosino	Differenziazione delle cellule staminali mieloidi e delle B in plasmacellule; induce APP; potenzia la proliferazione T
IL-7	BM and thymic stroma	BM e stroma timico Inducono la differenziazione delle cellule staminali linfoidi in progenitori T e B; attiva la T matura
IL-8	Mono, Mϕ, Endo, Eosino	Media la chemiotassi e l'attivazione dei neutrofili
IL-9	Th	Induce la proliferazione dei timociti; potenzia la crescita MC; sinergizza con IL-4 nello switch verso IgG1 e IgE
IL-10	Th (Th2 nel topo), Tc, B, Mono, Mϕ, Eosino	Th(Th2 nel topo) Inibisce la secrezione di INFƳ nel topo e IL-2 da parte delle cellule Th1 umane; inibisce l'MHC di classe II e la produzione citochinica (inclusa IL-12) da parte dei monociti, Mϕe DC, inibendo così la differenziazione Th1; inibisce la proliferazione T; potenzia la differenziazione B
IL-11	BM stroma	Promuove la differenziazione di pro-B e megacariociti; induce APP
IL-12	Mono, Mϕ, DC, B	Citochina critica per la differenziazione Th1; induce la proliferazione e la produzione di IFNƳ da parte di Th1, CD8+ e T γδ e NK; potenzia la citotossicità NK e CD8+ T
IL-13	Th2, MC, Eosino	Inibisce l'attivazione e la secrezione di citochine da parte dei Mϕ; co-attiva la proliferazione B; stimola l'MHC di classe II e CD23 su B e monociti; induce lo switch verso IgG1 e IgE; induce VCAM-1 sull'endotelio
IL-15	T, NK, Mono, Mϕ, DC, B	Induce la proliferazione di T, NK e B attivate e produzione di citochine e citotossicità nelle NK e T CD8+; chemiotattica per T; stimola la crescita dell'epitelio intestinale
IL-16	Th, Tc, Eosino	Chemoattraente per T CD4, monociti e eosinofili; induce l'MHC di classe II
IL-17	T	Proinfiammatoria; stimola la produzione di citochine incluse TNF, IL-1β,-6, -8, G-CSF
IL-18	Mϕ, DC	Induce produzione di IFNƳ da parte della T; potenzia la citotossicità NK
IL-19	Mono	Modulazione dell'attività Th1
IL-20	Cheratinociti	Cheratinociti? Regolazione delle risposte infiammatorie della pelle?
IL-21	Th	Regolazione dell'ematopoiesi; differenziazione NK; attivazione B; costimolazione T
IL-22	T	Inibisce la produzione di IL-4 da parte di Th2
IL-23	DC	Induce la proliferazione e produzione di IFNƳda parte d Th1; induce la proliferazione delle cellule memoria
		FATTORI STIMOLANTI LA COLONIA
GM-CSF	Th, Mϕ, Fibro, MC, Endo, Eosino	Stimola la crescita dei progenitori dei monociti, neutrofili, eosinofili e basofili; attiva i Mϕ
G-CSF	Fibro, Endo	Stimola la crescita dei progenitori neutrofili
M-CSF	Fibro, Endo, Epith	Stimola la crescita dei progenitori dei monociti
SLF	BM stroma	Stimola la divisione delle cellule staminali (ligando c-kit)
		FATTORI DI NECROSI TUMORALE
TNF (TNFα)	Th, Mono, Mϕ, DC, MC, NK, B, Eosino	Citotossicità tumorale; cachessia (perdita di peso), induce secrezione di citochine; induce la selezione-E sull'endotelio; attiva I Mϕ; antivirale
Linfotossina (TNFβ)	Th1, Tc	Citotossicità tumorale; potenzia la fagocitosi dei neutrofili e Mϕ; coinvolta nello sviluppo dell'organo linfoide
		INTERFERONI
IFNα	Leucociti	Inibisce la replicazione virale, potenzia l'MHC di classe I
IFNβ	Fibroblasts	Inibisce la replicazione virale, potenzia l'MHC di classe I
IFNγ	Th1, Tc1, NK	Inibisce la replicazione virale; Potenzia l'MHC di classe I e II; attiva Mϕ; induce lo switch verso IgG2a; antagonizza diverse azioni dell'IL-4; inibisce la proliferazione dei Th2
		ALTRI
TGFβ	Th3, B, Mϕ, MC, Eosino	Proinfiammatorio attraverso, per es. la chemoattrazione di monociti e Mϕ ma anche anti-infiammatorio attraverso, per es. l'inibizione della proliferazione dei linfociti; induce lo switch verso le IgA; promuove la riparazione tissutale
LIF	Epitelio timico, Stroma BM	Induce APP
Eta-1	T	Stimola la produzione di IL-12 e inibisce la produzione di IL-10 da parte dei Mϕ
Oncostatina M	T, Mϕ	Induce APP

APP, proteine della fase acuta; B, cellula B; baso, basofilo; BM, midollo osseo; Endo, endotelio; eosino, eosinofilo; Epit, epitelio; Fibro, fibroblasto; GM-CSF, fattore stimolante la colonia-granulocito-macrofagica; IL, interleuchina; LIF, fattore inibitorio della leukemia; Mϕ, macrofago; MC, mastcellula; Mono, monocita; neutro, neutrofilo; NK, natural killer; SLF, steel locus factor; T, cellula T; TGFβ, fattore di crescita-β trasformante.

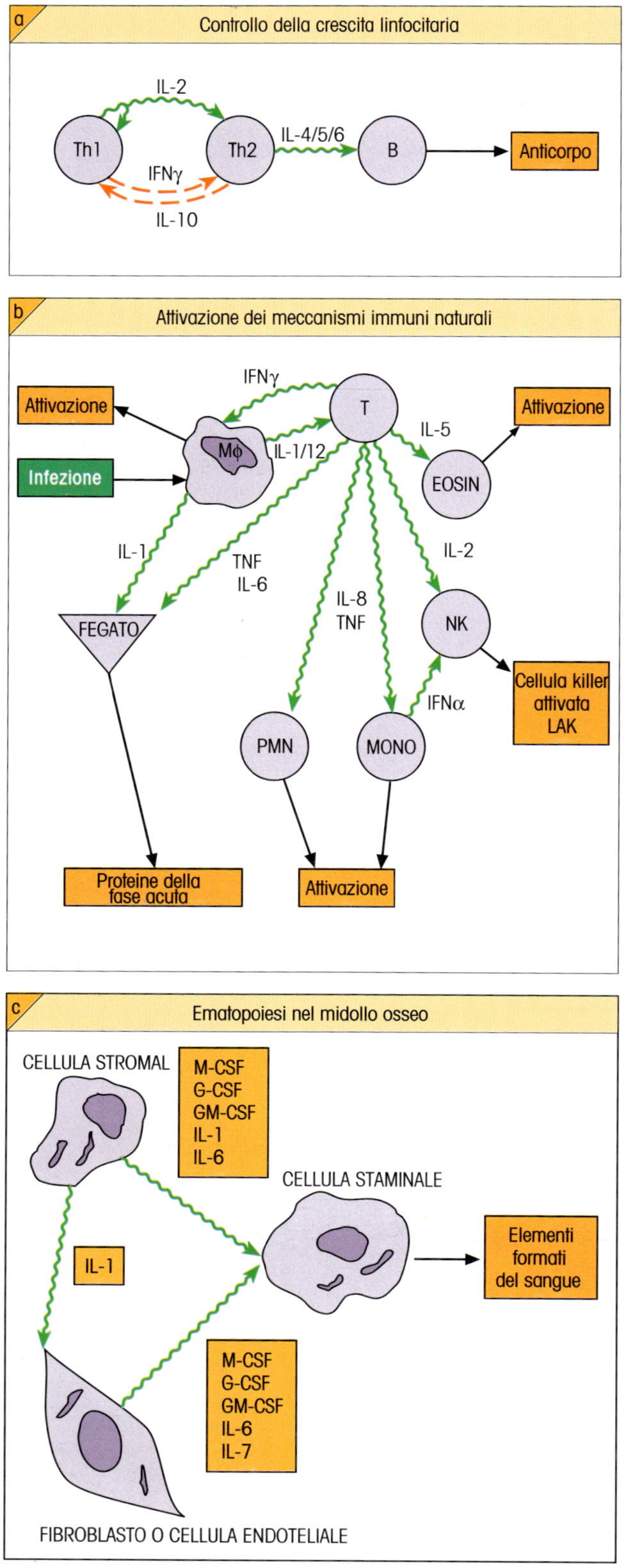

Figura 8.2 Azione citochinica. Una guida generale ma non interamente comprensiva per indicare lo scopo delle interazioni citochiniche. EOSIN, eosinofilo; G-CSF, fattore stimolante la colonia-granulocitica; GM-CSF, fattore stimolante la colonia granulocito-macrofagica; IFN, interferone; IL, interleuchina; LAK, killer attivato dalla linfochina; Mφ, macrofago; M-CSF, fattore stimolante la colonia-macrofagica; MONO, monocita; NK, cellula natural killer; PMN, neutrofilo polimorfonucleato; TNF, fattore di necrosi tumorale.

Rete di interazione

Le complesse e integrate relazioni tra le diverse citochine sono mediate da eventi cellulari. Ad esempio, i geni per IL-3, IL-4, IL-5 e GM-CSF sono tutti strettamente legati al cromosoma 5 in una regione contenente geni per il fattore stimolante la colonia macrofagica (M-CSF), il suo recettore e altri fattori di crescita e recettori. L'interazione può avvenire attraverso una cascata in cui una citochina induce la produzione di un altra, attraverso la transmodulazione del recettore per un altra citochina e attraverso il sinergismo o antagonismo di due citochine che agiscono sulla stessa cellula (figura 8.3). Inoltre, come menzionato sopra, molte citochine condividono le stesse vie di segnalazione e anche questo può contribuire alla ridondanza dei loro effetti.

DIFFERENTI SOTTOPOPOLAZIONI DI CELLULE T CD4 POSSONO DARE ORIGINE A DIVERSI PATTERN CITOCHINICI

Il concetto bipolare Th1/Th2

Le cellule T helper (Th) possono essere classificate in varie sottoclassi in relazione alle citochine secrete. Le cellule Th0 secernono l'IL-2, Il-3, IL-4, IL-5, IFNγ e GM-CSF. Queste cellule possono diventare cellule Th1 che caratteristicamente secernono IL-2, IFNγ e linfotossina e promuovono l'immunità cellulo-mediata, specialmente citotossica, reazioni di ipersensibilità ritardata e l'attivazione macrofagica. Alternativamente le cellule Th0 possono differenziare in Th2, che secernono IL-4, IL-5, IL-6, IL-10 e IL-13 e attivano i linfociti B con conseguente aumento della produzione anticorpale. Le caratteristiche citochine prodotte dalle cellule Th1 e Th2 hanno effetti mutualmente inibitori sul reciproco fenotipo. Mentre l'interferone γ inibisce la proliferazione delle cellule Th2 e l'IL-10 inibisce le cellule Th1. Sebbene i fattori coinvolti nel dirigere le risposte immuni verso queste due popolazioni non siano pienamente chiariti, sembra che le APC e, in particolare, le cellule dendritiche abbiano un ruolo centrale nel guidare la differenziazione verso il fenotipo Th1 o Th2. Anche l'ambiente citochinico in cui queste cellule si sviluppano può influenzare il loro fenotipo finale. Quindi, IL-12 prodotta dalle APC stimolerà la produzione di INFγ dalle cellule natural killer (NK) ed entrambe queste citochine guideranno la differenziazione delle cellule Th1 e inibiranno le risposte Th2. Dall'altro lato della medaglia, quando le Th sono attivate dall'antigene in presenza di IL-4 esse diventano cellule Th2 (figura 8.4).

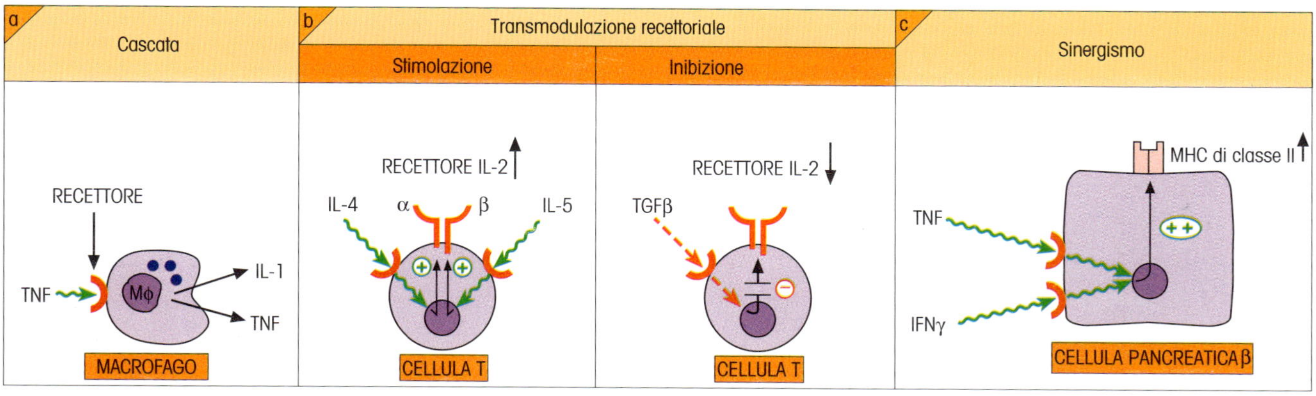

Figura 8.3 Rete di interazione delle citochine. (a) Cascata: in questo esempio il fattore di necrosi tumorale (TNF) induce la secrezione di interleuchina-1 (IL-1) e di se stesso (autocrina) nel macrofago. (Nota che tutti I diagrammi in questa figura sono semplificati in quanto gli effetti sul nucleo sono dovuti a messaggeri risultanti dalla combinazione della citochina con il suo recettore di superficie.) (b) Transmodulazione recettoriale mostrante la stimolazione di ogni catena formante il recettore IL-2 ad alta affinità nella cellula T attivata da singole citochine e inibizione da parte del fattore di crescita trasformante β (TGFβ). (c) Sinergia del TNF e interferone γ (IFNγ) nella stimolazione delle molecole di superficie di classe II del complesso maggiore di istocompatibilità (MHC) su cellule pancreatiche coltivate secernenti insulina. Mϕ, macrofago.

I diversi pattern di produzione citochinica da parte di questi sottotipi di cellule T sono importanti nella protezione contro diverse specie di microrganismi. Le cellule Th1 che producono citochine come INFγ sono particolarmente efficaci contro virus e organismi intracellulari che crescono all'interno dei macrofagi. Le cellule Th2 sono delle buone aiutanti delle cellule B e sembrano essersi adattate per la difesa contro i parassiti che sono vulnerabili alle IgE indotte dall'IL-4 e all'eosinofilia indotta dall'IL-5 e contro i patogeni che vengono rimossi principalmente attraverso meccanismi umorali. L'infezione con il Mycobacterium tuberculosis, l'agente eziologico della tubercolosi, dimostra bene il significato clinico di questa sottoclasse di cellule Th. Il successo nel controllo dell'infezione dipende da una adeguata risposta Th1. Queste cellule, promuovendo la produzione di INFγ attivano i macrofagi a ridurre la carica batterica e a rilasciare il TNF, che è essenziale per la produzione del granuloma.

Le infezioni causate da organismi quali Leishmania sono anch'esse influenzate dalle citochine rilasciate dalle cellule Th1 e Th2. Nella forma cutanea localizzata della malattia, l'IL-2 e INFγ predominano nelle lesioni, indicando che le cellule Th1 limitano l'infezione. Nella più severa malattia cronica mucocutanea, comunque, le lesioni hanno un'abbondanza di IL-4, suggerendo una risposta predominante di tipo Th2 con un controllo cellulare inadeguato. Nella forma viscerale più severa della malattia, i linfociti circolanti non sono in grado di produrre INFγ o IL-12 in risposta all'agente eziologico, Leishmania donovani, ma l'aggiunta di anticorpi anti-IL-10 provoca un aumentata risposta di INFγ. Queste scoperte possono avere significative ripercussioni cliniche in quanto terapie che aumentano l'attività delle citochine Th1 o diminuiscono le citochine Th2 possono potenziare la risoluzione delle lesioni della Leishmania. L'interferone γ in particolare, dal momento che potenzia l'uccisione macrofagica dei parassiti, è stato dimostrato avere un effetto benefico nel trattamento di pazienti gravemente ammalati e in quelli con malattia refrattaria.

Le interazioni con cellule del sistema immunitario naturale influenzano la risposta Th1/Th2

Cellule presentanti l'antigene e, in particolare, le cellule DC (cellule dendritiche), sembrano essere cruciali nel guidare la differenziazione verso il fenotipo Th1 o Th2. Sebbene ci sia qualche evidenza indicante l'esistenza di sottopopolazioni di DC specializzate nella stimolazione sia della popolazione Th1 che Th2, questa è un area ancora di intenso studio. L'interleuchina-12 sembra essere particolarmente importante per la produzione di cellule Th1 e l'IL-4 per la produzione di cellule Th2. L'invasione di cellule fagocitiche da parte di patogeni intracellulari induce una cospicua secrezione di IL-12, che a sua volta stimola la produzione di IFNγ da parte delle cellule NK. Queste due citochine guidano in maniera selettiva la differenziazione delle cellule Th1 e ini-

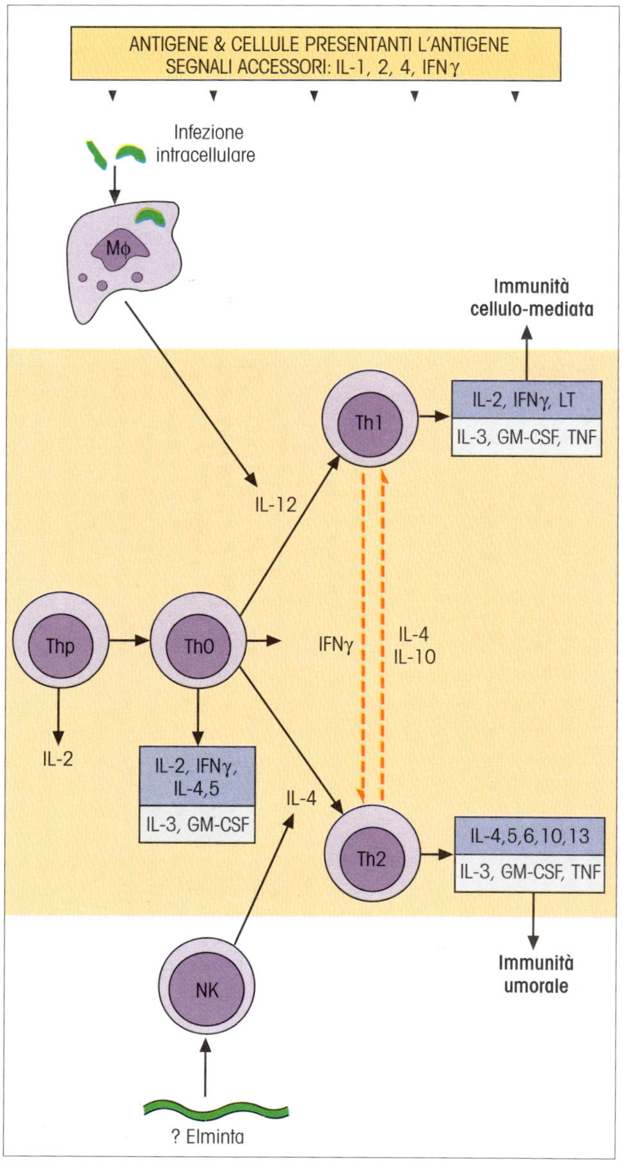

Figura 8.4 La generazione dei sottogruppi CD4 Th1 e Th2. Dopo l'iniziale stimolazione delle cellule T, emerge un range di cellule producenti uno spettro di citochine. Sotto diverse condizioni, la popolazione risultante può presentare un bias ai due estremi. L'interleuchina-12 (IL-12), possibilmente prodotta attraverso un effetto di tipo "innato" di un'infezione intracellulare sui macrofagi, incoraggia lo sviluppo delle cellule Th1 che producono le citochine caratteristiche dell'immunità cellulo-mediata. Al contrario l'IL-4, possibilmente prodotta attraverso l'interazione di agenti infettivi con le cellule natural killer (NK), devia lo sviluppo verso la produzione di cellule Th2 le cui citochine assistono la maturazione delle cellule B verso la secrezione anticorpale e la fornitura dell'immunità umorale. Le citochine prodotte dalle sottopopolazioni polarizzate Th1 e Th2 sono mutuamente inibitorie. LT, linfotossina; Th0, cellula helper precoce producente uno spettro di citochine; Thp, precursore T-helper; le altre abbreviazioni sono riportate nella tabella 8.1.

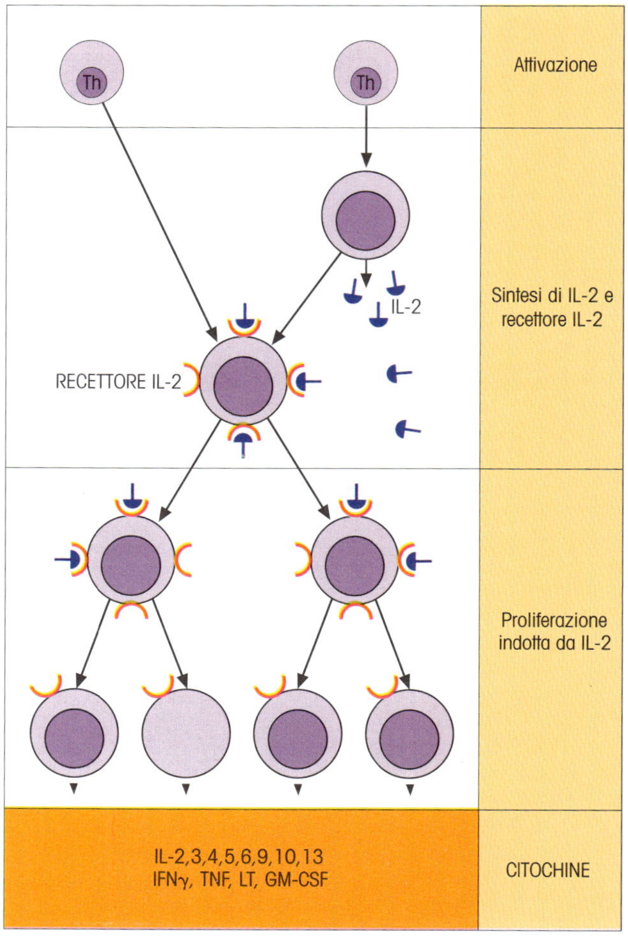

Figura 8.5 Blasti T attivati esprimenti recettori di superficie per l'interleuchina-2 (IL-2) proliferano in risposta all'IL-2 prodotta dallo stesso sottogruppo o da un altro sottogruppo di cellula T. La popolazione espansa secerne un'ampia varietà di citochine biologicamente attive di cui l'IL-4 potenzia anche la proliferazione della cellula T. GM-CSF, fattore stimolante la colonia-granulocita-macrofagico; IFNγ, interferone γ; LT, linfotossina; Th, cellula T helper; TNF, fattore di necrosi tumorale.

biscono le risposte Th2 (figura 8.4). Comunque, gli effetti dell'IL-4 sembrano essere dominanti rispetto all'IL-12 e quindi le quantità di IL-4 rispetto a quelle dell'IL-12 e IFNγ saranno di grandissima importanza nel determinare la differenziazione delle cellule Th0 in Th1 o Th2.

CELLULE T ATTIVATE PROLIFERANO IN RISPOSTA ALLE CITOCHINE

L'amplificazione delle cellule T in seguito ad attivazione dipende in maniera critica dall'IL-2 (figura 8.5). Questa citochina agisce solo sulle cellule che esprimono recettori per IL-2 ad alta affinità. Questi recettori non sono presenti sulle cellule a riposo, ma

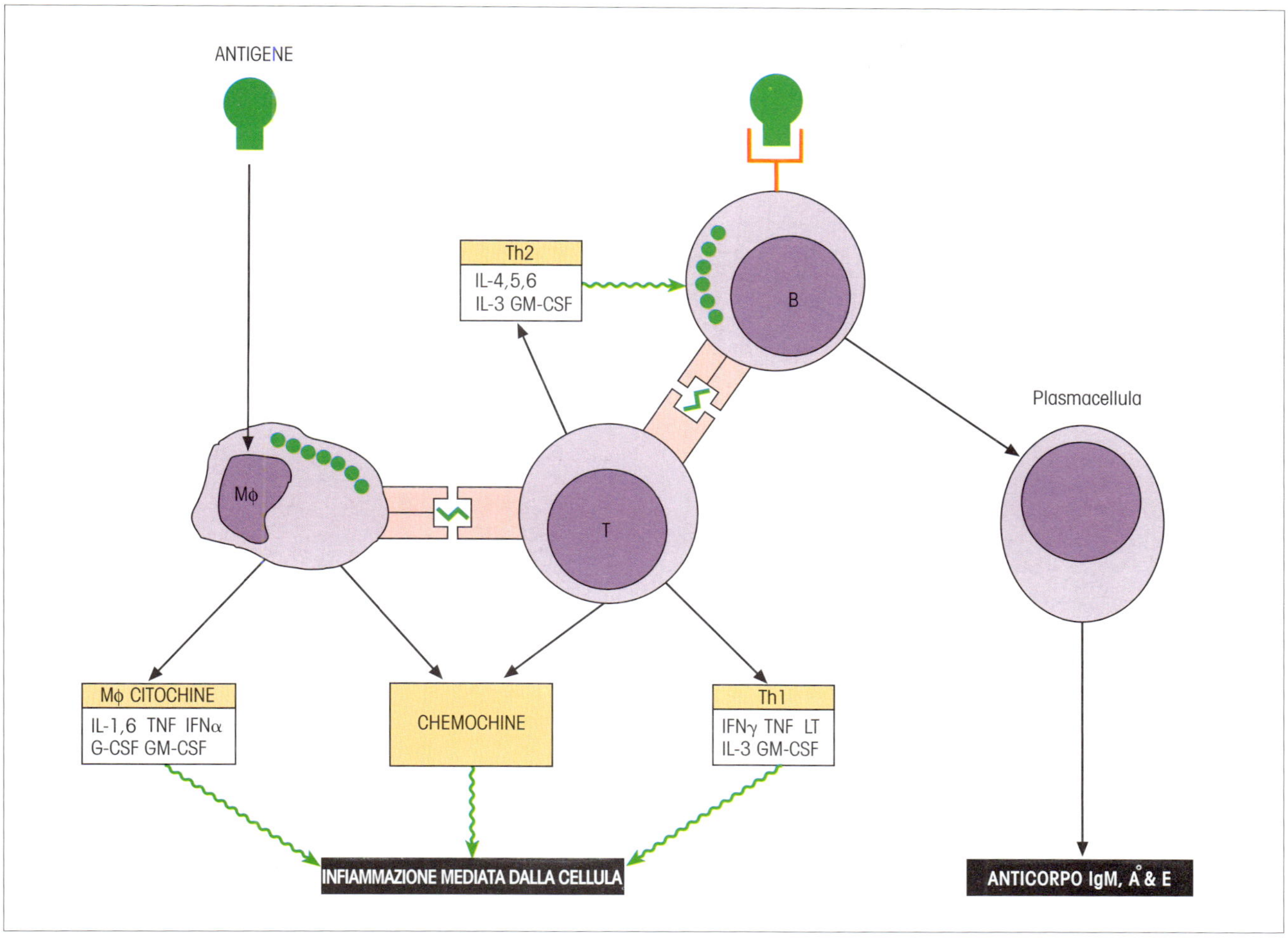

Figura 8.6 Citochine che controllano le risposte anticorpali e infiammatorie mediate dalla cellula T. Le abbreviazioni sono come quelle riportate nella tabella 8.1.

sono sintetizzate nel giro di poche ore dopo attivazione (figura 8.1). Il numero di questi recettori sulla cellula aumenta sotto l'azione dell'antigene e dell'IL-2 e appena l'antigene viene eliminato, il numero di recettori diminuisce e con questo, la risposta all'IL-2.

Anche i blasti di cellule T producono una vasta gamma di citochine e l'effetto proliferativo dell'IL-2 viene rinforzato dall'azione dell'IL-4 e IL-15 che reagiscono con i corrispondenti recettori sulle cellule T in divisione. Non dobbiamo perdere di vista l'importanza dei meccanismi di controllo come TGFβ, che blocca la proliferazione IL-2 indotta (figura 8.3b) e le citochine IFNγ, IL-4 e IL-12, che mediano il mutuo antagonismo delle sottopopolazioni Th1 e Th2. Se le cellule T dovessero essere ripetutamente attivate, l'IL-2 sarebbe responsabile dell'attivazione della morte cellulare indotta delle cellule T, controllando ulteriormente quindi l'estensione della risposta immune.

GLI EFFETTORI DELLE CELLULE T NELL'IMMUNITÀ CELLULO-MEDIATA

Le citochine mediano le risposte infiammatorie croniche

In aggiunta al loro ruolo nella risposta acquisita, le citochine delle cellule T sono responsabili della generazione di reazioni infiammatorie croniche antigene-specifiche che hanno a che fare con microrganismi intracellulari (figura 8.6).

Eventi precoci

L'evento iniziale è probabilmente una risposta infiammatoria locale al danno tissutale causato da un agente infettivo che stimolerà la sintesi di molecole di adesione come VCAM-1 (molecola di adesione cellula vascolare 1) e ICAM-1 (molecola di adesione intercellulare 1) sulle adiacenti cellule endote-

Tabella 8.2 Chemochine e loro recettori. Le chemochine sono raggruppate secondo l'arrangiamento dello loro cisteine. La lettera L designa il ligando (per es. la singola chemochina), mentre la lettera R designa i recettori. I nomi in parentesi si riferiscono agli omologhi murini delle chemochine umane dove i nomi di queste differiscono , o è stata descritta la chemochina murina da sola se non ha un equivalente umano.

FAMIGLIA	CHEMOCHINA	NOMI ALTERNATIVI	CHEMIOTASSI	RECETTORI
CXC	CXCL1	GROα/MGSAα	Neutro	CXCR2>CXCR1
	CXCL2	GROβ/MGSAβ	Neutro	CXCR2
	CXCL3	GROγ/MGSAγ	Neutro	CXCR2
	CXCL4	PF4	Eosino,Baso	CXCR3
	CXCL5	ENA-78	Neutro	CXCR2
	CXCL6	GCP-2/(CKα-3)	Neutro	CXCR1, CXCR2
	CXCL7	NAP-2	Neutro	CXCR2
	CXCL8	IL-8	Neutro	CXCR1, CXCR2
	CXCL9	Mig	T, NK	CXCR3
	CXCL10	IP-10	T, NK	CXCR3
	CXCL11	I-TAC	T, NK	CXCR3
	CXCL12	SDF-1α/β	T, B, DC, Mono	CXCR4
	CXCL13	BLC/BCA-1	B	CXCR5
	CXCL14	BRAK/Bolekine	?	?
	CXCL15	Lungkine	Neutro	?
C	XCL1	Linfotattina/SCM-1α/ATAC	T	XCR1
	XCL2	SCM-1β	T	XCR1
CX3C	CX3CL1	Fractalchina/neurotattina	T, NK, Mono	CX3CR1
CC	CCL1	I-309/(TCA-3/P500)	Mono	CCR8
	CCL2	MCP-1/MCAF	T, NK, DC, Mono, Baso	CCR2
	CCL3	MIP-1α/LD78 α	T, NK, DC, Mono, Eosino	CCR1, CCR5
	CCL4	MIP-1β	T, NK, DC, Mono	CCR5
	CCL5	RANTES	T, NK, DC, Mono, Eosino, Baso	CCR1, CCR3, CCR5
	(CCL6)	(C10/MRP-1)	Mono	?
	CCL7	MCP-3	T, NK, DC, Mono, Eosino, Baso	CCR1,CCR2, CCR3
	CCL8	MCP-2	T, NK, DC, Mono, Baso	CCR3
	(CCL9/10)	(MRP-2/CCF18/MIP-1γ)	?	?
	CCL11	Eotaxin-1	T, DC, Eosino, Baso	CCR3
	(CCL12)	(MCP-5)	T, NK, DC, Mono, Baso	CCR2
	CCL13	MCP-4	T, NK, DC, Mono, Eosino, Baso	CCR2, CCR3
	CCL14	HCC-1/HCC-3	T, Mono, Eosino	CCR1
	CCL15	HCC-2/Leukotactin-1/MIP-1δ	T	CCR1, CCR3
	CCL16	HCC-4/LEC/(LCC-1)	T	CCR1
	CCL17	TARC	T, DC, Mono	CCR4
	CCL18	DCCK1/PARC/AMAC-1	T	?
	CCL19	MIP-3β/ELC/Exodus-3	T, B, DC	CCR7
	CCL20	MIP-3α/LARC/Exodus-1	DC	CCR6
	CCL21	6Ckine/SLC/Exodus-2/(TCA-4)	T, DC	CCR7
	CCL22	MDC/STCP-1/ABCD-1	T, DC, Mono	CCR4
	CCL23	MPIF-1	T	CCR1
	CCL24	MPIF-2/Eotaxin-2	T, DC, Eosino, Baso	CCR3
	CCL25	TECK	T, DC, Mono	CCR9
	CCL26	SCYA26/Eotaxin-3	T	CCR3
	CCL27	CTACK/ALP/ESkine	T	CCR10

B, cellula B; Baso, basofilo; DC, cellula dendritica; Eosino, eosinofilo; Mono, monocita; Neutro, neutrofilo; NK, natural killer; T, cellula T.

liali vascolari. Queste permetteranno l'ingresso delle cellule memoria T nel sito infetto attraverso il loro VLA-4 (antigene 4 molto tardivo) e LFA-1 (antigene 1 associato alla funzione linfocitaria). Il contatto con l'antigene processato derivato dall'organismo intracellulare attiverà la specifica cellula T e indurrà il rilascio delle citochine secrete. Il fattore di necrosi tumorale potenzierà ulteriormente l'espressione delle molecole accessorie endoteliali e aumenterà le possibilità di altre cellule memoria presenti in circolo di incontrare l'antigene che ha provocato l'infiammazione.

Chemiotassi

Il reclutamento delle cellule T e dei macrofagi nel sito dell'infiammazione è potenziato enormemente dall'azione delle citochine chemiotattiche dette **che-**

mochine (citochina chemoattraente). Gli stimoli più importanti alla produzione di chemochine sono le citochine proinfiammatorie come IL-1 e TNF, ma anche i prodotti batterici e virali possono avere gli stessi effetti. Sono state descritte ad oggi più di 50 chemochine e esse si legano ad almeno 19 recettori funzionali, soprattutto sui leucociti. Ci sono quattro famiglie di chemochine chiamate chemochine CC e CXC, che sono le predominanti e le chemochine CX3C e C, che sono famiglie più piccole (tabella 8.2). L'attivazione del recettore innesca una cascata di eventi cellulari che risulta in ultimo nell'attivazione della macchina cellulare necessaria a guidare la cellula verso un particolare sito. Nonostante il fatto che una singola chemochina può a volte legarsi a più di un recettore e un singolo recettore può legare varie chemochine, molte chemochine mostrano una forte specificità tissutale e recettoriale. Esse giocano un ruolo importante nell'infiammazione, nello sviluppo degli organi linfoidi, traffico cellulare, compartimentalizzazione cellulare all'interno dei tessuti linfoidi, sviluppo Th1/Th2, angiogenesi e guarigione delle ferite. Sebbene i recettori siano specifici per le chemochine, i recettori CCR5 e CXCR4 agiscono come co-recettori per il virus dell'immunodeficienza (HIV), permettendo al virus che si è legato alla molecola CD4 di guadagnarsi l'accesso alla cellula T o al monocita.

Attivazione macrofagica

I macrofagi che hanno nel loro interno organismi intracellulari sono attivati da agenti come l'IFNγ, GM-CSF, IL-2 e TNF e acquisiscono poteri microbicidi. Durante questo processo, alcuni macrofagi possono andare a morte,forse con l'intervento delle cellule T citotossiche (Tc), e rilasciano organismi viventi, ma questi se la dovranno vedere con nuovi macrofagi condotti in questo sito dalla chemiotassi e attivati da citochine locali.

Difese anti-virali

Le cellule infettate da virus richiedono una strategia diversa e una parte di questa strategia sfrutta il meccanismo innato dell'IFN di impedire l'accesso al virus alla macchina replicativa cellulare. Il fattore di necrosi tumorale presenta un potenziale citotossico contro le cellule infettate dal virus, che è particolarmente utile dal momento che la morte di una cellula, prima che la replicazione virale sia avvenuta, è ovviamente benefica per l'ospite. Il potenziale citotossico del TNF è stato riconosciuto per la prima volta usando cellule tumorali come bersagli (da qui il nome) e sia l'IFNγ che la linfotossina possono agire in maniera sinergica con il TNF preparando le cellule per la distruzione inducendo la formazione dei recettori TNF.

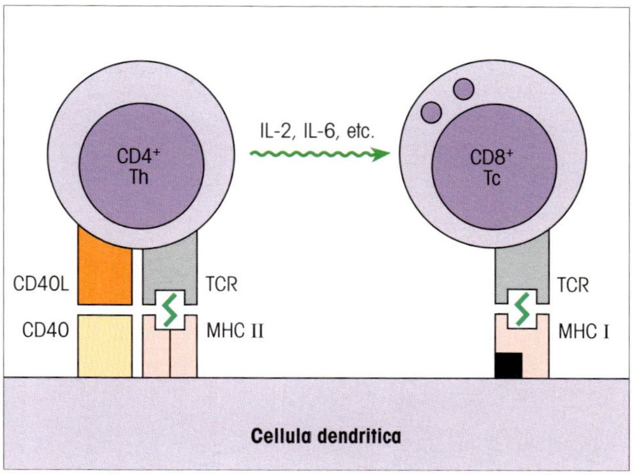

Figura 8.7 Cellula T helper (Th) attivazione delle cellule T citotossiche (Tc). L'attivazione della CD4$^+$ Th da parte della cellula dendritica (DC) coinvolge un segnale costimolatorio CD40-CD40L (ligando CD40) (CD154) e il riconoscimento del peptide presentato al recettore della cellula T (TCR) dalla classe II del complesso maggiore di istocompatibilità (MHC). Il rilascio di citochine dalle cellule Th attivate stimola la differenziazione del precursore CD8$^+$ in una attivata, Tc MHC classe I-ristretta.

Le cellule T killer

La generazione delle cellule T citotossiche

Le cellule T citotossiche (Tc), chiamate anche linfociti T citotossici (CTL), rappresentano l'altro importante braccio della risposta immune cellulo-mediata e sono di importanza strategica nell'uccisione di cellule infettate da virus e possibilmente contribuiscono ai meccanismi di sorveglianza contro le cellule cancerose.

I precursori delle cellule T citotossiche (Tcp) riconoscono l'antigene sulla superficie cellulare in associazione alle molecole del complesso maggiore di istocompatibilità di classe I (MHC) e, come le cellule B, esse di solito, ma non sempre, richiedono l'aiuto da altre cellule T. Il meccanismo attraverso cui l'aiuto è fornito può, comunque, essere abbastanza diverso. Un'efficiente collaborazione T-B richiede la cattura dell'antigene nativo da parte dei recettori immunoglobulinici di superficie sulle cellule B, che deve essere processato internamente e presentato alla cellula Th come un peptide associato con l'MHC di classe II. Con le interazioni Th e Tcp, sembra molto probabile che entrambe le cellule si leghino alla stessa APC che ha processato l'antigene virale e mostra i peptidi virali processati in associazione con l'MHC di classe II (per la cellula Th) e classe I (per la Tcp) sulla sua superficie. È possibile che la APC sia essa stessa la cellula infettata dal virus. Le citochine provenienti dalle Th attivate e dalle DC vengono rilasciate in prossimità della Tcp, che sta assorbendo il segnale antigene-MHC in modo che queste cellule vengano stimolate a proliferare e a differenziarsi in CTL sotto l'influenza dell'IL-2, IL-6, IL-12 e IL-15 (figura 8.7).

Il processo letale

La maggior parte delle Tc sono del sottotipo CD8 e il loro legame alla cellula bersaglio attraverso il riconoscimento da parte del TCR dell'antigene in associazione all'MHC di classe I viene favorito dall'associazione tra CD8 e MHC di classe I e da altre molecole accessorie come LFA-1 e CD2 (vedi figura 7.2). In alcune circostanze le cellule T $CD4^+$ posso anche mediare la citotossicità attraverso la via Fas-FasL (Ligando Fas).

Le cellule T citotossiche sono **cellule secretorie inusuali** che usano un lisosoma modificato per secernere le loro proteine litiche. Dopo il rilascio del segnale da parte del TCR/CD3, i **granuli litici** decorrono lungo il sistema dei microtubuli e vengono rilasciati nel punto di contatto tra la Tc e il suo bersaglio (figura 8.8). Questo garantisce la specificità dell'uccisione dettata dal riconoscimento del bersaglio da parte del TCR e limita i danni alle cellule circostanti. Come con le cellule NK che hanno granuli simili, l'esocitosi del contenuto dei granuli, incluse le perforine, granzimi e TNF, produce lesioni nella membrana della cellula bersaglio e morte in seguito ad induzione di apoptosi. Le cellule T citotossiche sono fornite di un secondo meccanismo di uccisione che coinvolge Fas e il suo ligando (vedi pag 15 e 189).

La videomicroscopia mostra che le Tc sono dei serial killer. Dopo il "bacio della morte", la cellula T può disimpegnarsi e cercare un'altra vittima, essendoci una rapida sintesi di nuovi granuli. Ad un certo punto l'espansione delle cellule $CD8^+$ dovrà essere controllata e questo avviene quando le nuove cellule CD8 attivate uccidono le APC in corso di attivazione. Non si deve inoltre perdere di vista il fatto che le cellule $CD8^+$ sintetizzano altre citochine come IFNγ che ha anche un potenziale antivirale.

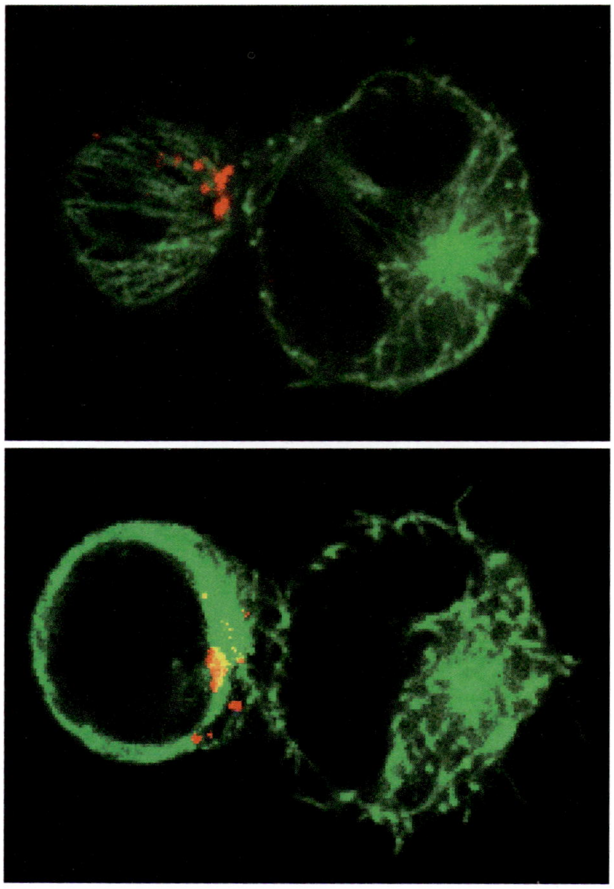

Figura 8.8 Coniugazione della cellula T citotossica (a sinistra) al suo bersaglio, qui un mastocitoma murino, che mostra la polarizzazione dei granuli verso il bersaglio nel punto di contatto. I citoscheletri di entrambi le cellule sono rilvelati mediante colorazione immunofluorescente con un anticorpo contro la tubulina (verde) e i granuli litici con un anticorpo contro il granzima A (rosso). Venti minuti dopo la coniugazione il citoscheletro della cellula bersaglio può essere ancora intatto (sopra), ma questo rapidamente viene distrutto (sotto). (Fotografie fornite gentilmente dal Dott. Gillian Griffiths).

Controllo dell'infiammazione

Una volta che l'infiammazione ha eliminato l'agente che l'ha indotta, l'organismo ha bisogno di interrompere la risposta verso quell'antigene. Durante le risposte immuni umorali e cellulo-mediate viene prodotta una varietà di citochine anti-infiammatorie. L'interleuchina 10 ha profondi effetti antiinfiammatori e immunoregolatori, agendo sui macrofagi e le cellule Th1 per inibire il rilascio di fattori proinfiammatori come l'IL-1 e il TNF. Inoltre, l'IL-10 riduce l'espressione del recettore di superficie del TNF ed induce il rilascio di recettori solubili del TNF che sono inibitori endogeni del TNF. L'Interleuchina 1, una potente citochina proinfiammatoria, può essere regolata dai recettori solubili dell'IL-1 rilasciati durante l'infiammazione che agiscono bloccando l'azione dell'IL-1 e dal recettore antagonista dell'IL-1 (IL-1Ra). Quest'ultima citochina, strutturalmente simile all'IL-1, è prodotta dai monociti e macrofagi durante l'infiammazione e compete con l'IL-1 per i recettori dell'IL-1 antagonizzandone così l'attività. La produzione di IL-1Ra è stimolata dall'IL-4, che inibisce anch'essa la produzione di IL-1 e, come abbiamo detto precedentemente, agisce anche per contenere le cellule Th1. IL ruolo del TGFβ è più difficile da interpretare perchè ha alcuni effetti pro e altri anti-infiammatori, sebbene esso promuova indubbiamente la riparazione tissutale dopo la risoluzione dell'infiammazione.

Queste citochine anti-infiammatorie hanno un considerevole potenziale per il trattamento di quelle malattie umane dove le citochine proinfiammatorie sono responsabili delle manifestazioni cliniche. Questa situazione esiste nello shock settico, dove molte delle caratteristiche cliniche sono dovute alla massiva produzione di IL-1, TNF e IL-6. Studi su conigli hanno mostrato che il pre-trattamento con l'IL-1Ra blocca lo shock settico indotto dall'endotossina e la morte. Nell'uomo, comunque, il trattamento con IL-1Ra non ha mostrato di ridurre la mortalità nei pazienti con sepsi e ulteriori trial su questa e altre citochine anti-infiammatorie sono in corso.

LA PROLIFERAZIONE E MATURAZIONE DELLE RISPOSTE DELLE CELLULE B SONO MEDIATE DALLE CITOCHINE

L'attivazione delle cellule B da parte delle Th attraverso il riconoscimento TCR del peptide antigenico legato all'MHC ed in più l'interazione costimolatoria **CD40L-CD40** porta alla upregolazione dei recettori di superficie per IL-4. L'abbondante rilascio locale di questa citochina dalla Th porta ad una potente proliferazione clonale ed espansione della popolazione delle cellule B attivate (figura 8.9). L'Interleuchina-2 e l'IL-13 contribuiscono anch'esse a questo processo.

Le plasmacellule produttrici di immunoglobuline M sono stimolate dall'IL-4 dall'IL-5 mentre quelle produttrici di IgG derivano dall'azione combinata di IL-4, Il-5, IL-6, IL-13 e IFNγ. Sotto l'influenza dell' IL-4 e IL-13, i cloni espansi si possono differenziare e maturare in cellule sintetizzanti le IgE. Il fattore di crescita trasformante β e l'IL-5 incoraggiano le cellule a cambiare la loro classe immunoglobulinica in IgA (figura 8.9).

Gli antigeni timo-indipendenti possono attivare le cellule B direttamente ma nondimeno hanno ancora bisogno delle citochine per un'efficiente proliferazione e produzione di immunoglobuline.

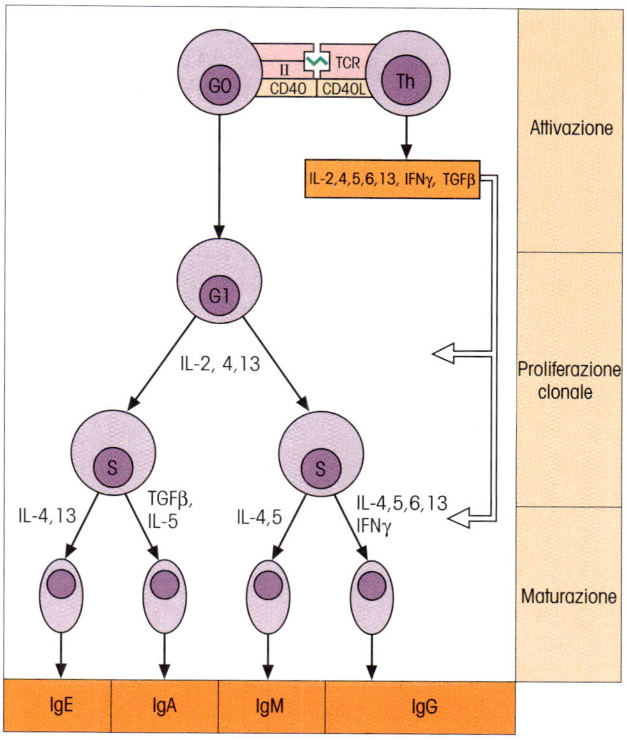

Figura 8.9 Risposta della cellula B ad un antigene timo-dipendente (TD): espansione clonale e maturazione delle cellule B attivate sotto l'influenza di fattori solubili derivati dalla cellula T. La costimolazione attraverso l'interazione ligando CD40 (CD40L)-CD40 è essenziale per le risposte primaria e secondaria verso antigeni TD e per la formazione di centri germinativi e memoria. IFNγ, interferone γ; Il, interleuchina; Ig, immunoglobulina; TCR, recettore cellula T; TGFβ, fattore di crecista β trasformante; Th, cellula T helper.

COSA SUCCEDE NEL CENTRO GERMINATIVO?

Una sfida secondaria con l'antigene o complessi immuni induce un allargamento dei centri germinativi, la formazione di nuovi, la comparsa di cellule B memoria e lo sviluppo di cellule produttrici di immunoglobuline a più elevata affinità. Le cellule B entrando nel centro germinativo diventano centroblasti, che si dividono nel giro di sole 6 h e quindi diventano nella zona basale centrociti in riposo, molti dei quali vanno a morte per apoptosi (figura 8.10). Non appena i centrociti sopravvissuti maturano, si differenziano o in immunoblasti precursori delle plasmacellule, che secernono immunoglobuline in assenza di antigene, o in **cellule B memoria**.

Qual è quindi lo scenario che si viene a formare? In seguito ad una nuova esposizione, le cellule B coinvolte possono essere attivate dalle cellule Th paracorticali in associazione con le cellule DC o macrofagi e migrano nel centro germinativo. Lì esse si dividono in risposta a potenti stimoli da comples-

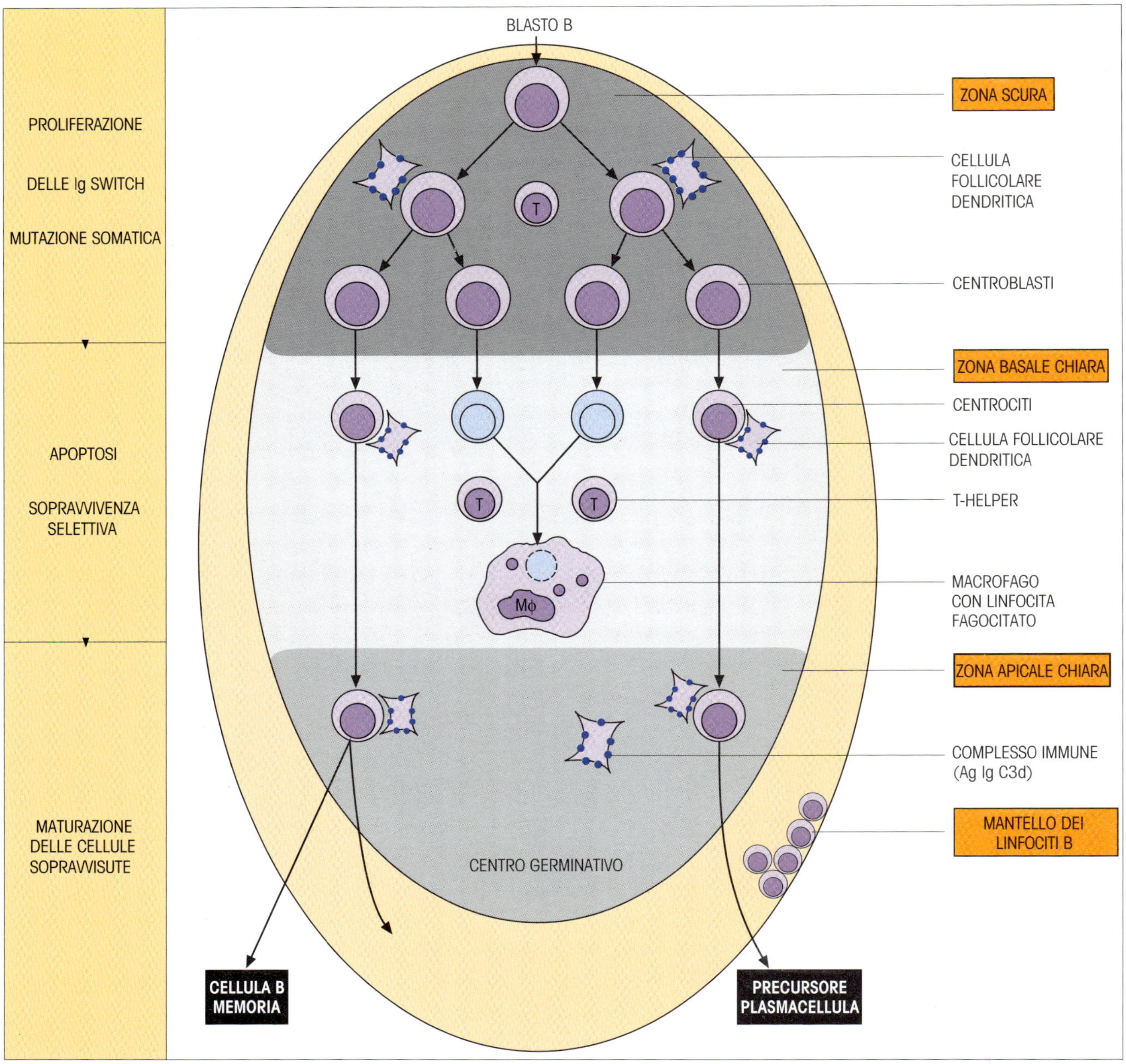

Figura 8.10 Gli eventi che avvengono nei centri germinativi linfoidi. Il centro germinativo delle cellule B mostra numerose mutazioni nei geni anticorpali. L'espressione di LFA-1 (antigene-1 associato alla funzione linfocitaria) e ICAM-1 (molecola-1 di adesione intercellulare) sulle cellule B e sulle cellule follicolari dendritiche (FDC) nel centro germinativo le rende "appiccicose". Attraverso i loro recettori di superficie, FDC legano i complessi immuni contenenti l'antigene e C3 che, a loro volta, sono stimolatori molto efficaci della cellula B dal momento che il legame dei recettori di superficie per l'antigene e C3 abbassa la loro soglia di attivazione. Le molecole costimolatorie Cd40 e B7 giocano un ruolo centrale e anticorpi contro Cd40 o B7 prevengono la formazione dei centri germinativi. Ag, antigene; Ig, immunoglobulina; Mϕ, macrofago.

si su cellule follicolari dendritiche (FDCs) e da citochine rilasciate dalle cellule T in risposta a cellule B presentanti l'antigene. **Ipermutazioni somatiche** dei geni immunoglobulinici della cellula B avvengono con elevata frequenza durante questo stadio della divisione cellulare. Cellule mutate con anticorpi di superficie a più alta affinità verranno positivamente selezionate, arrivando così alla **maturazione dell'affinità anticorpale** durante la risposta immune. Le cellule vanno anche incontro a **un cambiamento di classe immunoglobulinica** e a questo punto si assisterà ad un ulteriore differenziazione. Le cellule migrano sia nei siti di attività delle plasmacellule (la zona midollare del linfonodo) o vanno ad espandere il pool di cellule B-memoria.

IL CAMBIAMENTO DI CLASSE IMMUNOGLOBULINICA AVVIENE NELLE SINGOLE CELLULE B

La sintesi di anticorpi appartenenti alle varie classi immunoglobuliniche procede in maniera diversa. Di solito c'è una risposta IgM precoce che tende a decrescere rapidamente. La sintesi dell'immunoglobulina IgG raggiunge il suo massimo dopo un periodo di tempo più lungo. In seguito ad una seconda esposizione all'antigene, la sintesi degli anticorpi IgG aumenta rapidamente raggiungendo un titolo anticorpale molto più alto e c'è una caduta relativamente lenta del livello anticorpale sierico (figura 8.11). Lo stesso probabilmente è vero per le IgA e in un certo senso entrambe queste classi immunoglobuliniche forniscono la principale difesa contro future penetrazioni da parte di antigeni esterni.

La sintesi anticorpale in molte classi mostra una notevole dipendenza dalla cooperazione con le cellule T, infatti le risposte negli animali privati delle cellule T è chiaramente deficitaria. Allo stesso modo, il cambio da IgM a IgG e altre classi è largamente sotto il controllo delle cellule T criticamente mediato dalle CD40 e altre citochine come descritto precedentemente. Oltre ad essere più rapida, la risposta secondaria tende ad avere una più alta affinità poichè una volta che la risposta primaria ha inizio e la concentrazione dell'antigene declina verso livelli bassi, solo le cellule a più alta affinità legheranno sufficiente antigene tale da mantenere la proliferazione.

CELLULE MEMORIA

La memoria di precedenti infezioni come il morbillo dura tutta la vita si pone la questione se le cellule memoria durino tutta la vita o siano soggette a ripetuta stimolazione antigenica da parte di un antigene persistente o a reinfezione subclinica. Fanum nel 1847 descrisse un'epidemia di morbillo sulle isole Faroe avvenuta l'anno precedente durante la quale quasi tutta la popolazione fu colpita dall'infezione eccetto poche persone anziane che erano state infettate 65 anni prima. Mentre questa evidenza favorisce l'ipotesi della lunga emivita, si è immaginato che la memoria delle cellule B sia uno stato dinamico in cui la sopravvivenza delle cellule memoria è garantita da segnali ricorrenti provenienti dalle FDC nei centri germinali, il solo deposito a lungo termine dell'antigene.

La memoria delle cellule T esiste sia per le CD4 che per le CD8 e può essere mantenuta anche in assenza dell'antigene. Di solito, l'antigene persiste

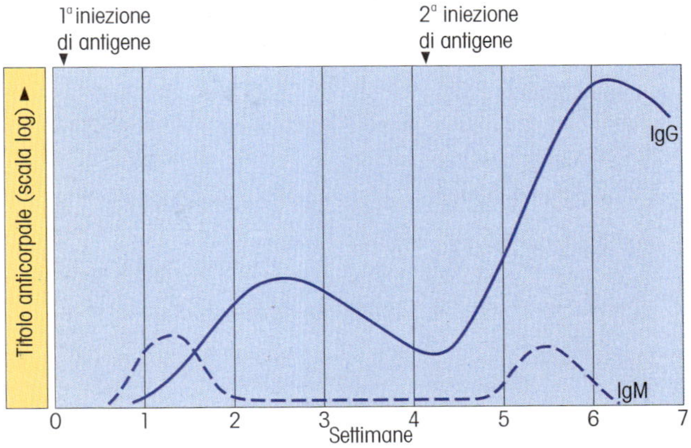

Figura 8.11 Sintesi dell'immunoglobulina M (IgM) e classi anticorpali IgG nelle risposte primaria e secondaria all'antigene.

come complessi sulle FDC. C'è, quindi, la possibilità per le APC all'interno del centro germinale di catturare e processare questo antigene complessato e presentarlo alle cellule memoria T.

La popolazione delle cellule memoria non è semplicemente un'espansione delle corrispondenti cellule naive

In generale, le cellule memoria sono più prontamente stimolate da una data dose di antigene in quanto presentano una più alta affinità. Nel caso delle cellule B, ci sono evidenze che legano la mutazione e la selezione antigenica alla creazione di cellule memoria ad alta affinità all'interno del centro germinativo di follicoli linfonodali secondari. Cellule B vergini perdono le loro IgM e IgD di superficie e cambiano il recettore isotipico sulle cellule che stanno diventando cellule memoria. Le molecole costimolatorie B7.1 (CD80) e B7.2 (CD86) vengono rapidamente stimolate sulle cellule B memoria, e la loro potente capacità di presentare l'antigene alle cellule T potrebbe ben spiegare la rapida e robusta natura delle risposte secondarie.

Le cellule T memoria aumentano la loro avidità di legame per le APC attraverso l'aumentata espressione di molecole di adesione come le CD2, LFA-1, LFA-3 e ICAM-1. Dal momento che alcune di queste molecole amplificano anche il segnale di trasduzione, la memoria delle cellule T è attivata più prontamente dalla sua controparte naive. Le cellule memoria si dividono e secernono citochine più rapidamente delle cellule naive e ci sono evidenze che esse ne possano anche secernere una più vasta gamma.

TAVOLA RIASSUNTIVA

Una serie di geni viene stimolata dall'attivazione delle cellule T

- Entro 15-30 min vengono espressi i geni per fattori di trascrizione coinvolti nella progressione da G0 a G1 e nel controllo dell'Il-2. Le citochine e i loro recettori vengono espressi oltre le 14 ore.
- In seguito vengono upregolati una varietà di geni correlati alla divisione cellulare e all'adesione.

Le citochine agiscono come messaggeri intercellulari

- Le citochine agiscono in maniera transiente e di solito a breve raggio, sebbene l'interleuchina-1 (IL-1) e l'IL-6 circolanti possono mediare il rilascio delle proteine della fase acuta dal fegato.
- Esse agiscono attraverso recettori di superficie cellulare ad alta affinità.
- Le citochine sono pleiotropiche, per es. hanno effetti multipli in aree di (i) controllo della crescita linfocitaria, (ii) attivazione dei meccanismi dell'immunità naturale (inclusa l'infiammazione), e (iii) controllo dell'emopoiesi del midollo osseo.
- Le citochine possono agire in sequenza, una citochina induce la produzione di un altra o attraverso la transmodulazione del recettore per un altra citochina; esse possono anche agire sinergicamente o in maniera antagonista.

Differenti sottogruppi di cellule T CD4 possono produrre diverse citochine

- Come l'immunizzazione procede, le cellule T helper (Th) tendono a dividersi in due sottogruppi: cellule Th1 coinvolte nei processi infiammatori, attivazione macrofagica e sensibilità ritardata producono IL-2 e IL-3, interferone gamma (IFNγ), linfotossina e fattore stimolante la colonia granulocitaria-macrofagica (GM-CSF); cellule Th2 aiutano le cellule B a sintetizzare anticorpi e secernere IL-3, 4, 5, 6 e 10, fattore di necrosi tumorale-alfa (TNF-alfa) e GM-CSF.
- Una precoce interazione dell'antigene con macrofagi producenti IL-12 o con un sottogruppo di cellule T secernenti IL-4 indirizzerà le risposte rispettivamente verso Th1 o Th2.
- Diversi patterns di produzione citochinica influenzano la gravità e le manifestazioni cliniche di varie malattie infettive.

Cellule T attivate proliferano in risposta a citochine

- L'Interleuchina-2 agisce come un fattore di crescita autocrino per le Th1 e paracrino per le cellule Th2 che hanno stimolato i loro recettori IL-2.
- Le citochine agiscono sulle cellule che esprimono recettori.

Gli effettori delle cellule T nell'immunità cellulo-mediata

- Le citochine mediano le risposte infiammatorie croniche.
- Le alfa-chemochine sono citochine che chemoattragono i neutrofili e le beta-chemochine attraggono le cellule T, macrofagi e altre cellule infiammatorie.
- I recettori chemochinici CCR5 e CXCR4 agiscono come corecettori per il virus dell'immunodeficienza umana (HIV).
- Il fattore di necrosi tumorale sinergizza con l'IFNγ nell'uccisione cellulare.

Cellule T killer

- Le cellule T citotossiche (Tc) vengono generate contro cellule (per es. infettate da virus) che peptidi derivati dall'interno della cellula associati con il complesso maggiore di istocompatibilità di classe I (MHC).
- Le cellule T citotossiche proliferano sotto l'influenza dell'IL-2 rilasciata dalle cellule Th in stretta prossimità.
- Le cellule T citotossiche sono cellule CD8 che secernono proteine litiche nel punto di contatto tra la Tc e il suo bersaglio.
- I granuli contengono perforine e TNF, che produce lesioni nella membrana cellulare della cellula bersaglio e granzimi che causano la morte per apoptosi.

Controllo dell'infiammazione

- Varie citochine anti-infiammatorie vengono prodotte durante la risposta immune.
- L'infiammazione mediata dalle cellule T è fortemente inibita dalla IL-10.
- L'Interleuchina-1 è inibita dal recettore IL-1 antagonista (IL-1Ra) e dalla IL-4.

Proliferazione delle risposte delle cellule B è mediata dalle citochine

- La proliferazione precoce è mediata dall'IL-4, che aiuta anche nella sintesi delle immunoglobuline E (IgE).
- La produzione delle immunoglobiline A è influenzata dal fattore di crescita trasformante-beta (TGF-beta) e IL-5.
- L'Interleuchina-4 in associazione a Il-5 promuove le IgM e IL-4, IL-5, IL-6 e IL-13 più IFNγ stimolano la sintesi di IgG

Eventi nel centro germinativo

- Avviene l'espansione clonale, il cambio isotipico e mutazione nei centroblasti.
- Le cellule B centroblastiche diventano centrociti che non si dividono e differenziano in precursori plasmacellulari o in cellule memoria.

Il cambio di classe immunoglobulinica avviene nelle singole cellule B

- L'immunoglobulina M prodotta precocemente durante la risposta cambia in IgG, particolarmente con gli antigeni timo-dipendenti. Il cambiamento è sotto il controllo della cellula T.
- La risposta della immunoglobulina G, ma non dell'IgM, migliora ad una seconda esposizione all'antigene.
- Le risposte secondarie presentano una maggiore affinità per l'antigene.

Cellule memoria

- È stato suggerito che le cellule memoria attivate sono sostenute dalla stimolazione ricorrente da parte dell'antigene.
- Questo deve avvenire in larga misura nei centri germinativi, dal momento che gli antigeni persistono a lungo come complessi sulle cellule dendritiche follicolari (FDC).
- Le cellule memoria hanno una affinità più alta delle cellule naive.

Consultare il sito web **(www.roitt.com)** per le domande a scelta multipla.

LETTURE CONSIGLIATE

Borish, L. & Steinke, J.W. (2003) Cytokines and chemokines. *Journal of Allergy and Clinical Immunology*, **111** (Suppl.), S460–75.

Camacho, S.A., Kosco-Vilbois, M.H. & Berek, C. (1998) The dynamic structure of the germinal center. *Immunology Today*, **19**, 511–14.

Kelsoe, G. (1999) VDJ hypermutation and receptor revision. *Current Opinion in Immunology*, **11**, 70–5.

Sprent, J & Surh, C.D. (2001) Generation and maintenance of memory T cells. *Current Opinion in Immunology*, **13**, 248–54.

Weiss, A. & Cambier, J.C. (eds) (2004) Section on lymphocyte activation. *Current Opinion in Immunology*, **16**, 285–387.

CAPITOLO 9

Meccanismi di controllo

L'ANTIGENE È IL FATTORE PIÙ IMPORTANTE NEL CONTROLLO

La risposta immune acquisita si è evoluta in maniera da entrare in gioco quando c'è già stato un primo contatto. Le cellule antigene-specifiche si espandono, gli effettori eliminano l'antigene e la risposta decresce in intensità e lascia spazio per una reazione verso altre infezioni. Meccanismi di feedback devono intervenire per limitare la risposta anticorpale, altrimenti, dopo la stimolazione antigenica, saremmo sommersi da cloni di cellule rispondenti formanti anticorpi e dai loro prodotti. Ci sono numerose evidenze a supporto del fatto che l'antigene è il più importante fattore di regolazione e che la produzione anticorpale è guidata dalla presenza dell'antigene, riducendosi di intensità quando la concentrazione dell'antigene diminuisce (figura 9.1). Inoltre, l'eliminazione dell'antigene attraverso l'iniezione di un eccesso di anticorpo durante la risposta immune, porta ad un drammatico decremento della produzione anticorpale e del numero delle cellule secernenti anticorpo.

L'ANTICORPO ESERCITA UN CONTROLLO A FEED-BACK

Un utile meccanismo di controllo consiste nel far diventare il prodotto di una reazione un inibitore e questo tipo di feedback negativo si osserva con gli anticorpi. Così, la rimozione di anticorpi circolanti mediante plasmaferesi nel corso di una risposta immune porta ad un aumento della sintesi, mentre l'iniezione di immunoglobuline G (IgG) pre-formate accelera in maniera marcata la caduta nel numero delle cellule formanti anticorpi, coerentemente con il meccanismo di controllo a feedback sulla sintesi complessiva, mediata probabilmente dal recettore Fcγ della cellula B.

LA RETE IDIOTIPICA

L'ipotesi della rete di Jerne

Le regioni ipervariabili delle immunoglobuline, che formano il sito di legame con l'antigene, hanno forme individuali caratteristiche, che possono essere riconosciute dagli anticorpi appropriati come determinanti idiotipici. Ci sono centinaia di migliaia di differenti idiotopi in un individuo.

Jerne pensò che la grande diversità degli idiotipi potesse rispecchiare, in larga misura, la diversità delle forme antigeniche nel mondo esterno. Così, egli affermò che se i linfociti possono riconoscere un intero range di determinanti antigenici estranei, allora essi dovono essere in grado di riconoscere gli idiotipi sugli altri linfociti. Essi formerebbero una grande rete o serie di reti in rapporto al riconoscimento idiotipo-anti-idiotipo tra i linfociti delle varie sottospecie di cellule T e B (figura 9.2). La risposta ad un antigene esterno consisterebbe nella proliferazione degli specifici cloni di linfociti, con l'espansione del particolare idiotipo e quindi successiva stimolazione delle risposte anti-idiotipo per reprimere la

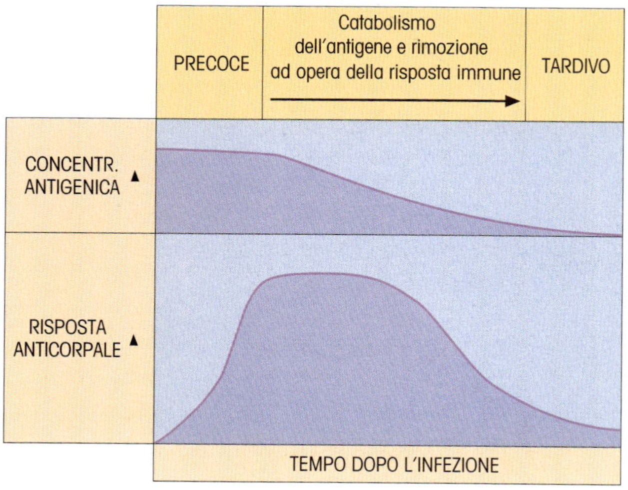

Figura 9.1 L'antigene guida la risposta immune. Non appena la concentrazione dell'antigene diminuisce a causa del catabolismo e per l'eliminazione ad opera dell'anticorpo, l'intensità della risposta immune declina ma è mantenuta per un pò di tempo ad un livello più basso dall'antigene intrappolato sulle cellule follicolari dendritiche dei centri germinativi.

specifica popolazione linfocitaria. Non c'è dubbio che gli elementi che possono formare una rete idiotipica siano presenti nell'organismo. Gli individui possono essere immunizzati contro idiotipi sui propri anticorpi e questi auto-anti-idiotipi sono stati identificati durante le risposte indotte dagli antigeni. È probabile che simili interazioni saranno stabilite per i nuovi cloni cellulari T in espansione, possibilmente legandosi con la rete della cellula B. Certamente, la reattività anti-idiotipica può essere dimostrata nelle popolazioni cellulari T ed è probabile che circuiti relativamente chiusi idiotipo-anti-idiotipo contribuiscano ad un sistema di regolazione.

REGOLAZIONE DELLA CELLULA T

Attivazione-morte cellulare indotta

La soppressione delle risposte cellulari T può derivare dall'irradiazione con raggi ultravioletti o gamma, dall'ipossia, da alte dosi di corticosteroidi, o da varie citochine citotossiche. Essa può anche far seguito ad un declino degli stimoli attivatori o dei fattori di crescita, o essere dovuta a morte program-

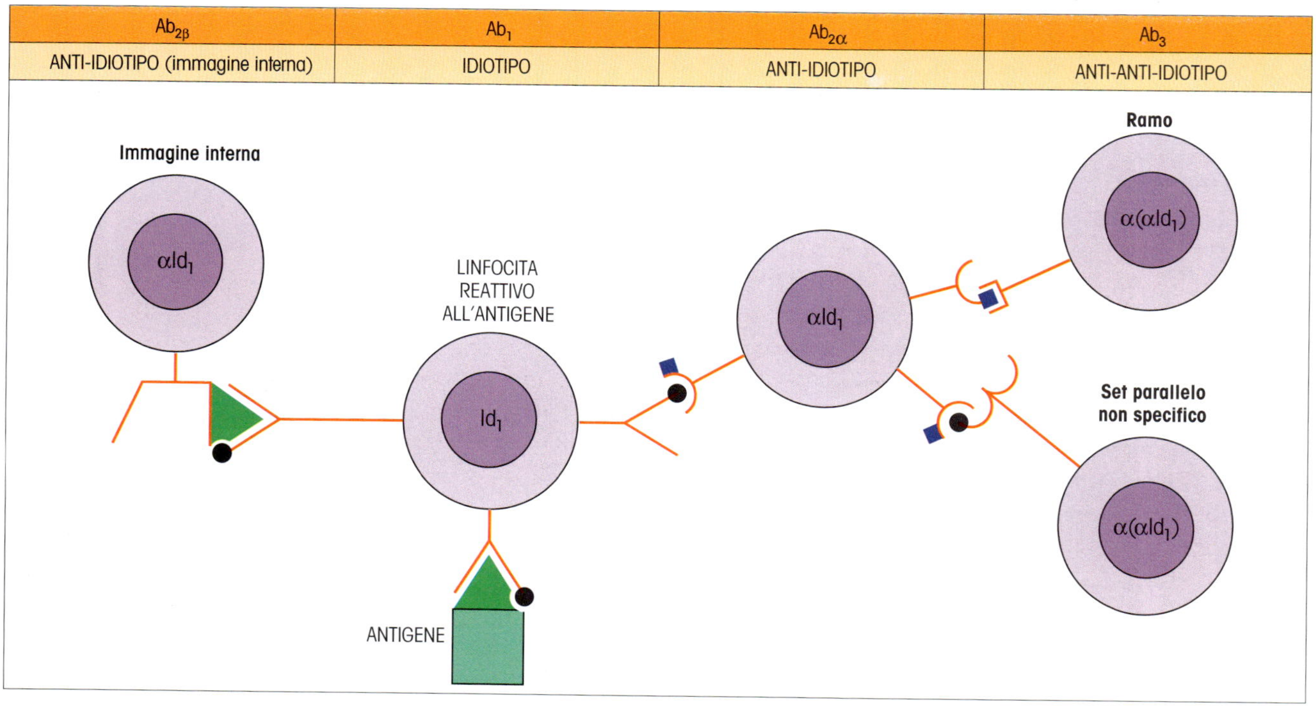

Figura 9.2 Elementi in una rete idiotipica in cui i recettori antigenici su un linfocita riconoscono reciprocamente un idiotipo sui recettori di un altro. Le interazioni T-T potrebbero avvenire attraverso un riconoscimento diretto di un recettore cellulare T (TCR) ad opera di un altro, o più solitamente attraverso il riconoscimento di un peptide TCR processato associato al complesso maggiore di istocompatibilità (MHC). Uno dei set anti-idiotipo, $Ab_2\beta$, può portare un idiotipo di forma simile (per es. fornisce un'**immagine interna** di) all'antigene.

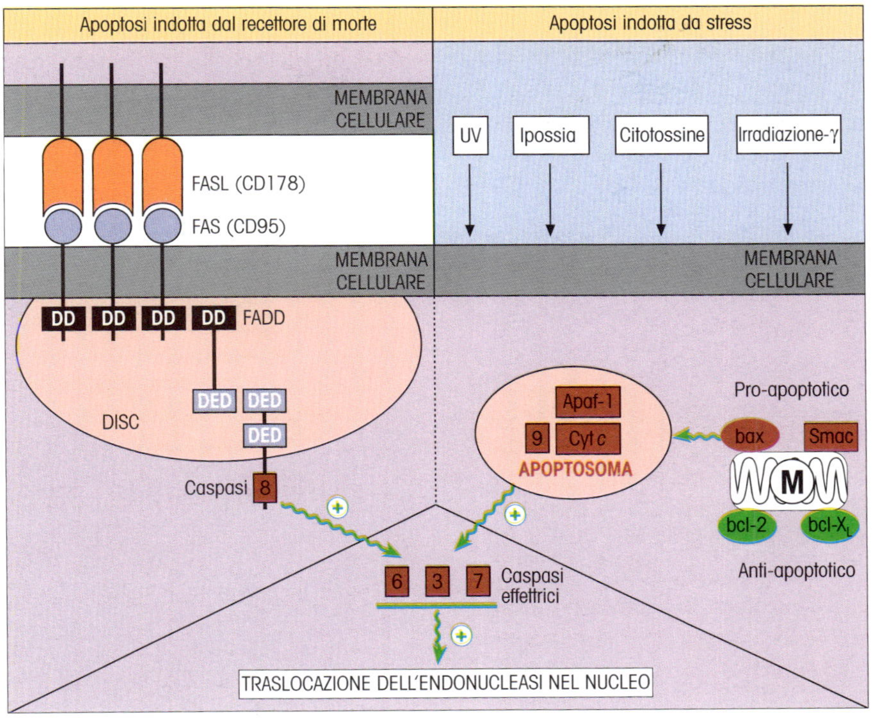

Figura 9.3 Morte cellulare attivazione-indotta. L'induzione dell'apoptosi basata sul recettore coinvolge la trimerizzazione di Fas ad opera di FasL (ligando Fas). Questo porta insieme e domini citoplasmatici di morte (DD) che possono reclutare numerosi domini effettori di morte (DED) contenenti molecole adattatrici, come FADD (Proteina associata a Fas con dominio di morte) per formare un complesso segnaletico di induzione della morte (DISC). DISC induce il taglio della procaspasi 8 inattiva in caspasi 8 attiva, con conseguente attivazione delle caspasi effettrici a valle. Una seconda via di induzione dell'apoptosi, spesso attivata dallo stress cellulare, coinvolge proteine associate ai mitocondri come il citocromo c, Smac/DIABLO e bax, membro della famiglia bcl-2. L'attivazione della caspasi 9 è l'evento chiave in questa via e richiede l'associazione della caspasi con altre proteine, incluso il cofattore Apaf-1 (fattore-1 attivante l'apoptosi); il complesso formato incorpora il citocromo c ed è definito apoptosoma. La caspasi 9 attivata, quindi, taglia la procaspasi 3. Sebbene il recettore del processo apoptotico e le vie mitocondriali siano mostrate inizialmente separate in figura, c'è qualche interazione tra di loro. Così, caspasi 8 può tagliare il membro della famiglia bcl-2 offerto (non mostrato), un processo che promuove il rilascio del citocromo c dai mitocondri. Altri membri della famiglia bcl-2, come lo stesso bcl-2 e bcl-X_L, inibiscono l'apoptosi, forse prevenendo il rilascio di molecole pro-apoptotiche dai mitocondri. M, mitocondrio; UV, ultravioletto.

mata (apoptosi). L'attivazione delle cellule T da parte dell'antigene non produce in continuazione proliferazione, ma può mettere in moto una serie di eventi che culminano nell'attivazione-morte cellulare indotta mediante apoptosi. Ci sono due principali vie apoptotiche, il sistema attraverso CD95-CD95L (CD95 ligandi) (Fas) e la via mitocondriale. Entrambe le vie dipendono dall'attivazione di un gruppo di proteasi appartenenti alla famiglia delle caspasi e risultano in un declino del numero delle cellule T a livelli pre-immunizzazione.

Nel sistema CD95, Fas (CD95) espresso sulla superficie delle cellule linfoidi interagisce con il suo ligando, che è espresso sulle cellule T dopo che sono state attivate. FasL (Ligando Fas) si può legare a numerose molecole Fas sulla stessa cellula o sulle cellule vicine e perfino sulle cellule B con conseguente morte cellulare. FasL lega una proteina intracellulare chiamata FADD (Fas-associated death domain) che recluta la forma inattiva della caspasi 8 e la taglia trasformandola nella forma attiva. La caspasi 8 attivata taglia le caspasi a valle, portando alla digestione endonucleasica del DNA, con conseguente frammentazione nucleare e morte cellulare. I dettagli sono riportati nella figura 9.3.

Nella via mitocondriale, il citocromo c viene rilasciato dal mitocondrio nel citoplasma dove, insieme alla proteina chiamata Apaf-1 (fattore 1 attivante l'apoptosi), attiva la caspasi 9, con conseguente apoptosi. Come molti altri sistemi biologici, l'apoptosi è sotto il controllo di meccanismi regolatori. Molti prodotti genici inibiscono l'apoptosi e questi appartengono principalmente alla famiglia bcl-2. I membri della famiglia bcl-2 con attività antiapoptotica probabilmente riescono a fare questo controllando il rilascio del citocromo c.

L'Interleuchina-2 (IL-2) gioca un ruolo importante nella attivazione della morte cellulare indotta. Precocemente nella risposta immune, l'IL-2 agisce come un importante promotore della crescita della cellula T. Comunque, come la risposta si sviluppa e i livelli di questa citochina aumentano, essa acquisisce effetti inibitori sulla crescita, rendendo le cellule T più sensibili all'induzione dell'apoptosi.

Le cellule T attivate scambiano CD28 con l'antigene-4 del linfocita T citotossico (CTLA-4)

Precocemente nel corso della risposta, le molecole B7 si legano al CD28, che è importante per l'attivazione della cellula T. Dopo l'attivazione, comunque, il CTLA-4 viene indotto sulle cellule T e compete col CD28 per B7 sulla cellula presentante l'antigene (APC). L'antigene 4 del linfocita T citotossico inibisce la trascrizione dell'IL-2 e la successiva proliferazione della cellula T, causando un declino della risposta immune.

Le cellule T regolatrici

Per molti anni gli immunologi hanno dimostrato la presenza di cellule soppressorie o regolatorie che potevano modulare una varietà di risposte umorali e cellulari. Noi adesso riconosciamo che quando le cellule T sono attivate esse sviluppano alti livelli di recettore dell'IL-2 (CD25) sulla loro superficie e che una popolazione di queste cellule $CD4^+CD25^+$ attivate hanno una attività regolatoria sulle risposte della cellula T. Si pensa che la regolazione sia mediata da citochine immunosoppressive che inibiscono la proliferazione di altre cellule T. Queste citochine includono l'IL-10 e il fattore di crescita trasformante β (TGFβ) che controlla l'espansione di cellule T specifiche e, inibendo la produzione di interferon γ (IFNγ) da parte delle cellule T, porta le cellule APC allo stato di riposo. Altre popolazioni di cellule T regolatorie $CD4^+CD25^+$ sembrano agire attraverso un meccanismo citochina-indipendente, ma meglio definito come meccanismo cellulare contatto-dipendente.

L'INFLUENZA DELLA GENETICA E ALTRI FATTORI

Alcuni geni influenzano la risposta generale

È possibile riprodurre selettivamente topi per ottenere, dopo diverse generazioni, alte o basse risposte anticorpali attraverso due linee, una che produce alti titoli anticorpali verso una varietà di antigeni

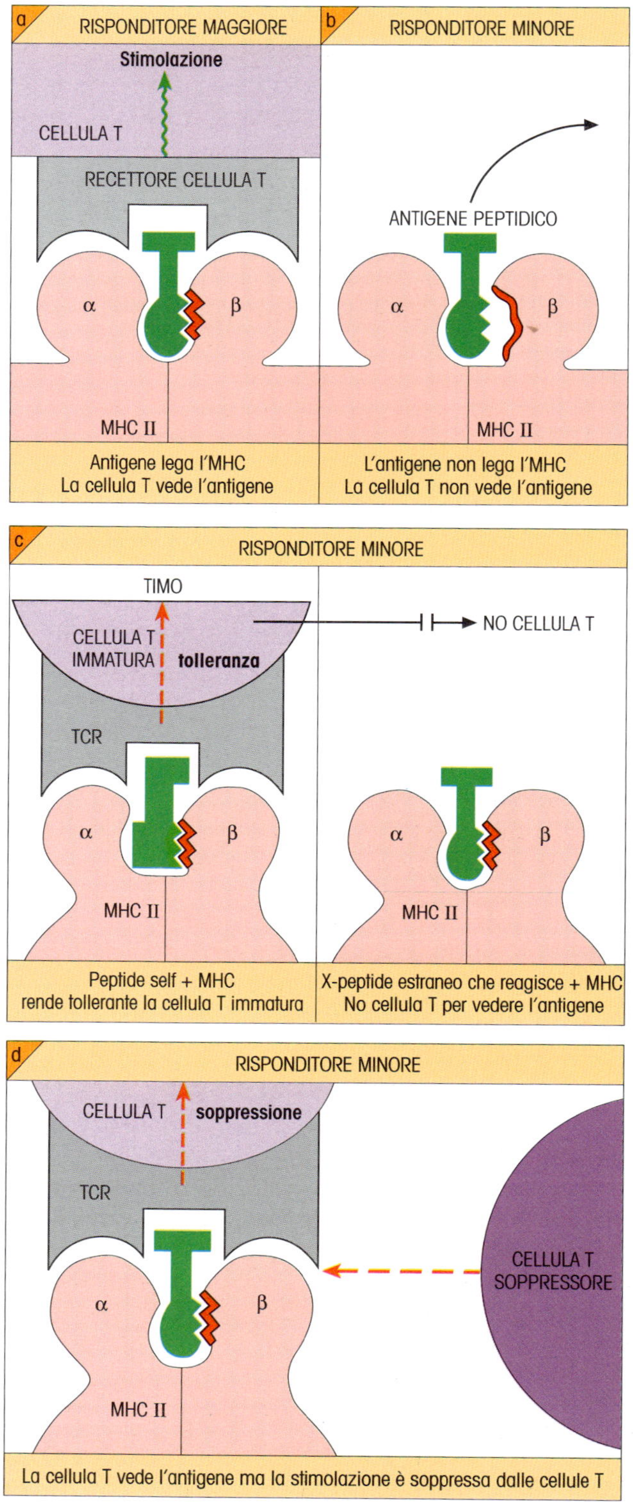

Figura 9.4 Meccanismi diversi che spiegano la bassa risposta T cellulare all'antigene associato al complesso maggiore di istocompatibilità (MHC) di classe II. TCR, recettore cellula T; Ts, T soppressore.

(high responders) e l'altra bassi titoli di anticorpi (low responders). Tra i vari loci genetici coinvolti, alcuni danno origine ad una alta quota di proliferazione e differenzazione di cellule B, mentre altri influenzano il comportamento dei macrofagi.

C'è stato molto interesse quando è stato scoperto per la prima volta che le risposte anticorpali a numerose sostanze antigenicamente semplici timo-dipendenti sono determinate da geni che mappano nel complesso maggiore di istocompatibilità (MHC) e tre meccanismi sono stati proposti per spiegare le alte e basse risposte legate all'MHC.

1 Processazione e presentazione difettivi. In un high responder, la processazione dell'antigene e il suo riconoscimento da parte della corrispondente cellula T porta all'attivazione linfocitaria ed espansione clonale (figura 9.4a). A volte, la naturale processazione di un antigene in un dato individuo non produce un peptide che si adatta bene alle sue molecole MHC. Inoltre, è noto che variazioni in certi residui chiave del MHC influenzano il legame verso determinati peptidi. Se un dato MHC non è in grado di legare il peptide allora ovviamente non può presentare l'antigene alla cellula T reattiva (figura 9.4b).

2 Repertorio difettivo della cellula T. Le cellule T con affinità da moderata ad alta per le molecole MHC proprie e i loro complessi con gli antigeni processati saranno rese non responsive (induzione della tolleranza), creando così un "buco" nel repertorio della cellula T. Se c'è una reazione crociata, per es. similarità nella forma a livello del riconoscimento della cellula T tra un antigene estraneo e una molecola propria che ha già indotto una non risposta, l'ospite mancherà di cellule T specifiche per l'antigene esterno e quindi sarà un low responder (figura 9.4c).

3 soppressione T. Una bassa risposta ristretta al complesso maggiore di istocompatibilità è stata osservata verso antigeni relativamente complessi contenenti diversi epitopi. Queste osservazioni sostengono l'ipotesi che lo stato di low responder può essere l'epressione della attività regolatoria cellulare (figura 9.4d).

Psico-immunologia

Una sempre maggiore attenzione è stata posta allainterazione tra il sistema immunitario e quello neuroendocrino, che ha portato alla creazione della "psicoimmunologia". È evidente ormai che lo stress psicosociale possa influenzare la risposta immunitaria con conseguenze deleterie per la salute. Molti studi hanno esaminato il sistema immunitario di individui sottoposti a stress psicosociale, come gli studenti sotto esame, persone che per lungo tempo hanno assistito un congiunto affetto dalla malattia di Alzheimer o individui che hanno dovuto sopportare un lutto recente. In tutti questi gruppi di persone è stata evidenziata una funzione immunitaria depressa. Depressione in soggetti infettati dal virus dell'immunodeficienza (HIV) è stata associata ad una diminuzione della conta dei $CD4^+$ e ad un più rapido declino immunologico. Individui con disordini d'ansia generalizzati mostrano una ridotta attività delle cellule natural killer (NK), una ridotta espressione del recettore dell'IL-2 sulle cellule T attivate, ed un'aumentata produzione di citochine proinfiammatorie come la IL-6 e il fattore di necrosi tumorale α (TNF-α). È stato evidenziata l'influenza dello stress nella risposta degli studenti in medicina al vaccino contro l'epatite B, nel senso che quelli meno stressati hanno sviluppato una risposta anticorpale più precocemente di quelli che erano più ansiosi. È

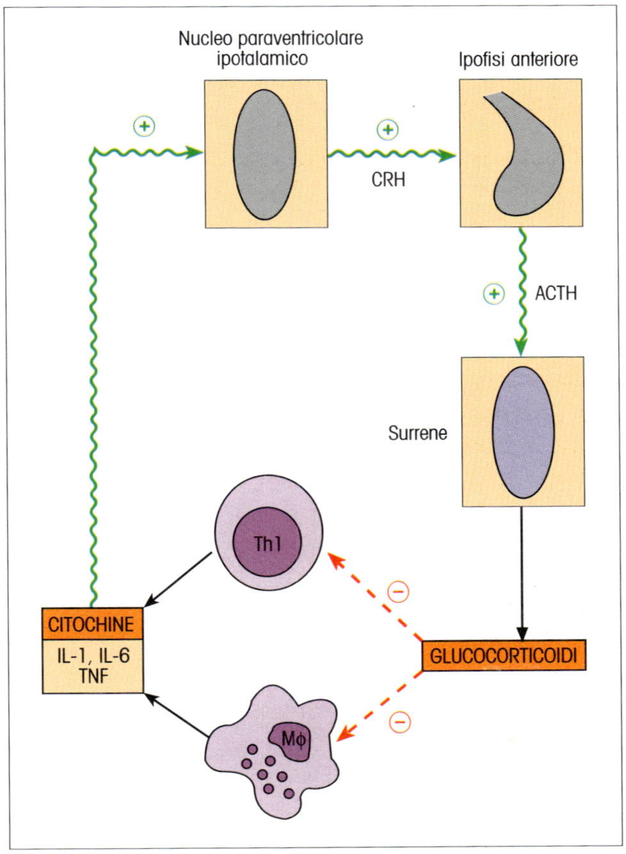

Figura 9.5 Feedback negativo dei glucocorticoidi sulla produzione citochinica. Le cellule del sistema immunitario possono produrre ormoni e neuropeptidi sia negli organi linfoidi primari che secondari, mentre le classiche ghiandole endocrine così come i neuroni e le cellule gliali, possono sintetizzare citochine e recettori appropriati. ACTH, ormone adrenocorticotropo; CRH, ormone rilasciante la corticotropina; Il, interleuchina; Mf, macrofago; TNF, fattore di necrosi tumorale.

probabile, quindi, che la risposta immune agli agenti infettivi possa essere ridotta in questo gruppo di studenti. Ci sono anche studi che dimostrano che la guarigione delle ferite sia ostacolata dallo stress e questo aumenterebbe il rischio di infezione della ferita dopo un intervento chirurgico o un trauma.

È probabile che molti degli effetti immunologici dello stress siano mediati dal sistema endocrino. È stato dimostrato che lo stress sociale innalza il livello di alcuni ormoni quali le catecolamine e il cortisolo, sostanze con molteplici effetti immunomodulanti.

La secrezione di glucocorticoidi è la risposta più importante allo stress, indotta da un'ampia varietà di stimoli quali i cambiamenti estremi di temperatura, paura, fame e danno fisico. Gli steroidi vengono inoltre rilasciati come conseguenza delle risposte immuni e limitano queste risposte attraverso un circuito neuroendocrino a feedback. Così, IL-1, IL-6 e TNF-α sono in grado di stimolare la sintesi di glucocorticoidi. Questo a sua volta porta ad una ridotta regolazione dell'attività Th1 e macrofagica, completando il circuito a feedback negativo (figura 9.5).

Il ruolo degli ormoni sessuali

Si dice che gli estrogeni siano il fattore più importante nell'influenzare la risposta immunitaria che si presenta più attiva nelle donne rispetto agli uomini. Le donne hanno un più elevato livello sierico di immunoglobuline e più elevati livelli di IgA secretorie, una più alta risposta anticorpale verso antigeni T-indipendenti e una maggiore resistenza alle infezioni. Le donne, inoltre, sono molto più sensibili alle malattie autoimmuni, un tema che verrà discusso in dettaglio nel Capitolo 17, ma qui mettiamo in risalto che i contraccettivi orali possono indurre acutizzazioni di lupus eritematoso sistemico (LES).

Ridotta risposta immunitaria nell'anziano (immunosenescenza)

L'invecchiamento si associa a complessi cambiamenti in molte parti della normale risposta immune (tabella 9.1), che spiega la relativa suscettibilità dell'anziano alle infezioni virali e batteriche. Guardando agli eventi precoci nella risposta, l'attività fagocitica e microbicida dei neutrofili è significativamente diminuita nell'età avanzata. La ridotta capacità di fagocitare lo staphylococcus aureus è di particolare importanza a causa dell'aumentata suscettibilità verso questo patogeno nella vecchiaia. Sebbene il numero delle cellule NK sia aumentato in questa popolazione, esse hanno una ridotta attività citotossica.

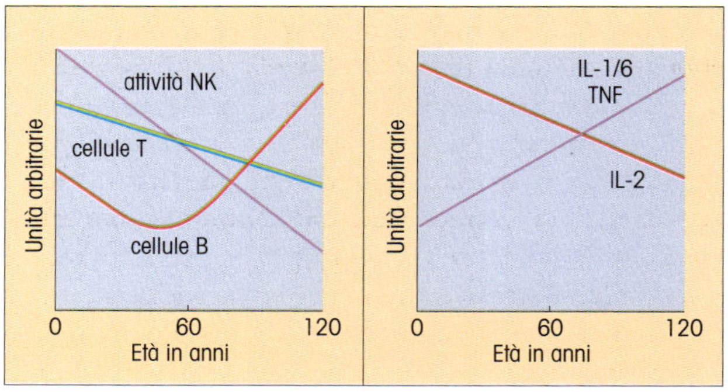

Figura 9.6 Andamenti legati all'età di alcuni parametri immunologici. IL, interleuchina; NK, cellula natural killer; TNF, fattore di necrosi tumorale. (Basato su C., Franceschi, D., Monti, P., Sansoni & A., Cossarizza. (1995) Immunology Today **16**, 12.)

La funzione delle cellule T e il loro numero si alterano in maniera significativa con l'avanzare degli anni. Le cellule T, in particolare la componente CD8, diminuiscono significativamente, probabilmente per un aumento dell'attività apoptotica. Questo si associa al danneggiamento di molte funzioni della cellula T inclusa l'espressione di CD28, la proliferazione, la citotossicità, la secrezione di IL-2 e ritardate reazioni di ipersensibilità. È soprattutto la frazione Th1 che diminuisce con l'età e c'è un aumento nella produzione di citochine da parte della frazione Th2. Quindi, i livelli di IL-6 sono innalzati nella popolazione anziana mentre i livelli di IL-2 sono diminuiti (figura 9.6).

Tabella 9.1 Deficienze immunitarie osservate in normali individui anziani.

NEUTROFILI
Diminuita attività fagocitica
Diminuita attività microbicida
IMMUNITA' CELLULO-MEDIATA
Diminuite cellule $CD3^+$
Aumento del sottogruppo Th2 e diminuzione del Th1
Diminuita proliferazione linfocitaria
Diminuita espressione CD28
Diminuita ipersensibilità di tipo ritardato
Aumentata produzione di citochine pro-infiammatorie
IMMUNITA' UMORALE
Aumento degli autoanticorpi
Diminuita abilità a generare risposte immuni primarie
CELLULE NATURAL KILLER
Aumentata percentuale
Diminuita attività citotossica

L'immunità umorale è meno modificata dall'età, sebbene ci sia un aumento del livello degli autoanticorpi. I livelli circolanti di IgG e IgA sono generalmente aumentati. Comunque, la risposta primaria anticorpale è diminuita nell'anziano, determinando più bassi livelli anticorpali che diminuiscono più rapidamente dopo aver raggiunto il picco rispetto alla popolazione giovane.

Individui anziani in buona salute mostrano una ridotta attività infiammatoria nel loro sangue con alti livelli circolanti di TNF-α, IL-6 e del recettore antagonista per l'IL-1 (IL-1 Ra). Sebbene la causa di ciò non sia completamente chiara, queste citochine proinfiammatorie sembrano giocare un ruolo nella patogenesi di malattie legate all'invecchiamento come la malattia di Alzheimer, il Parkinson e certamente l'aterosclerosi. Gli alti livelli di citochine contribuiscono anche al declino muscolare, che si riscontra nell'anziano e all'aumentata attività osteoclastica con conseguente osteoporosi. Anche il basso grado di infiammazione può giocare un ruolo nella depressa risposta immune cellulo-mediata inibendo l'attività delle cellule T attraverso un attivazione di lungo termine. L'invecchiamento si associa, quindi, ad una ridotta immunità cellulare in associazione ad una infiammazione cronica di basso grado.

La malnutrizione diminuisce l'efficacia della risposta immune

L'aumentata suscettibilità degli individui malnutriti alle infezioni può essere attribuita a molti fattori, inclusi uno stile di vita stressante, scarsi impianti fognari e igiene personale, sovraffollamento e una educazione sanitaria inadeguata. Ma, in aggiunta, ci sono gravi effetti della malnutrizione proteica sull'immunocompetenza. La diffusa atrofia del tessuto linfoide e la riduzione del 50% delle cellule T CD4 sottolinea il grave danneggiamento dell'immunità cellulo-mediata. Le risposte anticorpali possono restare inalterate ma gli anticorpi hanno una più bassa affinità; la fagocitosi dei batteri è relativamente normale ma la successive distruzione intracellulare è difettiva.

Dovrebbe essere ricordato che la denutrizione è molto comune tra gli anziani e deprime ulteriormente l'immunità cellulo-mediata, inclusa la proliferazione linfocitaria, la sintesi delle citochine e una ridotta risposta anticorpale ai vaccini. La immunodepressione è ulteriormente aggravata dalla deficienza di zinco, fenomeno estremamente frequente nelle persone anziane.

TAVOLA RIASSUNTIVA

Controllo mediato dall'antigene

• Le risposte immuni sono largamente condizionate dall'antigene e appena il livello dell'antigene esogeno cala anche l'intensità della risposta diminuisce.

Controllo a feedback mediato dall'anticorpo

• Le immunoglobuline G (IgG) inibiscono le risposte attraverso il recettore Fcγ presente sulle cellule B.

Regolazione cellulare T

• Le cellule T attivate esprimono Fas e FasL (ligando Fas) che impedisce l'espansione clonale illimitata.

• La molecola costimolatoria CD28 viene sostituita dalla molecola inibitoria CTLA-4 (antigene-4 del linfocita T citotossico) in seguito ad attivazione della cellula T.

• Durante la risposta immune emergono delle cellule T regolatrici che sopprimono le cellule T helper, presumibilmente come meccanismo di controllo a feedback dell'eccessiva espansione delle cellule T helper (Th).

Network idiotipici

• Recettori specifici per l'antigene presenti sui linfociti possono interagire con gli idiotipi presenti sui recettori di altri linfociti formando un network (Jerne).

Fattori genetici influenzano la risposta immune

• Molti geni controllano la risposta anticorpale verso antigeni complessi: alcuni influenzano la processazione dell'antigene da parte del macrofago e l'attività microbicida ed altri la quota di proliferazione dei linfociti B in differenziazione.

Network immunoneuroendocrino

• I sistemi immunologico, neurologico e endocrino possono interagire.

• Il campo dell'immunopsicologia studia lo stato del sistema immune in individui che vivono episodi di stress acuto o cronico.

• Lo stress può comportare una diminuita attività cellulare natural killer (NK), diminuita produzione anticorpale ed una diminuita immunità cellulare, con conseguente aumentata sensibilità alle infezioni e ritardata guarigione delle ferite.

• Gli estrogeni possono essere largamente responsabili della più attiva risposta immune nelle donne rispetto agli uomini.

Effetti dell'invecchiamento e della dieta sull'immunità

• La malnutrizione proteica danneggia gravemente l'immunità cellulo-mediata e la capacità microbicida dei fagociti.

• Gli anziani presentano una risposta immune alterata nei confronti di agenti infettivi.

• Il quadro citochinico creato dalle cellule del sangue periferico cambia con l'età, l'interleuchina-2 (IL-2) diminuisce, mentre aumentano il fattore di necrosi tumorale a (TNF- α), l'IL-1 e l'IL-6 .

Consultare il sito web **(www.roitt.com)** per le domande a scelta multipla.

LETTURE CONSIGLIATE

Bruunsgaard, H., Pederson, M. & Pederson, B.K. (2001) Aging and proinflammatory cytokines. *Current Opinion in Hematology*, **8**, 131–6.

Chandra, R.K. (1998) Nutrition and the immune system. In: *Encyclopedia of Immunology* (eds P.J. Delves & I.M. Roitt), 2nd edn, pp. 1869–71. Academic Press, London. [See also other relevant articles in the *Encyclopedia*: "Cinader, B. Aging and the immune system," pp. 4559–61; "Cohen, N., Moynihan, J.A., Ader, R. Behavioural regulation of immunity," pp. 336–40; "Yamamoto, N. Vitamin D and the immune response," pp. 2494–9.]

Lesourd, B.M., Mazari, L. & Ferry, M. (1998) The role of nutrition in immunity in the aged. *Nutrition Reviews*, **56**, S113–25.

Padgett, D.A. & Glaser, R. (2003) How stress influences the immune response. *Trends in Immunology*, **24**, 444–8.

Selin, L.K. (ed.) (2004) Section on lymphocyte effector function. *Current Opinion in Immunology*, **16**, 257–83.

Swain, S.L. & Cambier, J.C. (eds) (1996) Lymphocyte activation and effector functions. *Current Opinion in Immunology*, **8**, 309–418.

CAPITOLO 10

Ontogenesi

LA CELLULA STAMINALE EMOPOIETICA MULTIPOTENTE DÀ ORIGINE AGLI ELEMENTI CELLULARI DEL SANGUE

L'ematopoiesi ha origine nel sacco vitellino e durante l'embriogenesi, questa funzione viene successivamente effettuata dal fegato fetale ed infine dal midollo osseo dove continua per tutta la vita. La cellula staminale emopoietica che dà origine agli elementi cellulari del sangue (figura 10.1) è multipotente, popola altri organi e ha una relativa illimitata capacità di rinnovare se stessa attraverso la creazione di ulteriori cellule staminali. Così, un animale può essere completamente protetto contro gli effetti letali di alti dosi di radiazioni attraverso l'iniezione di cellule staminali che ripopoleranno i suoi sistemi linfoide e mieloide. Ciò è la base del trapianto di midollo osseo umano.

Noi abbiamo percorso un lungo cammino per raggiungere l'obiettivo di isolare popolazioni di cellule staminali emopoitiche altamente purificate, sebbene non tutti siano d'accordo su questo. Il CD34 è il marcatore di una cellula estremamente precoce, ma c'è dibattito sul fatto che esso identifichi la stessa cellula staminale pluripotente. Le cellule staminali si differenziano all'interno di un microambiente di cellule stromali che producono vari fattori di crescita, come l'interleuchina-3 (IL-3), IL-4, IL-6, IL-7, il fattore stimolante la colonia granulocito-macrofagica (GM-CSF) e altri (figura 10.1).

IL TIMO FORNISCE L'AMBIENTE PER LA DIFFERENZIAZIONE DELLA CELLULA T

Il timo è organizzato in una serie di lobuli di cellule epiteliali che formano una ben definita zona corticale e midollare (figura 10.2). Questa rete di cellule epiteliali fornisce il microambiente per la differenziazione della cellula T. Ci sono sottili interazioni tra le proteine della matrice extracellulare e una varietà di integrine sulle diverse sottopopolazioni linfocitarie che, insieme alle chemochine e all'espressione dei recettori delle chemochine, giocano un ruolo nella destinazione dei progenitori al timo e nella loro successiva migrazione all'interno della ghiandola. In aggiunta, le cellule epiteliali producono una serie di ormoni peptidici quali timolina, timosina α_1, il fattore umorale timico (THF) e la timopoietina, che sono in grado di promuovere la comparsa dei marcatori di differenziazione della cellula T.

Le grandi cellule epiteliali specializzate della corteccia esterna sono conosciute come cellule "nutrici" perchè ognuna di esse può associarsi a un grande numero di linfociti, che sembra giacere all'interno del loro citoplasma. Le cellule epiteliali della corteccia interna hanno processi dendritici ramificati con abbondante presenza di Complesso Maggiore di Istocompatibilità di classe II (MHC). Esse si uniscono per mezzo di desmosomi a formare una rete attraverso la quale i linfociti corticali devono passare prima di arrivare alla midollare (figura 10.2). I linfociti corticali appaiono altamente stipati rispetto a quelli della midollare, molti appaiono in divisione e

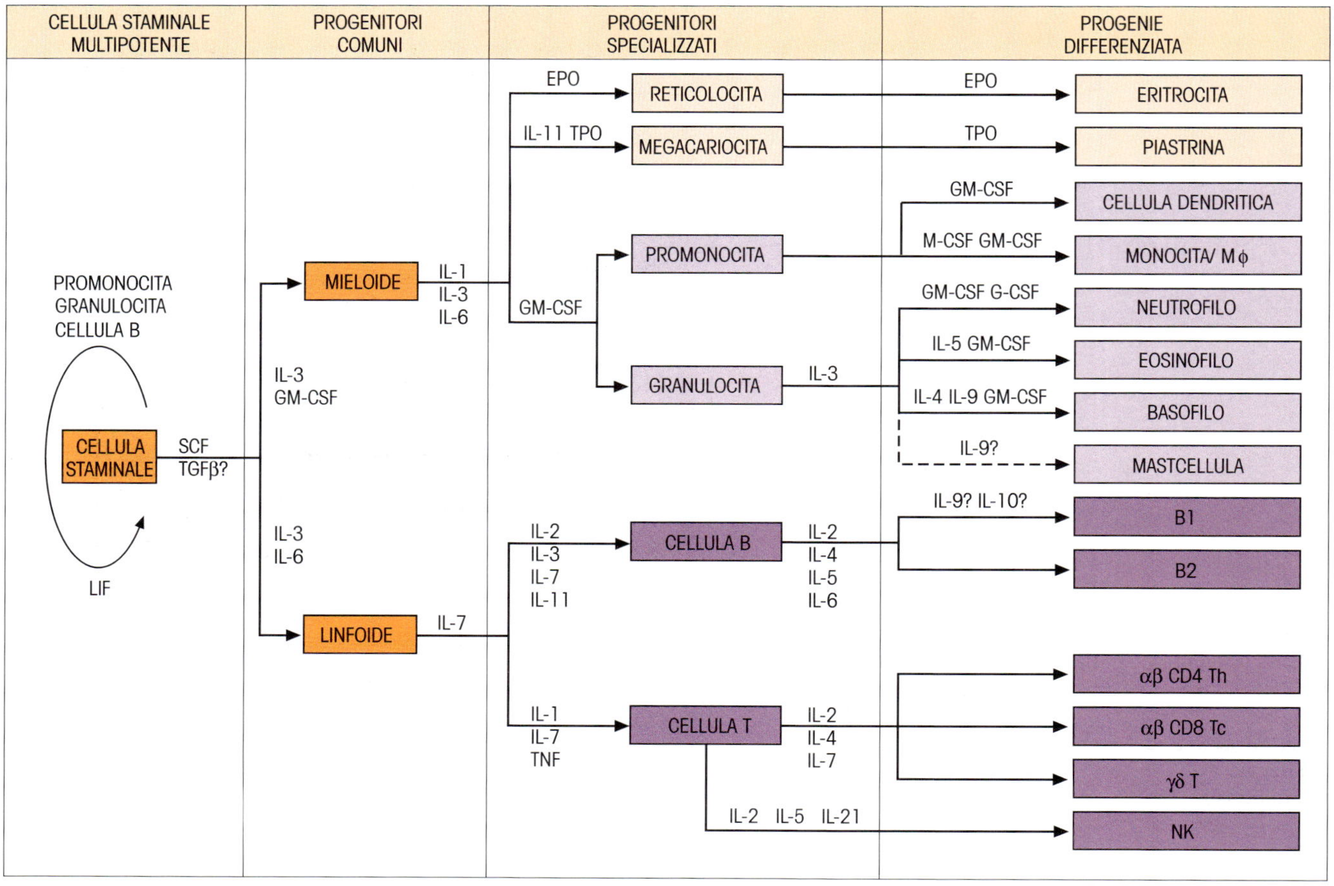

Figura 10.1 Cellula emopoietica multipotente e sua progenie che si differenziano sotto l'influenza di una serie di fattori di crescita all'interno del microambiente del midollo osseo. EPO, eritropoietina; G-CSF, fattore stimolante la colonia-granulocitica; GM-CSF, fattore stimolante la colonia-granulocitico-macrofagica, così chiamato perchè promuove la formazione di colonie miste di questi due tipi cellulari dai progenitori del midollo osseo sia in colture cellulari o in seguito al trasferimento in un ricevente irradiato dove essi appaiono nella milza; IL-3, interleuchina-3, spesso chiamata la multi-CSF perchè stimola i progenitori delle piastrine, mastcellule e tutti gli altri tipi di cellule mieloidi e eritroidi; LIF, fattore inibente la leukemia,; Mϕ, macrofago; M-CSF, fattore stimolante la colonia-macrofagica; NK, natural killer; SCF, fattore cellula staminale; TGFβ, fattore di crescita β trasformante; TNF, fattore di necrosi tumorale; TPO, trombopoietina.

un grande numero in apoptosi come risultato della selezione negativa e positiva (vedi più avanti). Un certo numero di cellule dendritiche interdigitanti (DCs) derivate dal midollo osseo sono presenti nella midollare e le cellule epiteliali hanno dei processi più ampi della loro controparte corticale ed esprimono alti livelli di MHC di classe I e II.

Nell'uomo l'involuzione timica comincia entro i primi 12 mesi di vita, riducendosi di circa il 3% all'anno fino alla "mezza età" e dell'1% successivamente. La misura dell'organo non fornisce indizi riguardo questi cambiamenti, perchè viene sostituito da tessuto adiposo. In un certo senso, il timo viene progressivamente sostituito. Infatti, come possiamo vedere, esso fornisce un pool di linfociti T periferici a lunga vita che permette all'ospite di sopportare la perdita della ghiandola, senza una catastrofica perdita della funzione immunitaria, come testimonia il minimo effetto che ha la timectomia nell'adulto rispetto alle drammatiche conseguenze nel neonato.

ONTOGENESI DELLA CELLULA T

La differenziazione si accompagna a cambiamenti nei marcatori di superficie

I linfociti T originano dalle cellule staminali emopoietiche che esprimono un numero di recettori chemochinici e sono attratti verso il timo dalle chemochine secrete dalle cellule stromali timiche. I precursori delle cellule T si colorano positivamente per

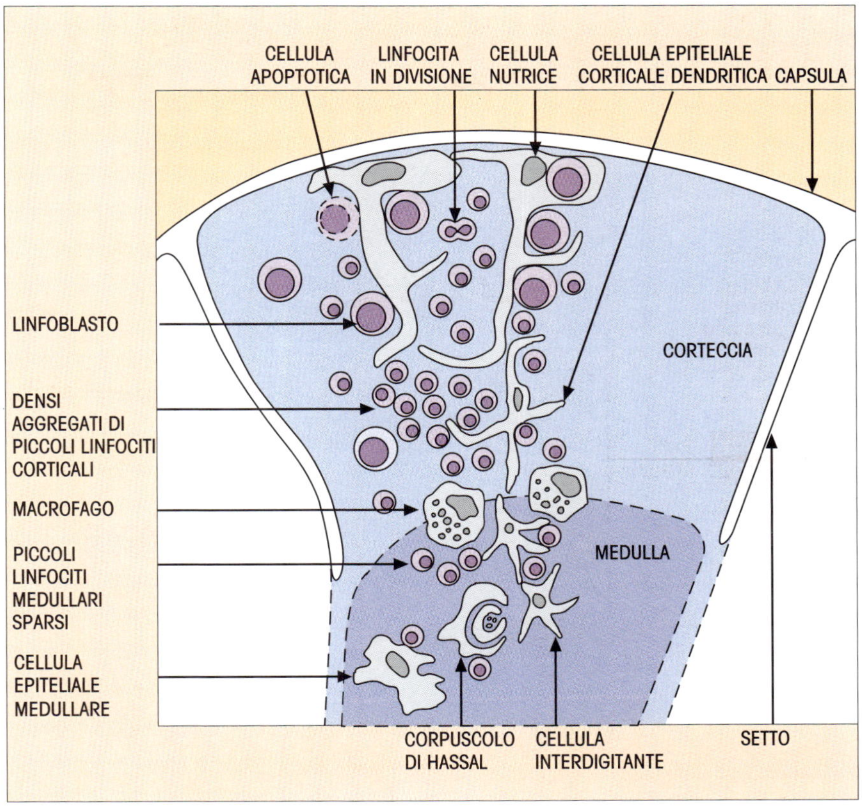

Figura 10.2 Caratteristiche cellulari di un lobulo timico. Vedere testo per la descrizione. (Adattato da L.E. Hood, I.L. Weissman, W.B. Wood & J.H. Wilson (1984) Immunology, 2a edizione, p.261. Benjamin Cummings, California.)

CD34 e per l'enzima deossinucleotidil transferasi terminale (TdT) (figura 10.3), che inserisce i nucleotidi che non fanno da stampo ("N-region") alle giunzioni tra i segmenti V, D e J della regione variabile per aumentare la diversità dei recettori della cellula T (TCRs). Sotto l'influenza dell'IL-1 e del fattore di necrosi tumorale (TNF) i precursori della cellula T si differenziano in protimociti, indirizzati verso la linea T. A questo stadio le cellule incominciano ad esprimere le varie catene del TCR e si espandono, sintetizzando CD3, il complesso di trasduzione del segnale del TCR e diventano doppie positive per $CD4^+$ e $CD8^+$. Infine, sotto la guida delle chemochine, le cellule attraversano la giunzione cortico-midollare arrivando alla midollare, dove appaiono come popolazioni separate immunocompetenti di T-helper singolo-positive $CD4^+$ e precursori cellulari di linfociti T citotossici $CD8^+$. Le cellule $\gamma\delta$ restano doppie negative, per esempio $CD4^-8^-$, eccetto per una piccola frazione che esprime CD8.

Riarrangiamento recettoriale

Lo sviluppo di TCRs

I primissimi precursori della cellula T hanno i geni TCR nella configurazione della linea germinale e i primi riarrangiamenti coinvolgono i loci γ e δ. I recettori $\alpha\beta$ vengono rilevati solo alcuni giorni più tardi. Il $V\beta$ è il primo ad essere riarrangiato nelle cellule doppie-negative $CD4^-8^-$ e si associa a una catena pre-α invariata e alle molecole CD3 per formare un singolo "pre-TCR". L'espressione di questo complesso porta le cellule pre-T a proliferare e diventare cellule doppie-positive $CD4^+8^+$. L'ulteriore sviluppo richiede il riarrangiamento dei segmenti del gene $V\alpha$ permettendo così la formazione del TCR $\alpha\beta$ maturo e così preparando le cellule alle successive fasi di modificazione positiva e negativa del recettore, come sarà discusso tra breve. Il riarrangiamento dei geni $V\beta$ è soppresso da un processo chiamato esclusione allelica, per cui ogni cellula esprime solo una singola catena TCR β.

Le cellule nel timo sono selezionate positivamente per la restrizione MHC

L'abilità delle cellule T di riconoscere i peptidi antigenici in associazione con il proprio MHC viene sviluppata nella ghiandola timica. Una piccola parte delle cellule T doppie positive ($CD4^+8^+$), che esprime il proprio TCR, si legherà con bassa affinità alle

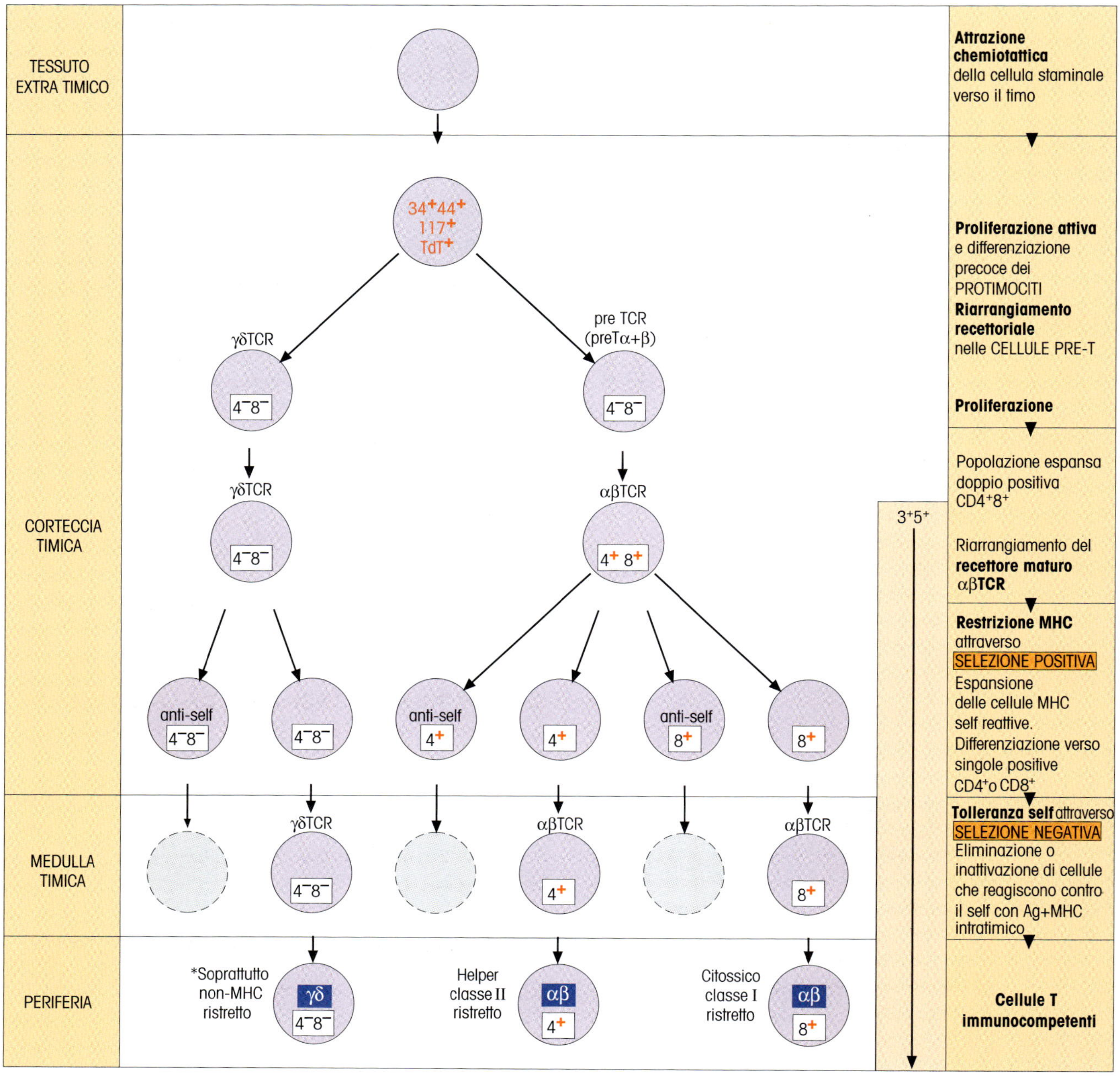

Figura 10.3 Differenziazione di cellule T all'interno del timo. I numeri si riferiscono alla designazione CD. TdT, transferasi deossinucleotidica terminale. Cellule selezionate negativamente in grigio. Il diagramma è parzialmente semplificato per chiarezza. * cellule γδ sembrano riconoscere direttamente l'antigene, in una maniera analoga alla molecola anticorpale sulle cellule B, sebbene alcune possano essere ristrette dalla classe I o II del complesso maggiore di istocompatibilità (MHC).

molecole MHC espresse sulle cellule epiteliali corticali del timo e sarà **selezionata positivamente** per completare la sua trasformazione verso le cellule T mature. Il resto delle cellule che non riconosce il proprio MHC viene eliminata e morirà in 3-4 giorni. Un altra caratteristica di questa fase di selezione nello sviluppo delle cellule T è che le cellule $CD4^+8^+$ esprimenti il TCR, che riconoscono il proprio MHC sulle cellule epiteliali, vengono selezionate positivamente per differenziare verso cellule singolo-positive $CD4^+8^-$ o $CD4^-8^+$. Una cellula che viene in contatto con molecole proprie MHC di classe I maturerà come cellula $CD8^+$, mentre se il contatto è con molecole MHC di classe II le cellule svilupperanno come cellule T $CD4^+$. Nel raro disordine immunologico chiamato la **sindrome del linfocita nudo**, le molecole MHC non compaiono sulla superficie delle cellule. Di conseguenza le cellule $CD8^+$ non si svilupperanno in quei casi che mancano dell'MHC di classe I, mentre le cellule $CD4^+$ non compariranno in quei casi senza le molecole MHC di classe II.

Le cellule auto-reattive vengono eliminate nel timo mediante selezione negativa

Molte di queste cellule che sopravvivono alla selezione positiva hanno recettori per gli antigeni propri e, se si permette la loro maturazione produrranno risposte immuni verso gli autoantigeni. Questi timociti quindi vanno incontro a una **selezione negativa**, che è cruciale per il mantenimento della tolleranza verso gli antigeni propri. In questo processo gli antigeni propri vengono presentati ai timociti in via di maturazione dalle DCs o dai macrofagi e ogni cellula che risponde con grande avidità viene eliminata attraverso l'induzione dell'apoptosi. Il risultato della selezione negativa o positiva è che tutte le cellule T mature della midollare timica riconosceranno il peptide estraneo solo nel contesto del proprio MHC e non avranno il potenziale di montare una risposta immune contro gli antigeni propri e nel caso delle cellule $\alpha\beta$ TCR saranno o CD4 o CD8 positive.

TOLLERANZA DELLA CELLULA T

L'induzione della tolleranza immunologica è necessaria per evitare la reazione verso se stessi

In sostanza, i linfociti riconoscono gli antigeni estranei attraverso la complementarietà della forma mediata dalle forze intermolecolari che abbiamo descritto precedentemente. In senso lato, i mattoni usati per formare le molecole dei microrganismi e dell'ospite sono gli stessi. Sono quindi le molecole self e non self che devono essere discriminate dal sistema immune se deve essere evitata un'autoreattività potenzialmente disastrosa. Molte cellule T auto-reattive vengono eliminate mediante apoptosi durante la selezione negativa nel timo e altre vengono rese tolleranti in periferia, per esempio, rendendole anergiche (funzionalmente inattive) in seguito al contatto con gli antigeni propri in un contesto "non stimolatorio". La restrizione di ciascun linfocita verso una singola specificità rende il compito di stabilire una tolleranza verso il proprio self molto più facile, semplicemente perchè esso richiede un meccanismo che rimuove funzionalmente le cellule auto-reattive e lascia il resto del repertorio intatto. La differenza radicale tra le molecole proprie e non-proprie risiede nel fatto che, nella fase iniziale della vita, i linfociti in via di sviluppo sono circondati dal proprio self e normalmente incontrano gli antigeni estranei solo più tardi e quindi nel contesto caratteristico dell'infezione. Con la sua consueta efficacia, la forza cieca dell'evoluzione ha sfruttato queste differenze per stabilire i meccanismi di **tolleranza immunologica verso i costituenti dell'ospite**.

Le cellule dendritiche sono importanti nell'induzione della tolleranza della cellula T

Noi abbiamo descritto precedentemente come le DCs, quando incontrano antigeni estranei o citochine da un sito di infiammazione, diventano attivate e sviluppano molecole costimolatrici importanti nell'attivazione delle cellule T. In assenza di microrganismi o infiammazione, le cellule DC catturano i resti delle cellule che muoiono fisiologicamente e presentano questi alle cellule T autoreattive. Comunque, poichè esse non sono attivate presenteranno gli antigeni tessutali senza le molecole costimolatrici con il risultato di una anergia della cellula T piuttosto che di una sua attivazione.

SVILUPPO DELLA SPECIFICITÀ DELLA CELLULA B

I precursori dei linfociti B, cellule pre-B, sono presenti nel fegato fetale dall'ottava-nona settimana di gestazione. Da questo momento la produzione di cellule B da parte del fegato si riduce progressivamente e il midollo osseo se ne prende carico per il resto della vita.

La sequenza dei riarrangiamenti dei geni delle immunoglobuline

Stadio 1 Inizialmente, i segmenti D-J, su entrambe le regioni codificanti delle catene pesanti (proveniente ognuna da ciascun genitore), riarrangiano (figura 10.4).

Stadio 2 Un evento di ricombinazione V-DJ avviene adesso su una catena pesante. Se questo si dimostra essere un riarragiamento non produttivo (per esempio, segmenti adiacenti sono uniti in una cornice di lettura non corretta o in una maniera tale da generare un codone di stop a valle dal punto di giunzione), avverrà un secondo riarrangiamento V-DJ sulla regione omologa della catena pesante. Se non si ha un riarrangiamento produttivo, possiamo "affettuosamente salutare" la cellula pre-B.

Stadio 3 Assumendo che sia avvenuto un riarragiamento produttivo, la cellula pre-B può adesso sintetizzare le catene pesanti μ. All'incirca nello stesso

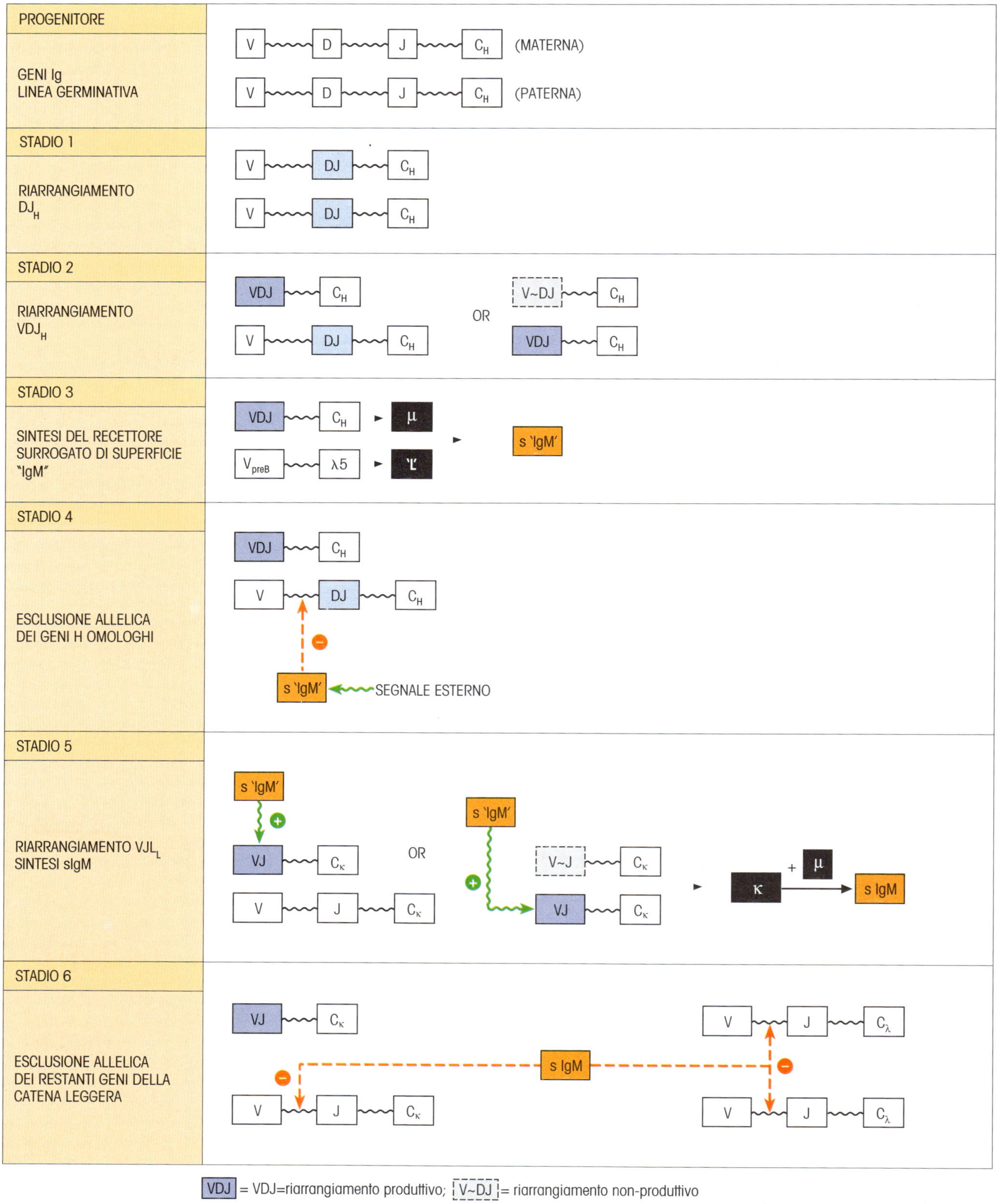

Figura 10.4 Sequenza postulata di riarrangiamenti genici della cellula B e meccanismo dell'esclusione allelica (vedi testo).

tempo, due geni, V_{preB} e λ5, omologhi rispettivamente ai segmenti V_L e C_L delle catene leggere λ, vengono temporaneamente trascritti per formare una "pseudo catena leggera", che si associa alle catene μ per generare un recettore surrogato "immunoglobulina M (IgM)" di superficie insieme alle catene Ig-α e Ig-β, convenzionalmente richieste per formare un recettore funzionale per la cellula B. Questo recettore surrogato è simile al recettore pre-Tα/β dei precursori cellulari pre-T delle cellule α β portatrici del TCR.

Stadio 4 Al recettore di superficie viene segnalato, forse da una cellula stromale, di bloccare ogni ulteriore riarrangiamento dei geni delle catene pesanti sul cromatide omologo. Questo processo viene chiamato esclusione allelica.

Stadio 5 Si presume che adesso il recettore di superficie inizi la fase successiva dei riarrangiamenti genici che avvengono nei loci genici della catena leggera k. Questi coinvolgono ricombinazioni V-J sul primo allele e quindi sull'altro allele k fino a che avviene un riarrangiamento produttivo. Qualora il riarrangiamento fallisse, un tentativo per ottenere un riarrangiamento produttivo verrebbe compiuto sugli alleli λ. La sintesi delle IgM convenzionali di superficie (sIgM) per tanto a questo punto può procedere.

Stadio 6 La molecola sIgM adesso impedisce ogni ulteriore riarrangiamento genico attraverso l'esclusione allelica di ogni gene non arrangiato delle catene leggere. L'ulteriore aggiunta della IgD di superficie evidenzia la prontezza della cellula B vergine (naive) ad interagire con l'antigene. Le cellule B che portano recettori auto-reattivi ad affinità moderatamente elevata vengono eliminati attraverso un processo di selezione negativa simile a quello operante sulle cellule T auto-reattive nel timo.

In seguito all'incontro con l'antigene specifico, la cellula B naive si trasforma in una plasmacellula che secerne IgM o può andare incontro a un cambiamento di classe nel caso in cui le IgM e IgD di superficie verranno sostituite con una singola classe di immunoglobuline (IgG, IgA o IgE). Nelle fasi terminali della vita di una plasmacellula matura solo la versione secreta della molecola immunoglobulinica viene virtualmente prodotta senza la presenza di sIg.

L'importanza dell'esclusione allelica

Dal momento che ogni cellula ha cromosomi complementari derivati da ciascun genitore, la cellula B in differenziazione ha quattro gruppi di geni per la catena leggera e due geni per la catena pesante da cui scegliere. Noi abbiamo descritto come una volta avvenuto un riarrangiamento produttivo VDJ DNA all'interno di un gruppo della catena pesante e un riarrangiamento produttivo VJ in un gruppo della catena leggera, i geni V su gli altri quattro cromosomi siano mantenuti nella configurazione della linea germinale attraverso un meccanismo di esclusione allelica. Così la cellula è in grado di esprimere solo una catena leggera e una catena pesante. Questo è essenziale affinchè la selezione clonale funzioni dal momento che la cellula è programmata per produrre solo l'anticorpo che usa come recettore di superficie cellulare per riconoscere l'antigene.

ONTOGENESI DELLA CELLULA NATURAL KILLER (NK)

La precisa linea delle cellule natural killer deve essere ancora stabilita. Esse condividono un comune progenitore precoce con le cellule T e esprimono la molecola CD2 che è presente anche sulle cellule T. Inoltre, esse hanno recettori per l'IL-2, sono indotte a proliferare dalla IL-2 e producono interferone γ. Comunque, esse non si sviluppano nel timo e i loro geni V TCR non sono riarrangiati. La visione corrente è, quindi, che esse si separino dalla linea della cellula T molto presto durante la loro differenziazione.

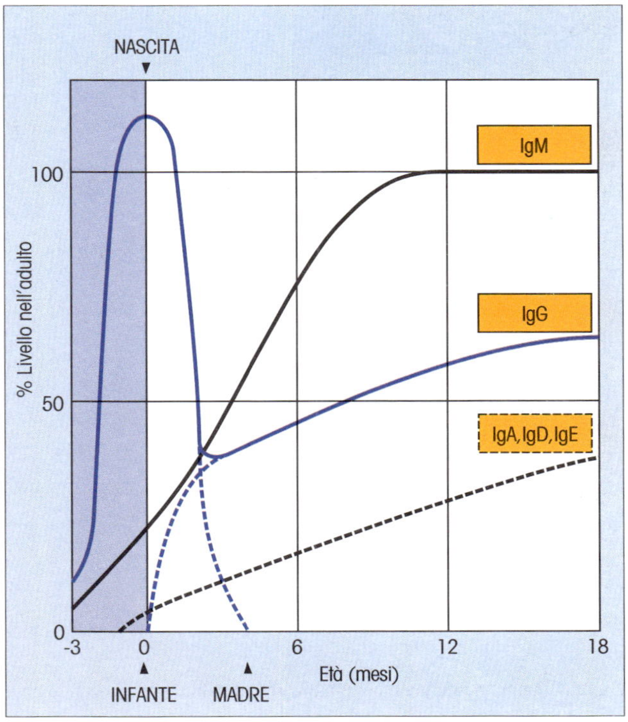

Figura 10.5 Sviluppo dei livelli sierici di immunoglobuline nell'uomo. (After J.R. Hobbs (1969) In: Immunology and development (ed. A. Adinolfi), p. 118. Heinemann, Londra.)

LA RISPOSTA GLOBALE NEL NEONATO

I linfonodi e la milza sono relativamente poco sviluppati nel feto eccetto dove c'è stata esposizione intrauterina agli antigeni, come nelle infezioni congenite quali la rosolia o causate da altri microrganismi. La capacità di rigettare un trapianto e di avere una risposta immune è ragionevolmente ben sviluppata alla nascita, ma i livelli di immunoglobuline, con una eccezione, sono bassi, particolarmente in assenza di infezione intrauterina. L'eccezione è l'IgG, che viene acquisita attraverso passaggio transplacentare dalla madre, un processo dipendente dalla struttura dell'Fc specifica per questa classe di Ig. La IgG materna ha una emi-vita di circa 30 giorni così che i livelli sierici si abbassano durante i primi tre mesi, accentuati dall'aumento del volume sanguigno del neonato in crescita. Successivamente, la quota di sintesi sopravanza la quota degradata delle IgG materne e la concentrazione totale aumenta costantemente. Le altre immunoglobuline non attraversano la placenta e i livelli bassi, ma significativi delle IgM nel cordone ombelicale sono prodotti dal bambino (figura 10.5). L'immunoglobulina M raggiunge i livelli dell'adulto entro i nove mesi di vita. Solo piccolissime quantità di IgA, IgD e IgE sono presenti nel circolo sanguigno del neonato.

TAVOLA RIASSUNTIVA

Le cellule staminali multipotenti dal midollo osseo danno origine a tutti gli elementi cellulari del sangue

- Espansione e differenziazione sono guidate da fattori di crescita solubili (stimolanti le colonie) e si mettono in contatto con le cellule reticolari stromali

La differenziazione delle cellule T avviene all'interno del microambiente del timo

- I precursori delle cellule T derivanti dalle cellule staminali del midollo, raggiungono il timo sotto l'influenza delle chemochine. Li diventano cellule T immunocompetenti.
- Numerosi linfociti vanno incontro ad apoptosi perchè non vanno incontro ad una selezione positiva o a causa della selezione negativa.
- L'involuzione timica inizia entro i primi 12 mesi di vita.

Ontogenesi della cellula T

- La differenziazione verso le cellule immunocompetenti T è accompagnata da cambiamenti nel fenotipo di superficie, che possono essere riconosciuti con anticorpi monoclonali.
- Cellule staminali CD34 positive differenziano in protimociti e iniziano ad esprimere varie catene del recettore della cellula T (TCR) e CD3.
- Cellule pre-T doppie negative $CD4^-8^-$ vengono espanse per diventare doppie-positive $CD4^+8^+$.
- Appena le cellule attraversano la giunzione cortico-midollare, sotto l'influenza delle chemochine, esse diventano $CD4^+$ o $Cd8^+$.

Riarrangiamento recettoriale

- Il primo riarrangiamento del TCR coinvolge i loci γ e δ.
- Riarrangiamenti prima del locus $V\beta$ e poi di quello $V\alpha$ forma il maturo TCR $\alpha\beta$.

Le cellule T sono selezionate positivamente e negativamente nel timo

- Le cellule epiteliali del timo selezionano positivamente le cellule T $CD4^+8^+$, che presentano avidità per il loro complesso maggiore di istocompatibilità (MHC) cosicchè si sviluppano cellule T singolo-positive $Cd4^+$ o $CD8^+$ che sono ristrette al riconoscimento dell'antigene nel contesto dell'aplotipo della cellula epiteliale.
- Il resto delle cellule che non riconosce il proprio MHC viene eliminato.
- Cellule che hanno recettori per l'antigene proprio vanno incontro a selezione negativa e sono eliminate.

Tolleranza della cellula T

- L'induzione della tolleranza immunologica è necessaria per evitare l'auto-reattività.
- Molte cellule T che reagiscono con gli antigeni propri vengono eliminate attraverso una selezione negativa nel timo. Altre vengono rese tolleranti in periferia quando esse vengono in contatto con gli antigeni propri in assenza di molecole costimolatrici, come quando essi sono presentati da cellule dendritiche non-attivate (DCs).

Sviluppo della specificità della cellula B

- La sequenza dei riarrangiamenti genici delle catene pesanti variabili delle immunoglobiline va da D a J e quindi da V a DJ.
- La trascrizione VDJ produce catene μ che si associano con le catene V_{preB} e λ_5 per formare un recettore surrogato di superficie IgM-simile.
- Questo recettore segnala l'esclusione allelica di catene pesanti non arrangiate.
- Se il riarrangiamento, a qualsiasi stadio, non è produttivo, per esempio non porta ad una accettabile cornice di lettura del gene, l'allele sul cromosoma omologo viene riarrangiato.
- I successivi riarrangiamenti genici vanno da V a J sul gene della catena leggera κ o, se questo fallisce, sul gene della catena leggera λ.
- La cellula si impegna a produrre una particolare classe di anticorpi.
- I meccanismi dell'esclusione allelica assicurano che ogni linfocita sia programmato solo per un anticorpo (figura 10.4).

La risposta complessiva nel neonato

- Le IgG materne attraversano la placenta e forniscono un alto livello di immunità passiva alla nascita.

Consultare il sito web **(www.roitt.com)** per le domande a scelta multipla.

LETTURE CONSIGLIATE

Banchereau, J., Paezesny, S., Blanco, P. *et al.* (2003) Dendritic cells: Controllers of the immune system and a new promise for immunotherapy. *Annals of the New York Academy of Sciences*, **987**, 180–7.

von Boehmer, H. (2000) T-cell lineage fate: Instructed by receptor signals? *Current Biology*, **10**, R642–5.

Hardy, R.R. & Hayakawa, K. (2001) B cell development pathways. *Annual Review of Immunology*, **19**, 595–621.

Herzenberg, L.A. (2000) B-1 cells, the lineage question revisited. *Immunological Reviews*, **175**, 9–22.

Kamradt, T. & Mitchison, N.A. (2001) Tolerance and autoimmunity. *New England Journal of Medicine*, **344**, 655–64.

Phillips, R.L., Ernst, R.E., Brunk, B. *et al.* (2000) The genetic program of hematopoietic stem cells. *Science*, **288**, 1635–40.

CAPITOLO 11

Strategie contrapposte durante le infezioni

Noi siamo in costante lotta contro i microbi che ci circondano, ma i processi di evoluzione e le mutazioni genetiche hanno creato microrganismi sempre più capaci di eludere i nostri meccanismi di difesa. In questo capitolo, ci occupiamo delle varie strategie, a volte ingegnose, che sono state messe a punto dai nostri nemici, e da noi, nel corso dell'evoluzione.

INFIAMMAZIONE

La risposta infiammatoria acuta comporta l'intervento di globuli bianchi, proteine complementari, anticorpi ed altre proteine plasmatiche che arrivano al sito di infezione o del danno tissutale come è stato ampiamente discusso nei capitoli introduttivi.

Mediatori dell'infiammazione

Una complessa varietà di mediatori vengono coinvolti nella risposta infiammatoria acuta. Alcuni agiscono direttamente a livello delle cellule muscolari lisce che circondano le arterie cambiandone il flusso sanguigno. Altri agiscono sulle venule provocando la contrazione delle cellule endoteliali determinando, così, un'apertura transitoria delle giunzioni inter-endoteliali con passaggio di plasma. La migrazione dei leucociti dal flusso sanguigno è facilitata sia dalle citochine, come l'interleuchina-1 ed il tumor necrosis factor (TNF), che stimolano l'espressione delle molecole di adesione a livello endoteliale e dei globuli bianchi, sia dalle chemochine, che richiamano i leucociti nel sito di infiammazione.

Inizio della risposta di fase acuta

Uno dei primi eventi che si verifica durante la risposta infiammatoria è la stimolazione dell'espressione di molecole di adesione come la selectina E e la selectina L, rispettivamente sulle cellule endoteliali e sui leucociti. Il legame della selectina P, presente sulle cellule endoteliali, con i ligandi presenti sui neutrofili polimorfonucleati dà inizio al processo di adesione. Le cellule sono ancorate all'endotelio e rotolano su di esso alternando solide adesioni a migrazioni sull'endotelio stesso. I mediatori dell'infiammazione, inoltre, aumentano sulla superficie delle cellule l'espressione di integrine LFA-1 (fattore di adesione leucocitaria 1, ma in realtà si trova in tutti i leucociti) e il Mac-1. Sotto lo stimolo di alcune citochine, la molecola ICAM-1 (molecola di adesione intercellulare-1) è espressa sulla superficie endoteliale e legandosi a diverse integrine presenti sui PMN ne causa l'arresto (figura 11.1). L'esposizione dei polimorfonucleati all'interleuchina 8 e ad altre citochine presenti a livello endoteliale determina la loro attivazione. Tale attivazione li rende più responsivi agli agenti chemiotattici, e possono così lasciare il torrente circolatorio sotto lo stimolo del C5a, del leucotriene-B4 e di altre chemochine (citochine chemiotattiche; tabella 11.1). Si muovono in maniera decisa attraverso i canali tra le cellule endoteliali,

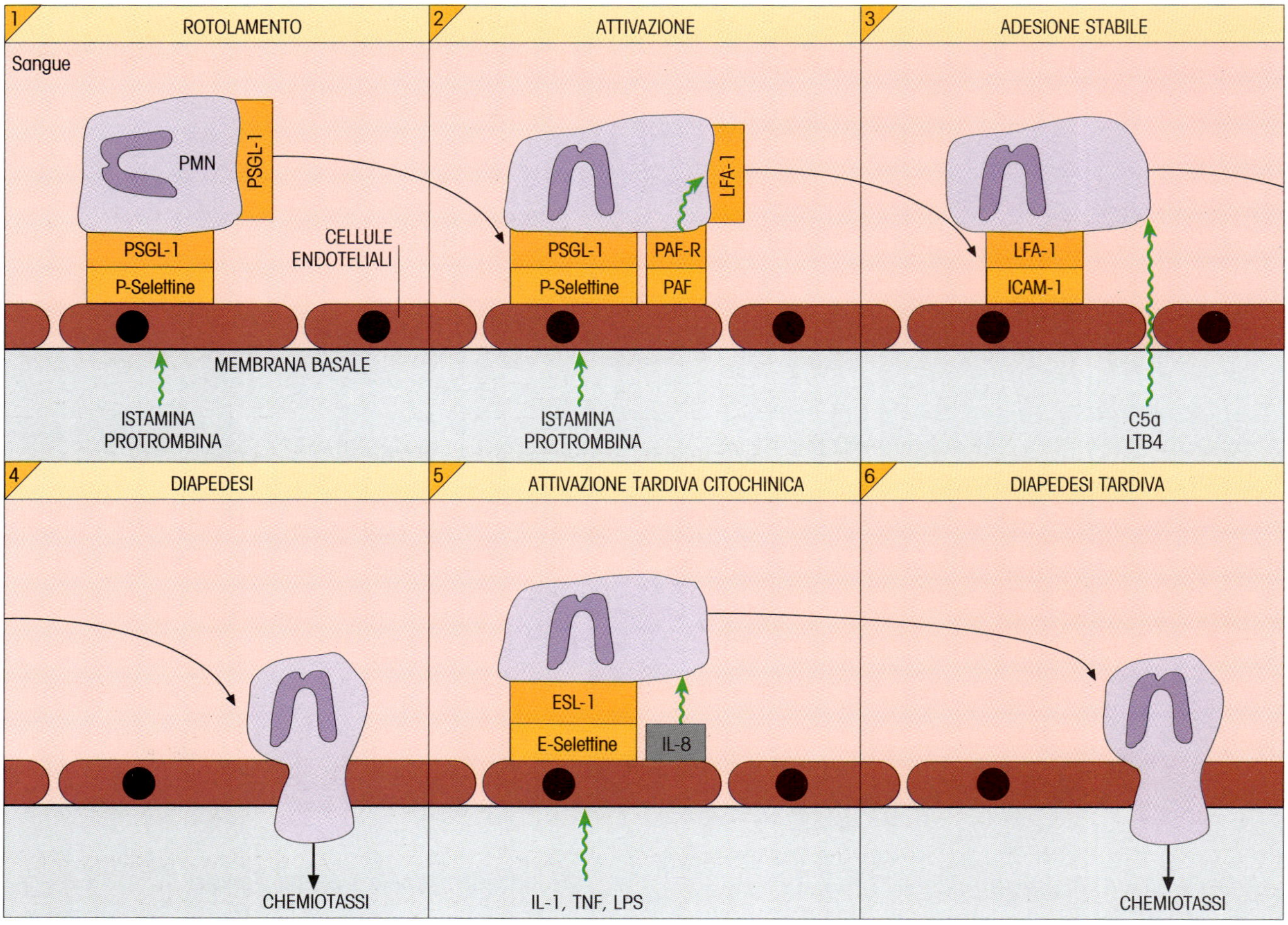

Figura 11.1 I più precoci eventi dell'infiammazione coinvolgono la marginazione e la diapedesi dei neutrofili. L'up-regulation della selectina-P a livello della parete vasale gioca il ruolo maggiore nell'interazione dei leucociti con l'endotelio (rolling) attraverso l'interazione dei ligandi posti sui neutrofili come le glicoproteine selectine P mucine-like legando-1 (PSGL-1, CD162). Il riconoscimento del gradiente extracellulare dei mediatori chemiotattici da parte dei recettori di superficie dei polimorfonucleati neutrofili (PMN) stimola i segnali intracellulari che generano il movimento. Le citochine inducono l'espressione di selectina-E, che viene riconosciuta dalle glicoproteine dei ligandi delle selectine –E1 (ESL-1) sui neutrofili, come ultimo evento. I fattori chemiotattici come l'interleuchina 8 (IL-8), che vengono prodotti da varie cellule tra cui quelle dell'endotelio stesso, sono importanti mediatori dei processi infiammatori. ICAM-1, molecola di adesione intercellulare-1; LFA-1, antigene linfocitico associato alla funzione-1; LPS, lipopolisaccaride; PAF, fattore attivante le piastrine; TNF, tumor nerosis factor.

percorrendo la membrana basale (diapedesi), e grazie allo stimolo chemiotattico arrivano al sito di infiammazione.

Sviluppo del processo infiammatorio

Durante il processo infiammatorio, non vengono reclutati solo i leucociti dal sangue, ma anche altre cellule come macrofagi e mastociti, che sono cellule inizialmente presenti a livello tissutale e che successivamente vengono attivate. I mastociti rispondono molto precocemente alle anafilotossine (C3a e C5a), che vengono prodotte dalla cascata complementare, ai batteri ed ai loro prodotti. Possono, quando attivati, rilasciare istamina, l'attivatore delle piastrine (PAF), TNF, citochine di nuova sintesi e diverse chemochine. I macrofagi tissutali, sotto lo stimolo dell'infezione locale o del danno tissutale secernono un imponente apparato di mediatori, tra cui citochine come l'IL-1 ed il TNFα, che stimolano l'espressione a livello endoteliale delle molecole di adesione come le selectine –E, e gruppi di chemochine come l'IL-8 che hanno un forte effetto chemiotattico sui PMN. In generale, le citochine della famiglia C-X-C (descritte nella tabella 11.1) come l'interleuchina 8, sono specifiche per i neutrofili, mentre le citochine della famiglia C-C sono chemiotattiche per i monociti, le cellule natural killer, i basofili e gli eosinofili. L'eotassina (CCL11) è altamente specifica per gli eosinofili, e la presenza di questo mediatore a concentrazioni elevate, insieme al RANTES (regolato dopo attivazione, espresso e secreto dalle cellule T normali) pre-

Tabella 11.1 Chemochine: specificità chemioattrattanti dei leucociti.

Chemochine	Specificità chemiotattica					
	Neutrofili	Basofili	Eosinofi	Cellule NK	Monociti	Linfociti
ENA-78 (CXCL5)	+					
IL-8 (CXCL8)	+	+				+
IP-10 (CXCL10)				+		+
NAP-2 (CXCL7)	+					
Eotaxin-1 (CCL11)		+	+			+
MCP-1 (CCL2)		+		+	+	+
MCP-2 (CCL8)		+		+	+	+
MCP-3 (CCL7)		+	+	+	+	+
MIP-1α (CCL3)			+	+	+	+
MIP-1β (CCL4)				+	+	+
RANTES (CCL5)		+	+	+	+	+
Linfoattractina (XCL1)						+
Fractalkine (CX3CL1)				+	+	+

C, mancano la prima e la terza cisteina della sequenza; la sequenza CXC è preceduta dagli aminoacidi E-L-R, tranne che nel caso IP-10; CC, non ci sono residui inseriti; CXC, chemochina con aminoacidi inseriti tra la prima e la seconda cisteina conservata delle 4 che caratterizzano la sequenza strutturale della chemochina; ENA-78, molecola 78 di derivazione epiteliale con funzione chemiotattica per i neutrofili; IP-10,proteina 10 inducibile dagli IFN; MCP, proteina chemiotattica per i monociti; MIP, proteina infiammatoria macrofagica; NAP-2, proteina attivante i neutrofili -2; RANTES, regola dopo attivazione della cellula T normale espressa e secreta.

(Data summarized from Schall T.J. & Bacon K.B. (1994) *Current Opinion in Immunology* **6**, 865.)

sente a livello della superficie delle mucose, può essere responsabile dell'aumento di tali cellule in questi tessuti. Chiaramente tutti questi meccanismi servono per concentrare le difese immunitarie intorno al microrganismo che sta cercando di invadere l'organismo. I microrganismi vengono, quindi, ricoperti dagli anticorpi, dal C3b e da alcune proteine di fase acuta e sono così pronti per essere fagocitati dai PMN e dai macrofagi attivati. Tutto ciò serve per richiamare i linfociti nel sito dell'infezione, e dobbiamo ricordare che le cellule endoteliali dell'area interessata esprimono VCAM-1 (molecola di adesione cellulare vascolare 1), che agisce come recettore di homing per le cellule T memoria attivate che esprimono il VLA-4 (very late antigene 4). Inoltre, le cellule endoteliali attivate rilasciano citochine come IL-8 e le linfotassine, che richiamano i linfociti nel sito di infiammazione.

Regolazione e risoluzione dell'infiammazione

L'evoluzione ha istituito dei meccanismi atti a prevenire la perdita di controllo sui processi infiammatori. Il sistema complementare è controllato da una serie di proteine regolatorie come il C1 inibitore, il fattore H ed il fattore I che controllano il C3, il recettore CR1, e il fattore accelerante il decadimento (DAF). Le cellule infiammatorie vengono regolate dalle prostaglandine E2 (PGE2), dal transforming growth factorβ (TGFβ), dall'IL-10 e da altre citochine già descritte nel Capitolo 8. La prostaglandina E2 è un potente inibitore della proliferazione dei linfociti e della produzione di citochine da parte delle cellule T e dei macrofagi. Il transforming growth factor β e l'IL-10 inattivano i macrofagi inibendo la produzione dei reattivi intermedi dell'ossigeno e down regolando l'espressione del sistema maggiore di istocompatibilità (MHC) di classe II. Ancora più importante, queste citochine inibiscono il rilascio del TNF e di altre citochine pro infiammatorie.

I glicorticoidi endogeni, prodotti dall'asse ipotalamo-iposifi-surreni, esercitano i loro effetti antinfiammatori attraverso un duplice meccanismo: inibiscono l'espressione di alcuni geni, compresi quelli codificanti per le citochine pro-infiammatorie e le molecole di adesione, e inducono alcuni degli inibitori dell'infiammazione, come la lipocortina-1, secretori di leukocyte proteinase inhibitor e il recettore antagonista dell'IL-1 (IL-1Ra). Una volta che i mediatori dell'infiammazione sono stati eliminati, i processi regolatori possono normalizzare il sito di infiammazione. Nella risoluzione del danno tissutale, il TGFβ gioca il ruolo principale attraverso lo stimolo della proliferazione dei fibroblasti, che determina la formazione di nuova matrice extracellulare, la quale andrà poi a costituire la cicatrice.

Infiammazione cronica

Se un agente infiammatorio persiste, perchè resistente ai meccanismi infiammatori, o nel caso in cui vi sia un sistema immunitario deficitario nell' eliminare l'agente, il carattere della risposta infiammatoria cambia. Il sito di infezione viene invaso da macrofagi di varie morfologie: alcuni hanno un aspetto attivato, altri hanno un aspetto chiamato epitelioide, altri ancora sono fusi a formare delle cellule giganti. Insieme questi macrofagi determinano la formazione del caratteristico **granuloma** che tiene separato l'agente infettante dal resto del corpo (vedere la sezione reazioni di ipersensibilità di tipo IV nel Capitolo 14, e la figura 14.13). Se è coinvolta una risposta immune adattativa possono essere inoltre presenti vari tipi di linfociti.

BATTERI EXTRACELLULARI SENSIBILI ALL'ATTACCO DA PARTE DEI FAGOCITI E DEL COMPLEMENTO

Strategie batteriche di sopravvivenza

La varietà e l'ingegnosità dei meccanismi di difesa dei microbi li rendono molto interessanti, e come vale virtualmente per ogni agente infettivo, se si prova a pensare ad una possibile strategia per una via di fuga, alcuni batteri sicuramente l'hanno già messa in atto.

Un comune meccanismo attraverso cui i microrganismi evitano la fagocitosi è la sintesi di una capsula esterna. Questa non aderisce facilmente alle cellule fagocitiche, e ricopre le molecole carboidratiche presenti sulla superficie dei batteri, così da non far riconoscere il germe dai recettori dei fagociti. Altri organismi possiedono delle molecole anti-fagocitarie sulla loro superficie, altri ancora secernono delle esotossine in grado di uccidere i leucociti. Molti organismi hanno sviluppato la capacità di resistere all'attivazione complementare ed alla conseguente lisi. Per esempio, microrganismi gram-positivi hanno creato uno spesso strato di peptidoglicani che previene l'adesione del complesso di attacco alla membrana C5b-9 sulla cellula batterica, mentre alcuni ceppi di streptococchi B sono riusciti a produrre delle C5asi che clivano ed inattivano il C5a.

Il contrattacco dell'ospite

I meccanismi difensivi si basano sulla specificità e sulla variabilità delle molecole degli anticorpi. Gli anticorpi possono contrastare questi tentativi articolati di sfuggire alla fagocitosi neutralizzando le molecole antifagocitiche e legandosi alla superficie dei microrganismi evidenziando il sito per la fissazione del complemento, andando così ad opsonizzare il microrganismo, che potrà quindi essere fagocitato dai leucociti polimorfonucleati e dai macrofagi, o preparandoli per il legame da parte del complesso terminale di attacco alla membrana.

La maggior parte delle cellule presentanti l'antigene (APCs) hanno dei recettori sulla loro superficie, che riconoscono dei componenti batterici come i lipopolisaccaridi. Questi recettori includono il CD14 e il recettore Toll-like 4 (TLR4) che, quando attivati determinano un aumentata espressione dei geni proinfiammatori. Questi includono IL-1, IL-6, IL-12, TNF e le molecola costimolatorie B7.1 (CD80) e B7.2 (CD86). Il recettore correlato TLR2 riconosce i componenti della parete cellulare dei Gram-positivi.

Neutralizzazione delle tossine

Gli anticorpi circolanti neutralizzano le molecole antifagocitiche solubili e le altre esotossine rilasciate dai batteri. Tali anticorpi, che in questo contesto chiameremo antitossine, inibiscono il legame delle tossine agli specifici recettori sulle cellule bersaglio, impedendo così che esse danneggino i tessuti.

Opsonizzazione dei batteri

La Lectina che lega il mannosio (mannose binding lectin-MBL) è una molecola con una struttura simile al C1q che può legare il mannosio terminale sulla superficie batterica e portare alla attivazione del sistema complementare. La Lectina che lega il mannosio può interagire con due serin proteasi MBL-associate chiamate MASP-1 e MASP-2 che hanno una struttura omologa al C1r e al C1s. Questo porta ad una attivazione anticorpo-indipendente della via classica del complemento. I batteri capsulati che resistono alla fagocitosi, quando rivestiti da Ig e C3b, attraggono polimorfonucleati e macrofagi così che la loro eliminazione dal torrente circolatorio aumenta in maniera importante (figure 11.2 e 11.3). Inoltre, i complessi contenenti il C3b possono legare il CR1, recettore complementare presente sui globuli rossi, ed essere trasportati verso il fegato per essere poi fagocitati.

Qualche chiarimento sui recettori complementari

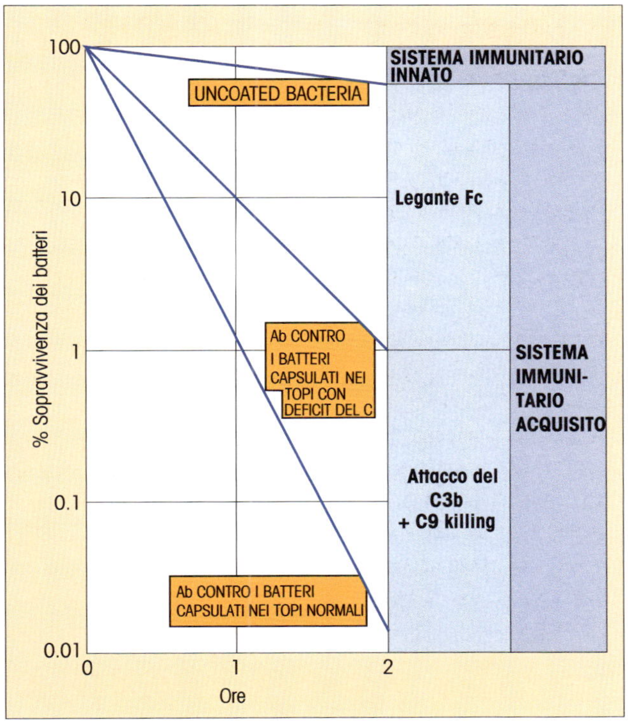

Figura 11.2 Effetto degli anticorpi opsonizzanti e del complemento nella chiarificazione dei batteri virulenti dal sangue. I batteri non capsulati sono fagocitati piuttosto lentamente (immunità innata) ma, ricoperti dagli anticorpi, la suscettibilità alla fagocitosi aumenta esponenzialmente (immunità acquisita). L'adesione è meno efficace in animali temporaneamente impoveriti del sistema complementare. Questa è una ipotetica ma realistica evenienza; la naturale proliferazione dei batteri viene ignorata. Ab, anticorpi.

può essere a questo punto utile. I recettori CR1 per il C3b sono presenti anche sui neutrofili, macrofagi, cellule B e sulle cellule follicolari dendritiche presenti nei linfonodi. Il recettore CR1 insieme al recettore CR3 del complemento sono i maggiori responsabili della clearance degli immunocomplessi contenenti C3.

I recettori CR2, che legano diversi prodotti di degradazione del C3, come il C3dg ed il iC3b, sono presenti a livello delle cellule B attivate, specialmente quelle del centro germinativo. La loro affinità per il virus di Epstein-Barr permette al virus di entrare nelle cellule B.

I recettori C3 presenti sui polimorfonucleati, macrofagi e cellule NK legano il C3b chiamato C3bi.

Il sistema immune secretorio protegge la superficie mucosa

Abbiamo già sottolineato l'importanza delle barriere mucose, soprattutto a livello del tratto gastrointestinale dove la flora microbica normalmente presente può, a volte, creare dei problemi all'ospite. Con una vasta area di circa 400 m^2, l'epitelio della mucosa dell'adulto rappresenta la principale porta d'ingresso per i comuni agenti infettivi, allergeni e cancerogeni.

La necessità di una immunità mucosale ben rappresentata e molto efficiente è chiaramente fondamentale. La superficie mucosa viene difesa sia da meccanismi antigene specifici che non antigene specifici. Questi ultimi includono un gruppo di peptidi battericí chiamati difensine che vengono prodotti dai neutrofili, dai macrofagi e dall'epitelio mucoso. La produzione di queste sostanze antibatteriche è

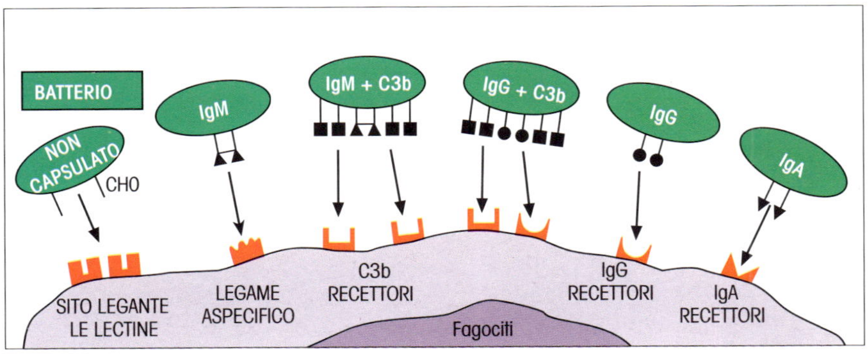

Figura 11.3 Il rivestimento con immunoglobuline (Ig) e complemento aumenta molto l'adesione dei batteri (e di altri antigeni) ai macrofagi e polimorfonucleati. I batteri non capsulati aderiscono ai siti lectino simili, inclusi i recettori per il mannosio. Non ci sono dei siti specifici leganti le IgM (▲▲) ma c'è una grossa affinità dei recettori per le IgG (Fc) (●) e per il C3b (■: CR1 e CR3) sulla superficie dei macrofagi, che aumentano considerevolmente la forza del legame. L'aumentato effetto dato dal complemento è dovuto al fatto che due molecole di IgG adiacenti fissano diverse molecole di C3b, per mezzo dell'aumento del numero dei siti di legame sui macrofagi. Sebbene le IgM non si possano legare specificamente ai macrofagi, promuovono l'adesione attraverso la fissazione del complemento. Recettori specifici per il dominio Fca delle IgA sono stati definiti.

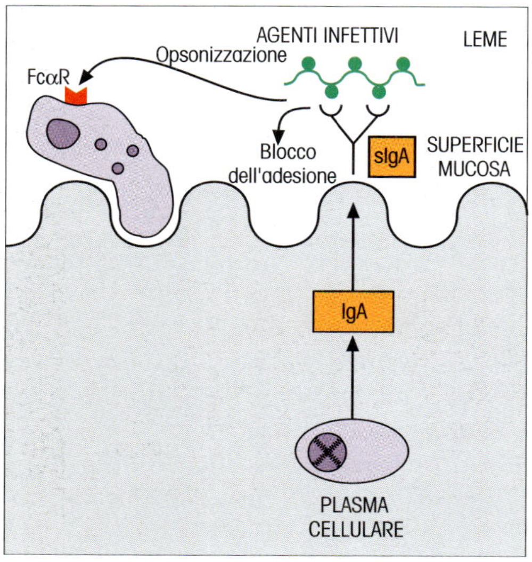

Figura 11.4 Difesa della superficie mucose. Le immunoglobuline A (IgA) opsonizzano gli organismi e ne prevengono l'adesione alla mucosa. sIgA, IgA secretorie.

stimolata da alcune citochine come IL-1 ed il TNF. L'immunità specifica viene attuata dalle IgA e dalle IgM. L'importanza di questo compito è sottolineata dal fatto che l'80% di tutte le cellule B produttrici di Ig sono presenti a livello delle mucose secretorie e delle ghiandole esocrine. Le immunoglobuline A conferiscono protezione alle secrezioni come le lacrime, la saliva le secrezioni nasali e quelle che rivestono la superficie dell'intestino e del polmone, andando a rivestire i batteri ed i virus, prevenendone così l'adesione alle cellule epiteliali delle mucose. Inoltre recettori Fc ad alta affinità per queste classi di Ig sono stati identificati a livello dei macrofagi e dei polimorfonucleati che mediano la fagocitosi (figura 11.4).

Se degli agenti infettivi riescono a superare e quindi penetrare la barriera delle IgA, vengono attaccati dalla seconda linea di difesa dell'organismo rappresentata dagli anticorpi di classe IgE. È ormai noto che un gran numero di IgE sieriche arrivano dalle plasmacellule presenti nei tessuti mucosi e nei linfonodi che li drenano. Sebbene siano presenti in bassa concentrazione, le IgE si legano saldamente ai recettori Fc dei mastociti. Il contatto con l'antigene porta al rilascio di mediatori che vanno a generare una reazione infiammatoria acuta locale. In questo modo l'istamina, aumentando la permeabilità vasale, causa la trasudazione delle IgG e del complemento in quest'area, mentre i fattori chemiotattici per i neutrofili e gli eosinofili attraggono le cellule effettrici necessarie per preparare il microrganismo ad essere ricoperto dalle IgG e dal C3b. L'impegno dei recettori dell'Fcγ e del C3b a livello dei macrofagi locali da parte di questi complessi porta alla secrezione di citochine e chemochine che rinforzano ulteriormente la permeabilità vasale e gli eventi chemiotattici.

Quando gli organismi opsonizzati sono troppo grandi per la fagocitosi, possono essere uccisi attraverso la citotossicità cellulo-mediata anticorpo dipendente (ADCC), già trattata in precedenza (p.23). Questo meccanismo è particolarmente importante nel controllo delle infezioni parassitarie.

BATTERI INTRACELLULARI

L'immunità cellulo-mediata è cruciale per il controllo degli organismi intracellulari.

Alcuni ceppi di batteri, come quelli della Tubercolosi e della Leptospirosi ed alcuni germi come la Listeria e la Brucella, evadono il sistema immunologico sopravvivendo all'interno dei macrofagi (figura 11.5). L'ingresso dei batteri opsonizzati è facilitato dal meccanismo della fagocitosi dopo il legame ai recettori per l'Fcγ e per il C3b, ma, una volta penetrati nella cellula, alcuni di loro sfidano i macrofagi sovvertendo l'innato meccanismo di Killing.

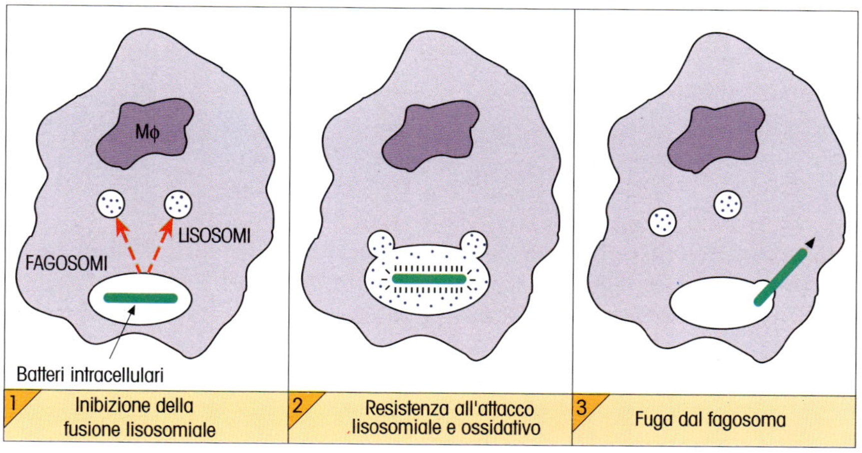

Figura 11.5 Come i batteri intracellulari riescono ad evadere la fagocitosi. Mfφ, macrofagi.

In un'elegante serie di esperimenti, Mackaness dimostrò l'importanza delle reazioni cellulo-mediate (CMI) nell'uccisione di questi parassiti intracellulari e la costituzione di uno stato di immunità. Gli animali infettati con dosi moderate del Micobatterio della tubercolosi superano l'infezione e diventano immuni alle successive stimolazioni con il bacillo. L'immunità può essere trasferita ad un ricevente sano attraverso i linfociti T ma non attraverso macrofagi o da siero ottenuto da animali immunizzati. A supporto di questa teoria, secondo la quale l'immunità specifica sia mediata dalle cellule T, vi è l'aumentata suscettibilità alle infezioni da mycobatteri o da altri organismi intracellulari in pazienti affetti da difetti delle cellule T, come ad esempio in corso di infezione da virus dell'immunodeficienza umana (HIV).

I macrofagi attivati uccidono i parassiti intracellulari

I macrofagi quiescenti possono essere attivati in diversi scenari, ma la capacità di uccidere i microbi intracellulari si verifica solo dopo la loro stimolazione da parte di alcuni fattori attivanti come l'interferon γ (INFγ), che viene rilasciato da linfociti T stimolati a produrre citochine e dalle cellule Natural Killer. Le cellule T reagiscono con gli antigeni dei batteri intracellulari processati e presentati sulla superficie dei macrofagi infettati in associazione all'MHC di classe II. Le cellule T attivate esprimono il CD40L (CD40 ligando) che interagisce con il CD40 presente sulle cellule macrofagiche, e, in presenza di INFγ, i macrofagi vengono attivati e dotati dell'abilità di uccidere gli organismi fagocitati (figura 11.6). I primi meccanismi di Killing che vengono stimolati, sono quelli mediati dai reattivi intermedi dell'ossigeno e del nitrossido (NO). I macrofagi attivati sono in maniera innegabile delle cellule formidabili, capaci di secernere un vasto assortimento di citochine e sostanze antimicrobiche che sono interessate nelle reazioni croniche infiammatorie (figura 11.7).

Nel caso in cui l'ospite trovi delle difficoltà nell'eliminare efficacemente questi organismi, la CMI cronica risponde agli antigeni locali portando all'accumulo di macrofagi densamente stipati, che, rilasciando fattori angiogenetici e fibrosanti, partecipano alla formazione del tessuto di granulazione ed in ultima analisi alla fibrosi. I macrofagi attivati, forse sotto lo stimolo dell'IL-4, si trasformano in cellule epitelioidi e si fondono trasformandosi in cellule giganti. Come suggerito in precedenza, il granuloma che si viene a formare rappresenta un tentativo dell'organismo di isolare il sito di persistente infezione.

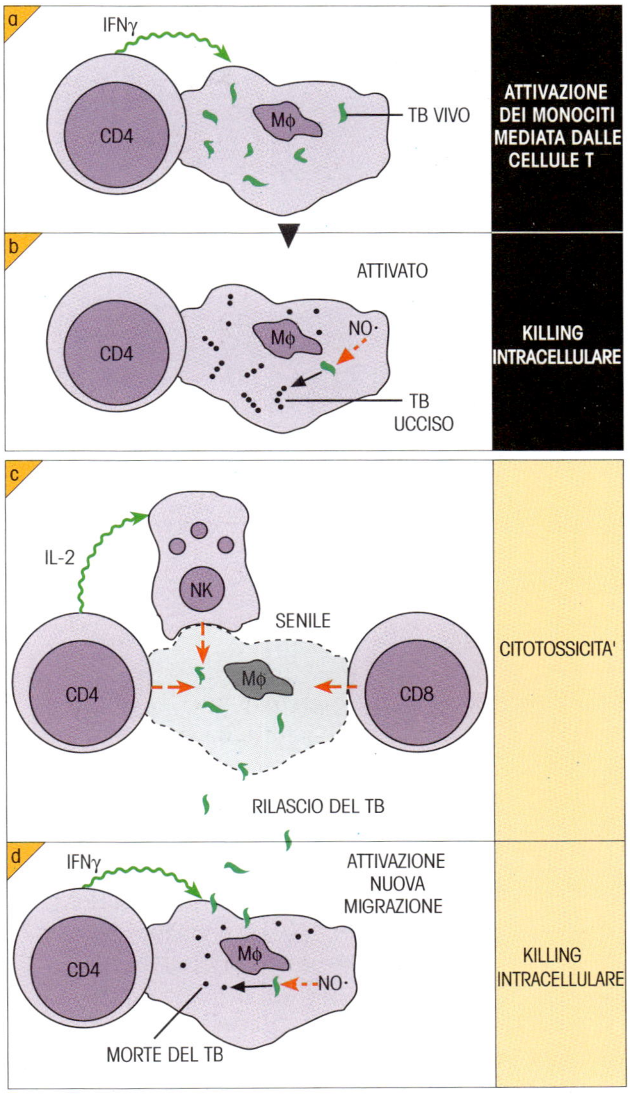

Figura 11.6 La "connessione citochinica": la soppressione dei batteri intracellulari nei macrofagi murini viene stimolata da reazioni immuni specifiche mediate delle cellule T. (a) le cellule Th1 CD4 specifiche riconoscono i peptici micobatterici associati al sistema maggiore di istocompatibilità (MHC) di classe II e rilascia l'interferon γ (INFγ) attivante i macrofagi (Mϕ) . (b) i Mϕ attivati uccidono i bacilli tubercolari intracellulari (TB), generalmente generando il nitrossido che è tossico. (c) un Mϕ invecchiato non più capace di distruggere i batteri intracellulari, viene ucciso da cellule citotossiche CD4 e CD8 e a volte dalle cellule natural killer (NK) attivate dall'interleuchina 2. I Mϕ poi rilasciano i TB vivi che vengono fagocitati ed uccisi da nuovi Mϕ reclutati, suscettibili all'attivazione dell'INFγ.

RISPOSTA ALLE INFEZIONI VIRALI

Meccanismi del sistema immune innato

Già nelle fasi iniziali dell'infezione, prima che si sviluppi la risposta anticorpale primaria, la rapida produzione di interferon di tipo 1 (INFα ed IFNβ) da

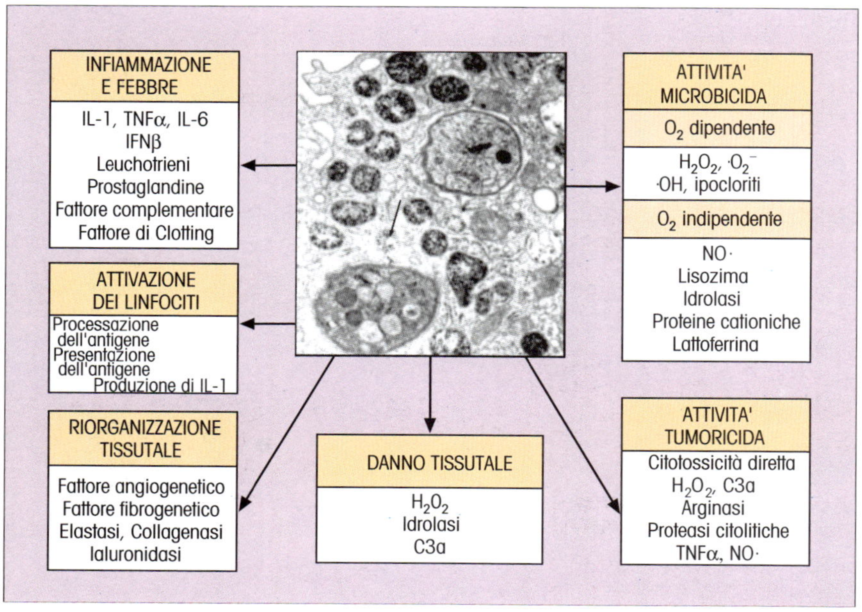

Figura 11.7 Ruolo dei macrofagi attivati nel corso dell'infiammazione cronica con concomitante riparazione tissutale, e nell'eliminazione dei microbi e delle cellule tumorali. È possibile che i macrofagi si differenzino lungo diverse vie al fine di favorire queste differenti funzioni. La microscopia elettronica mostra un macrofago altamente attivato con diverse strutture lisosomiali, che sono state evidenziate mediante la captazione di "thorotrast"; una (indicata con una freccia) è visibile fusa con un fagosoma contenente il protozoo Toxoplasma Gondii. (Fotografia gentilmente concessa dal Prof. C. Jones) INFγ, interferon γ; IL-1 interleuchina 1; NO, nitrossido; TNF , tumor necrosis factor.

parte delle cellule infettate è il più importante meccanismo utilizzato per opporsi all'infezione virale. La produzione di INFα durante l'infezione virale non solo protegge le cellule circostanti ma attiva anche le cellule NK e stimola l'espressione dell'MHC sulle cellule adiacenti. La superficie delle cellule infettate dal virus va incontro ad una modificazione, probabilmente a livello delle strutture carboidratiche di superficie, trasformandole in un bersaglio che attira le cellule NK. Come descritto precedentemente, le cellule NK presentano due tipi di recettori di superficie. Il primo tipo lega le nuove strutture espresse dalle cellule infettate e attiva il killing, mentre il secondo tipo riconosce gli alleli dell'MHC di classe I. In quest'ultimo caso il riconoscimento dell'MHC di classe I invia un segnale inibitorio alle cellule NK affinché non attacchino le cellule sane. Perciò, la sensibilità delle cellule bersaglio è strettamente correlata all'espressione dell'MHC di classe I delle stesse. Le cellule infettate dal virus, attraverso l'inibizione della sintesi delle proteine, possono bloccare la produzione delle molecole MHC di classe I, annullando il segnale inibitorio e permettendo così alle cellule NK di attaccare. Quindi le cellule T ricercano la presenza di forme estranee, le cellule NK ispezionano i tessuti per trovare le cellule che non esprimono il self, in quanto non esprimono molecole MHC di classe I, come si verifica nelle infezioni da parte di virus o microrganismi oncogeni.

Protezione anticorpale

Le molecole anticorpali possono neutralizzare i virus attraverso vari meccanismi. Esse possono inibire stereochimicamnte il legame con il recettore presente sulle cellule, prevenendo quindi la penetrazione e la seguente replicazione intracellulare. L'effetto protettivo degli anticorpi verso i virus influenzali ne sono un esempio. Gli anticorpi possono distruggere le particelle virali libere, direttamente attraverso l'attivazione della via classica del complemento, oppure creando aggregazione, amplificando la fagocitosi e la morte intracellulare attraverso i meccanismi già discussi in precedenza. In alcune malattie virali, come l'influenza e il comune raffreddore, si ha un breve periodo di incubazione poichè l'organo che rappresenta il bersaglio finale del virus coincide con il suo sito d'ingresso. L'anticorpo, valutato mediante titolazione sierica, sembra raggiungere il sito d'infezione troppo tardi per poter svolgere un ruolo significativo nella guarigione. Tuttavia, i livell di anticorpi possono essere elevati nei fluidi che bagnano le superficie infettatte, come per esempio le mucose nasali ed i polmoni, malgrado i bassi titoli sierici, e la produzione di anticorpi antivirali (soprattutto IgA) da parte delle cellule immunologiche attivate localmente riveste l'importanza maggiore nella prevenzione della conseguente infezione. Sfortunatamente, in corso del comune raffreddore, si verificano anche altre infezioni da virus non antigenicamente correlate quindi una immunità generale per il raffreddore è difficile da determinare.

L'immunità cellulo-mediata agisce contro i virus intracellulari

Nel Capitolo 2 abbiamo messo in evidenza come in generale gli anticorpi agiscano contro gli agenti

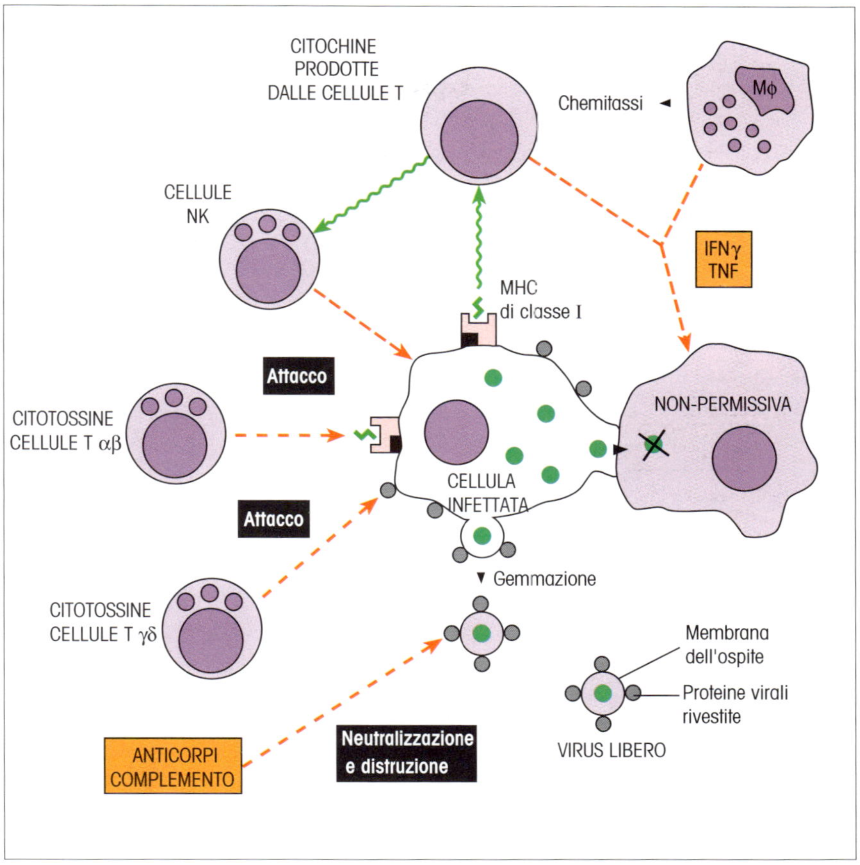

Figura 11.8 Controllo dell'infezione da virus che "gemmano". I virus liberati per gemmazione dalle superfici cellulari vengono neutralizzati dagli anticorpi. Cellule T citotossiche specifiche uccidono direttamente i bersagli infettati dai virus. Le interazioni con le (separate?) sottopopalzioni di cellule T rilasciano le citochine, che attirano i macrofagi, attivano le cellule contigue mediante interferon γ (INFγ) e tumor necrosis factor (TNF) rendendole resistenti alle infezioni virali, ed attivano le cellule natural killer (NK). Le cellule Natural Killer sono importanti produttrici di IFNγ. Riconoscono la mancanza del sistema maggiore di istocompatibilità (MHC) di classe I sulle membrane delle cellule infette. Possono inoltre lisare le cellule attraverso la citotossicità anticorpo-dipendente (ADCC) se gli anticorpi rivolti verso le proteine virali sono legati alle cellule infette. Mϕ, macrofagi ; TCR, recettore delle cellule T.

infettivi extracellulari mentre i CMI agiscano contro i germi intracellulari. Questo vale anche per i virus che si sono stabiliti in un ambiente intracellulare. Gli anticorpi locali o sistemici possono bloccare la diffusione dei virus citolitici rilasciati dalla cellula ospite che hanno appena ucciso. Gli anticorpi da soli, comunque, sono di solito inadeguati nel controllare questi virus che gemmano dalla superficie sotto forma di particelle infette, poiché queste possono diffondere alle cellule adiacenti senza essere riconosciute dagli anticorpi (figura 11.8). L'importanza dell'CMI per la guarigione dalle infezioni da questi agenti è sottolineata dall'incapacità dei bambini affetti da immunodeficienze primitive delle cellule T di far fronte alle infezioni virali, mentre i pazienti affetti da deficit delle IG ma con CMI intatto sono in grado di combattere tali infezioni.

Le cellule T citotossiche (Tc) sono elementi cruciali nell'immunità verso le infezioni da virus gemmativi

I linfociti T di ospiti sensibilizzati sono direttamente citotossici per le cellule infettate da virus; il nuovo peptide MHC-associato sulla superficie della cellula bersaglio viene riconosciuto da recettori specifici αβ che sono presenti sui linfociti TCD8 citotossici. Sebbene le cellule T γδ, che riconoscono le proteine native del rivestimento del virus (per esempio glicoproteine dell'Herpes simplex) sulla superficie delle cellule possano giocare un ruolo nel controllo dell'infezione virale, la maggior parte delle cellule T citotossiche sono CD8+ αβ (figura 11.8). Specifiche cellule Tc vanno incontro a significativa proliferazione durante un'infezione virale. Questi possono essere ritrovati nel sangue periferico in 3-4 giorni e diminuiscono appena l'infezione è controllata. Studi su volontari, hanno dimostrato come alti livelli di attività citotossica prima della stimolazione con il virus vivo dell'influenza correlava con bassa o addirittura assente diffusione del virus, dimostrando l'importanza dei Tc nelle infezioni virali nell'uomo.

Le citochine reclutano gli effettori e provvedono al "cordone sanitario"

Anche le cellule T CD4+ giocano un ruolo importante nella difesa contro i virus producendo citochine come l'INFγ con attività antivirale, l'IL-2 che recluta ed attiva le cellule CD8+. Le citochine possono anche essere prodotte dalle stesse cellule CD8+, attività che può essere cruciale quando i virus tentano di fuggire dai meccanismi citotossici e tentano di spostarsi furtivamente verso le cellule adiacenti. Le cellule T stimolate dagli antigeni virali rilasciano citochine come l'INFγ o chemochine macrofagiche o monocitiche. I fagociti mononucleati attratti nel sito possono essere attivati e secernere TNF, che può sinergizzare con l'INFγ per rendere le cellule contigue resistenti all'attacco del virus (figura 11.8). In questo modo, un cordone di cellule resistenti può circondare il sito dell'infezione. Come l'INFα, l'INFγ può anche aumentare la citossicità non specifica delle cellule NK nei confronti delle cellule infette. La generazione dell' "interferon immunologico" (l'INFγ) e del TNF in risposta a componenti non nucleiche del virus rappresentano un prezioso meccanismo d'appoggio quando si viene in contatto con virus che di per sè stimola scarsamente la produzione di interferone. Dopo la naturale infezione, sono generati sia anticorpi che cellule T, e si genera così una lunga protezione dalle nuove reinfezioni. Al contrario, le somministrazione di virus dell'influenza ucciso, produce anticorpi ma non cellule Tc e la protezione è solo a breve termine.

IMMUNINITÀ VERSO I FUNGHI

Molte infezioni fungine si possono verificare nei soggetti immunocompromessi, o quando la normale flora saprofita viene alterata a causa di prolungati trattamenti con antibiotici ad ampio spettro. I pazienti con deficit dei neutrofili o con alterazioni della loro funzionalità sono particolarmente suscettibili ad infezioni da Candida albicans o da altri funghi. L'immunità cellulo mediata è fondamentale nella difesa contro i funghi come è dimostrato dall'alta incidenza di infezioni da funghi opportunisti nei pazienti affetti da HIV. La funzione delle cellule T si esplica primariamente nell'attivazione dei macrofagi che contengono gli organismi ingeriti, ma alcune cellule T e le cellule NK possono esercitare un effetto diretto citotossico su vari organismi come il Criptococcus neoformans e la Candida albicans.

IMMUNITÀ VERSO LE INFESTAZIONI DA PARASSITI

Le conseguenze derivanti dall'infezione da parte dei maggiori parassiti possono andare verso due estremi, da una parte ci può essere una perdita della risposta immunitaria che porta ad una massiva superinfestazione, dall'altra si può verificare un'esagerata risposta immunopatogena che può essere pericolosa per la vita. Tale risposta si può verificare quando i parassiti persistono cronicamente nell'ambito di una reazione immunologica che frequentemente produce danni tissutali. Un esempio di questo è la sindrome nefrosica indotta da immunocomplessi che colpisce i bambini nigeriani affetti dalla malaria quartana. Un altro esempio è il danno epatico che viene causato dall'IL-4 che stimola la formazione del granuloma intorno alle uova di schistosomi. Reazioni crociate tra i parassiti ed il self possono provocare delle reazioni autoimmunitarie, e questo meccanismo è stato ipotizzato essere alla base della cardiomiopatia in corso di malattia di Chagas. È inoltre importante ricordare come l'immunodepressione aspecifica, che è così diffusa nelle malattie parassitarie, tende ad aumentare la suscettibilità verso superinfezioni batteriche o virali sovrapposte.

La risposta dell'ospite

L'ospite mette in atto un'ampia varietà di meccanismi difensivi, ma in generale si può dire che la risposta umorale si sviluppa quando i microrganismi invadono il torrente circolatorio (per esempio malaria, tripanosomiasi), mentre la risposta CMI è stimolata dalla crescita intracellulare dei parassiti.

Immunità umorale

Gli anticorpi specifici presenti in adeguate concentrazioni proteggono l'organismo da parassiti circolanti come il tripanosoma brucei e gli stadi di sporozoiti e merozoiti della malaria. Perciò, gli individui che ricevono IgG provenienti da adulti immunizzati in aree endemiche per la malaria risultano essere temporaneamente protetti contro le infezioni: il meccanismo effettore dovrebbe essere la fagocitosi dell'organismo opsonizzato e la lisi complemento-dipendente.

Una caratteristica peculiare della reazione immune contro gli elminti come la trichinella spiralis è l'eosinofilia e l'aumento dei livelli di anticorpi di tipo IgE prodotti. Il livello sierico di IgE può aumentare dai normali valori di circa 100ng/ml a valori di 10000ng/ml. Questi cambiamenti hanno le caratteristiche delle risposte da citochine Th2, ed è importante notare come negli animali infestati da elminti, la somministrazione di anti IL-4 riduce enormemente la produzione di IgE e quella di anti IL-5 sopprime l'ipereosinofilia. È rilevante notare come le larve e le forme immature degli schistosomi, possano essere uccise se messe in colture contenenti IgG specifiche ed eosinofili attraverso un meccanismo ADCC.

Immunità cellulo mediata

Come i micobatteri, alcuni parassiti sono in grado di sopravvivere all'interno dei macrofagi nonostante questi ultimi possiedano dei potenti meccanismi antimicrobici tra i quali la produzione di NO. Organismi intracellulari come il Toxoplasma gondii, il Tripanosoma cruzi e la Leishmania, utilizzano un'ampia varietà di stratagemmi per sovvertire il sistema di killing dei macrofagi, ma anche in questo caso, come nell'infezione da micobatteri, le citochine prodotte dalle cellule T rivestono un'importanza cruciale nella stimolazione dell'attività antimicrobica dei macrofagi nel disfarsi degli intrusi indesiderati.

In vivo, il bilancio delle citochine prodotte può essere di estrema importanza. Lo studio delle infezioni causate dalla Leishmania major nei topi sono chiarificatrici da questo punto di vista: il microrganismo è in grado di determinare la morte di alcuni ceppi mentre altri risultano resistenti. Nei topi suscettibili vi è una eccessiva stimolazione delle cellule Th2 che producono IL-4, mentre i ceppi resistenti sono caratterizzati dall'espansione delle cellule Th1 che secernono INFγ in risposta all'antigene presentato dai macrofagi con ancorati i protozoi ancora vivi.

Organismi come i plasmodi della malaria, le rickettsie e la clamidia che vivono nelle cellule prive di attività fagocitica, possono essere eliminati grazie all'attivazione dei meccanismi di difesa intracellulari mediante il rilascio da parte delle cellule T CD8+ di INFγ o ancora attraverso la citotossicità diretta.

Quando si assiste ad un'infestazione da parassiti, si verifica una vigorosa risposta di tipo Th2 con il rilascio di una varietà di citochine responsabili dell'aumento dei livelli di IgE e dell'eosinofilia osservati nei pazienti. Questa risposta di tipo Th2 è necessaria per la protezione contro i parassiti e sopprime la produzione di citochine Th1 che inducono la reazione immunopatogena. In numerosi esperimenti su topi è stato dimostrato che l'IL-4 e l'IL-13 sono fondamentali per l'espulsione dei parassiti dal tratto gastrointestinale, e che l'IL-5 e gli eosinofili che vengono stimolati sono importanti per la distruzione delle larve dei parassiti e dei parassiti stessi che sono migrati all'interno del corpo. Le infestazioni nell'uomo sono anche associate ad eosinofilia, mastocitosi e ad alti livelli sierici di IgE, in quanto inducono una risposta di tipo Th2 (figura 11.9). Le citochine di tipo Th2 sembrerebbero proteggere contro gli ectoparassiti come le zecche, probabilmente attraverso la degranulazione dei mastociti, per mezzo dell'infiammazione e dell'edema cutaneo che impedirebbe alle zecche di colonizzare i vasi dell'ospite.

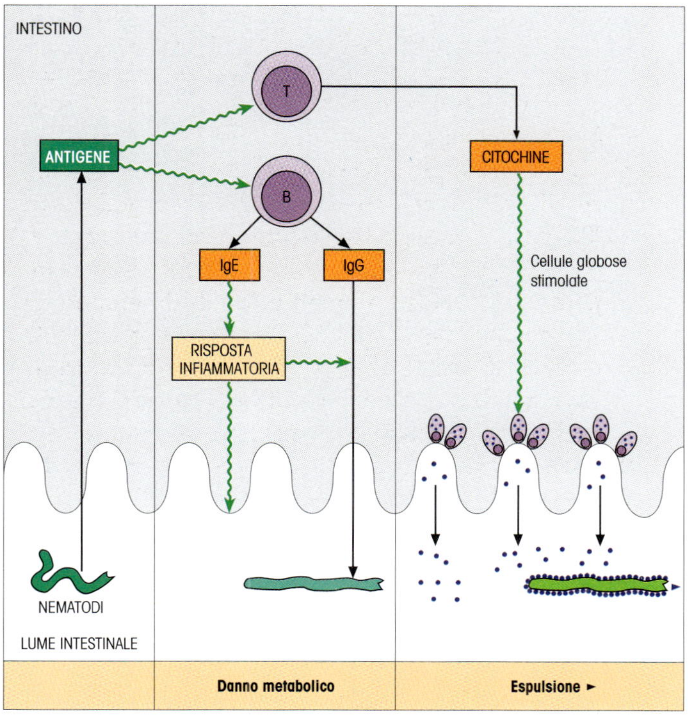

Figura 11.9 Espulsione del nematode dall'intestino. Il parassita è prima danneggiato dalle immunoglobuline G (IgG), anticorpi che passano attraverso il lume, forse come conseguenza dell'infiammazione IgE mediata e solitamente aiutate dalla citotossicità anticorpo mediata accessoria (ADCC). Le citochine rilasciate dall'attivazione antigene-specifica delle cellule T stimolano la proliferazione delle cellule globose e la secrezione di materiale mucoso, che riveste il parassita danneggiato e ne facilita la sua espulsione dall'organismo aumentando la motilità intestinale indotta dai mediatori dei mastociti, come il leucotriene D4, e provocando diarrea attraverso l'inibizione dell'assorbimento di Na glucosio-dipendente mediato dall'istamina e dalle prostaglandine E2 (PGE2). B, cellule B; T, cellule T.

TAVOLA RIASSUNTIVA

Alla base della risposta immunitaria contro le infezioni vi è una continua lotta tra le difese dell'ospite e le strategie evasive messe in atto dai microrganismi. Specifiche risposte acquisite amplificano ed intensificano i meccanismi immunologici innati.

Rivisitazione dell'infiammazione

- L'infiammazione è la maggiore reazione difensiva scatenata dall'infezione o dal danno tissutale.

La risposta infiammatoria acuta

- I mediatori rilasciati stimolano la produzione di molecole di adesione come la P-selectina sulle cellule endoteliali. Queste, insieme ai ligandi presenti sui leucociti, inizialmente consentono il rotolamento dei leucociti lungo la parete dei vasi e successivamente il loro passaggio attraverso i vasi sanguigni per gradiente chemiotattico fino al sito di infiammazione.
- Sotto l'influenza dell'interleuchina 1 (IL-1) e del tumor necrosis factor (TNF), le ICAM-1 (molecola di adesione intercellulare-1) vengono espresse sulle cellule endoteliali e si legano alle integrine presenti sulla superficie dei polimorfonucleati neutrofili (PMN) causandone l'arresto.
- I macrofagi ed i mastociti presenti nel tessuto infiammatorio vengono attivati e rilasciano una serie di mediatori, citochine e chemochine.
- I granulociti ed i macrofagi attivati fagocitano gli organismi ricoperti dagli anticorpi e dalle proteine complementari.
- Le citochine come il transforming growth factor β(TGFβ) e l'IL-10 sono dei potenti regolatori dell'infiammazione e dei glucocorticoidi endogeni.
- Quando il tessuto è severamente traumatizzato, TGFβ può stimolare i fibroblasti a deporre il collagene per la formazione della cicatrice, che rappresenta l'evento conclusivo dell'infiammazione.
- L'incapacità nell'eliminare precocemente l'agente infettivo porta alla stimolazione della risposta infiammatoria cronica dominata dai macrofagi. In questo caso l'esito è la formazione del granuloma.

I batteri extracellulari sono suscettibili all'azione dei fagociti e del complemento

- I batteri cercano di evadere la risposta immunitaria sintetizzando una capsula che impedisca la fagocitosi, secernendo esotossine in grado di uccidere i fagociti o di impedire la reazione infiamma-
ma-
toria, resistendo all'attacco del MAC, o secernendo enzimi in grado di distruggere il C5.
- Gli anticorpi combattono questi artifici neutralizzando le tossine, e superando la natura antifagocitica della capsula opsonizzandola mediante le immunoglobuline G (IgG) e C3b.
- Le cellule presentanti l'antigene (APCs) hanno recettori per i microrganismi, come i recettori Toll-like (TLRs), che quando attivati portano alla produzione di citochine pro- infiammatorie.
- La lectina che lega il mannosio (MBL) lega il mannosio presente sulla superficie del batterio. In associazione con il MASP-1 ed il MASP-2 portano ad un'ulteriore attivazione del complemento.
- L'attivazione del complemento è controllata da proteine inibitrici e da vari recettori per il complemento.

Protezione della superficie mucosa

- Le defensine sono delle proteine antimicrobiche prodotte dai macrofagi e dalle cellule mucose. La loro produzione è stimolata dalle citochine pro-infiammatorie
- Il sistema immunologico secretorio protegge la superficie esterna delle mucose. Le immunoglobuline A impediscono l'adesione batterica e sono in grado di opsonizzare il microrganismo.
- Le immunoglobuline E legate ai mastociti si possono ritrovare nei tessuti mucosi. Conseguentemente al contatto con l'antigene possono causare la degranulazione dei mastociti. L'iniziale rilascio dei mediatori genera la reazione infiammatoria locale.

Batteri intracellulari

- I batteri intracellulari come quelli della tubercolosi e della lebbra crescono all'interno dei macrofagi.
- Vengono eliminati dalle cellule della CMI: le cellule T specificamente sensibilizzate vengono attivate, rilasciano interferon γ (INFγ) che determina l'attivazione dei macrofagi i quali possono quindi uccidere l'organismo.
- Quando i microrganismi intracellulari non vengono distrutti, si viene a determinare una reazione infiammatoria cronica che porta alla formazione di un granuloma ricco di macrofagi.

Risposta immunologica verso le infezioni virali

- Le cellule infettate rilasciano l'interferon di tipo 1 che possiede proprietà antivirali.
- Le cellule Natural Killer vengono attivate dall'INFγ e dall'interleuchina 2. Tali cellule possono quindi attaccare le cellule virali infettate tali cellule che esprimono sulla loro superficie un ridotto numero di molecole di MHC di classe I.
- Gli anticorpi neutralizzano i virus liberi, e sono particolarmente efficaci verso i virus che devono attraversare il torrente circolatorio per raggiungere il bersaglio finale.
- Gli anticorpi sono importanti nel prevenire le reinfezioni.
- I virus "che gemmano" possono invadere le cellule circostanti senza venir presentati agli anticorpi e vengono combattuti dalle cellule CMI. Le cellule infette esprimono un peptide virale antigenico processato sulla loro superficie in associazione a molecole MHC di classe I.
- La rapida eliminazione dei virus da parte delle cellule T citotossiche $\alpha\beta$ previene la loro moltiplicazione.
- Le citochine prodotte dalle cellule CD4+ e CD8+ attivano le cellule APC e controllano la replicazione delle particelle virali.
- La naturale infezione genera degli anticorpi specifici e delle cellule T citotossiche con una conseguente protezione a lungo termine dalle reinfezioni.

Risposta immunologica contro i funghi

- Le infezioni fungine sono molto comuni negli individui con alterata funzione dei neutrofili e con deficit della CMI.

Risposta immunologica alle infestazioni parassitarie

- Le infestazioni croniche parassitarie possono causare un'esagerata risposta immune che potrebbe determinare danni tissutali.
- Gli anticorpi hanno un ruolo nel combattere i parassiti che causano malattie nel sangue, e non a livello dei tessuti.
- Molte infestazioni parassitarie stimolano una risposta di tipo Th2 con produzione di IgE ed eosinofilia. Questi sono importanti per la distruzione di alcuni parassiti come gli schistosomi che quando rivestiti da IgG o IgE vengono uccisi dagli eosinofili attraverso il meccanismo di citotossicità anticorpo dipendente (ADCC).
- Gli organismi come la Leishmania, il Trypanosoma cruzi ed il Toxoplasma gondii sfuggono all'azione degli anticorpi entrando nei macrofagi ed utilizzano le stesse strategie dei batteri e dei parassiti intracellulari per sopravvivere. Come loro vengono uccisi quando i macrofagi sono attivati dalle citochine prodotte durante la risposta CMI.
- Le citochine che sono prodotte dalle cellule Th2 sono importanti per l'eliminazione dei parassiti dal tratto gastrointestinale e per la distruzione delle loro forme larvali. Possono anche proteggere contro gli ectoparassiti come le zecche facendo degranulare i mastociti.

Consultare il sito web **(www.roitt.com)** per le domande a scelta multipla.

LETTURE CONSIGLIATE

Bloom, B. & Zinkernagel, R. (1996) Immunity to infection. *Current Opinion in Immunology*, **8**, 465–6.

Brandtzaeg, P. (1995) Basic mechanisms of mucosal immunity: A major adaptive defense system. *The Immunologist*, **3**, 89–96.

Finkelman, F.D. & Urban, J.F. (2001) The other side of the coin: The protective role of the Th2 cytokines. *Journal of Allergy and Clinical Immunology*, **107**, 772–80.

Ley, K. (2002) Integration of inflammatory signals by rolling neutrophils. *Immunological Reviews*, **186**, 8–18.

Nathan, C. (2002) Points of control in inflammation. *Nature*, **420**, 846–52.

Price, D.A., Klenerman, P., Booth, B.L., Phillips, R.E. & Sewell, A.K. (1999) Cytotoxic T lymphocytes, chemokines and antiviral immunity. *Immunology Today*, **20**, 212–16.

Rappuoli, R., Pizza, M., Douce, G. & Dougan, G. (1999) Structure and mucosal adjuvanticity of cholera and *Escherichia coli* heat-labile enterotoxins. *Immunology Today*, **20**, 493–500.

CAPITOLO 12

Vaccini

L'immunizzazione contro le malattie infettive rappresenta un grande trionfo della scienza moderna. Molte delle malattie epidemiche del passato sono state controllate e debellate nei paesi sviluppati. Nuovi tipi di vaccini in studio potranno proteggere contro tutta una serie di nuove patologie tra cui varie forme di epatiti, malattia di Lyme e forse anche contro il virus dell'immunodeficienza umana acquisita (HIV). I moderni vaccini non sono rivolti solo contro microrganismi che causano malattie infettive, sono in studio anche vaccini per le malattie immunitarie e per le malattie neoplastiche. Questo capitolo illustra le varie metodiche per stimolare la produzione di anticorpi e l'attivazione dei linfociti T che guidano la risposta contro le infezioni attraverso la somministrazione di specifici antigeni nei vaccini.

IMMUNIZZAZIONE PASSIVA

Protezione temporanea contro le infezioni può essere ottenuta attraverso la somministrazione di anticorpi appartenenti ad individui della stessa specie o di specie differenti (tabella 12.1). Il vantaggio di questa terapia sta nell'acquisizione immediata dell'immunità umorale. Lo svantaggio è che gli anticorpi somministrati vengono rapidamente utilizzati tramite l'attacco agli antigeni o catabolizzati attraverso le normali vie. Quindi la protezione ottenuta viene rapidamente persa e non si viene a creare la memoria immunologica.

Inoltre attraverso l'immunoterapia passiva vi è un potenziale rischio di trasmissione di infezioni presenti nei sieri dei donatori. In passato immunoglobuline di cavallo immunizzate contro le tossine tetaniche e difteriche sono state largamente utilizzate come profilassi, ora con l'avvento degli antibiotici il loro utilizzo risulta oggi limitato. Una complicanza di questa forma di terapia è la malattia da siero che si può sviluppare per la reazione dell'ospite contro le proteine estranee. Anche se il siero di cavallo viene ancora raramente utilizzato nuove tecnologie hanno condotto alla produzione di anticorpi monoclonali umani o derivati da topi che si stanno sempre più utilizzando.

Anticorpi materni

Nei primi mesi di vita, la protezione immunologica è data dagli anticorpi materni che sono passati attraverso la placenta dalla madre al bambino e dall'assorbimento intestinale di immunoglobuline presenti nel colostro (Igs). La maggior parte di immunoglobuline presenti nel colostro e nel latte sono delle IgA secretorie (sIgA), che non vengono assorbite dal bambino, ma che rimangono a livello dell'intestino a protezione della superficie mucosa. Le IgA sono dirette contro gli antigeni virali e batterici che tipicamente possono colpire l'intestino, si presume che nella madre, la produzione di IgA derivi dalla risposta ad antigeni presenti nell'intestino, che migrano e colonizzano il tessuto mammario portando alla formazione di anticorpi che si ritrovano poi nel latte.

Tabella 12.1 Immunoterapia passiva con anticorpi.

INFEZIONE	FONTE DI AB.		USO
	CAVALLO	UOMO	
Tetano Difterite	√	√	Profilassi Trattamento
Botulismo Gangrena gassosa Morso di scorpione	√	–	Trattamento
Varicella zoster	–	√	Trattamento immunodeficienti
Rabbia	–	√	Post esposizione al vaccino
Epatite B	–	√	Trattamento
Epatite A	–	√	Profilassi (Viaggio)
Morbillo	–	√	Trattamento
Citomegalovirus	–	√	Profilassi in pazienti sottoposti a terapia immunosoppressiva
RSV*		√	Trattamento

(*) è disponibile anche un anticorpo umanizzato monoclonale
VRS virus sinciziale respiratorio

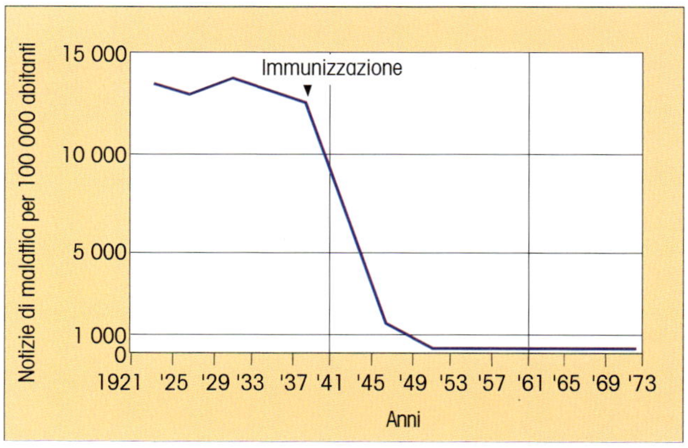

Figura 12.1 Denunce di difterite in Inghilterra e Scozia per 100000 abitanti con dimostrazione di un crollo importante delle infezioni dopo l'avvento della vaccinazione. (Per gentile concessione di G. Dick (1980) immunization. Leiden University Press, Leiden, The Netherlands.)

Terapia con immunoglobuline umane

Infusioni ripetute di immunoglobuline umane ottenute da donatori normali rappresentano il trattamento per i pazienti affetti da immunodeficienze primitive umorali. Preparazioni contenti alti titoli di anticorpi diretti contro specifici antigeni possono essere utilizzate in diverse patologie come nell'infezione da virus sinciziale respiratorio (VSR), da varicella, da morbillo soprattutto in pazienti con difetti immunologici derivati da varie cause come la nascita prematura, la malnutrizione proteica, il trattamento con cortisonici e le leucemie. Per il contatto con le infezioni da virus epatitici si può dare protezione ai pazienti attraverso le gammaglobuline, immunoglobuline umane contro il Cytomegalovirus (CMV) sono utilizzate in corso di trapianto di organo donato da pazienti positivi per tale virus. Il siero anti rabbico può essere utilizzato insieme al vaccino nei casi di morsi da animali dubbi per rabbia. È interessante, inoltre, sottolineare il crescente utilizzo delle immunoglobuline come terapia immuomodulante in corso di malattie autoimmuni come la porpora trombocitopenica idiopatica, sebbene il meccanismo di azione in questi casi non sia del tutto chiaro. L'ingegneria medica sta assumendo grande importanza in queste malattie (vedi Capitolo 3).

VACCINI

Vaccinazione di massa

Nel caso del tetano, l'immunizzazione attiva è importante per i singoli individui, ma non permette di eliminare l'organismo che persiste nel suolo attraverso le sue spore che sono molto resistenti. Nel caso delle infezioni da trasmissione interumana, la vaccinazione di una parte della popolazione può essere utile per l'intera comunità, se questo conduce ad una caduta del tasso di riproduzione dell'infezione (per esempio il numero di ulteriori infezioni indotte) a meno di uno. In questo modo la malattia andrà scomparendo. Un esempio di questo è rappresentato dalla scomparsa della difterite dalla popolazione da quando circa il 75 % dei bambini è stato vaccinato (figura 12.1). Al contrario, epidemie localizzate di poliomielite si verificano in comunità nelle quali la vaccinazione è impedita da credi religiosi.

Considerazioni sulle metodiche strategiche

L'obiettivo dei vaccini è quello di ottenere un'immunizzazione efficace attraverso la stimolazione di appropriati meccanismi immunologici, insieme alla produzione di cellule della memoria che possano rapidamente espandersi in caso di nuovi contatti con l'antigene.
In alcuni casi, come in corso di infezione da poliomielite, sono necessari alti livelli di anticorpi; in caso di infezione da micobatteri come nella tubercolosi (TB) le cellule più efficaci per rispondere

Tabella 12.2 Fattori fondamentali per una buona vaccinazione.

FATTORI	REQUISITI
Efficacia	Deve evocare livelli di immunità: nel sito appropriato di natura e durata adeguata (Ab, Tc, Th1, Th2)
Accessibilità	Rapidamente ottenibile in grande quantità o in subinità accessibili
Stabilità	Stabile alle condizioni climatiche, preferibilmente non richiedano refrigerazione
Costi	Ciò che è economico in occidente può essere costoso nei paesi in via di sviluppo ma la WHO cerca di evitare questi paesi
Sicurezza	Eliminare ogni forma patogenetica

Ab,antibody; WHO,World Health Organization.

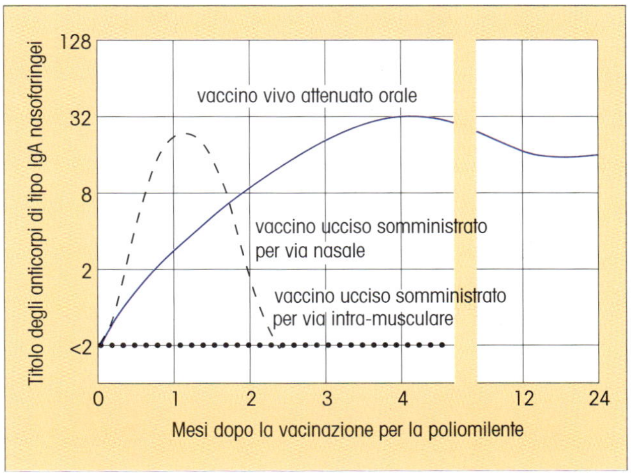

Figura 12.2 Risposta locale di IgA al vaccino della poliomielite. Una produzione localizzata di anticorpi secretori viene direttamente stimolata dal contatto con l'antigene.

all'infezione sono i macrofagi attivati dall'immunità cellulo-mediata, mentre nel caso di virus come quelli dell'influenza il ruolo predominante è giocato dagli anticorpi e dalle cellule T citotossiche. Anche il sito in cui si sviluppa la risposta immunitaria scatenata dalla vaccinazione è importante. Per esempio in caso di colera gli anticorpi devono arrivare nel lume intestinale per cercare di impedirne l'aderenza e la colonizzazione della parete intestinale stessa. Inoltre per generare una adeguata immunizzazione devono essere soddisfatte diverse condizioni per considerare il vaccino soddisfacente (tabella 12.1). Gli antigeni devono essere rapidamente ottenibili, la preparazione deve essere stabile mentre viene conservata, dovrebbe essere economico, facile da somministrare, ed indubbiamente sicuro.

VACCINI DA ORGANISMI UCCISI

Il modo più semplice per distruggere la capacità patogena dei microbi, mantenendone , comunque, l'antigenicità, ma impedendone la replicazione, è quello di ucciderli, per esempio con la formaldeide. I parassiti, ed in minor misura i protozoi, sono estremamente difficili da far crescere in quantità tale da poter ottenere un vaccino. Questo problema non si verifica per la maggior parte dei batteri e dei virus, ed in questi casi i microrganismi inattivati diventano dei sicuri antigeni per la vaccinazione. Esempi di questo sono il tifo, il colera ed il vaccino di Salk per la poliomielite. È molto importante cercare di non distruggere gli antigeni più importanti durante il processo di inattivazione.

VACCINI OTTENUTI DA MICRORGANISMI VIVI ATTENUATI POSSONO AVERE DEI VANTAGGI

L'obiettivo dell'attenuazione è di produrre un organismo modificato che mimi il normale comportamento del germe originario, ma che non provochi delle malattie. Comunque l'immunizzazione data dai vaccini uccisi, anche se insieme ad adiuvanti (vedi oltre), è spesso inferiore a quella derivante dall'infezione determinata dall'organismo vivo. Questo potrebbe, in parte, essere determinato dal fatto che la replicazione del microrganismo vivo sottopone l'ospite ad una maggiore e più sostanziale dose di antigene, o nel caso dei virus gli inclusi virali nelle cellule infettate stimolano le cellule T della memoria. Un altro importante vantaggio nell'utilizzo di vaccini vivi è che questi provocano una risposta immunologica nel sito di infezione naturale. Questo meccanismo è caratteristico delle risposte delle IgA nasofaringee dopo vaccinazione per la poliomielite. Al contrario della somministrazione parenterale di virus uccisi che si è dimostrata inefficace, la somministrazione intra-nasale stimola una buona risposta locale che dura circa due mesi. Una somministrazione orale del virus vivo attenuato produce una ancor più efficiente risposta con il raggiungimento di alti livelli di IgA (figura 12.2).

Metodi classici di attenuazione

L'obiettivo della attenuazione sta nel produrre un organismo che causi una forma molto più lieve di infezione in confronto a quella prodotta dal germe originario. Questo può essere ottenuto utilizzando dei ceppi eterologhi che sono virulenti per altre specie, ma non per quella umana. L'esempio classico è stato quello di Jenner che ha dimostrato come l'infezione da vaiolo bovino proteggesse l'uomo dall'infezione da vaiolo. Da allora l'Organizzazione Mondiale della Sanità combinando vaccinazioni "a tappeto" con controlli epidemiologici ha portato ad eradicare completamente questa malattia. L'attenuazione può essere ottenuta modificando le condizioni in cui il microrganismo cresce. Pasteur, per primo, ottenne la produzione di un tipo di bacillo del colera e dell'antrace vivi ma non virulenti, coltivando cellule di pollo ad alte temperature in condizioni anaerobie. Un ceppo virulento di Micobatterio Tubercolosis divenne attenuato in maniera del tutto casuale nel 1908, quando Calmette e Guerin nell'istituto Pasteur, a Lille, aggiunsero della bile al mezzo di coltura per cercare una crescita diversa. Dopo tredici anni di coltura in terreni contenenti bile, il ceppo rimase attenuato e fu, quindi, utilizzato per vaccinare i bambini contro la tubercolosi. Lo stesso organismo (il bacillo di Calmette-Guerin) BCG viene oggi ampiamente utilizzato per vaccinare le persone negative al test cutaneo della tubercolina. È importante ricordare che i soggetti con test della tubercolina negativo sottoposto a vaccino con BCG diventano positivi al test della tubercolina. Sebbene la vaccinazione spesso conferisce una protezione, negli USA non è più utilizzato il BCG in quanto positivizza il test cutaneo della tubercolina, mentre la negatività per lo stesso test per gli americani è indice di una non infezione da micobatterio.

Per rendere un virus attenuato di solito sono necessari vari cicli di coltura in cellule non umane, i virus allora vanno incontro in maniera del tutto casuale a mutazioni genetiche, alcune delle quali portano alla perdita della capacità del virus di infettare le cellule umane. Sfortunatamente si verificano dei casi in cui si può avere un ritorno alla patogenicità del virus a causa di nuove mutazioni genetiche che possono avvenire; un esempio di questo è rappresentato dalle infezioni da poliomielite in soggetti precedentemente vaccinati. Un altro rischio dei vaccini attenuati è la possibilità che i germi si comportino come patogeni opportunisti nei pazienti immunocompromessi.

Attenuazione attraverso l'utilizzo della tecnologia del DNA ricombinante

Anziché aspettare le casuali mutazioni genetiche, si sta ora utilizzando la tecnologia genetica per creare dei ceppi attenuati dei virus.

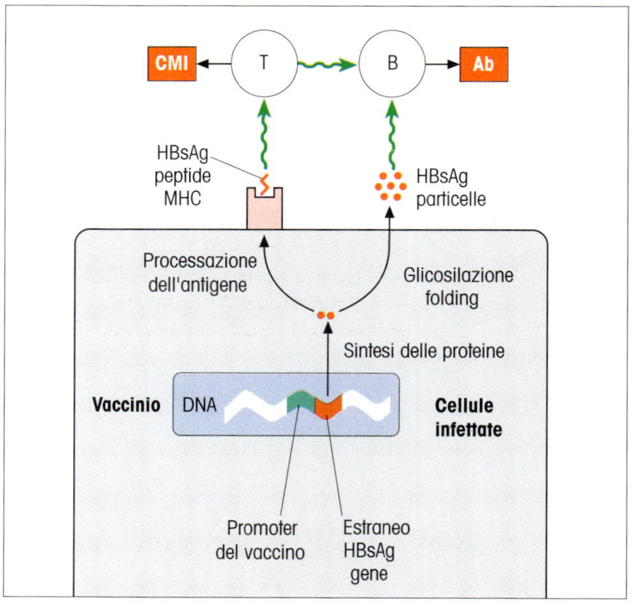

Figura 12.3 Antigene di superficie dell'epatite B (HBsAg) viene utilizzato come vaccino un virus attenuato come carrier del vaccino. La proteina HBsAg nell'apparato produttivo della cellula ospite: alcune cellule secernono la forma di HBsAg con particelle di 22nm che stimolano la produzione anticorpale, altre seguono la via della processazione dell'antigene per stimolare l'immunità cellulo mediata (CMI) e l'attività delle cellule T helper. B, cellule B; T, cellule T.

Vettori microbici da altri geni

Un ingegnoso trucco è quello di utilizzare il virus come trasportatore di geni su di un altro virus, soprattutto per i virus che non possono crescere in maniera efficiente. I grandi virus a DNA,come vaccini, possono agire come carrier per uno o più geni diversi che possono mantenere la contagiosità per gli animali e per le cellule in coltura. Le proteine codificate da questi geni sono poi espresse in vivo, e vengono processate dal sistema maggiore di istocompatibilità (MHC) e scatenano nell'ospite sia l'immunità umorale che quella cellulo mediata.

Una grande varietà di geni sono stati espressi in vaccini ottenuti dai vettori virali, tra cui l'antigene di superficie dell'epatite B (HBsAg) che ha determinato nello scimpanzè protezione dall'epatite B (figura 12.3). Importanti livelli di anticorpi neutralizzanti sono stati ottenuti attraverso la codifica delle glicoproteine del virus della rabbia, questi vaccini hanno protetto l'animale dall'attacco virale intra-cerebrale. Circa il 10% del genoma del poxvirus è stato sostituito da DNA differente per la potenziale creazione di diversi vaccini tramite dei vettori.

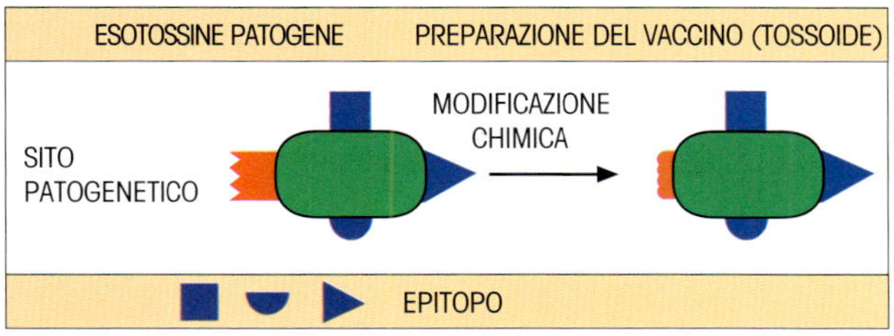

Figura 12.4 Modifiche delle tossine per ottenere tossoidi innocui senza perdere nessuna delle proprietà dei determinanti immunogeni. Insieme, gli anticorpi con i tossoidi potranno reagire in modo efficace con la tossina originale.

Un altro metodo vede l'impiego di batteri attenuati come il BCG o la *salmonella* come tramite per l'antigene in grado di evocare un'immunità T cellulare CD4 mediata. BCG è non virulento, con una bassa frequenza di complicanze serie, può essere somministrato in qualsiasi momento dopo la nascita, ha delle importanti proprietà come adiuvante e con un'unica somministrazione dà una duratura CMI. L'uso della *salmonella* è particolarmente interessante in quanto questo batterio stimola varie risposte **mucosali attraverso l'immunizzazione orale**. È possibile, dunque, che la via di somministrazione orale possa essere utilizzata per scatenare un'immunità a livello della mucosa intestinale, e, forse, poi una protezione sistemica.

SUBUNITÀ VACCINICHE CONTENENTI ANTIGENI PROTETTIVI INDIVIDUALI

I batteri ed i parassiti nel loro insieme contengono alcuni antigeni che non sono interessati nella risposta protettiva da parte dell'ospite, ma che possono, invece, provocare delle reazioni da ipersensibilità. Vaccini composti solo da antigeni protettivi possono evitare queste complicanze, e l'identificazione di questi antigeni può portare alla loro produzione in laboratorio.

Esotossine batteriche come quelle prodotte dai bacilli del tetano e della difterite sono stati utilizzati per lungo tempo come immunogeni. Per prima cosa queste devono essere detossificate e questo viene ottenuto trattandole con formaldeide, che fortunatamente non distrugge i determinanti maggiormente immunogeni (figura 12.4). L'immunizzazione attraverso i **tossoidi** così ottenuti, porta alla formazione di anticorpi, che neutralizzano le tossine attraverso il blocco stereochimico del sito attivo. I tossoidi generalmente vengono prima fatti adsorbire ad idrossido di alluminio e quindi somministrati, questo per aumentare il livello degli anticorpi, inoltre l'idrossido di alluminio si comporta come un adiuvante.

Altri antigeni protettivi isolati includono degli estratti da altri componenti dell'organismo, come le subunità acellulari del vaccino della pertosse o le subunità del vaccino dell'influenza. Il materiale capsulare solubile come quello che viene utilizzato per i vaccini per il pneumococco o per l'Hemophilus influenzae, stimola una protezione significaiva, ma è subottimale soprattutto nei soggetti giovani, ed è perciò, di solito, coniugato a proteine vettrici (carrier) come nel caso dei tossoidi tetanici e difterici.

Uso di piante transgeniche

Antigeni virali o batterici come l'HBsAg, la glicoproteina della rabbia, l'enterotossina dell'*Escherichia* Coli, possono esere prodotti attraverso le piante transgeniche. Il vantaggio di questo metodo sta nel suo basso costo e nella possibilità che sia sufficiente mangiare questi vegetali transgenici per ottenere l'immunizzazione. Oltre agli antigeni, degli anticorpi specifici, chiamati "anticorpi delle piante" sono stati prodotti da questi vegetali. Gli studi effettuati sugli anticorpi prodotti con tale metodica contro lo *streptococco mutans* (causa di carie dentarie) mostrano dei risultati incoraggianti e nuovi tipi di questi anticorpi derivati dalle piante sono ormai disponibili.

Antigeni prodotti attraverso la clonazione genica

Negli ultimi tempi si sta dando sempre più importanza alla clonazione genica delle proteine, una volta che queste sono state caratterizzate dal punto di vista immunologico e biochimico. La tecnologia del DNA ricombinante ci rende capaci di creare parti o interi geni codificanti le catene proteiche, quasi come desideriamo, e poi di esprimere le proteine vettrici specifiche. Questa metodica è stata utilizzata per produrre un vaccino commerciale per l'epatite prodotti da cellule di lieviti che esprimevano il gene per l'*HBsAg*. Un metodo simile è stato utilizzato per produrre un vaccino contro la *Borrellia Burgdorferi*, che causa la malattia di Lyme.

Le potenzialità della clonazione sono sicuramente molte, ed in via di principio economiche, ma ci sono delle difficoltà nell'identificare un buon vettore di espressione o nell'ottenere un corretto tratto della catena peptidica che possa produrre una proteina attiva. Una delle limitazioni della clonazione genica è che gli antigeni carboidratici non possono essere sintetizzati direttamente attraverso la tecnologia del DNA ricombinante. La via di glicosilazione del lievito *pichia pastoris* è stata recentemente "umanizzata" attraverso la sostituzione della via di glicosilazione del lievito con il suo equivalente eucariotico, che teoricamente permetterà la sintesi di carboidrati completi.

Il gene utilizzato da solo come vaccino

È stato ultimamente notato che la somministrazione del DNA funzioni come immunogeno e possa indurre una risposta immune molto forte sia umorale che cellulo-mediata. Il gene è legato ad un plasmide a DNA con specifici promoter ed attivatori e viene somministrato per via intra-muscolare dove viene poi formata la proteina. Il plasmide deve essere introdotto nel corpo attraverso una pistola che rilascia microsfere in oro unite ai plasmidi del gene che codificano per l'antigene vaccinico. Come già detto, il DNAè presente in alcuni microrganismi come per vaiolo, adenovirus e *salmonella* spp. Una ampia risposta immune viene osservata, inclusa l'induzione delle cellule T citotossiche, probabilmente attraverso l'espressione citoplasmatica delle proteine e la loro processazione da parte dell'MHC di classe I.

Il DNA per queste metodiche deve essere ottenuto direttamente dal comune materiale clinico, senza dover selezionare delle specifiche parti mutanti. Nell'insieme, la velocità e la semplicità stanno nel fatto che i due anni che erano necessari in passato per creare un vaccino ricombinante ora sono ridotti ad alcuni mesi. I vaccini a DNA non necessitano di ingombranti e costose sintesi di proteine e seguenti processi di purificazione delle subunità prodotte, questi possono essere prodotti come polveri altamente stabili, e soprattutto, è una metodica estremamente economica. Prima, però, che sia possibile il suo utilizzo nell'uomo, questa metodica deve essere sottoposta a numerosi controlli per la sicurezza, come per esempio la possibile incorporazione del plasmide nel genoma dell'ospite.

Tabella 12.3 Vaccini di uso corrente

VACCINO		SOMMINUSTRAZIONE		
		UK	USA	ALTRI PAESI
BAMBINI				
Triplo vaccino: differite, tetano, pertosse	Primary	2–6 mo (3x/4 settimana)		Giappone: 2 aa
	*Boost DT	3–5aa	15 mo/4 aa DT every 10 aa	
Polio: vivo	Primary	Insieme al DTP		
	*Boost	4/6 aa	15 mo, 4 aa alto rischio adulti	
Ucciso		Immunocompromessi		
Vaccino: morbillo, parotite epidemica e rosolia	Primary	12–15 mo		Africa: 6 mo
	*Boost	4–5 aa 10–14 bambine siero negative alla rosolia		
BCG (TB, leprosi)		10–14 aa	solo in caso di alto rischio	Tropici: alla nascita
Emofilus		Insieme al DTP		
Varicella		Neonati a rischio, immunocompromessi		
ADULTI				
Polissaccaride pneumococcico		Anziani e persone ad alto rischio		
Influenza		Anziani e persone ad alto rischio		
PERSONE A RISCHIO				
Epatite B		Viaggi, gruppi ad alto rischio		
Epatite A Meningite (A+C)		Vaccino nelle aree endemiche		
Febbre gialla Tiroide		Vaccino nelle aree endemiche		Tropici: bambini Febbre gialla: boost nei residenti e in coloro che vi soggiornano frequentemente ogni 10 anni
Rabbia		Profilassi nei gruppi a rischio dopo esposizione nelle aree endemiche		

*Boost: unica somministrazione

ADIUVANTI

Per ragioni pratiche ed economiche, la vaccinazione dovrebbe prevedere il minor numero possibile di somministrazioni iniettive, e la minore dose efficace di antigene. Noi abbiamo già parlato degli indubbi vantaggi degli organismi replicanti ma inattivati, ma per quanto riguarda i microrganismi uccisi, soprattutto quelli rappresentati da prodotti purificati, spesso viene richiesto l'utilizzo di adiuvanti. Gli adiuvanti sono delle sostanze che per definizione sono incorporate o comunque somministrate insieme all'antigene e che ne potenziano la risposta immune (dal latino *adjuvare*: aiutare). I meccanismi che vengono utilizzati sono diversi. Il più comune adiuvante utilizzato per l'uomo è costituito da **componenti di alluminio** (fosfati ed idrossidi). Virtualmente tutti gli adiuvanti stimolano le cellule presentanti l'antigene (APCs) e ne migliorano l'immunogenicità attraverso segnali costimolatori accessori diretti ai linfociti; mentre attraverso la secrezione di fattori solubili stimolatori (per esempio interleuchina 1) influenzano la proliferazione *linfocitaria*.

VACCINI DI USO CORRENTE

I vaccini comunemente utilizzati e le norme per la loro somministrazione sono illustrati nella tabella 12.3.

A causa delle possibili reazioni pirogene e delle possibili, e pericolose, reazioni da ipersensibilità causate dalle componenti delle pareti cellulari il vaccino della pertosse utilizzato fino ad ora è stato sostutito negli USA con dei nuovi vaccini chiamati "acellulari", che contengono uno o più componenti purificate della *Bordetella Pertussisis*. La combinazione dei tossoidi del tetano e della difterite con il tossoide acellulare della pertosse (DTP) è raccomandato per le ultime 4° e 5° dose e per i bambini con aumentato rischio a causa di problemi di crescita. I bambini al di sotto dei 2 anni di età non sono in grado di sviluppare una risposta T dipendente nei confronti della capsula polisaccaridica dell'*Haemophilus Influenzae*, quindi è ormai di routine vaccinarli con l'antigene coniugato con i tossoidi tetanico e difterico.

La considerevole morbilità e mortalità derivante dall'infezione da epatite B, la sua complessa epidemiologia e la difficile identificazione degli individui ad alto rischio, hanno reso necessaria la vaccinazione per tutti i bambini dai 6 ai 18 mesi.

Le informazioni più importanti circa i protocolli di vaccinazioni ed i problemi legati a quest'ultime sono disponibili sul sito web del centro di controllo e prevenzione delle malattie (http://www.cdc.gov/nip) e sul sito dell'Agenzia di protezione della salute del Regno Unito (http://www.hpa.org.uk)

Vaccinazioni nei pazienti trapiantati

Molte delle comuni infezioni producono quadri clinici molto più severi in pazienti immunocompromessi. È quindi importante vaccinare questi soggetti il più presto possibile. Inoltre, l'immunodepressione che si verifica nei pazienti trapiantati, presenta numerose complicanze e problemi per la loro vaccinazione, soprattutto se sono dei bambini. Vaccinazioni con vaccini virali vivi possono provocare malattie associate alla vaccinazione, per questo motivo non sono di solito utilizzati questi tipi di vaccini nei pazienti trapiantati. I bambini, che non sono stati vaccinati dovrebbero esserlo prima di essere sottoposti a trapianti. I vaccini inattivati non danno origine a replicazione e quindi non causano malattie da vaccinazione.

Vaccinazioni negli adulti

Molte delle vaccinazioni che si effettuano nell'infanzia non proteggono per tutta la vita, e gli adulti necessitano quindi di richiami per il tetano, la difterite ed altre malattie. Gli adulti devono essere protetti contro il vaiolo se non sono stati infettati o non hanno fatto il vaccino; la vaccinazione contro la rosolia, il morbillo e la parotide epidemica sono indicati se non si riscontra una sicura storia passata di vaccinazione o infezione. Gli adulti sopra i 50 anni dovrebbero essere vaccinati contro i diversi ceppi dell'influenza ed i soggetti sopra i 65 dovrebbero fare il vaccino antipneumococcico.

TAVOLA RIASSUNTIVA

Immunità passiva

- Il siero di cavallo è stato ampiamente utilizzato in passato, ma il suo utilizzo ora è estremamente limitato a causa delle pericolose complicanze come la malattia da siero.
- L'immunità passiva può essere acquisita attraverso gli anticorpi materni o attraverso la somministrazione di gammaglobuline omologhe.
- Sieri contenenti alti titoli di anticorpi contro patogeni specifici sono utili nel prevenire diversi tipi di malattie virali come casi severi di vaiolo, citomegalovirus (CMV), rabbia.

Vaccinazioni.

- Le vaccinazioni inducono uno stato protettivo attraverso il contatto con la forma non patogena del microrganismo.
- Un buon vaccino dovrebbe utilizzare antigeni che siano facilmente reperibili, economici, stabili anche ad estreme condizioni climatiche e non patogeni.

Organismi uccisi come vaccini

- Batteri e virus uccisi sono ampiamente utilizzati.

Organismi vivi attenuati.

- Il vantaggio sta nel fatto che il microrganismo riproducendosi genera una grossa dose di vaccino, e la risposta immunologica viene prodotta nel sito della naturale infezione.

(continua)

• I vaccini attenuati vengono prodotti alterando le condizioni di crescita del microrganismo.

• La tecnologia del DNA ricombinante viene ora utilizzata per creare ceppi di microrganismi attenuati.

• I vaccini attenuati possono rappresentare un carrier di geni per organismi difficili da attenuare.

• BCG è un ottimo veicolo per gli antigeni che richiedono una risposta T cellulare di tipo CD4, la salmonella può dare un'immunità orale e sistemica. La vaccinazione intra-nasale sta rapidamente ottenendo popolarità.

• I rischi maggiori sono dati da un ritorno alla virulenza dei microrganismi e dalle complicanze che si possono avere nei soggetti immunocompromessi.

Subunità per vaccini.

• L'intero microrganismo ha molteplici antigeni, alcuni dei quali non sono protettivi, possono indurre ipersensibilità o diventare francamente immunosoppressivi.

• È importante in questi casi utilizzare componenti purificate.

• I tossoidi sono delle esotossine trattate con formaldeide che distrugge la patogenicità dell'organismo e ne lascia intatti i poteri antigenici.

• Si sa assistendo ad un grande aumento dell'utilizzo della tecnologia del DNA ricombinante per produrre questi antigeni.

• Gli antigeni microbici possono essere prodotti in piante transgeniche e gli anticorpi delle piante sono specifici anticorpi prodotti tramite questa tecnologia.

• Il DNA codificante per le subunità del vaccino possono essere direttamente somministrate per via intra-muscolare, dove vengono espresse le proteine codificate e quindi indotta l'immunizzazione. I vantaggi di questa metodica sono la loro stabilità, economicità e facilità nella produzione.

Adiuvanti.

• Gli adiuvanti operano producendo depositi di antigeni, attivando le cellule presentanti gli antigeni (APCs), a volte possono avere degli effetti diretti sui linfociti.

Vaccini utilizzati nell'uso corrente.

• I bambini in USA ed in Inghilterra sono normalmente vaccinati con i tossoidi per la difterite il tetano e la pertosse (DPT trivalente) e con i ceppi attenuati per morbillo parotite epidemica e rosolia (MMR) e per la poliomielite. BCG è somministrato a 10-14 anni nell'inghilterra.

• È stata ultimamente introdotta la subunità di pertosse senza effetti collaterali.

• Il polisaccaride capsidico dell'Haemophilus Influenzae è stato legato ad un carrier.

• Vaccini per l'epatite A e B, per la meningite, la febbre gialla, il tifo e la rabbia sono ora disponibili per i viaggiatori e per i gruppi di soggetti ad alto rischio.

Vaccinazioni in pazienti trapiantati.

• I pazienti sottoposti a trapianti sono ad alto rischio di comuni infezioni e vanno protetti il prima possibile.

• I vaccini vivi attenuati non vengono di solito utilizzati in questi pazienti a causa delle possibili malattie associate.

• I vaccini uccisi sono sicuri nei pazienti trapiantati, ma sono necessarie multiple somministrazioni.

Vaccinazioni negli adulti e negli anziani.

• Non tutte le vaccinazioni effettuate nell'età infantile lasciano un'immunità permanente e, quindi, gli adulti devono ricevere dei richiami ad intervalli regolari.

• La vaccinazione per il virus influenzale al di sopra dei 50 anni e per il pneumococco dopo i 65 è fortemente raccomandata.

Consultare il sito web **(www.roitt.com)** per le domande a scelta multipla.

LETTURE CONSIGLIATE

Ada, G. (2001) Advances in immunology: Vaccines and vaccination. *New England Journal of Medicine*, **345**, 1042–53.

Dietrich, G., Gentschev, I., Hess, J. *et al.* (1999) Delivery of DNA vaccines by attenuated intracellular bacteria. *Immunology Today*, **20**, 251–3.

Faix, R. (2002) Immunization during pregnancy. *Clinical Obstetrics and Gynecology*, **45**, 42–58.

Kumar, V. & Sercarz, E. (1996) Genetic vaccination: The advantages of going naked. *Nature Medicine*, **2**, 857–9.

Moylett, E.H. & Hanson, I.C. (2003) Immunization. *Journal of Allergy and Clinical Immunology*, **111**, S754–65.

Sherwood, J.K., Zeitlin, L., Whaley, K.J. *et al.* (1996) Controlled release of antibodies for long-term topical passive immunoprotection of female mice against genital herpes. *Nature Biotechnology*, **14**, 468–71.

CAPITOLO 13

Immunodeficienze

LE IMMUNODEFICIENZE PRIMITIVE NELL'UOMO

Nell'uomo sono stati studiati diversi tipi di ID primitive, quindi **non secondarie** a fattori ambientali. Si è già precisato, nei capitoli precedenti, il ruolo che giocano il complemento, gli anticorpi e le cellule fagocitarie, nella difesa dell'organismo dalle infezioni da germi piogeni (pus-forming). Quindi, la mancanza o la non funzionalità di anche uno di questi sistemi può portare ad infezioni ricorrenti, soprattutto da parte di questi germi. Pazienti con deficit del compartimento T, invece, possono presentare suscettibilità a differenti tipi di infezioni soprattutto da parte di virus, batteri intracellulari, funghi e parassiti, che normalmente sarebbero eliminati dall'immunità cellulo-mediata.

La sezione seguente esaminerà varie forme di immunodeficienze primitive.

ALTERAZIONI NEI MECCANISMI ALLA BASE DEL SISTEMA IMMUNE UMANO

Deficit delle cellule fagocitiche

Una diminuzione nel numero dei neutrofili è un difetto primitivo raro, solitamente la neutropenia si verifica dopo trattamento con farmaci citotossici, come di solito avviene nella terapia antitumorale. Come ci si potrebbe aspettare, i pazienti neutropenici hanno una maggiore frequenza di infezioni da batteri piogeni, ma non da parassiti o da virus. Più frequentemente ci troviamo di fronte a difetti funzionali delle cellule fagocitarie.

Malattia granulomatosa cronica (CGD) è una patologia rara nella quale i monociti ed i neutrofili non riescono a produrre i prodotti intermedi dell'ossigeno (figura 13.1) che sono necessari per il killing intracellulare dei microrganismi fagocitati. Si verificano quindi delle severe infezioni batteriche e virali ricorrenti, che quando non risolte possono portare alla formazione di granulomi, che possono ostruire il tratto gastrointestinale o urogenitale. Curiosamente, i germi patogeni che colpiscono questi soggetti non sono molti. Il patogeno più comune è lo Stafilococco Aureus, ma spesso si possono avere infezioni da gram-negativi e funghi come *l'Aspergillus Fumigatus e la Candida Albicans.*

La malattia è caratterizzata dal difetto di una delle quattro subunità del NADPH (nicotinammide adenindinucleotide fosfato) ossidasi che svolge un ruolo cruciale nella produzione del perossido d'idrogeno.

Un terapia giornaliera con antibiotici riduce il rischio infettivo in questi pazienti. È stato dimostrato che l'interferon γ (INFγ) è capace di stimolare in questi pazienti la produzione del superossido con la conseguente diminuzione nella frequenza delle infezioni. Alla base della malattia è presente un'alterazione genica per la quale il miglior trattamento sembrerebbe essere il trapianto di midollo osseo con la correzione del difetto genetico. Studi iniziali in questo senso sembrano essere incoraggianti. Alcuni pazienti sono stati sottoposti a trapianto di midollo osseo da donatori MHC compatibili, ma a causa dell'alta mortalità ancora presente si preferisce attuare il trattamento antibiotico o a base di INFγ.

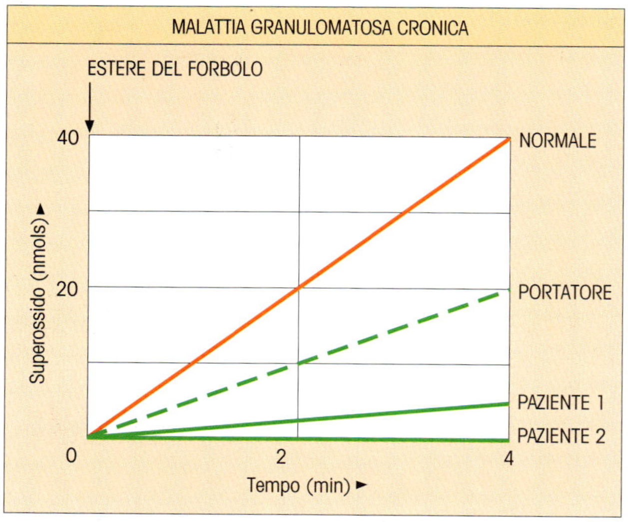

Figura 13.1 Deficit nel burst respiratorio dei neutrofili nei pazienti affetti da malattia granulomatosa cronica (CGD). L'attivazione del NADP (nicotinammide adenindinucleotide fosfato)/citocromo ossidasi è misurato dall'anione superossido ($\cdot O_2^-$ cf. figura 1.6) che viene prodotto in seguito alla stimolazione con forbol myristate acetato. Il paziente 2 ha una mutazione $p92^{phox}$ che impedisce l'espressione della proteina, mentre il paziente 1 ha una variante della mutazione $p92^{phox}$ che produce livelli molto bassi ma comunque misurabili della proteina. Molti dei portatori della malattia x-linked esprimono livelli intermedi, come nella madre del paziente 2. (Dati di r.m. smith & j.t. curnutte (1991) blood, 77,673-86).

Malattia di Chediak-Higashi è una rara malattia autosomica recessiva derivante da diverse mutazioni a livello del gene CHS. In queste persone all'interno dei neutrofili, linfociti e monociti sono presenti granuli lisosomiali giganti che non riescono a fondersi. Quindi i fagociti non riescono ad eseguire il loro compito di chemiotassi, fagocitosi e attività antimicrobica, inoltre le cellule NK perdono la loro capacità citotossica. Oltre all'aumentata frequenza di infezioni, questi difetti del sistema lisosomiale colpiscono anche i melanociti causando albinismo, e le piastrine portando disordini emorragici.

Deficit di adesione leucocitaria deriva dal deficit della subunità β del CD18 delle β2 integrine, di cui fa parte la LFA-1 (molecola di adesione leucocitaria 1). I bambini colpiti sono affetti da infezioni piogeniche ricorrenti in quanto le cellule fagocitiche non sono in grado di legare le molecole intercellulari che si trovano sulle cellule endoteliali, e quindi non possono migrare attraverso la parete vasale per arrivare ai tessuti colpiti.

I pazienti hanno difficoltà nella riparazione delle ferite, di solito tra le prime manifestazioni vi è un ritardo nel distacco del cordone ombelicale. Fortunatamente il trapianto di midollo osseo dà il ripristino della funzione dei neutrofili, ed è,infatti, il trattamento di scelta in questa patologia.

Deficit dell'asse INFγ interleuchina-12 normalmente i micobatteri inducono i macrofagi e le cellule dendritiche (DCs) a produrre IL-12, iniziando così la stimolazione della via Th1, con l'attivazione, poi, delle cellule NK e delle altre cellule Th1 con la produzione di IFNγ, che porta ad un'attivazione dei macrofagi con la produzione di sostanze che servono a combattere l'infezione.

È stato studiato un interessante gruppo di persone, che sono selettivamente suscettibili a particolari specie di micobatteri e ad altre specie di batteri intracellulari, ed è stato scoperto che in questi pazienti è presente un difetto nell'asssetto TH1. Questi pazienti hanno delle mutazioni nel gene che codifica per il recettore dell'IFNγ, del recettore dell'IL-12 o della stessa molecola di IL-12, che portano ad un difetto nell'attivazione dei macrofagi e ad un inefficace controllo delle infezioni da patogeni intracellulari.

Deficit del sistema complementare

Come già sottolineato precedentemente, l'attivazione del sistema complementare gioca un ruolo fondamentale nella difesa contro le infezioni batteriche, inoltre ha un ruolo cruciale nella chiarificazione degli immunocomplessi dal torrente circolatorio.

Deficit della via delle lectine leganti il mannoso (MBL). Infezioni ricorrenti.

La via MBL ha il ruolo di attivare la via complementare permettendo la fagocitosi attraverso l'attacco di frammenti del complemento sul microrganismo, così da innescare la risposta infiammatoria. Non è quindi sorprendente il fatto che i pazienti affetti dal deficit di questa via siano più suscettibili alle infezioni, e possano sviluppare patologie immunologiche soprattutto nell'età infantile. Ciò suggerisce che questo sistema giochi un ruolo nella opsonizzazione durante l'intervallo tra la perdita dell'immunità passiva materna e lo sviluppo del sistema immune maturo. Recentemente è stato descritto il caso di un paziente con il deficit della via delle lectine leganti il mannosio, associato al deficit della serinproteasi 2 (MASP-2) caratterizzato da un significativo aumento di infezioni batteriche ricorrenti.

Deficit delle prime componenti della via classica. Aumentata suscettibilità alle malattie da immunocomplessi

In pazienti affetti da deficit di C1, C2 o C4, è stata osservata un'aumentata suscettibilità alle infezioni, ma anche un insolito aumento di incidenza di sindromi simil lupiche. Sebbene le cause siano sconosciute, ciò dovrebbe essere dovuto ad una diminuita capacità dell'ospite nel rispondere alle infezioni, o più probabilmente potrebbe essere dovuto ad un'alterata eliminazione dei complessi Ag-Ab.

Deficit di C3, deficit del fattore H, deficit del fattore I Tutti causano infezioni ricorrenti.

Sebbene il deficit di C3 sia raro, il quadro clinico caratteristico di questi pazienti dimostra il ruolo critico svolto dal C3 per l'attivazione sia della via classica che di quella alternativa. La completa assenza di questo fattore complementare provoca il blocco sia della via alternativa che della via classica, con conseguente alterazione dei sistemi chemiotattici e di opsonizzazione. Il deficit del fattore H e del fattore I, si caratterizza per un quadro simile, del tutto sovrapponibile, in quanto si traduce in un mancato controllo del C3b. Ciò determina una continua attivazione della via alternativa del complemento attraverso cicli di feedback, portando quindi ad un cronico consumo di C3, i cui livelli arrivano a zero.

Il deficit delle componenti C5, C6, C7 e C8 provoca un'aumentata suscettibilità alle infezioni da Neisseria

La maggior parte dei pazienti affetti da questo raro deficit del sistema complementare è pressochè sana e non particolarmente suscettibile alle infezioni, ma risulta essere particolarmente suscettibile alle infezioni, da Neisseria Meningitidis e N. Gonorrae. Probabilmente ciò deriva dal fatto che l'ospite necessita di un sistema complementare del tutto funzionante per poter combattere e distruggere questi microrganismi attraverso i sistemi di citolisi.

Il deficit del C1 inibitore causa l'angioedema ereditario

Il C1 inibitore agisce a livello della via classica del complemento inibendo il legame del C1r e del C1s al C1q, inoltre è un inibitore del fattore XII della cascata coagulativa (figura 13.2). Il deficit del C1 inibitore porta ad episodi ricorrenti di edema acuto, circoscritto non infiammatorio a causa di una incontrollata produzione del componente C2 che ha proprietà vasoattive, la mancanza del C1 inibitore porta, inoltre, ad un aumentato rilascio di bradichinine, con un conseguente aumento della permeabilità capillare causando così l'edema classico della malattia. Questi pazienti si caratterizzano per la presenza di angioedema ricorrente della cute, dolori addominali acuti dovuti all'edema della mucosa intestinale, e possono anche presentare edema laringeo. Nella maggior parte dei casi (tipo I) vi è una mutazione genetica che porta ad una marcata diminuzione nella produzione del C1 inibitore, mentre nella restante parte dei casi (tipo II) si ha la produzione di una proteina C1 inibitore non funzionante.

Gli attacchi di angioedema possono essere scatenati da traumi o sforzi fisici importanti e possono essere controllati con l'utilizzo di androgeni attenuati come il Danazolo, che per motivi ancora non noti diminuisce i sintomi della patologia.

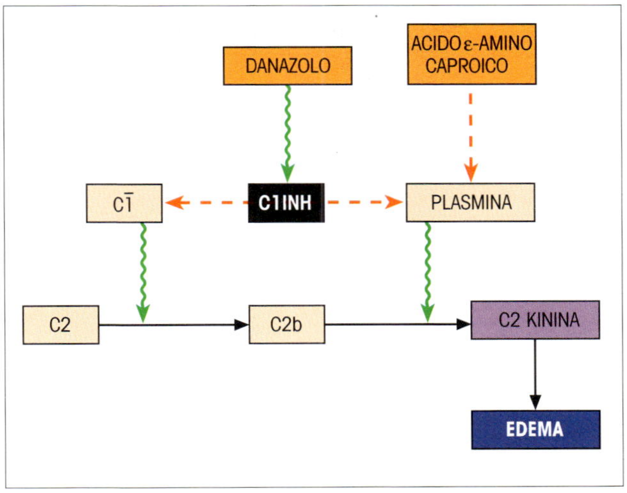

Figura 13.2 Deficit del c1 inibitore e angioedema. Il C1 inibitore inibisce stechiometricamente C1, plasmina, callicreina ed il fattore di hageman attivato e il suo deficit porta alla formazione di sostanze vasoattive come C2 kinine attraverso il meccanismo raffigurato. La sintesi del C1 inibitore può essere stimolata dal metiltestosterone o preferibilmente dal danazolo, che è uno steroide sintetico con effetti meno virilizzanti; alternativamente, gli attacchi possono essere controllati attraverso l'utilizzo dell'acido ε-aminocaproico che inibisce la plasmina.

Deficit della proteina di ancoraggio GPI (glicosilfosfadilinositolo)

Una mutazione nel gene *PIG-A* glicosiltransferasi porta ad un'incapacità nel sintetizzare la proteina GPI che svolge la funzione di "ancoraggio" per le proteine regolatorie del complemento come il fattore accelerante il decadimento (DAF), il fattore omologo di restrizione (HRF, CD59) ed il cofattore di membrana (MCP, CD46). La mancanza di queste proteine sulla superficie degli eritrociti si traduce in una condizione nota come emoglobinuria parossistica notturna, dovuta alla incapacità di inattivare il C3b legato che si viene a formare dalla lisi spontanea del C3 in fase fluida.

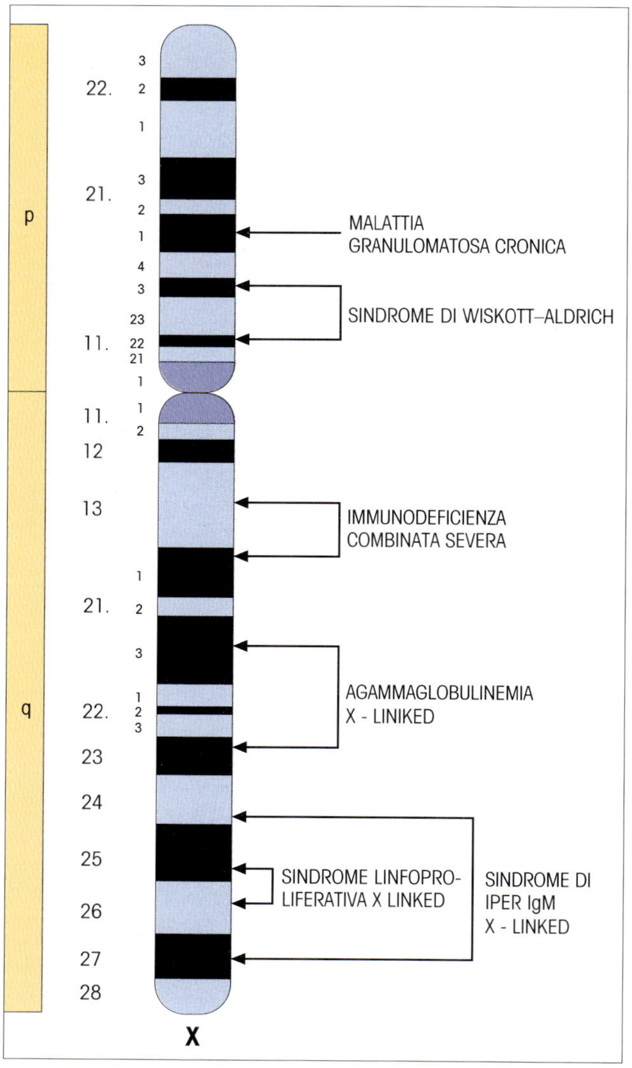

Figura 13.3 Loci della sindrome da immunodeficienza X-linked.

DEFICIT DELLE IMMUNOGLOBULINE

Agammaglobulinemia X-linked (XLA) è una tra le varie sindromi da immunodeficienza che sono state mappate a livello del cromosoma X (figura 13.3). Il difetto è dovuto ad una mutazione del **gene tirosin-chinasi di Bruton (Btk)** che è espresso nelle prime fasi dello sviluppo delle cellule B e che è cruciale per la maturazione delle stesse cellule B. Più di 100 differenti mutazioni a livello del gene *Bkt* sono state studiate, e segnalate nel registro XLA. Le pre-B vengono prodotte a livello del midollo osseo ma non riescono a maturare, e quindi nei maschi affetti la produzione di Ig è estremamente ridotta. Le cellule B sono ridotte o assenti nel sangue periferico, e ci sono pochi follicoli linfoidi o plasmacellule nei linfonodi.

I bambini affetti nei primi mesi di vita sono asintomatici, in quanto degli anticorpi materni sono arrivati al bambino attraverso la placenta. Questi pazienti sono poi soggetti ad infezioni ricorrenti da batteri piogeni – *Stafilococus aureus, Streptococco pyogenes e pneumococco, Neisseria meningitidis, Haemophilus influenziae* – e ad infezioni da giardia lamblia, che cronicamente ne infetta il tratto gastroenterico. Per quanto riguarda le infezioni da virus e da funghi che sono controllate dai linfociti T, non hanno particolari problemi, fatta eccezione per l'epatite e gli enterovirus. La terapia richiede ripetute somministrazioni di adeguate concentrazioni di Ig.

Deficit di IgA è dovuta alla mancata capacità dei linfociti che producono IgA di differenziarsi in plasmacellule, è un deficit che si riscontra con relativa frequenza. Molte di queste persone sono clinicamente asintomatiche, mentre i soggetti sintomatici sono affetti da problemi respiratori e da infezioni gastrointestinali ricorrenti. Questi pazienti possono avere un'aumentata suscettibilità a malattie allergiche o autoimmuni, e possono produrre anticorpi anti IgA se sottoposti a terapia con emoderivati.

Immunodeficienza comune variabile (IDCV) è la più comune forma di immunodeficienza primaria ma la meno ben caratterizzata. Si tratta di una malattia con differenti presentazioni che solitamente viene riconosciuta nell'età adulta, e che è caratterizzata da un'alta incidenza di malattie autoimmuni e patologie neoplastiche, soprattutto del sistema linfoide. Probabilmente è causata da un alterato segnale di interazione tra le cellule T, che porta ad un'alterata interazione tra cellule B e cellule T. In assenza di un'efficace interazione fra le cellule T si verifica un'alterata differenziazione finale delle cellule B in plasmacellule, in alcuni casi, o in un'alterata capacità di produrre anticorpi nei rimanenti casi. Sebbene alcuni pazienti affetti da IDCV abbiano una parziale delezione del gene ICOS (costimolatore inducibile delle cellule T) a causa di una mutazione in omozigosi, le cause genetiche sono sconosciute nella maggior parte dei pazienti.

Sindrome da iperIgM X-linked si tratta di una malattia rara caratterizzata da infezioni batteriche ricorrenti con livelli bassi, o del tutti assenti, di IgG, IgA ed IgE, ma con normali o aumentati livelli di IgM ed IgD nel siero. La malattia è determinata da mutazioni puntiformi con, solitamente, la sostituzione di un singolo amminoacido a livello del CD40L che è espresso sulle cellule T CD4+. Questa alterazione porta ad una mancata interazione del SD40L con il suo ligando, il CD40, che si trova sulle cellule B, reazione cruciale per generare la memoria B cellulare e permettere lo switch tra le classi di Ig. Inoltre è ben noto come l'interazione tra il CD40L delle cellule T attivate ed il CD40 che si trova a livello dei

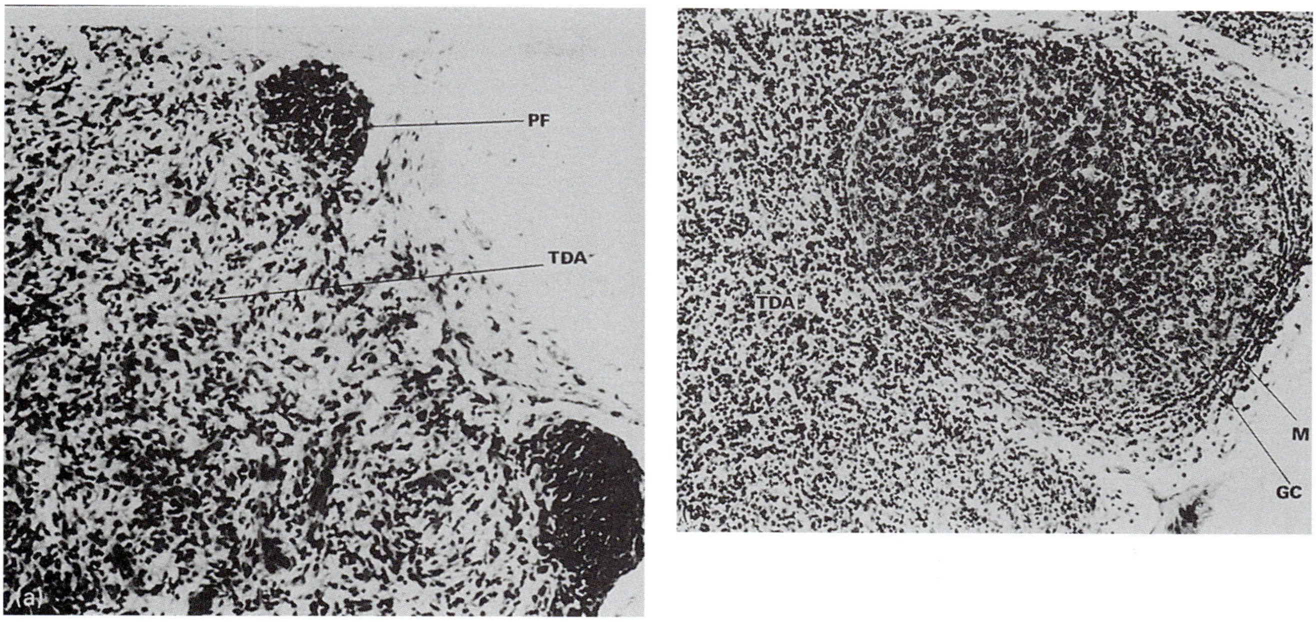

Figura 13.4 Corticale dei linfonodi. (a) da pazienti affetti da sindrome di DiGeorge che mostra come l'area timo dipendente sia completamente depleta (TDA) e piccoli follicoli primari (PF). (b) da soggetti normali: l'area T cellulare è estremamente popolata e ci sono dei follicoli secondari molto ben sviluppati con il loro mantello di piccoli linfociti (M) con una macchia pallida che è il centro germinale (GC) che provoca un marcato contrasto. (il materiale della sdr di DiGeorge è stato gentilmente concesso dal Dr D. Webster; fotografie di Mr C.J. Sym).

macrofagi possa stimolare la secrezione di IL-12, che è importante nell'indurre una risposta efficiente contro i patogeni intracellulari. Questo potrebbe spiegare l'aumentata suscettibilità di questi pazienti ad infezioni da germi intracellulari come il pneumocistis carinii.

Ipogammaglobulinemia transitoria dell'infanzia è associata ad un'anormale ritardo nell'inizio della sintesi delle immunoglobuline, che può estendersi fino al 2°-3° anno di vita. È caratterizzata da infezioni respiratorie ricorrenti, bassi livelli di IgG che ritornano a livelli normali intorno ai 4 anni di vita.

DEFICIT PRIMITIVI DELE CELLULE T

Sindrome di DiGeorge è caratterizzata da un mancato sviluppo del timo dalla 3° e 4° tasca faringea durante l'embriogenesi. Questi bambini non hanno neanche le paratiroidi ed hanno severe alterazioni cardiovascolari, nella maggior parte dei casi si può riscontrare una microdelezione del 22q11.2. Di conseguenza, le cellule staminali non possono differenziarsi per diventare dei linfociti T, e le aree T-dipendenti presenti nel tessuto linfoide sono scarsamente popolate; al contrario i follicoli linfatici sono presenti ma poco sviluppati (figura 13.4). In questi casi la risposta cellulo-mediata non è presente, sebbene i bambini possano entrare in contatto con le comuni infezioni batteriche, possono poi venir sopraffatti dai vaccini (figura 13.5) per il morbillo, o per BCG se vengono somministrati per sbaglio. Gli anticorpi umorali possono essere prodotti ma la risposta non è sufficiente, presumibilmente a causa della mancata interazione con le cellule T. Il trapianto di cellule epiteliali timiche mature può ricostituire la funzione immunitaria in questi pazienti, ed è considerato il trattamento di scelta. Un'aplasia parziale del timo è più frequente dell'aplasia totale, ed il trattamento immunologico di solito non è necessario.

DEFICIT PRIMITIVI NELLA FUNZIONE DEI LINFOCITI T

Numerose sindromi dovute ad un'anormale funzione dei linfociti T sono state finora descritte. Queste si differenziano dalla immunodeficienza severa combinata (SCID, vedi più avanti) per il riscontro di cellule T nel sangue periferico. Queste includono pazienti con mutazioni nei geni codificanti la catene γ o ε delle molecole CD3 che portano ad un difetto nella funzione delle cellule T. In un altro gruppo è stata riscontrata una forma difettiva del ZAP-70, che è una tirosin kinasi fondamentale per la traduzione del segnale delle cellule T, mentre in altri pazienti ha un'alterata produzione di IL-2 che deriva da un difetto nella trascrizione genica di questa interleu-

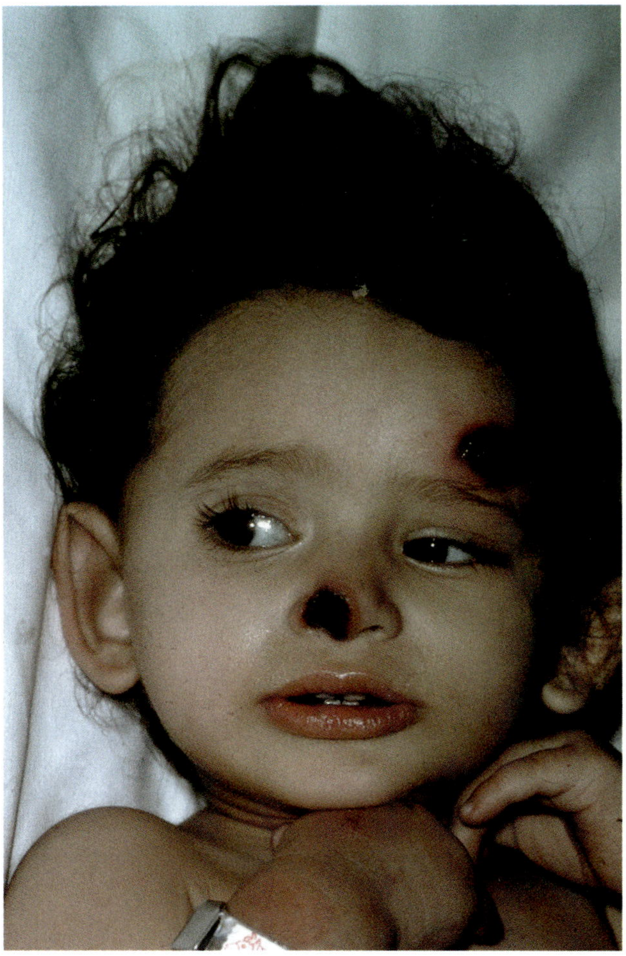

Figura 13.5 Un bambino con immunodeficienza severa combinata (SCID) con lesioni cutanee che si sono verificate dopo vaccinazione per il vaiolo (gangrena da vaccino). Le lesioni sono diffuse su tutto il corpo. (riprodotto per gentile concessione del professor R.J. Levinsky e del dipartimento di illustrazioni mediche dell'ospedale per le malattie dei bambini, Great Ormond Street, London).

china. Il quadro clinico derivante da queste mutazioni è del tutto sovrapponibile a quello riscontrabile nella SCID, e il trapianto di midollo osseo rappresenta l'unica speranza per questi pazienti.

IMMUNODEFICIENZA SEVERA COMBINATA (SCID)

L'immunodeficienza severa combinata rappresenta un eterogeneo gruppo di patologie caratterizzate dalla presenza di un'immunodeficienza delle cellule T associata o meno a deficit delle cellule B o delle cellule NK, che si verificano per differenti difetti genetici. I quadri clinici sono caratterizzati da linfopenia severa con deficit dell'immunità umorale e cellulare. Questi bambini soffrono di infezioni ricorrenti fin dai primi giorni di vita. Molto comuni sono le infezioni del tratto gastrointestinale con frequenti diarree, e polmoniti da pneumocystis carinii; caratteristicamente questi pazienti presentano infezioni da candida albicans a livello della cute e della bocca. Se vaccinati con organismi vivi attenuati (figura 13.5) questi bambini muoiono per infezioni progressive. La maggior parte dei bambini affetti non sopravvive oltre i primi anni di vita a meno che il loro sistema immunitario non venga ricostituito attraverso trapianti di cellule staminali.

La più comune causa di SCID è una mutazione a livello della catena γ_c del recettore delle citochine

Le immunodeficienze severe combinate si possono verificare sia come difetto x-linked sia con trasmissione autosomica dominante, ma il 50-60% dei casi sono X-linked (X-SCID) e derivano da mutazioni a livello dalla catena comune dei recettori per le interleuchine 2, 4, 7, 9, 15 e 21 di tipo γ. Sono state descritte numerose mutazioni di questo gene e tutte portano a deficit di queste 6 interleuchine e dei recettori delle stesse.

Le immunodeficienze combinate severe possono derivare da mutazioni del sistema enzimatico di recupero delle purine

In alcune forme di SCID i pazienti sono affetti da una forma autosomica recessiva che porta ad un deficit nella degradazione enzimatica delle purine, specialmente dell'**adenosina deaminasi** (ADA), e meno comunemente delle **purine nucleoside fosforilasi** (PNP). Questo causa un accumulo di metaboliti che sono tossici per le cellule staminali linfoidi. La terapia sostitutiva enzimatica con somministrazione di adenosina deaminasi modificato con polietilene glicolico porta a dei miglioramenti clinici ed immunologici. Successi sono stati anche ottenuti con la terapia genica attraverso il trasferimento genico dell'*ADA* nel sangue periferico o nelle cellule staminali. Il trapianto di midollo osseo rimane, comunque, il trattamento di scelta.

Altre varianti delle SCID

Sono stati identificati molti differenti difetti nei pazienti affetti da SCID. Tra questi sono state riscontrate mutazioni dei geni RAG, che iniziano la ricombinazione VDJ, e mutazioni nel gene chiamato Artemis, che svolge un ruolo cruciale nella riparazione del DNA dopo il taglio della doppia elica che viene effettuato dai geni RAG. Le immunodeficienze severe combinate possono anche derivare da mutazioni del gene che codifica per la JAK3 kinasi, che è cruciale per la trasduzione del segnale che si sviluppa quando IL-2 e le altre citochine legano i loro recettori. In alcuni pazienti affetti da SCID sono state caratterizzate delle mutazioni del CD45 che è una proteina antigenica di superficie comune dei leucociti, che è normalmente richiesta per la trasduzione del segnale dell'Src kinasi tra le cellule T e le cellule B. Ci sono, poi, pazienti con deficit del gene che codifica per il CD3δ che si traduce in un completo blocco dello sviluppo delle cellule T. Nella sindrome linfocitica di Bare vi è un deficit dell'MHC di classe II; con uno scarso sviluppo di cellule CD4+ a livello timico, che sono inadeguatamente stimolate dalle cellule presentanti l'antigene a causa della mancata espressione degli antigeni di classe II. Essendo le molecole MHC di classe I normali, i linfociti CD8+ sono presenti. Questa condizione è derivata da mutazioni a livello di geni che regolano l'espressione dell'MHC di classe II, più che da mutazioni a livello del gene stesso dell'MHC. Rari pazienti con mutazioni dei geni codificanti per il TAP1 o il TAP2 hanno dei deficit dell'MHC di classe I e vanno più frequentemente incontro ad infezioni. Le interazioni dell'MHC di classe I a livello del timo sono fondamentali per la maturazione delle cellule CD8+, e quindi questi pazienti hanno livelli molto bassi o addirittura assenti di cellule CD8+, ma normali livelli di cellule CD4+ che sono perfettamente funzionanti.

ALTRI DISORDINI DA IMMUNODEFICIENZE COMBINATE

Sindrome di Wiskott-Aldrich è una patologia X-linked caratterizzata da trombocitopenia, ipersensibilità di tipo I e immunodeficienza. Questo risulta clinicamente in emorragie, eczema ed infezioni ricorrenti. Questa patologia deriva da mutazioni a livello del gene codificante per la proteina chiamata proteina della sindrome di Sindrome di Wiskott-Aldrich (WASP), che è importante per l'organizzazione del citoscheletro di linfociti e piastrine. Questo si traduce in una disorganizzazione del citoscheletro con perdita dei microvilli nei linfociti T di questi pazienti, caratteristiche, queste, che possono essere utilizzate per fare diagnosi prenatale di questi casi. In numerosi pazienti le alterazioni immunologiche e delle piastrine possono essere corrette dal trapianto allogenico di cellule staminali. La terapia genica potrebbe diventare la terapia del futuro, e studi in vitro attuati infettando le cellule WASP negative con retrovirus contenenti WASP portano ad un ripristino della loro normale funzione.

Atassia teleangectasia si tratta di una patologia autosomica recessiva dell'infanzia caratterizzata da progressiva atassia cerebellare dovuta a degenerazione delle cellule del Purkinje, associata a malformazioni vascolari (teleangectasie), aumentata incidenza di patologie neoplastiche e deficit delle cellule B eT. Questi pazienti, inoltre, presentano una ipersensibilità nei confronti dei raggi X, che, insieme all'indubbia aumentata incidenza di patologie neoplastiche, porta a pensare che alla base della patologia vi sia un difetto nei meccanismi di riparazione del DNA.

Malattie linfoproliferative X-linked è anche chiamata sindrome di Duncan, è una sindrome con immunodeficienza associata ad infezioni da virus Epstein-Barr (EBV). La malattia è dovuta ad una mutazione del gene codificante il SAP (SLAM proteina associata), che regola l'interazione tra le molecole SLAM (molecole di attivazione dei segnali linfocitari) presenti a livello delle cellule B e T. L'attivazione delle proteine SLAM aumenta la produzione di IFNγ da parte delle cellule T conseguente proliferazione delle cellule B, quindi mutazioni a livello di questa proteina portano ad una immunodeficienza severa.

Un riassunto delle diverse immunodeficienze primitive è mostrato nella tabella 13.1.

DIAGNOSI DELLE IMMUNODEFICIENZE

I deficit della immunità umorale possono essere diagnosticati attraverso il dosaggio delle Ig e valutando la risposta anticorpale che segue alle vaccinazioni attive per la difterite, il tetano, la pertosse o ai vaccini uccisi per la poliomielite. Le cellule B possono essere cercate attraverso la citofluorimetria a flusso usando anticorpi contro il CD19,CD20 ed il CD22.

Il dosaggio delle cellule T è ora solitamente ottenuto attraverso l'utilizzo della citofluorimetria usando degli anticorpi monoclonali contro il CD3 od altri anticorpi diretti contro le cellule T come quelli per il CD2, CD5, CD7, o CD4 e CD8.

Pazienti con deficit delle cellule T possono essere iporeattivi o addirittura non reattivi ai test cutanei con antigeni come quelli per la tubercolina, candida, tricofiti, streptochinasi/streptodornasi e parotite epidemica, ed i loro linfociti producono meno citochine quando stimolati con fitoemoagglutinina (PHA) o con altri mitogeni aspecifici.

Sono disponibili test in vitro per determinare la funzione complementare o battericida o le altre funzioni dei polimorfonucleati, mentre la riduzione del nitroblu di tetrazolina (NBT) o la stimolazione della produzione del superossido dà una misura della presenza degli enzimi ossidativi associati all'attività fagocitica e battericida.

Tabella 13.1 Sommario degli stati di immunodeficenza primaria.

PRODOTTI GENICI ALTERATI	MALATTIA
DEFICIT DEL COMPLEMENTO	
MBL, MASP-2	Infezioni batteriche ricorrenti
C1, C2, C4	Malattia da immunocomplessi (MES)
C1 inibitore	Angioedema
PIG-A glicosiltransferasi	Emoglobinuria parossistica notturna
C3, fattore H, fattore I	Infezioni piogeniche ricorrenti
C5, C6, C7, C8	Infezioni ricorrenti da *Neisseria*
DEFICIT DEI FAGOCITI	
NADPH ossidasi	Malattia granulomatosa cronica
CD18 (β_2-integrine β catena)	Deficit di adesione dei linfociti
CHS	Malattia di Chediak–Higashi
IFNγR1/2, IL-12p40, IL-12Rβ1	Suscettibilità alle infezioni da microbatteri di tipo mendeliano
DEFICIT PRIMITIVI DELLE CELLULE B	
Tirosinchinasi di Bruton	Agammaglobulinemia X-linked
?	Deficit di IgA
ICOS	Immunodeficenza comune variabile
?	Ipogammaglobulinemia transitoria dell'infanzia
DEFICIT PRIMITIVI DELLE CELLULE T	
?	Sindrome di Di George e di Nezelof; mancato sviluppo del timo
RAG-1/2	Sindrome di Omenn; ricombinazione parziale *VDJ*
MHC class II promoters	Sindrome linfocita di Bare
Atm	Atassia teleangectasia; deficit di riparazione del DNA
CD154 (CD40L)	Sindrome da iper-IgM
CD3 ε e γ catene, ZAP-70	Deficit severo delle cellule T
IMMUNODEFICIENZE COMBINATE	
?	Disgenesia reticolare; deficit di riproduzione dei precursori linfoidi e mieloidi
IL-7Rα	SCID dovuto ad alterato segnale dell'IL-7
γ_c, JAK3	SCID dovuto ad alterato segnale citochine
RAG-1/2	Alterazione completa della ricombinazione *VDJ*
ADA	Deficit della adenosin deamina; tossicità per le cellule staminali linfoidi
PNP	Deficit delle purine nucleosidi minasi tossiche per le cellule T
SAP	Malattie linfoproliferative X-linked; deficit nei segnali tra le cellule
WASP	Sindrome di Wiskott–Aldrich; deficit nella regolazione del citoscheletro

Ig, immunoglobuline; IL-7, interleuchina 7; SCID immunodeficienza severa combinata; SLE, lupus eritematoso sistemico.

IMMUNODEFICIENZE SECONDARIE

La risposta immunitaria può essere diminuita in maniera non specifica da diversi fattori. L'immunità cellulo-mediata, in particolare, può diminuire in corso di malnutrizione.

Le infezioni virali sono molto frequentemente immunosoppressive, per esempio la depressione dell'immunità cellulo-mediata, che accompagna il morbillo, è stata attribuita alla soppressione da parte del virus della produzione di IL-12. Il più conosciuto virus immunosoppressore, il virus dell'immunodeficienza umana (HIV) è descritto di seguito.

Molti agenti terapeutici come i raggi X, i farmaci citotossici ed i corticosteroidi possono avere degli effetti devastanti sul sistema immunitario. La malattia **linfoproliferative delle cellule B**, come la leucemia linfocitica cronica, la mieloide, la macroglobuli-

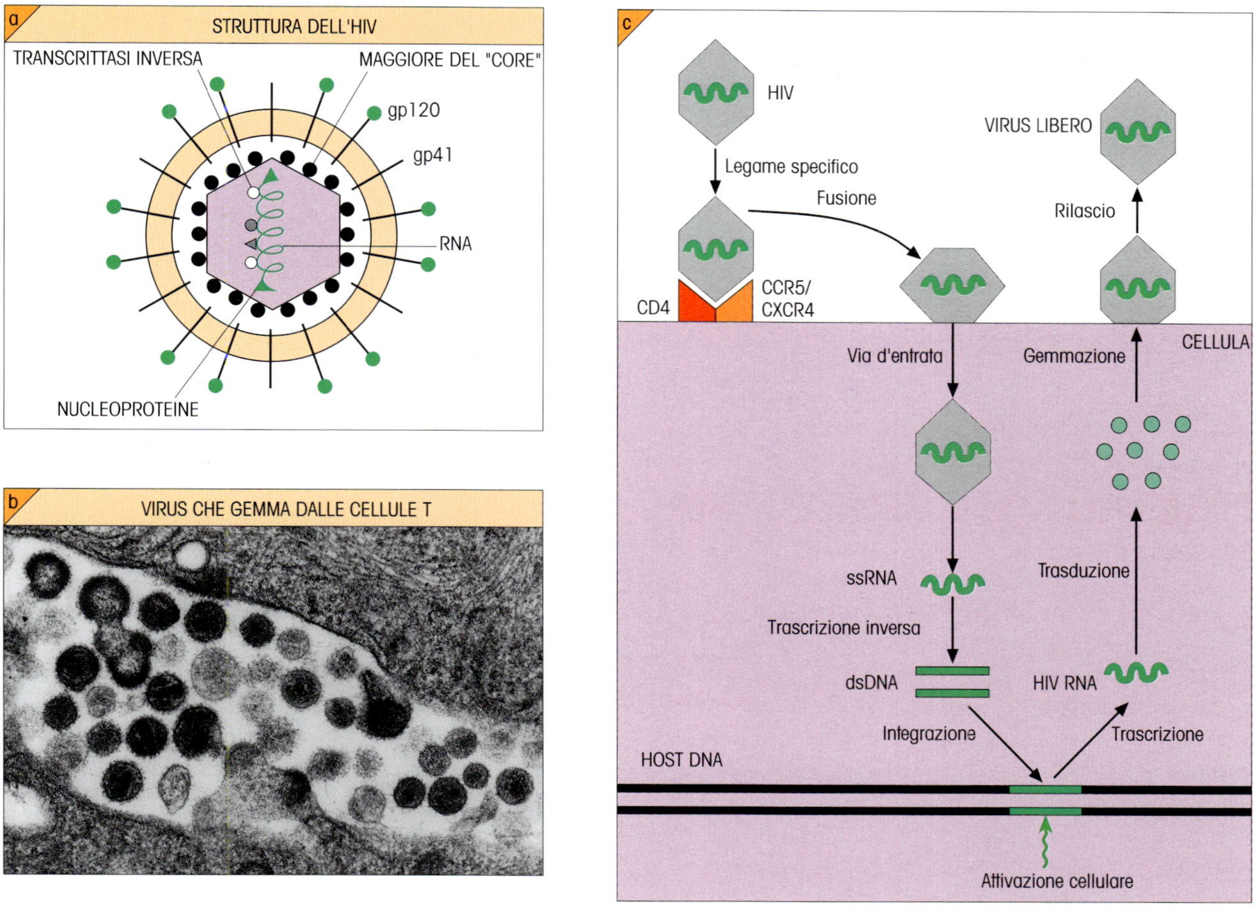

Figura 13.6 Caratteristiche dell'HIV virus della sindrome dell'immunodeficienza acquisita umana (AIDS). (a) struttura dell'HIV. (b) microscopia elettronica della maturazione e gemmazione delle particelle dell'HIV sulla superficie dei blasti umani fitoemoagglutinati. (c) ciclo vitale intracellulare del virus dell'immunodeficienza umana. (fotografie gentilmente concesse dal Dr C. Upton e dal professor S. Martin).

nemia di Waldenstrom sono associate a vari gradi di ipogammaglobulinemia e diminuita risposta anticorpale. Questi pazienti sono suscettibili ad infezioni da comuni batteri piogeni, al contrario di quello che si verifica in corso di malattia di Hodgkin in cui i pazienti presentano tutti i caratteristici deficit del CMI, suscettibilità al bacillo della tubercolosi, alla brucella, al criptococco ed al virus herpes zoster.

SINDROME DA IMMUNODEFICIENZA ACQUISITA (AIDS)

La sindrome da immunodeficienza acquisita è dovuta all'infezione dal virus dell'immunodeficienza umana (HIV) di cui ci sono due differenti varianti l'HIV-1 e l'HIV-2. Il virus entra nelle cellule T CD4+ e nei macrofagi, la malattia si trasmette per via sessuale o attraverso trasfusioni di sangue o emoderivati o attraverso gli incontri tra le persone che usano droghe. Il virus può anche essere trasmesso da madri affette ai loro bambini, in questi casi i bambini che nascono con un'alta carica virale hanno una malattia più rapidamente progressiva rispetto a quelli che nascono con una minore carica virale. La malattia causa un'importante alterazione del sistema immunitario, con un lento periodo di latenza, ma con una progressiva diminuzione delle cellule CD4 che portano ad una severa depressione del CMI. Una volta che il numero assoluto di CD4 cade sotto i 200 cell/cu mm l'individuo diventa suscettibile alle infezioni opportunistiche. Queste includono di solito infezioni da *Pneumocistys carinii*, citomegalovirus, EBV, herpes simplex, funghi come *candida, aspergillo* e *criptococco*, e da protozoi come il toxoplasma; inoltre si trova un'aumentata suscettibilità per il sarcoma di Kaposi indotto dall'herpes virus 8 umano (HHV-8).

Caratteristiche dell'HIV

La trasmissione della malattia avviene di solito attraverso il contatto con sangue o sperma infetto contenente l'HIV-1 o l'HIV-2. La trasmissione sessuale avviene attraverso la superficie mucosa con poi la conseguente diffusione attraverso il sistema linfatico. L'HIV-1/2 fanno parte del gruppo dei lentivirus, che sono dei virus che "gemmano" (figura 13.6b) il cui genoma è relativamente complesso. Le molte proteine dei virioni (figura 13.6a) vengono generate dallo splicing dell'RNA e dal clivaggio delle proteine virali.

L'infezione delle cellule da parte dell'HIV

L'infezione si sviluppa quando l'envelope glicoproteico gp120 dell'HIV **lega avidamente le cellule CD4** cluster presente sulla superfice di cellule T helper, macrofagi, DCs e della microglia. Le cellule dendritiche popolano le mucose umane e proteggono i loro dendriti con delle cellule epiteliali che sono direttamente esposti sulla superficie mucosa. Il legame alle molecole di CD4 permette l'attacco del gp41 presente sulla membrana virale a varie chemochine co-recettori presenti sulle cellule dell'ospite (figura 13.6c). (Un nuovo importante tipo di farmaco anti HIV (enfuviritide) agisce specificamente andando ad inibire tale fusione). Già durante le prime fasi dell'infezione i virus utilizzano il CCR5 che è un co-recettore che è presente a livello delle cellule T memoria, macrofagi e DCs, e poi più tardi infettano le restanti cellule T usando il co-recettore CXCR4. È interessante notare che mutazioni, o completa assenza, del recettore CCR5 che sono state descritte nell'1% della popolazione caucasica, sono associate ad aumentata resistenza all'infezione. Tali mutazioni non sono state descritte nelle popolazioni discendenti dagli africani o dai giapponesi.

Il virus dell'immunodeficienza umana è un retrovirus ad RNA, che utilizza una **trascrittasi inversa** per convertire il suo RNA nel corrispondente DNA; questo viene integrato nel genoma della cellula ospite e lì rimane latente per un lungo periodo (figura 13.6c). La stimolazione di queste cellule T o dei macrofagi latenti attiva la replicazione dell'HIV attraverso l'aumento della concentrazione dei dimeri di NFkB (fattore nucleare Kappa B), che legano le sequenze consensus nella regione enhancer dell'HIV. Questo inizio della trascrizione genica dell'HIV si verifica quando la cellula ospite è attivata da citochine o da antigeni specifici. Il tumor necrosis factora (TNFa), che aumenta la replicazione virale dell'HIV attraverso la via dell'NFkB, è presente in elevate concentrazioni nel plasma degli individui affetti da HIV, particolarmente negli stadi avanzati quando sono infettati da diversi organismi. La più rapida progressione dell'infezione da HIV in Africa può essere legata alla attivazione del sistema immune che si verifica costantemente a causa degli insulti microbici.

L'infezione da HIV fa diminuire le cellule T-helper

Storia naturale della malattia

La sequenza degli eventi che seguono all'infezione da HIV è descritta nella figura 13.7. Il virus normalmente entra nell'organismo infettando le cellule di

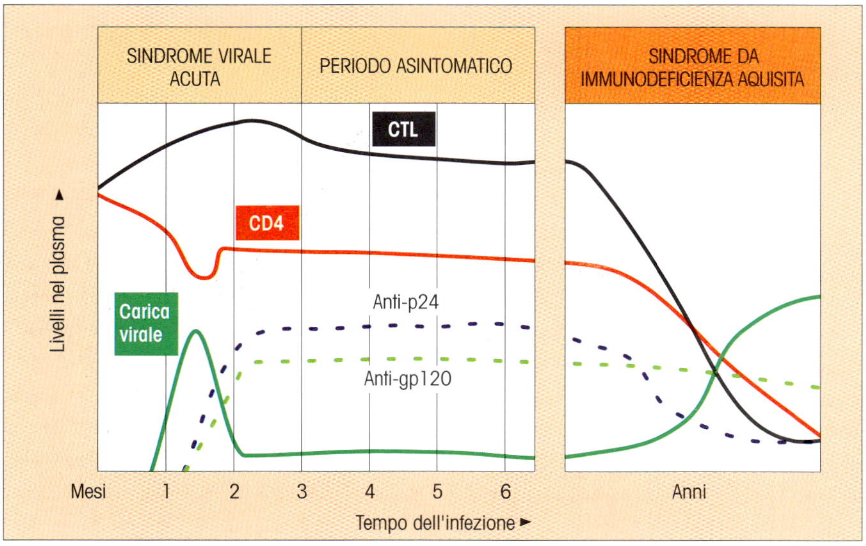

Figura 13.7 storia naturale dell'infezione da HIV. Variazioni nel dosaggio dell'antigene p24 e degli anticorpi si dimostrano tardivamente nella malattia e si possono riscontrare in alcuni ma non in tutti i pazienti. CTL, linfociti T citotossici.

Langerhans a livello della mucosa rettale o vaginale e da qui si muove ai linfonodi locali, dove replica. Il virus è poi disseminato come viremia, che è associata con una sindrome acuta precoce con febbre, mialgia ed artralgia. L'antigene virale dominante del nucleocapside, il p24, può essere trovato nel sangue durante questa fase. Questa fase è alla fine controllata dall'attivazione delle cellule T CD8 e dagli anticorpi circolanti contro la p24 e le proteine virali gp120 e gp41. L'efficacia delle cellule T citotossiche nel controllare il virus porta ad un declino dei livelli del virus, associato ad un aumento delle cellule CD4+. La risposta immunitaria porta ad un **sequestro del virus a livello dei tessuti linfoidi**, che diventano i maggiori serbatoi di virus durante lo stadio successivo dell'infezione, che viene considerata la fase clinica latente. All'interno dei follicoli linfatici infettati il virus si lega alle cellule follicolari dendritiche (FDCs) a formare degli immunocomplessi. Sebbene durante la fase di latenza venga prodotto solo un basso livello di virus, la distruzione dei CD4+ continua all'interno dei tessuti linfoidi. Alla fine i **livelli di cellule T CD4+ diminuiscono progressivamente**, ma possono passare anche diversi anni prima che la perdita delle cellule CD4 porti alla progressivamente fase cronica della malattia. I pazienti sono ora suscettibili ad infezioni potenzialmente letali da parte di agenti normalmente non patogeni (opportunistici).

Meccanismi di deplezione delle cellule CD4

La maggiore caratteristica dell'infezione da HIV è la capacità del virus di distruggere le cellule CD4, fenomeno questo che non può essere spiegato solamente dall'effetto citopatico del virus. Ci sono diverse ipotesi che cercano di spiegare la diminuzione dei CD4 con il corrispondente cambiamento nel rapporto CD4:CD8, che includono:

1 un effetto citopatico diretto del virus sia a livello della singola cellula sia attraverso la formazione di sincizi multinucleati tra le cellule CD4 infette e quelle sane.

2 il virus dell'immunodeficienza umana induce l'apoptosi nelle cellule CD4. La stimolazione delle cellule T CD4 negli individui affetti da HIV e porta all'apoptosi. Questo può spiegare come il deterioramento che segue all'infezione e la conseguente produzione di citochine siano comuni nei pazienti. Le cellule infettate sembrerebbero essere particolarmente sensibili all'apoptosi dipendente dal Fas, e questo può derivare dal fatto che si verifica un'aumentata espressione del Fas sia a livello delle cellule infettate, che di quelle non infettate indotta dalle proteine gp120 e tat che sono prodotte dall'HIV.

3 le cellule citotossiche CD8 sono cruciali nel ridurre la carica virale nelle prime fasi dell'infezione. Queste si espandono velocemente nei pazienti affetti e possono giocare un ruolo importante nella lisi delle cellule CD4+ infettate.

4 anticorpi contro le proteine dell'HIV possono legarsi alle cellule infettate, che possono poi essere distrutte dalla citotossicità cellulare anticorpo dipendente (ADCC).

5 l'infezione da parte del virus dell'immunodeficienza umana è spesso associata ad un deficit nella maturazione e produzione di nuove cellule T da parte del timo o dal midollo osseo.

Probabilmente la combinazione di diversi di questi meccanismi alla fine agisce nel far pendere la bilancia a favore del virus.

Il virus dell'imunodeficienza umana utilizza delle strategie che gli permettono di eludere il sistema immunitario

Il virus dell'immunodeficienza umana impiega numerose strategie per eludere gli attacchi del sistema immunitario, ma la più importante strategia che utilizza è quella di mutare rapidamente; le continue mutazioni permettono al virus di eludere l'attacco da parte degli anticorpi e delle cellule T citotossiche. In effetti la risposta immunologica contro il virus potrebbe creare una pressione selettiva che favorisca la sopravvivenza di alcuni ceppi virali geneticamente modificati. Ancora, con la deplezione delle cellule CD4, soprattutto le cellule T HIV specifiche, determina una severa compromissione del sistema immunitario. Inoltre, esiste una proteina dell'HIV chiamata Nef che è in grado di inibire l'espressione delle molecole MHC di classe I, con la possibile diminuzione della attività citotossica delle cellule T CD8.

Diagnosi di laboratorio di HIV

I pazienti affetti da HIV possono presentare la presenza degli anticorpi virali già dopo poche settimane dall'infezione. Il livello dei CD4 diminuisce rapidamente dopo l'infezione come è ben dimostrato dall'inversione del rapporto CD4:CD8. Per valutare e monitorizzare i pazienti infettati dall'HIV, è oramai di utilizzo routinario, la misurazione della **carica virale nel plasma attraverso l'HIV-RNA** quantitativa. Viene effettuata la misurazione basale della carica virale prima dell'inizio della terapia antiretrovirale, e durante la terapia stessa per valutarne l'andamento. La determinazione dell'HIV-RNA è inoltre il miglior indicatore di progressione della malattia, e di sviluppo delle infezioni opportunistiche HIV correlate. La diminuzione dei CD4 può determinare l'alterazione di alcuni test per la CMI, tra cui una diminuzione della reazione di ipersensibilità cutanea in risposta a determinati antigeni.

Trattamento dell'infezione da AIDS

Le opzioni terapeutiche per il trattamento dell'HIV si sono ampliate con lo sviluppo di numerosi nuovi farmaci. Il controllo dei pazienti, comunque, è diventato estremamente complicato a causa dell'emergente problematica della resistenza virale, e per la presenza di effetti collaterali degli agenti antiretrovirali. L'utilizzo dei farmaci antiretrovirali, delle vaccinazioni, delle chemioprofilassi, con un aggressivo trattamento delle infezioni e delle neoplasie che si possono verificare, ha portato ad un aumento della sopravvivenza di questi pazienti. Sono stati sviluppati numerosi nuovi tipi di agenti antiretrovirali, che includono inibitori delle trascrittasi nucleosidiche e non nucleosidiche ed inibitori delle proteasi. Solitamente vengono somministrati come tripla terapia farmacologia (HAART o terapia antivirale altamente attiva), per ridurre il possibile sviluppo di ceppi mutati resistenti del virus. Sebbene il periodo in cui iniziare la terapia è controverso, questi farmaci vengono sempre utilizzati in caso di pazienti sintomatici ed in ogni individuo infetto con una conta di CD4 minore di 500mm^{-3} o con una carica virale >50000 copie/ml. Il maggior limite di questa terapia, che ne causa la scarsa attuazione, è l'alto costo che ne impedisce l'utilizzo in quelle comunità del mondo che ne necessiterebbero. La soluzione ideale sarebbe quella di riuscire a creare una vaccino sia profilattico che terapeutico contro l'HIV, ma nonostante l'enorme fatica un reale vaccino rimane lontano.

TAVOLA RIASSUNTIVA

Immunodeficienze primitive

• Si verificano nell'uomo, sebbene con una certa rarità, come risultato di difetti che si possono verificare in ogni stadio della differenziazione dell'intero sistema immunitario.

• Rare patologie X-linked causano delle patologie nei maschi.

• Deficit delle cellule fagocitiche, del sistema complementare o delle cellule B, predispongono ad infezioni da parte di batteri che normalmente sono sensibili all'opsonizzazione ed alla fagocitosi.

• I pazienti affetti da deficit delle cellule T sono suscettibili alle infezioni virali e fungine, che sono normalmente controllate dall'immunità cellulo-mediata (CMI).

Deficit del sistema immune innato

• La malattia granulomatosa cronica è causata da mutazioni del NADPH (nicotinamide adenin dinucleotide fosfato) ossidasi delle cellule fagocitiche.

• Nella malattia di Chediak-Higashi i leucociti contengono dei granuli lisosomiali giganti che interferiscono con le loro funzioni.

• Il deficit di adesione leucocitaria è dato da mutazioni a livello della subunità delle β_2 integrine del CD18.

• Il deficit delle prime componenti del sistema complementare provoca la malattia da immunocomplessi.

• Il deficit di C3 si traduce in un'aumentata suscettibilità a gravi infezioni da batteri piogeni.

• Il deficit delle ultime componenti del sistema complementare causa un'aumentata frequenza di infezioni ricorrenti da Neisseria.

• Il deficit di C1 inibitore causa l'angioedema ereditario.

• Il deficit di C1, C4 o C2 è associato ad una lupus-like sindrome.

Deficit primitivi delle cellule B

• L'agammaglobulinemia congenita X-linked (XLA) (Bruton) è causata da mutazioni a livello del gene tirosin kinasi di Bruton, e si traduce in un'arresto della differenziazione delle cellule al livello di pre-B.

• I pazienti affetti da deficit delle immunoglobuline A (IgA) sono suscettibili ad infezioni del tratto respiratorio e gastrointestinale.

• Nell'Immunodeficienza Comune Variabile le cellule B non riescono a secernere anticorpi, probabilmente per una alterata interazione con le cellule T.

• Mutazioni a livello del gene che codifica per il CD40L (CD40 ligando) a livello delle cellule T sono alla base della sindrome da iper-IgM.

Deficit primitivi delle cellule T

• La sindrome di Di George deriva da un mancato sviluppo del timo.

Deficit primitivi nella funzione delle cellule T

• Questo gruppo di pazienti ha cellule T circolanti, ma la loro funzione è alterata a causa di vari difetti genetici.

Immunodeficienza severa combinata (SCID)

• Una percentuale tra il 50 ed il 60 % dei pazienti affetti da SCID hanno delle mutazioni del gene che codifica per la catena γ che è comune nei recettori per IL-2, IL-4, IL-7, IL-15 e IL-21.

• Molti dei pazienti affetti da SCID hanno un difetto genetico dell'enzima di degradazione delle adenosindeaminasi (ADA) delle purine e dell'enzima di fosforilazione dei nucleosidi purinici (PNP), che porta ad un accumulo di prodotti tossici a livello cellulare. I pazienti affetti da difetti dell'ADA possono essere curati mediante la terapia genica.

• La sindrome linfocitica di Bare è dovuta ad un'alterata espressione delle molecole del Complesso Maggiore di Istocompatibilità (MHC) di classe II.

Altre malattie da immunodeficienza combinata

• La malattia di Wiskott-Aldrich colpisce i maschi ed è caratterizzata da trombocitopenia, eczema ed immunodeficienza.

• Difetti nel sistema di riparazione del DNA sono alla base dell'Atassia Teleangectasiaca.

Diagnosi delle immunodeficienze

• Le immunodeficienze umorali possono essere diagnosticate andando a dosare le immunoglobuline nel sangue.

(continua)

• I linfociti T e B possono essere dosati attraverso la citofluorimetria a flusso.

Immunodeficienze secondarie

• Le immunodeficienze possono verificarsi secondariamente a malnutrizione, disordini linfoproliferativi, agenti fisici, come i raggi X, farmaci citotossici e infezioni virali.

Sindrome da immunodeficienza acquisita (AIDS)

• L'AIDS deriva dall'infezione da virus HIV-1 e HIV-2 che sono virus a RNA.

• Il virus dell'immunodeficienza umana (HIV) infetta le cellule T helper legando il loro envelope attraverso gp120 ai CD4 attraverso dei cofattori, CXCR4 ed altri recettori simili di citochine. Infetta anche macrofagi, microglia, cellule dendritiche stimolanti i linfociti T (DCs), cellule follicolari dendritiche (FDCs), quest'ultime attraverso una via CD4 indipendente.

• All'interno delle cellule, l'RNA è convertito attraverso una trascrittasi in DNA, che può essere incorporato nel genoma dell'ospite, dove rimane latente fino a quando la cellula viene attivata da fattori stimolatori come il Tumor Necrosis Factor α (TNFα) che aumenta i livelli di NfkB (fattore nucleare K).

• Si ha di solito un lungo periodo asintomatico dopo la prima fase di infezione acuta che viene circoscritta dal sistema immunitario, ed il virus viene sequestrato nelle FDC nei follicoli linfatici, che vengono progressivamente distrutti dai Dc.

• Una importante diminuzione dei CD4 determina la riduzione delle difese cellulo-mediate e lascia il paziente suscettibile alle infezioni da parte di batteri opportunisti come lo Pneumocystis Carinii ed il citomegalovirus, potenzialmente letali.

• Si scatena una "battaglia" tra i virus ed il sistema immunitario, con un'alta percentuale di virus distrutti e di linfociti T CD4 sostituiti.

• La deplezione delle cellule CD4 può essere causata da un effetto citopatico diretto del virus, per apoptosi, per citotossicità anticorpo dipendente (ADCC), citotossicità diretta da parte delle cellule CD8 o disregolazione della normale produzione delle cellule T stesse.

• L'AIDS può essere diagnosticato per la presenza di infezioni opportunistiche, dal basso livello di CD4 ma normali livelli di CD8 nel sangue, ridotta risposta cutanea agli antigeni, test anticorpali postivi contro della proteina p24, biopsia linfonodale con riscontro di virus vivo o dimostrazione della presenza del genoma virale alla PCR (reazione a catena di polimerizzazione).

Consultare il sito web **(www.roitt.com)** per le domande a scelta multipla.

LETTURE CONSIGLIATE

Ballow, M. (2002) Primary immunodeficiency disorders: Antibody deficiency. *Journal of Allergy and Clinical Immunology*, **109**, 581–91.

Buckley, R.H. (2002) Primary cellular immunodeficiencies. *Journal of Allergy and Clinical Immunology*, **109**, 74–57.

Buckley, R.H. (2000) Primary immunodeficiency diseases due to defects in lymphocytes. *New England Journal of Medicine*, **343**, 1313–24.

Cohen, O.J. (1997) Host factors in the pathogenesis of HIV disease. *Immunological Reviews*, **159**, 31–48.

Conley, M.E. (ed.) (2003) Section on immunodeficiency. *Current Opinion in Immunology*, **15**, 567–98.

Gandhi, R.T. & Walker, B.D. (2002) Immunologic control of HIV-1. *Annual Review of Medicine*, **53**, 149–72.

Lekstrom-Himes, J.A. & Gallin, J.I. (2000) Immunodeficiency diseases caused by defects in phagocytes. *New England Journal of Medicine*, **343**, 1703–14.

Ochs, H.D., Smith, C.I.E. & Puck, J.M. (eds) (2000) *Primary Immunodeficiency Diseases—A Molecular and Genetic Approach*. Oxford University Press, New York & Oxford.

Stebbing, J., Gazzard, B. & Douek, D.C. (2004) Where does HIV live? *New England Journal of Medicine*, **350**, 1872–80.

CAPITOLO 14

Ipersensibilità

L'INAPPROPRIATA RISPOSTA IMMUNOLOGICA PUÒ PORTARE AD UN DANNO TISSUTALE

Quando un individuo è stato esposto ad un primo contatto con l'antigene, il contatto successivo provoca una risposta immune secondaria. Quando questa reazione è eccessiva si può determinare un danno tissutale (ipersensibilità). Dovrebbe essere sottolineato che i meccanismi che sottendono a queste reazioni inappropriate sono gli stessi normalmente utilizzati dall'organismo per combattere le infezioni, come discusso nel Capitolo 11. Coombs e Gell definirono quattro tipi di **ipersensibilità**. Tipo I, II e III dipendono dall'interazione antigene-anticorpo, mentre il tipo IV è mediato soprattutto da linfociti T. Poiché quest'ultima risposta è più lenta, in passato è stata definita come "ipersensibilità ritardata".

TIPO I: IPERSENSIBILITÀ IMMEDIATA

Malattia allergica di tipo I, spesso definita come atopia, è rappresentata da un gruppo di condizioni che si sviluppano in individui geneticamente predisposti a produrre immunoglobuline E (IgE) verso comuni antigeni ambientali (allergeni). Queste condizioni comprendono alcune delle più comuni patologie di ordine allergologico quali riniti, asma e dermatite atopica.

Le reazioni allergiche di tipo I sono dovute all'attivazione delle cellule Th2 e alla iperproduzione di IgE

La ragione di questa iperproduzione di IgE da parte di alcuni individui non è chiara. Sono numerose le evidenze secondo le quali la ridotta esposizione ad antigeni batterici in grado di stimolare la risposta Th1 nell'infanzia, favorisca lo sviluppo del fenotipo Th2 e di conseguenza l'atopia. L'ipotesi dell'igiene potrebbe spiegare la ridotta incidenza di patologie allergiche in individui che vivono in comunità rurali, dove presumibilmente sono esposti ad organismi provenienti dal bestiame. Le reazioni allergiche sono innescate da un limitato numero di allergeni che si depositano in piccole quantità sulle mucose o sulla cute. La via cutanea o mucosa rappresenta un sistema particolarmente efficiente per attivare le cellule Th2 ed indurre quindi una risposta IgE mediata. Individui allergici presentano non soltanto un maggior numero di cellule Th2 allergene-specifiche in circolo, ma queste cellule producono una maggiore quantità di interleuchina-4 (IL-4) rispetto alle cellule Th2 di individui sani. Così come per altri antigeni, gli allergeni vengono processati dalle cellule di Langerhans o da altre cellule presentanti l'antigene, clivati proteoliticamente in piccoli peptidi e presentati ai linfociti Th0. Nel caso di una reazione allergi-

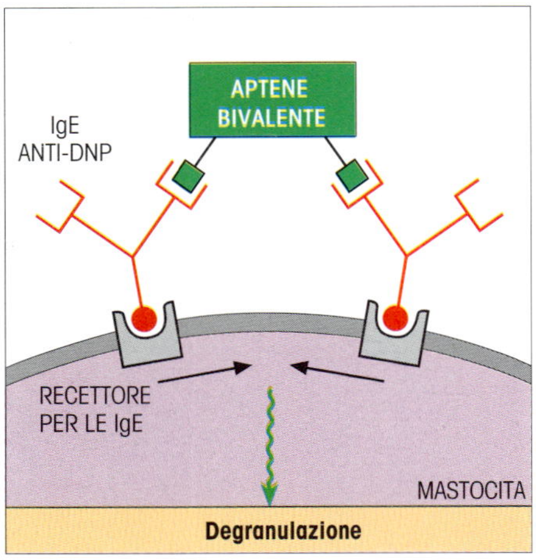

Figura 14.1 Clustering dei recettori per le immunoglobuline E (IgE) attraverso aptene bivalente (utilizzato come modello per un antigene multivalente).

ca, queste cellule si differenziano in linfociti Th2, che rilasciano numerose citochine in grado di inibire l'attivazione delle cellule Th1 e di favorire l'iperproduzione di IgE. Queste citochine, in particolare IL-4 e IL-13, in associazione alla molecola CD40 espressa sulla superficie delle cellule B, determinano lo switch isotipico.

Predisposizione genetica alle malattie allergiche

La suscettibilità genetica alle malattie allergiche non è stata ancora chiaramente definita, ma in alcune famiglie di atopici sono stati riscontrati elevati livelli di IgE. Il linkage con l'HLA è associato alla risposta allergica nei confronti di vari allergeni compresi la polvere domestica e l'ambrosia. Un altro locus genico importante nella regolazione dei livelli sierici di IgE è stato identificato sul cromosoma 5q, nella regione contenente i geni per IL-4, IL-5 e IL-9 (citochine importanti nella regolazione della sintesi di IgE). Il polimorfismo del gene dell'IL-9 è associato all'asma, così come il locus sul cromosoma 11q13 dove il gene codifica per la catena β del recettore delle IgE.

Il legame delle IgE con i recettori mastocitari provoca l'anafilassi

I mastociti esprimono un recettore ad alta affinità (FcεRI) per la regione di giunzione Cε2:Cε3 dell'Fc delle IgE, proprietà che viene condivisa anche dai basofili, loro controparte circolante.

Il cross-linking di anticorpi IgE, legati al recettore specifico da parte di un antigene multivalente, induce il rilascio dei mediatori della flogosi, responsabili della reazione allergica acuta, attraverso l'aggregazione di questi stessi recettori (figura 14.1). L'attivazione viene rapidamente seguita dalla scissione del fosfatidilinositolo ad inositolo trifosfato (IP3) e diacilglicerolo (DAG) e dall'aumento del calcio libero citoplasmatico. Questa cascata biochimica induce la fusione dei granuli con la membrana plasmatica e il successivo rilascio di mediatori preformati nel tessuto circostante. Oltre alla liberazione dei mediatori granulo-associati, questa attivazione provoca la sintesi ed il rilascio di metaboliti dell'acido arachidonico (mediatori neo-formati), attraverso le vie della cicloossigenasi e lipossigenasi, e la produzione di numerose citochine responsabili della fase tardiva della reazione allergica.

Mediatori dei mastociti e dei basofili

La degranulazione mastocitaria rappresenta l'evento scatenante la reazione allergica. I mediatori preformati rilasciati dai granuli comprendono istamina, eparina, triptasi, proteasi e vari fattori chemotattici per eosinofili e neutrofili. L'istamina è responsabile dei primi eventi che caratterizzano le reazioni allergiche, come la broncocostrizione, la vasodilatazione, la produzione di muco e l'edema. Alcuni di questi effetti possono essere riprodotti e visualizzati effettuando lo skin prick test. Questo test prevede il contatto dell'allergene con la cute e la successiva comparsa del pomfo, reazione caratterizzata da eritema, edema e prurito (cf. figura 14.5a). La triptasi rilasciata dai mastociti attiva i recettori sulle cellule endoteliali che richiamano selettivamente eosinofili e basofili.

L'attivazione dei mastociti determina anche la liberazione di mediatori di nuova sintesi, che includono leucotrieni LTB_4, LTC_4 e LTD_4, prostaglandine D_2 (PGD_2) e il fattore attivante le piastrine (PAF). Prostaglandine D_2, leucotrieni e PAF sono potenti broncocostrittori che provocano, inoltre, aumento della permeabilità vascolare e chemiotassi delle cellule infiammatorie.

La fase tardiva della reazione allergica è mediata da citochine

Mastociti e basofili sono i maggiori responsabili della produzione di citochine proinfiammatorie quali tumor necrosis factor (TNF), IL-1, IL-4 e IL-5 e chemochine come MIP-1α e MIP-1β. La fase tardiva, caratterizzata da un infiltrato cellulare di CD4+, monociti ed eosinofili, si sviluppa circa dodici ore dopo l'insorgenza di una reazione allergica acuta. Queste cellule rilasceranno una varietà di citochine Th2, specialmente IL-4 e IL-5, che sono responsabili a loro volta dell'infiammazione nel sito di contatto con l'allergene. I macrofagi in particolare possono essere attivati attraverso il recettore FcεRII determinando un massivo rilascio di TNF e IL-1. Questa reazione tardiva, ricorda l'ipersensibilità ritardata a causa dell'infiltrato di cellule T e degli effetti delle citochine ivi presenti. Un carattere distintivo della fase tardiva è comunque rappresentato dalla presenza di eosinofili e cellule Th2, assenti nelle reazionè di ipersensibilità ritardata.

L'improvvisa degranulazione dei mastociti determina inoltre il rilascio di una complessa cascata di mediatori, che generalmente provocano i sintomi delle reazioni allergiche acute. In circostanze normali, questi mediatori contribuiscono ad orchestrare lo sviluppo di una reazione infiammatoria acuta di difesa. In condizioni patologiche come l'atopia, il rilascio in eccesso di questi mediatori determina gli effetti di broncocostrizione e vasodilatazione.

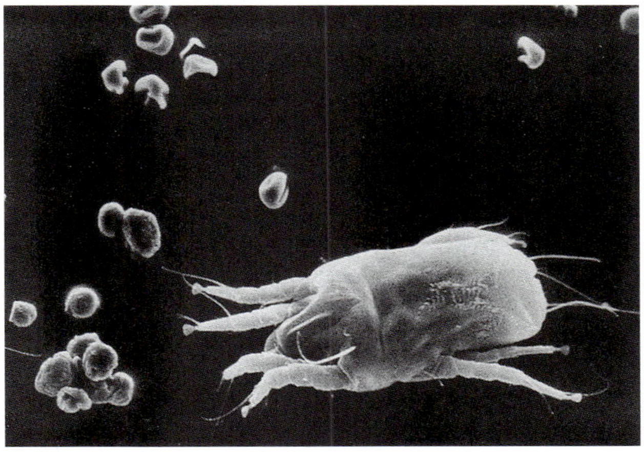

Figura 14.2 Polvere domestica – una delle principali cause di allergia. L'immagine al microscopio elettronico mostra l'acaro, chiamato Dermatophagoides pteronyssinus, e in basso a sinistra le particelle fecali che rappresentano la principale fonte di allergene. I pollini biconcavi di graminacee (in alto a sinistra), indicati per confronto, mostrano la dimensione delle particelle che si disperdono nell'aria e raggiungono i polmoni. L'acaro in sé è troppo grande per questo. (Riprodotto per cortesia del Dr E. Tovey.)

Ruolo centrale degli eosinofili nelle reazioni allergiche

Una caratteristica delle malattie allergiche è l'accumulo degli eosinofili nel sito di contatto con l'allergene. Ciò è dovuto alla produzione da parte dei mastociti di fattori chemiotattici per queste cellule. Questi comprendono eotaxina e RANTES (secrete ed espresse da cellule T normali). L'interleuchina-5, prodotta dalle cellule Th2, è importante nell'attivazione degli eosinofili e nell'inibizione dell'apoptosi che ne regola la durata della vita. Sotto l'influenza di queste citochine, gli eosinofili aderiscono all'endotelio vascolare attraverso le β2-integrine e migrano verso il sito della reazione allergica. I granuli degli eosinofili rilasciano polipeptidi basici ad elevata carica elettrica. Questi comprendono la proteina basica maggiore e la perossidasi eosinofila che possono causare un danno tissutale come la distruzione dell'epitelio respiratorio nei soggetti asmatici. Gli eosinofili rappresentano anche un'importante fonte di produzione di leucotrieni, PAF, citochine quali IL-3 e IL-5 e di una varietà di fattori chemiotattici che ne amplificano la risposta.

Atopia

Esempi di risposta clinica ad allergeni inalatori

Rinite allergica. Circa il 10% della popolazione soffre di malattie allergiche, comprese reazioni locali IgE-mediate nei confronti di allergeni quali pollini, forfore animali, acari della polvere domestica (figura 14.2) ed altri. La manifestazione più comune è rappresentata dall'**oculorinite allergica**, spesso chiamata "febbre da fieno". Gli organi bersaglio sono rappresentati dalle mucose del naso e degli occhi (figura 14.3) e i sintomi clinici caratteristici sono la congestione, il prurito e gli starnuti. Un numero sempre maggiore di allergeni sono caratterizzati, purificati o clonati; di questi fanno parte gli allergeni acaridici **Der p1** e **Der p2** e il principale allergene del gatto, **Fel d1**. L'esposizione a questi ed altri allergeni determina l'insorgenza dei sintomi sopraccitati nell'arco di alcuni minuti.

Asma. L'asma è una malattia infiammatoria cronica delle vie aeree, caratterizzata da ipereattività bronchiale ad una varietà di stimoli e broncostruzione reversibile. Si ipotizza che, in assenza di familiarità, l'esposizione precoce ad allergeni ambientali nell'infanzia predisponga alla malattia, ma che lo sviluppo dell'asma sia influenzato tanto da fattori genetici quanto da fattori ambientali. Sia la biopsia che il lavaggio bronchiale in pazienti asmatici dimostrano il coinvolgimento di **mastociti**, **eosinofili** e **macrofagi**, quali principali cellule effettrici capaci di secernere mediatori, mentre le cellule T forniscono il microambiente necessario allo sviluppo e alla persistenza della risposta infiammatoria, caratteristica istopatologica essenziale (figura 14.4). Le citochine

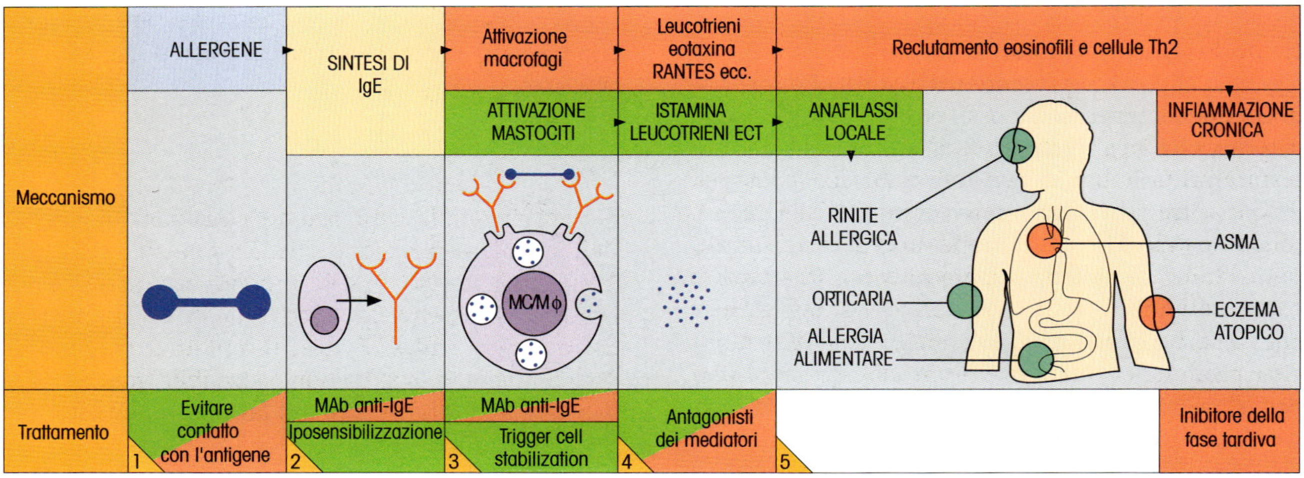

Figura 14.3 Malattie allergiche: siti di risposta locale e di possibili terapie. In verde eventi e trattamenti legati ad anafilassi locale, in rosso l'infiammazione cronica. Mϕ, macrofagi; MC, mastocita; IgE, immunoglobulina E.

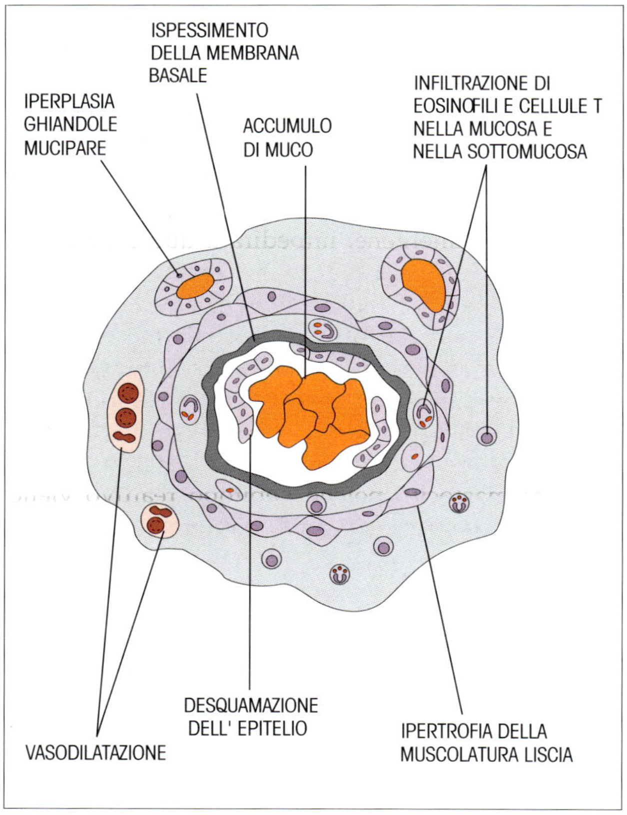

Figura 14.4 Modificazioni patologiche in corso di asma.

rilasciate da tali cellule sostengono l'infiammazione allergica, che porta all'edema delle vie aeree, all'ipersecrezione di muco, alla broncostruzione e all'ipereattività bronchiale. È presente inoltre una risposta riparativa che coinvolge la produzione del fattore di crescita dei fibroblasti, transforming growth factor-β (TGFβ) e il fattore di crescita delle piastrine (PDGF), che portano alla fibrosi e all'ipertrofia della muscolatura liscia restringendo ulteriormente le vie aeree.

Anafilassi. I fenomeni più precoci di inappropriata risposta all'antigene possono essere attribuiti all'anafilassi. Il fenomeno può essere riprodotto nelle cavie (guinea pig) che, come gli essere umani, sono una specie altamente suscettibile alla reazione anfilattica. Una singola iniezione di 1 mg di antigene come l'ovoalbumina non produce alcun effetto nell'animale da esperimento. Tuttavia, se l'iniezione viene ripetuta 2-3 settimane più tardi, l'animale sensibilizzato reagisce drammaticamente con i sintomi di un'anafilassi sistemica; immediatamente la cavia inizia a sibilare e muore per asfissia nel giro di pochi minuti. L'esame anatomo-patologico evidenzia intensa costrizione dei bronchioli e dei bronchi, contrazione della muscolatura liscia e vasodilatazione capillare. Reazioni anafilattiche simili possono verificarsi nell'uomo e comprendono l'edema laringeo, l'ipotensione e l'ostruzione delle basse vie aeree. Tali reazioni possono essere scatenate, in individui sensibilizzati, dall'ingestione di arachidi, crostacei o da altri allergeni alimentari, o possono seguire punture di imenotteri, iniezioni di penicillina o di altri farmaci. In molti casi solo una pronta iniezione di epinefrina, per contrastare l'ipotensione, la contrazione della muscolatura liscia e la vasodilatazione, può prevenire la morte.

Allergia al lattice. Si tratta di una reazione di ipersensibilità alla proteine del lattice. È frequente negli operatori sanitari o in soggetti esposti al contatto con guanti o altri materiali contenenti lattice. La reazione acuta può presentarsi con rush cutaneo, prurito o irritazione oculare (iperemia oculare), sintomi nasali, tosse o dispnea. In casi gravi può verificarsi anche lo shock anafilattico. Poiché il lattice può legarsi alla polvere presente nei guanti, al momento in cui questi vengono rimossi, particelle dell'allergene possono disperdersi nell'aria, scatenando sintomi respiratori in individui sensibilizzati. Così come nel caso di altre allergie, l'eliminazione dell'allergene è fondamentale. Nel caso di operatori sanitari questo può significare evitare il contatto con tutti i presidi contenenti lattice, quali mascherine e cerotti, kit per anestesia, tubi di drenaggio toracico, cateteri e molti altri prodotti contenenti gomma naturale presenti nell'ambiente domestico. È inoltre descritto che individui allergici al lattice possono sviluppare sintomi ingerendo vari tipi di frutta, in particolare avocado e banana, che contengono proteine che cross-reagiscono con il lattice.

Allergia alimentare

La sensibilizzazione IgE mediata ad allergeni alimentari ha oggi un ruolo di rilievo tanto che, per quel che riguarda l'allergia ad arachidi o burro d'arachidi, è stata anche attuata una modifica del programma alimentare nelle scuole americane. Oltre alla frutta secca sono responsabili di allergia alimentare anche crostacei, latte, uova e conservanti come i solfiti. La sensibilizzazione all'albume d'uovo o al latte vaccino può verificarsi anche nella primissima infanzia, per il passaggio al feto di antigeni alimentari attraverso il latte materno. Il contatto dell'alimento con le IgE specifiche presenti sui mastociti del tratto gastrointestinale può determinare l'insorgenza di reazioni locali quali diarrea e vomito. Inoltre il rilascio di mediatori, modificando la permeabilità intestinale, può permettere l'ingresso dell'allergene nell'organismo e il conseguente sviluppo di reazioni sistemiche come orticaria, broncospasmo e shock anafilattico.

Test clinici per la diagnosi di allergia

La sensibilizzazione viene valutata attraverso la risposta alla somministrazione intradermica dell'antigene. Il rilascio di istamina ed altri mediatori provoca lo sviluppo di un **pomfo e di una reazione infiammatoria** nel sito di contatto con l'antigene (figura 14.5a); tale reazione raggiunge un picco massimo entro i primi 30 minuti e tende poi a regredire. Questa fase immediata può essere poi seguita da una reazione tardiva, più intensa ed edematosa della precedente. La fase tardiva può durare per più di 24 ore e si caratterizza dal punto di vista istopatologico per un intenso infiltrato di eosinofili e cellule T.

Le IgE specifiche sieriche possono essere misurate con il **test ELISA** e correlano bene con il risultato dei prick test cutanei.

Terapia

Se si considera la sequenza delle reazioni allergiche, dall'iniziale esposizione all'allergene fino allo sviluppo dell'atopia, è facile individuare quali sono i bersagli preferenziali verso i quali indirizzare la terapia (figura 14.3). Evitare il contatto con gli allergeni ambientali spesso non è attuabile, ma nel caso di allergia a forfore animali, farmaci o alimenti, ciò può essere effettuato.

Modulazione della risposta immunitaria

Tentativi di indurre una desensibilizzazione attraverso somministrazioni ripetute dello stesso allergene per via sottocutanea possono portare al miglioramento di alcune situazioni cliniche. Si ritiene che l'efficacia sia dovuta all'attivazione delle cellule Th1 piuttosto che Th2, con conseguente aumento della sintesi di IgG allergene-specifiche rispetto alla sintesi delle IgE. Il legame delle IgG specificamente indotte con l'allergene, impedirà a quest'ultimo di legarsi alle IgE fissate ai mastociti. Altre strategie terapeutiche mirano ad inibire il legame delle IgE ai loro recettori sui mastociti. utilizzando piccoli peptidi ad attività bloccante o un **anticorpo monoclonale umanizzato anti-IgE (Xolair)**. È opportuno sottolineare che questo anticorpo non è in grado di scatenare reazioni anafilattiche gravi legando le IgE adese ai mastociti, poiché l'epitopo reattivo viene mascherato dal legame con il recettore.

Stabilizzazione dei mastociti

Per quanto riguarda l'aspetto farmacologico, buoni risultati sono stati ottenuti con agenti per via inalatoria quali isoprenalina e sodio cromoglicato, che stabilizzano la membrana dei mastociti. Il **sodio cromoglicato** blocca l'attività dei canali del cloro e mantiene le cellule in un fisiologico stato di riposo. Ciò probabilmente consente l'inibizione di numerose funzioni cellulari, quali la degranulazione mastocitaria, il rilascio di mediatori, la chemiotassi degli esosinofili e dei neutrofili. Una parte o tutti questi effetti sono responsabili dell'azione "antiasmatica".

Antagonismo dei mediatori

Per molti anni gli antagonisti del recettore H1 per l'istamina si sono dimostrati efficaci nel trattamento

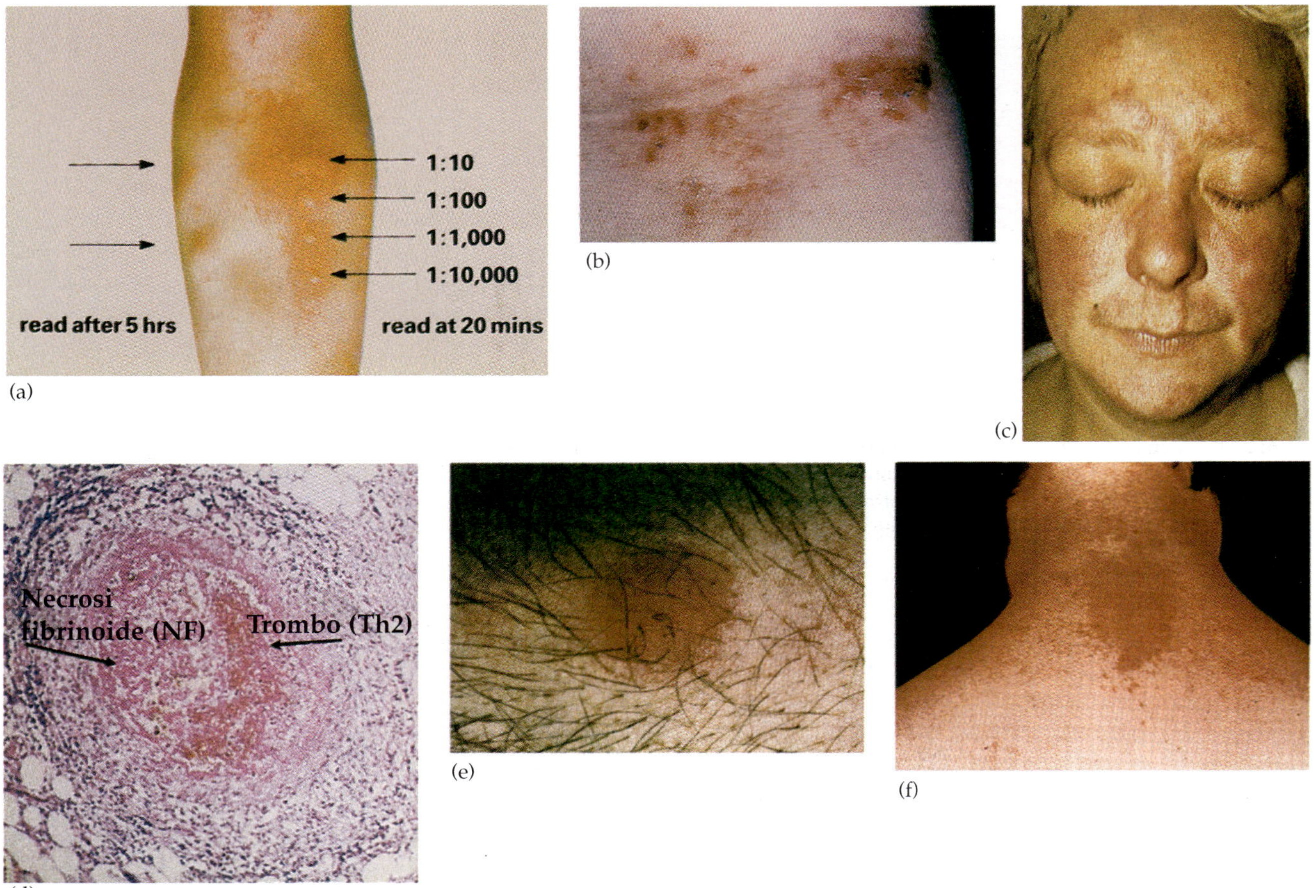

Figura 14.5 Reazioni di ipersensibilità.

Tipo I (a) prick tests per pollini di graminacee in un paziente con febbre da fieno. Le prove cutanee sono state effettuate 5 ore (sinistra) e 20 minuti (destra) prima che la fotografia fosse scattata. Il test a destra mostra la tipica titolazione della reazione eritematosa e del pomfo nella reazione immediata. La fase ritardata (sinistra) è chiaramente visibile a 5 ore di distanza, soprattutto se è stata preceduta da un'ampia risposta immediata. (b) eczema atopico del cavo popliteo in un bambino allergico al riso e alle uova.

Tipo III (c) aspetto del viso in una paziente affetta da Lupus eritematoso sistemico (LES). Le lesioni di recente insorgenza sono simmetriche, edematose ed eritematose. Si localizzano prevalentemente a livello di zone cutanee fotoesposte, come le guance, il naso e la fronte. (d) istologia di una lesione infiammatoria acuta in corso di poliartrite nodosa associata alla formazione di immunocomplessi con l'antigene di superficie dell'epatite B (HBs). Formazione di un trombo (Thr) e necrosi fibrinoide (FN) circondato da infiltrato infiammatorio misto, in un vaso ematico.

Tipo IV (e) l'intradermoreazione secondo Mantoux evidenzia la reazione di ipersensibilità cellulo-mediata alla tubercolina, caratterizzata da indurimento ed eritema. (f) la reazione di ipersensibilità di tipo IV legata al contatto con una collana di nichel. Le immagini (a), (b) e (e) sono state gentilmente fornite dal prof. N. Woolf; (f) riprodotta dalle diapositive della British Society for Immunology, con il permesso della Società e del Dipartimento di Dermatologia, London Hospital.

sintomatico della malattia allergica. Nel caso particolare dell'asma bronchiale, salmeterolo e formoterolo, **β_2-agosti** a lunga durata d'azione somministrati per via inalatoria, mantengono il loro effetto broncodilatatore per più di 12 ore. Anche il Pranlukast, **antagonista dei leucotrieni**, si rileva molto efficace nel bloccare la broncocostrizione in alcuni pazienti. La **teofillina** è stata usata per più di 50 anni e rimane il farmaco più prescritto al mondo per il trattamento dell'asma. In qualità di inibitore delle fosfodiesterasi aumenta l'AMPc cellulare provocando broncodilatazione, inibizione della sopravvivenza degli eosinofili indotta dall'IL-5 e probabilmente bloccando la migrazione di queste cellule nella mucosa bronchiale. Nuovi approcci terapeutici includono l'uso di antagonisti del recettore dei leucotrieni, anticorpi diretti contro l'IL-4 o il suo recettore, anticorpi rivolti verso molecole di adesione e l'inibizione dell'attività degli eosinofili attraverso l'uso di anticorpi anti IL-5.

Trattare l'infiammazione cronica

Così come è già stato descritto, la stimolazione dei macrofagi, attraverso l'interazione tra IgE di superficie ed allergene, costituisce il fattore scatenante le

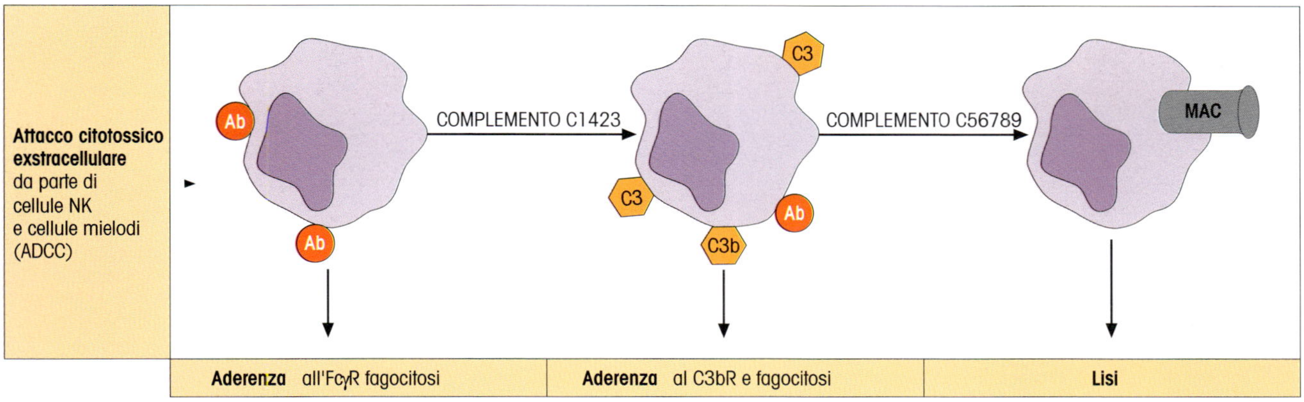

Figura 14.6 Ipersensibilità citotossica anticorpo-dipendente di tipo II. Gli anticorpi diretti contro gli antigeni di superficie cellulare provocano la morte cellulare non solo attraverso la lisi complemento–mediata, ma anche attraverso la fagocitosi indotta dall'aderenza con il C3b e l'Fcγ o attraverso il killing extracellulare da parte delle cellule NK e delle cellule mieloidi (citotossicità cellulare anticorpo-mediata (ADCC)).

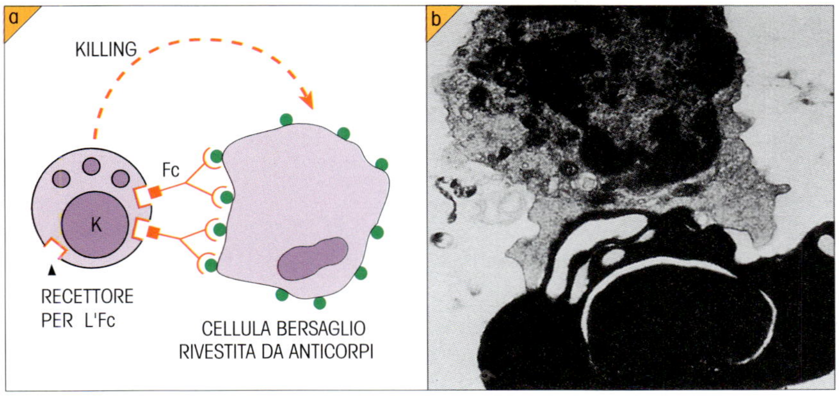

Figura 14.7 Killing della cellula rivestita da anticorpi attraverso citotossicità cellulare anticorpo-dipendente (ADCC). I recettori Fcγ legano la cellula effettrice alla cellula target, che viene distrutta da un meccanismo extracellulare. Monociti umani e neutrofili attivati dall'interferon γ (IFNγ) uccidono attraverso i recettori FcγRI e FcγRII le cellule tumorali opsonizzate dagli anticorpi.

reazioni tardive. I corticosteroidi rappresentano il trattamento farmacologico in grado di bloccare l'attivazione macrofagica. Essi infatti sono in grado di sopprimere la trascrizione di geni che codificano per numerose citochine che prendono parte alle reazioni infiammatorie.

TIPO II: IPERSENSIBILITÀ DA CITOTOSSICITÀ ANTICORPO-DIPENDENTE

In questa forma di ipersensibilità gli anticorpi diretti verso antigeni cellulari o tessutali possono attivare la cascata **complementare** provocando la distruzione della cellula bersaglio attraverso un **danno di membrana diretto** (figura 14.6). Alternativamente, gli anticorpi possono opsonizzare le cellule che vengono poi rimosse dai fagociti. L'opsonizzazione può avvenire direttamente attraverso il recettore per l'Fc o tramite il legame tra il C3b, presente sul complesso antigene-anticorpo, ed il recettore CR1 presente sul fagocita. Le cellule bersaglio rivestite da basse concentrazioni di IgG possono anche essere distrutte in modo "aspecifico" tramite un meccanismo extracellulare non fagocitico, che coinvolge leucociti non sensibilizzati che si legano alla cellula target mediante specifici recettori per i domini Cγ2 e Cγ3 del frammento Fc delle IgG. La **citotossicità anticorpo-dipendente mediata da cellule (ADCC)** può essere espressa da entrambe le categorie di fagociti, polimorfonucleati e monociti, e da cellule natural killer (NK) non fagociti. Dal punto di vista funzionale, questo meccanismo citotossico extracellulare dovrebbe essere utile quando il bersaglio è troppo grande per essere fagocitato; per esempio grossi parassiti o tumori solidi.

Tabella 14.1 Immunoterapia passiva con anticorpi.

GRUPPO SANGUIGNO (FENOTIPO)	GENOTIPO	ANTIGENE	ANTICORPO SIERICO
A	*AA,AO*	A	ANTI-B
B	*BB,BO*	B	ANTI-A
AB	*AB*	A and B	NONE
O	*OO*	H	ANTI-A ANTI-B

Reazioni di tipo II tra membri della stessa specie (alloimmune)

Reazioni trasfusionali

Il sistema **ABO rappresenta il principale gruppo di antigeni** presenti sulle membrane eritrocitarie umane. I gruppi antigenici A e B derivano dalla sostanza H attraverso l'azione di glicosiltransferasi codificate rispettivamente dai geni A e B. Individui che posseggono entrambi i geni (gruppo AB) presentano i due antigeni sulla membrana eritrocitaria, mentre quelli che non li posseggono (gruppo O) sintetizzano solo la sostanza H. Gli anticorpi anti-A o anti-B si sviluppano quando l'antigene è assente dalla superficie del globulo rosso; perciò un individuo di gruppo A presenterà anticorpi anti-B e così via. Queste **isoemoagglutinine** appartengono solitamente alla classe IgM e vengono definite come una classe di "anticorpi naturali". Dovrebbero essere prodotte in seguito al contatto con antigeni della flora gastrointestinale, strutturalmente simili ai carboidrati dei gruppi sanguigni, cosicché gli anticorpi formati cross-reagiscono con il tipo di eritrocita appropriato. Un individuo di gruppo A, dovrebbe essere tollerante verso antigeni simili ad A e produrre anticorpi in grado di agglutinare eritrociti B. Allo stesso modo un soggetto di gruppo O dovrebbe produrre anti-A e anti-B (tabella 14.1). La trasfusione di sangue incompatibile comporterebbe il rivestimento degli eritrociti trasfusi da parte delle isoemoagglutinine e la distruzione di essi attraverso l'attivazione complementare o l'azione dei fagociti. Questi meccanismi sono alla base delle gravi reazioni alla trasfusione di sangue non compatibile.

Incompatibilità Rhesus (Rh)

I **gruppi sanguigni Rh** rappresentano un altro importante sistema antigenico e l'antigene RhD è solitamente chiamato in causa nelle reazioni isoimmuni. Una madre RhD-negativa (i.e. genotipo dd) può essere facilmente sensibilizzata agli antigeni RhD degli eritrociti del feto (genotipi DD o Dd). La sensibilizzazione della madre Rh- con i globuli rossi Rh+ del figlio si verifica di solito durante il parto del primo figlio Rh+, quando alcuni globuli rossi fetali attraversano la barriera placentare, passano nel circolo materno e vengono riconosciuti dal sistema immunitario della madre. Gli anticorpi prodotti sono fondamentalmente di classe IgG e sono in grado di attraversare la placenta nelle successive gravidanze. Reazioni con l'antigene D degli eritrociti fetali portano alla loro distruzione mediante opsonizzazione, dando luogo alla malattia emolitica del neonato (figura 14.8). Per questa ragione le madri **RhD-negative vengono trattate profilatticamente** con basse dosi di IgG anti-D al momento della nascita del primo figlio. Questi anticorpi rivestono gli eritrociti fetali presenti nella circolazione materna e ne promuovono la fagocitosi, impedendo la sensibilizzazione.

Rigetto del trapianto

Il rigetto iperacuto di trapianto, causato dalla presenza nel ricevente di anticorpi preformati, è il classico esem-

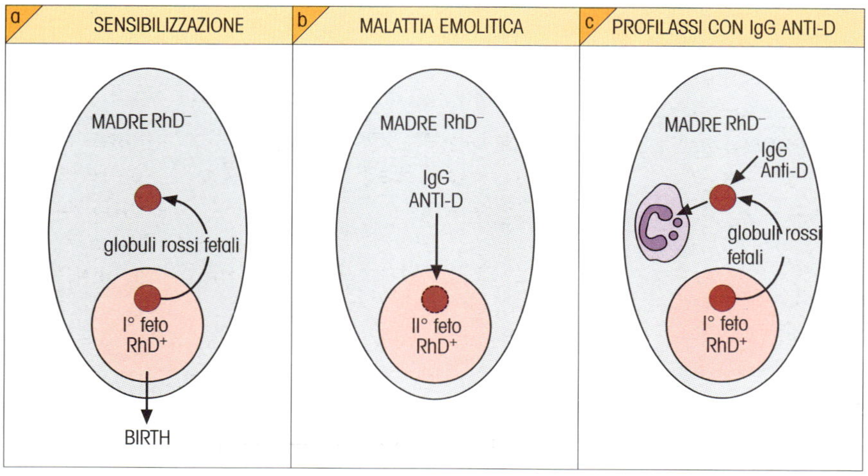

Figura 14.8 Malattia emolitica del neonato causata da incompatibilità Rh. (a) i globuli rossi Rh-D positivi della prima gravidanza sensibilizzano la madre Rh-D negativa. (b) le immunoglobuline G (IgG) anti-D della madre attraversano la placenta e rivestono gli eritrociti Rh-D positivi del secondo feto causando la malattia emolitica del neonato da ipersensibilità di tipo II. (c) le immunoglobuline G anti-D vengono somministrate subito dopo il primo parto in via profilattica, rimuovendo attraverso la fagocitosi i globuli rossi fetali e prevenendo la sensibilizzazione materna.

pio di attacco di cellule bersaglio da parte di anticorpi. Il ricevente può sviluppare questi anticorpi dopo una pregressa trasfusione, dopo trapianti non riusciti o dopo diverse gravidanze. In seguito alla rivascolarizzazione del tessuto trapiantato, gli anticorpi legano gli antigeni endoteliali del donatore, provocando la trombosi dei vasi ematici e quindi il rigetto iperacuto. Fortunatamente questa complicazione risulta oggi rara, visto che i pazienti in attesa di trapianto vengono regolarmente testati per la presenza di tali anticorpi.

Reazioni autoimmuni di ipersensibilità di tipo II

Numerose patologie autoimmuni organo-specifiche sono causate da anticorpi diretti verso cellule o antigeni tessutali. Nell'**anemia emolitica autoimmnune** ad esempio sono prodotti anticorpi anti-eritrocita. I globuli rossi rivestiti da questi anticorpi hanno un'emivita ridotta e vengono rapidamente distrutti dai fagociti presenti nella milza. Gli anticorpi anti-piastrine provocano trombocitopenia autoimmune e il siero di pazienti con tiroidite di Hashimoto contiene anticorpi che, in presenza di complemento, esplicano un'azione citotossica nei confronti delle cellule tiroidee. La sindrome di Goodpasture si caratterizza per la presenza di anticorpi anti-membrana basale dei glomeruli renali e degli alveoli polmonari. Le biopsie dimostrano la presenza a livello della membrana basale di Ig e frazioni complementari. Proprio a livello della membrana basale l'azione della cascata complementare è in grado di provocare un danno grave (figura 14.9a).

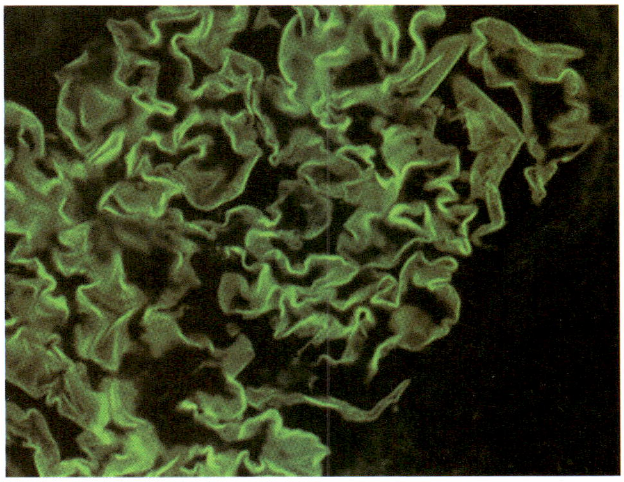

(a)

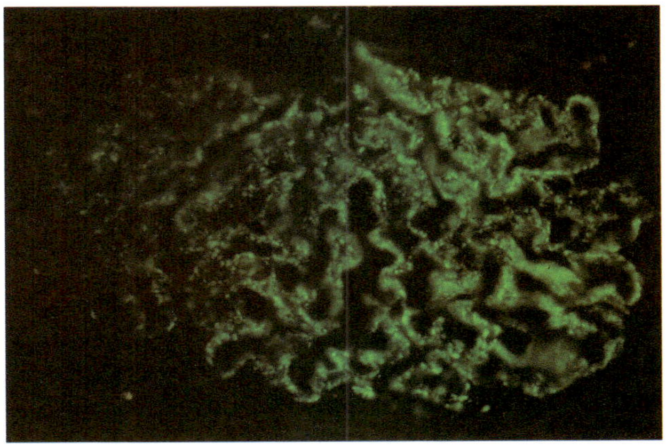

(b)

Figura 14.9 Glomerulonefrite: (a) dovuta a deposizione lineare di anticorpi sulla membrana basale glomerulare; (b) dovuta a deposizione di complessi antigene-anticorpo sotto forma di piccole masse che poggiano sulla membrana basale glomerulare. In entrambi i casi le lesioni sono visualizzate grazie a l'utilizzo di anti-IgG fluorescinate. Un aspetto simile può essere ottenuto con anti-C3 fluorescinato. (Immagini gentilmente fornite dal Dr. S. Thiru).

Patologie autoimmuni anti-recettore

Anticorpi rivolti verso recettori cellulari possono provocare l'insorgenza di una patologia autoimmune attraverso il blocco, la deplezione o l'attivazione dei recettori presenti sulla superficie delle cellule. Come sarà discusso in modo più approfondito nel Capitolo 17, la **miastenia gravis** è una condizione in cui la presenza di anticorpi anti-recettore per l'acetilcolina si accompagna ad intensa astenia. Nel **morbo di Graves (tireotossicosi)**, l'alterata stimolazione del recettore per l'ormone stimolante la tiroide (TSH) determina una produzione incontrollata di ormoni tiroidei.

Reazioni di tipo II indotte da farmaci

I farmaci possono legarsi a componenti dell'organismo ed essere trasformati da apteni ad antigeni completi, sensibilizzando alcuni individui. Nel caso in cui vengano prodotte IgE specifiche può verificarsi una reazione anafilattica, mentre i farmaci per uso topico possono indurre una reazione di ipersensibilità cellulo-mediata. In altri casi il legame con proteine sieriche può provocare una reazione di tipo III mediata da immunocomplessi. Proprio in quest'ultima occasione il pericolo principale è rappresentato dalla possibilità che il farmaco costituisca un complesso antigenico con la superficie di elementi figurati del sangue, con conseguente produzione di anticorpi ad azione citotossica sul complesso cellula-farmaco.

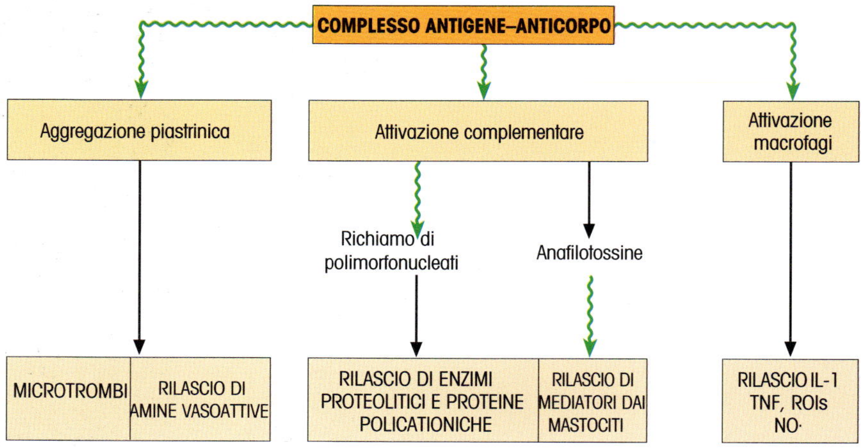

Figura 14.10 Tipo III: ipersensibilità da immunocomplessi. IL, interleuchina; NO, ossido nitrico; ROIs, intermedi reattivi dell'ossigeno; TNF, tumor necrosis factor.

Esempi di questo meccanismo sono riscontrabili in corso di **anemia emolitica** associata a somministrazione continua di clorpromazina o fenacetina, nell'**agranulocitosi** legata all'assunzione di aminopirina o chinidina, nella condizione provocata dal sedativo Sedormid. In questo ultimo caso, il siero fresco del paziente provocherà la lisi delle piastrine in presenza, ma non in assenza, di Sedormid; l'inattivazione del complemento mediante riscaldamento del siero a 56°C per 30 minuti elimina questo effetto.

TIPO III: IPERSENSIBILITÀ MEDIATA DA IMMUNOCOMPLESSI

L'organismo, in alcune occasioni, può essere esposto ad un eccesso di antigene per un periodo di tempo prolungato. Il legame di questi antigeni con gli anticorpi successivamente formati, porta alla sintesi di complessi insolubili che si depositano in particolari siti dell'organismo dando luogo a reazioni infiammatorie acute (figura 14.10). Quando il complemento viene fissato, le anafilotossine C3a e C3b provocano rilascio di amine vasoattive da parte dei mastociti incrementando la permeabilità vascolare. Le anafilotossine e i fattori chemiotattici rilasciati dai mastociti richiamano leucociti polimorfonucleati, che tentano di fagocitare gli immunocomplessi. Ciò determina la liberazione nell'ambiente extracellulare degli enzimi lisosomiali prodotti dai polimorfonucleati, soprattutto nel caso in cui il complesso aderisca alla membrana basale e non possa essere fagocitato ("fagocitosi frustrata"). Gli enzimi proteolitici (proteinasi e collagenasi), gli enzimi che formano chinine, le proteine policationiche, l'ossigeno reattivo e gli intermedi dell'azoto rilasciati dai polimorfonucleati, danneggiano i tessuti locali, provocando un danno della parete vasale e incrementando la risposta infiammatoria. In particolari circostanze, le piastrine si aggregano determinando la produzione di amine vasoattive e la formazione di microtrombi, che a loro volta possono causare ischemia locale. Gli immunocomplessi fagocitati dai macrofagi non possono essere immediatamente digeriti e rappresentano uno stimolo persistente al rilascio di citochine come IL-1 e TNF, intermedi reattivi dell'ossigeno (ROIs) e ossido nitrico (NO) (figura 14.10), che incrementano il danno tissutale. La formazione di immunocomplessi in vivo dipende non soltanto dalla quantità di antigene e anticorpo, ma anche dalle loro proporzioni relative, che influenzano la natura dei complessi e la loro distribuzione nell'organismo. I complessi costituiti da un eccesso di anticorpo e un minimo eccesso di antigene tendono a precipitare rapidamente e a depositarsi nella sede di ingresso dell'antigene, mentre in presenza di un moderato o abbondante eccesso di antigene si formano complessi solubili. Questi piccoli complessi contenenti C3b possono essere legati dal recettore CR1 presente sugli eritrociti umani e trasportati nel fegato dove vengono rimossi dai macrofagi epatici.

Nei pazienti che presentano bassi livelli delle componenti della via classica (sia per deficit ereditario che per consumo), gli immunocomplessi circolano liberi nel sangue provocando patologie renali, articolari o cutanee.

Lesioni infiammatorie dovute a formazione in situ di immunocomplessi

La reazione di Arthus

Maurice Arthus individuò che l'iniezione intradermica di antigene solubile, in conigli ripetutamente immunizzati affinché presentassero alti livelli di anti-

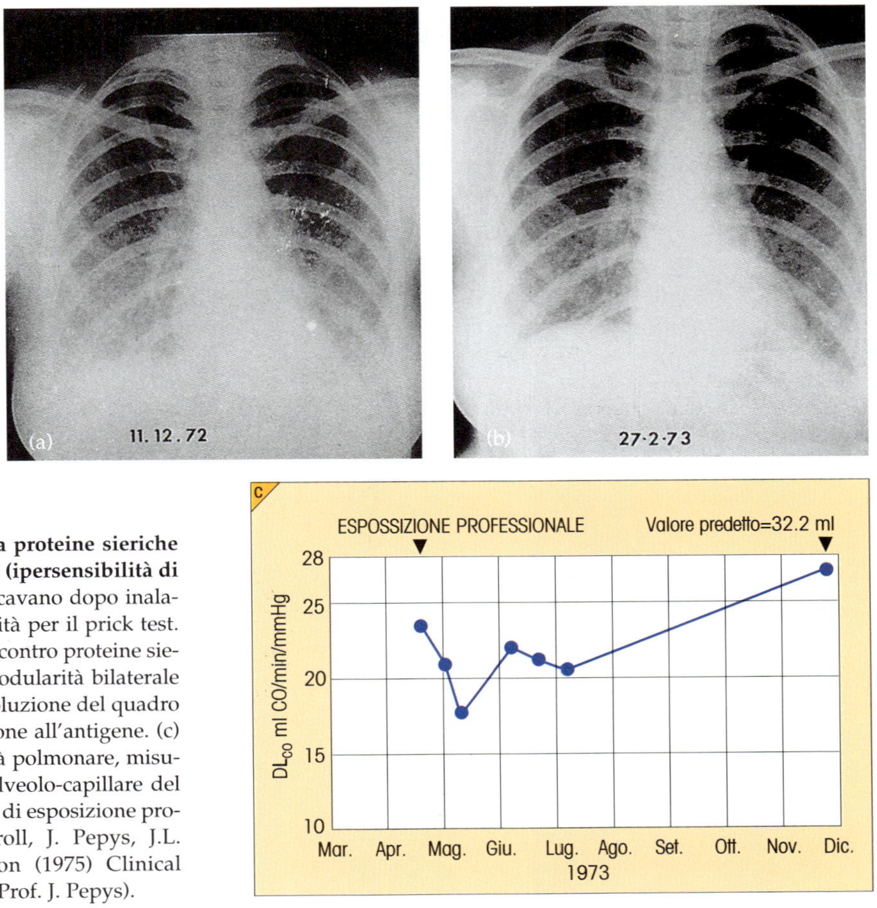

Figura 14.11 Alveolite allergica estrinseca da proteine sieriche di ratto in un ricercatore a contatto con i ratti (ipersensibilità di tipo III). Le proteine sieriche del ratto provocavano dopo inalazione sintomi respiratori e sistemici e positività per il prick test. Riscontro nel siero del paziente di precipitine contro proteine sieriche presenti nell'urina del ratto. (a) micronodularità bilaterale riscontrabile durante gli episodi acuti. (b) risoluzione del quadro entro 11 giorni dalla cessazione dell'esposizione all'antigene. (c) temporaneo peggioramento della funzionalità polmonare, misurata mediante valutazione della diffusione alveolo-capillare del monossido di carbonio (DL_{CO}), dopo 3 giorni di esposizione professionale ai ratti (freccia). (Da K.B. Carroll, J. Pepys, J.L. Longbottom, D.T.D. Hughes &H.G. Benson (1975) Clinical Allergy 5, 443; figure gentilmente fornite dal Prof. J. Pepys).

corpi specifici, provocava una reazione eritematosa ed edematosa che raggiungeva un picco di intensità in 3-8 ore, prima di andare incontro alla risoluzione. La lesione era caratterizzata da intenso infiltrato di leucociti polimorfonucleati. Studi condotti successivamente hanno consentito, mediante tecniche di immunofluorescenza, di dimostrare la presenza nella sede della reazione di antigene, anticorpo e complemento. Le anafilotossine rapidamente prodotte causano la degranulazione dei mastociti ed il richiamo dei neutrofili, con rilascio di mediatori e danno tissutale. Gli immunocomplessi intravascolari causano inoltre aggregazione piastrinica e rilascio di amine vasoattive, con conseguente eritema ed edema.

Reazioni ad antigeni inalatori

Le reazioni polmonari tipo Arthus ad antigeni esogeni inalati sembrano essere responsabili delle polmoniti da ipersensibilità. I gravi sintomi respiratori in corso di polmone dell'agricoltore (Farmer's lung) compaiono entro 6-8 ore dall'esposizione alla polvere del fieno ammuffito. Questi pazienti presentano anticorpi circolanti verso gli actinomiceti termofili che crescono nel fieno ammuffito. Gli estratti di questi organismi precipitano nel siero del paziente e provocano reazioni tipo Arthus. L'inalazione di spore presenti nella polvere del fieno introduce l'antigene all'interno dei polmoni e provoca reazioni di ipersensibilità da immunocomplessi. Un meccanismo analogo si verifica anche nel polmone *dell'allevatore* di piccioni e in soggetti che sono a contatto con i ratti; in questi casi gli antigeni sono rappresentati rispettivamente da proteine sieriche contenute nelle deiezioni dei piccioni e o da proteine sieriche escrete nell'urina dei ratti (figura 14.11). Molti altri casi di alveolite allergica estrinseca sono provocate dall'inalazione di particelle organiche; per esempio la malattia dei lavatori di formaggio (*spore di Penicillium Casei*), il polmone del pellicciaio (proteine del pelo di volpe), malattia dello scortecciatore di alberi di acero (spore di *Cryptostroma*). Sebbene il danno iniziale sia provocato dalla deposizione di immunocomplessi, l'infiltrato di macrofagi e cellule T ed il rilascio di citochine proinfiammatorie peggiorano il danno tissutale.

Malattia da immunocomplessi circolanti

Malattia da siero

L'iniezione di dosi elevate di siero eterologo viene impiegata per il trattamento di numerose condizioni (es. siero antidifterite equino). Il siero di cavallo contenente anticorpi specifici è ancora usato a scopo terapeutico (es. per il trattamento di un morso di serpente), ma la malattia da immunocomplessi oggi è associata con maggiore frequenza all'uso di anticorpi monoclonali di origine murina.

Alcuni individui che ricevono siero eterologo sintetizzano anticorpi verso proteine eterologhe, dando luogo ad una condizione clinica chiamata "malattia da siero", che compare circa 8 giorni dopo l'iniezione. Essa deriva dalla deposizione di complessi antigene-anticorpo solubili, formati in eccesso di antigene, nelle pareti dei vasi sanguigni dell'organismo. Le manifestazioni cliniche comprendono aumento della temperatura, tumefazione linfonodale, rush orticarioide generalizzato e artralgie in associazione a riduzione delle frazioni sieriche del complemento e temporanea albuminuria. Gli immunocomplessi per essere patogeni devono presentare una particolare dimensione: i complessi di dimensioni maggiori sono rapidamente rimossi dai macrofagi del sistema monocito-macrofagico, mentre quelli di dimensioni minori non sono in grado di innescare una reazione infiammatoria. Anche in presenza di un immunocomplesso di dimensioni corrette, il più importante stimolo alla deposizione dei complessi nei tessuti è rappresentato comunque dall'aumento della permeabilità vascolare.

Tale aumento può essere indotto da svariati meccanismi: il rilascio, da parte delle piastrine che reagiscono con i complessi di dimensioni maggiori, di 5-idrossitriptamina (5HT, serotonina), mediante una IgE o attraverso la degranulazione complemento-mediata di basofili e mastociti e la relativa liberazione di istamina, leucotrieni e PAF. A livello capillare l'effetto è rappresentato dalla separazione delle cellule endoteliali, dalla conseguente esposizione della membrana basale alla quale i complessi delle dimensioni idonee aderiscono, determinando richiamo di neutrofili e insorgenza delle vasculiti tipiche di questa forma di ipersensibilità. La cute, le articolazioni, i reni ed il cuore sono gli organi maggiormente colpiti. Successivamente quando si verifica un aumento nella sintesi degli anticorpi, l'antigene viene eliminato e il paziente guarisce.

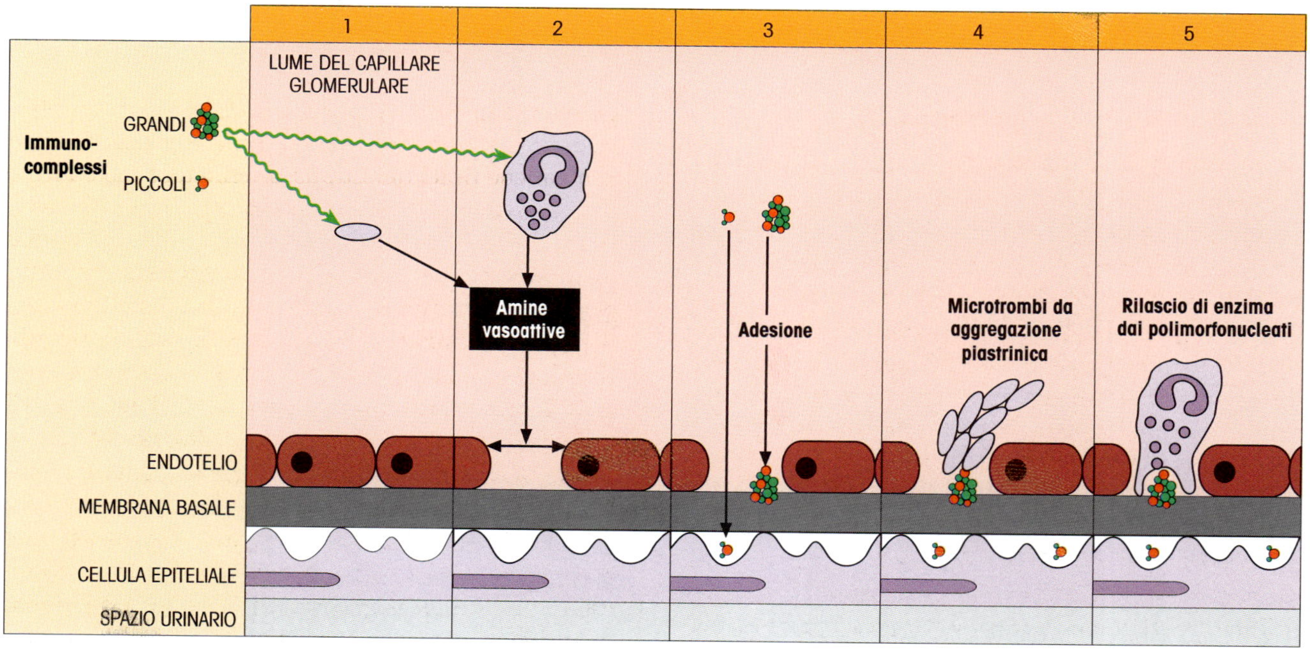

Figura 14.12 Deposizione di immunocomplessi nel glomerulo renale. (1) I complessi inducono il rilascio di mediatori vasoattivi da parte di basofili e piastrine, che causano (2) separazione delle cellule endoteliali, (3) legame degli immunocomplessi di grandi dimensioni alla membrana basale esposta e il passaggio di quelli più piccoli nel versante epiteliale; (4) gli immunocomplessi causano aggregazione piastrinica; (5) i granulociti neutrofili richiamati per chemiotassi, rilasciano il contenuto dei granuli e provocano un danno della membrana basale, attraverso il meccanismo della "fagocitosi frustrata". La deposizione degli immunocomplessi nel capillare glomerulare dipende dal fatto che questo rappresenta un importante sito di filtrazione. La deposizione è marcatamente ridotta negli animali piastrinopenici o trattati con antagonisti delle amine vasoattive.

Figura 14.13 Le basi cellulari dell'ipersensibilità di tipo IV. GM-CSF, fattore stimolante le colonie di granulociti e macrofagi; IFNγ, Interferon γ; IL, Interleuchina; NO, ossido nitrico; ROIs, intermedi reattivi dell'ossigeno; TCR, recettore cellule T; TNF, tumor necrosis factor.

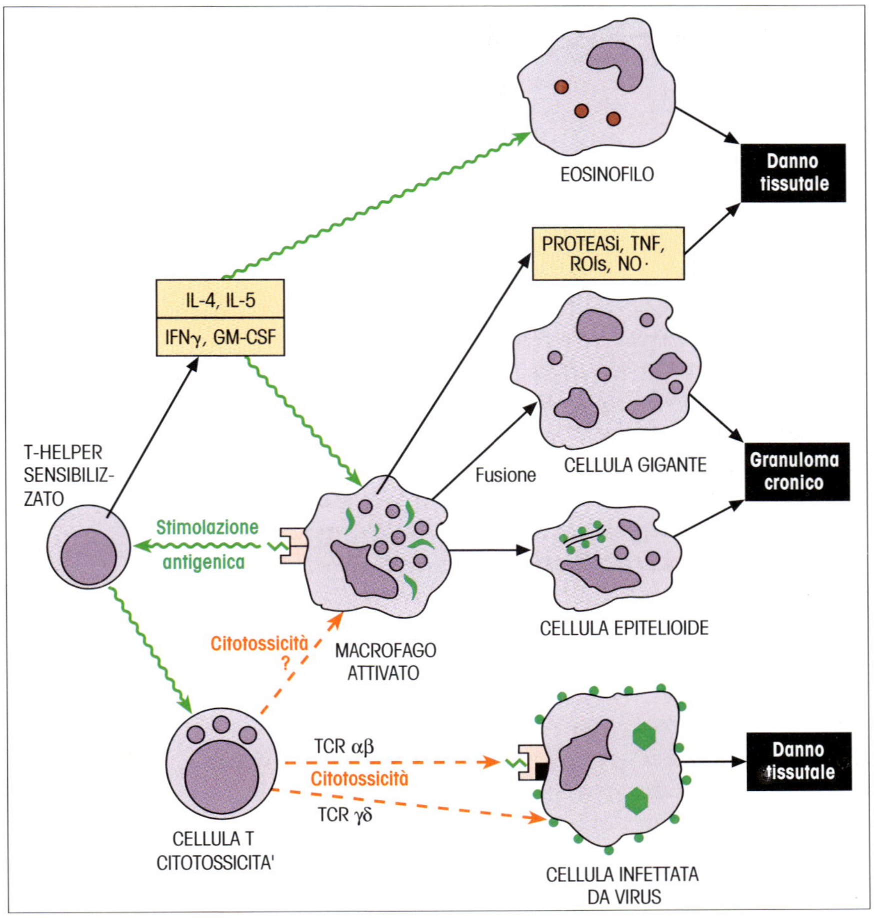

Glomerulonefrite da immunocomplessi

Molti casi di glomerulonefrite sono causati dalla presenza di complessi circolanti. Questi si depositano sul lato epiteliale del glomerulo o sul versante endoteliale della membrana basale glomerulare (figura 14.12) dove si accumulano a formare una massa di granuli nella quale sono identificabili l'antigene, l'anticorpo e il complemento. Il processo infiammatorio danneggia la membrana basale, causando perdita di proteine sieriche e conseguente proteinuria. Poiché le molecole di albumina sono piccole esse compaiono nelle urine anche se il danno glomerulare è minimo. La figura 14.9b mostra depositi di complemento/ DNA/anti-DNA nel rene di un paziente affetto da Lupus Eritematoso Sistemico (LES). La malattia da immunocomplessi può seguire anche infezioni batteriche (es. variante di streptococchi "nefritogeni"), parassitarie (es. malaria quartana) e virali croniche.

Deposizione di immunocomplessi in altri siti

La cute, le articolazioni ed i reni rappresentano i siti preferenziali per la deposizione di immunocomplessi. I rush cutanei caratteristici della malattia da siero sono anche tipici del Lupus Eritematoso Sistemico e discoide (figura 14.5c). In questi casi la biopsia della lesione rivela depositi amorfi di Ig e C3 a livello della membrana basale della giunzione dermo-epidermica. L'arterite necrotizzante che si sviluppa nei conigli con malattia da siero sperimentale, ricorda l'istologia della poliartrite nodosa, ove sono riscontrabili immunocomplessi contenenti l'antigene di superficie del virus dell'epatite B (figura 14.5d). In alcune condizioni particolari farmaci come la penicillina diventano antigenici dopo il legame con proteine dell'organismo e formano complessi che mediano reazioni di ipersensibilità. Il plesso coroidale è uno dei principali siti di filtrazione dell'organismo pertanto la deposizione degli immunocomplessi è favorita anche a questo livello; ciò potrebbe spiegare la frequenza del coinvolgimento del sistema nervoso centrale nel LES. In maniera analoga, nella panencefalite subacuta sclerosante vengono riscontrati depositi di Ig e antigene del morbillo a livello cerebrale.

TIPO IV: IPERSENSIBILITÀ (RITARDATA) CELLULO-MEDIATA

Questa forma di ipersensibilità deriva da un'interazione eccessiva tra l'antigene e i meccanismi cellulo-mediati normali. Le risposte delle cellule T possono essere autoreattive o dirette contro microrganismi, trapianti o antigeni chimici riscontrati nella dermatite da contatto. A seguito della prima stimolazione antigenica, le cellule T memoria riconoscono l'antigene legato al complesso maggiore di istocompatibilità di classe II (MHC II) sulla cellula presentante l'antigene e sono stimolate alla proliferazione. I linfociti T attivati liberano una quantità di citochine proinfiammatorie che hanno la funzione di richiamare ed attivare macrofagi e linfociti T citotossici (figura 14.13).

Forse l'esempio più conosciuto di questo meccanismo è rappresentato dalla reazione di Mantoux. In questo caso si esegue un'iniezione intradermica di tubercolina in un individuo in cui un precedente contatto con il micobatterio ha indotto uno stato di immunità cellulo-mediata (CMI). La reazione è caratterizzata da eritema ed indurimento della lesione (figura 14.5e) che compaiono molte ore dopo l'iniezione (da qui il termine ritardata), per raggiungere l'acme dopo 24-48 ore. Dal punto di vista istologico la fase più precoce è caratterizzata dall'accumulo delle cellule mononucleate attorno ai vasi dermici, mentre la fase tardiva vede la comparsa anche di cellule polimorfonucleate.

Danno tissutale indotto da reazioni di tipo IV

Infezioni

L'ipersensibilità cellulo-mediata nei confronti di batteri intracellulari è il meccanismo alla base di reazioni quali la cavitazione e la caseificazione in corso di tubercolosi o di reazioni cutanee granulomatose caratteristiche della lebbra borderline. Le infezioni croniche causate da questi organismi sostengono un rilascio persistente di citochine da parte dei linfociti T sensibilizzati. Il richiamo dei macrofagi e la loro attivazione sono responsabili del danno tissutale attraverso il rilascio di ROIs e NO. I macrofagi possono differenziarsi in cellule giganti ed epiteliomi che assieme a linfociti attivati e fibroblasti costituiscono il **granuloma cronico**. Quest'ultimo rappresenta un tentativo dell'organismo di circoscrivere il sito dell'infezione cronica (figura 14.13).

I rash cutanei in corso di varicella e morbillo, nonché le lesioni causate dall'Herpes Simplex possono essere ascrivibili ad una reazione di tipo ritardato, provocata dall'attacco delle cellule infettate dal virus da parte dei linfociti T citotossici. Infezioni fungine come la candidosi, la dermatomicosi, la coccidiomicosi e l'istoplasmosi, così come la leishmaniosi, presentano lesioni caratterizzate da ipersensibilità cellulo-mediata.

Dermatite da contatto ed eczema atopico

La dermatite da contatto è spesso causata da apteni in grado di legarsi a molecole di superficie presenti sulle cellule di Langerhans. Essa può verificarsi in soggetti esposti professionalmente a sostanze chimiche (es. cloruro di pycril e cromati) o dopo contatto con l'edera velenosa. Altre cause possono ricercarsi nel contatto con sostanze come: p-fenilendiamina, neomicina e nickel, presenti rispettivamente nelle tinture per capelli, nelle pomate per uso topico e negli oggetti di bigiotteria (figura 14.5f). L'eczema è una malattia infiammatoria della pelle, causata dal contatto con sostanze irritanti o allergizzanti. In entrambi i casi il danno è mediato dalle cellule T. L'allergene, attraverso la via cutanea, viene processato dalle cellule di Langerhans e il complesso aptene-carrier migra fino ai linfonodi. A livello linfonodale, la cellula di Langerhans presenta l'antigene alle cellule T e queste ultime, attivate, migrano nuovamente a livello cutaneo e rilasciano IFNγ che up-regola la molecola Fas sui cheratinociti. I linfociti T attivati che esprimono FasL (Fas ligando) inducono l'apoptosi dei cheratinociti sensibilizzati. Questo tipo di reazioni ritardate sono caratterizzate dalla comparsa nell'arco di 12-15 ore di un infiltrato di cellule mononucleate, accompagnato da edema dell'epidermide, con formazione di microvescicole. La terapia dovrebbe chiaramente essere mirata a sopprimere la risposta T cellulare. I corticosteroidi per uso topico rappresentano il più potente farmaco antinfiammatorio, ma un certo numero di studi ha dimostrato l'efficacia della ciclosporina.

Altri esempi

L'ipersensibilità ritardata contribuisce in maniera significativa al prolungarsi della reazione provocata dalle punture degli insetti. Inoltre l'ipersensibilità cellulo-mediata è responsabile della maggior parte del danno tissutale che si verifica in corso di numerose patologie autoimmuni organo-specifiche (es. diabete di tipo I). La patogenesi di queste condizioni sarà discussa nel Capitolo 17.

TAVOLA RIASSUNTIVA

L'eccessiva stimolazione dei normali meccanismi effettori del sistema immunitario porta al danno tissutale. Parliamo delle reazioni di ipersensibilità, nell'ambito delle quali possiamo distinguerne diversi tipi

Atopia

- L'atopia è definita come l'iperproduzione di IgE in risposta ad antigeni estrinseci (allergeni), che determina nel sito di contatto con l'allergene lo sviluppo di una reazione allergica locale.
- La febbre da fieno e l'asma rappresentano le più comuni manifestazioni allergiche legate all'esposizione ad allergeni inalatori.
- I linfociti Th2, attraverso la produzione di IL-5, sono responsabili del richiamo di eosinofili nel sito di contatto con l'allergene. Il danno tissutale viene incrementato dalla produzione di ossido nitrico (NO) da parte delle cellule epiteliali delle vie aeree.
- Molte allergie alimentari sono caratterizzate da reazioni di ipersensibilità di tipo I.
- I fattori genetici comprendono anche la predisposizione all'iperproduzione di IgE.
- L'antigene responsabile della manifestazione clinica viene identificato attraverso l'esecuzione del prick test. In questo caso la reazione immediata è rappresentata da un pomfo circondato da eritema. Altre metodiche diagnostiche comprendono il test di provocazione e il test ELISA.
- L'eliminazione dell'allergene è il trattamento migliore, ma non sempre è attuabile.
- Il trattamento sintomatico comprende l'uso di β2-agonisti a lunga durata d'azione e di antagonisti dei leucotrieni. I cromoni, come il sodio cromoglicato, bloccano l'attività dei canali del cloro, stabilizzando i mastociti ed inibendo la broncocostrizione. La teofillina, il farmaco più prescritto per il trattamento dell'asma, è un inibitore della fosfodiesterasi (PDE); essa aumenta il calcio intracitoplasmatico, provocando broncodilatazione e inibizione degli effetti dell'IL-5 sugli eosinofili. L'asma cronico è caratterizzato da cellule Th2 attivate e viene trattato con steroidi per uso topico, β2-agonisti a lunga durata d'azione e teofillina se necessario.
- La somministrazione ripetuta di iniezioni di antigene può portare alla desensibilizzazione attraverso la sintesi di anticorpi di classe IgG o IgA che competono per l'antigene con le IgE o attraverso la regolazione delle cellule T.

Tipo II: ipersensibilità da citotossicità anticorpo-dipendente

- Le cellule rivestite dalle IgG o dal C3b possono essere fagocitate dal sistema dei fagociti oppure lisate grazie all'azione della cascata complementare.
- Le cellule rivestite da IgG possono essere distrutte dai polimorfonucleati, dai monociti o dalle cellule natural killer (NK) attraverso un meccanismo di citotossicità anticorpo-dipendente.
- Esempi sono: trasfusioni, malattia emolitica del neonato da incompatibilità Rhesus (Rh), reazioni autoimmuni dirette contro elementi figurati del sangue e contro la membrana basale glomerulare.

Tipo III: ipersensibilità da immunocomplessi

- Questo tipo di ipersensibilità è caratterizzata dall'attivazione della cascata complementare, dal richiamo di leucociti polimorfonucleati, che rilasciano mediatori di danno tissutale, e dall'aggregazione priastrinica che provoca formazione di microtrombi e rilascio di amine vasoattive.
- Quando i livelli di anticorpi sono elevati, l'antigene precipita in prossimità del sito di ingresso nell'organismo. La reazione, che raggiunge un picco dopo 3-8 ore, è caratterizzata a livello cutaneo da edema, eritema ed infiltrato di polimorfonucleati (reazione di Arthus).
- Esempi sono il polmone dell'agricoltore, l'aspergillosi polmonare, il polmone dell'allevatore di piccioni, tutte patologie caratterizzate dalla sintesi di elevati livelli di anticorpi in risposta all'inalazione di un antigene. La morte di microrganismi in seguito a terapia antibiotica (ad esempio per il trattamento della lebbra o della sifilide) provoca reazioni caratterizzate da un aumento improvviso della concentrazione dell'antigene.
- Quando l'antigene è presente in eccesso, si formano complessi solubili che vengono rimossi attraverso il legame con i recettori CR1(C3b) presenti sui globuli rossi. Nel caso in cui il sistema complementare sia sovraccarico o vi sia un deficit dei componenti della via classica, gli immunocomplessi circolano liberi, finché si depositano in siti dell'organismo preferenziali, perchè caratterizzati da un aumento della permeabilità vascolare: glomeruli renali, articolazioni, cute e plesso coroidale.

(continua)

• Esempi: la glomerulonefrite associata a Lupus Eritematoso Sistemico (LES) o causata da infezioni batteriche (es. streptococchi) o parassitarie (es. malaria ed altri); i sintomi neurologici del LES o la panencefalite sclerosante subacuta; la poliartrite nodosa associata all'infezione da virus dell'epatite B.

Tipo IV: ipersensibilità ritardata o cellulo-mediata

• In questo tipo di ipersensibilità, gli antigeni sensibilizzano ed, ad un secondo contatto, attivano i linfociti T. Questi svolgono un'azione citotossica diretta ed indiretta e attraverso il rilascio di numerose citochine, coinvolgono altri elementi cellulari nella reazione flogistica.

• L'IFNγ attiva i macrofagi ed è responsabile degli eventi che caratterizzano l'intradermoreazione alla tubercolina secondo Mantoux. Questa reazione è contraddistinta da una lesione indurita ed eritematosa che raggiunge l'acme dopo 24-48 ore; dal punto di vista istologico è caratterizzata dalla presenza di un infiltrato di fagociti mononucleati e linfociti.

• La stimolazione continua del meccanismo cellulo-mediato da parte di un antigene porta alla formazione del granuloma.

• I linfociti Th2 possono contribuire al danno tissutale attraverso il reclutamento degli eosinofili mediato dalla produzione di IL-4 e IL-5.

• I linfociti CD8+ sono stimolati da antigeni legati all'MHC di classe I a divenire direttamente citotossici per le cellule target che espongono l'antigene appropriato.

• Esempi: il danno tissutale che si verifica in corso di infezioni batteriche (tubercolosi, lebbra), virali (varicella, morbillo, herpes), fungine (candidosi, istoplasmosi) e parassitarie (leishmania, schistosomiasi); la dermatite legata all'esposizione al cromo o all'edera velenosa; le punture d'insetto; la psoriasi.

Consultare il sito web **(www.roitt.com)** per le domande a scelta multipla.

LETTURE CONSIGLIATE

Erb, K.J. (1999) Atopic disorders: A default pathway in the absence of infection? *Immunology Today*, **20**, 317–22.

Geha, R.S. (2003) Section on allergy and hypersensitivity. *Current Opinion in Immunology*, **15**, 603–46.

Haeney, M., Chapel, H., Snowden, N. & Misbah, S. (1999) *Essentials of Clinical Immunology*, 4th edn. Blackwell Science, Oxford. [A very broad account of the diseases involving the immune system. Good illustration by case histories and the laboratory tests available: also MCQs.]

Trautmann, A., Akdis, M., Brocker, E.B. *et al.* (2001) New insights into the role of T cells in atopic dermatitis and allergic contact dermatitis. *Trends in Immunology*, **22**, 530–2.

CAPITOLO 15

Trapianto

IL RIGETTO DEL TRAPIANTO È UNA REAZIONE IMMUNOLOGICA

Per molti anni uno degli obiettivi della medicina è stato quello di sostituire gli organi danneggiati attraverso il trapianto di organi o tessuti sani. Purtroppo la risposta del corpo umano al trapianto di un organo proveniente da un altro individuo è spesso il rigetto. Prima di discutere la natura e le implicazioni del fenomeno del rigetto, potrebbe essere utile stabilire i termini utilizzati per definire i trapianti tra individui e specie:

Autotrapianto: il tessuto viene trapiantato da una parte all'altra dello stesso individuo.

Isotrapianto: trapianto tra due individui geneticamente identici come gemelli monozigoti o topi provenienti dallo stesso ceppo.

Allotrapianto: trapianto tra individui allogenici (membri della stessa specie ma geneticamente differenti) come da uomo a uomo o da un ceppo di topo ad un altro.

Xenotrapianto: trapianto tra individui di specie diverse come da maiale ad uomo.

Tra queste forme di trapianto, quello allogenico e il conseguente rigetto desta le maggiori preoccupazioni. La più comune procedura di allotrapianto è la trasfusione ematica i cui effetti di incopatibilità sono ben noti. Un'attenzione considerevole è stata dedicata al rigetto di tessuti solidi come la cute e vale la pena descrivere la sequenza degli eventi. Dopo aver suturato la cute allogenica, il tessuto trapiantato inizia in pochi giorni ad essere vascolarizzato, ma tra il terzo ed il nono giorno la circolazione gradualmente diminuisce ed aumenta nella sede del trapianto l'infiltrato di linfociti, monociti e rare plasmacellule. La necrosi diventa microscopicamente visibile e nell'arco di un giorno o poco più il tessuto trapiantato muore completamente (figura M15.1.1).

Rigetto di primo e secondo tipo

Così come accade nel caso di una reazione immunologica, il secondo contatto con l'antigene dovrebbe produrre una reazione maggiore rispetto al primo.
In effetti il rigetto di un secondo trapianto proveniente dallo stesso donatore avviene con maggiore rapidità. Nel secondo rigetto la vascolarizzazione è scarsa o addirittura assente, si verifica una rapida invasione di leucociti polimorfonucleati e cellule linfoidi e nell'arco di 3-4 giorni si verificano la trombosi e la distruzione cellulare. Il secondo rigetto non rappresenta l'esito di tutti i secondi trapianti, ma solo di quelli provenienti dallo stesso donatore o dallo stesso ceppo (figura M15.1.2). I trapianti da nuovi donatori sono respinti come reazioni di prima risposta. Perciò il rigetto ha tutte le caratteristiche di una risposta immunologica che mostra specificità e memoria.

CONSEGUENZE DELL'INCOMPATIBILITÀ DEL COMPLESSO MAGGIORE DI ISTOCOMPATIBILITÀ (MHC)

Le differenze dell'MHC di classe II determinano una reazione mista linfocitaria (MLR)

Quando linfociti, appartenenti ad individui con diversi aplotipi di classe II, vengono posti insieme in coltura, si verificano mitosi e trasformazione in cellule blastiche. I linfociti T di ciascuna popolazione reagiscono infatti contro i complessi MHC di classe II presenti sulla superficie cellulare della popolazione opposta. Questo costituisce la reazione mista linfocitaria (MLR). Le cellule rispondenti appartengono prevalentemente ad una popolazione di linfociti T CD4+ e sono stimolate da molecole di classe II presenti sulle cellule B, sui macrofagi e soprattutto sulle cellule presentanti l'antigene. Per molti anni la reazione mista linfocitaria è stata impiegata per determinare il grado di compatibilità tra individui. Da quando sono stati introdotti test molecolari per la tipizzazione dell'HLA essa non viene più effettuata.

La reazione del trapianto verso il ricevente (graft-vs-host, GVH)

Quando le cellule T immunocompetenti vengono trapiantate in riceventi allogenici incapaci di determinarne il rigetto, esse sopravvivono e hanno il tempo di riconoscere gli antigeni dell'ospite e di reagire contro di essi. Invece della normale reazione da parte dell'ospite nei confronti del tessuto trapiantato, si verifica quella che viene definita reazione del trapianto verso il ricevente. Alla base di questa reazione patologica, caratterizzata clinicamente da feb-

Pietra miliare 15.1 – Le basi immunologiche del rigetto di trapianto

La scienza dei trapianti deve molto a Sir Peter Medawar, il quale fu il primo a svilupparne le applicazioni. Già all'inizio del secolo era dato come un paradigma certo, il fatto che trapianti tra individui non legati da parentela potessero inequivocabilmente andare incontro a rigetto dopo un breve periodo di apparente successo (figura M15.1.1). Che ci fosse un substrato genetico alla base del rigetto fu evidenziato dalle osservazioni di Padgett nel 1932 a Kansas City. Egli infatti descrisse che trapianti cutanei tra membri della stessa famiglia tendevano a sopravvivere più a lungo rispetto a quelli tra individui appartenenti a famiglie diverse. Nel 1937 a St. Louis, J.B. Brown dimostrò che i trapianti cutanei tra gemelli monozigoti (cioè geneticamente identici) avevano maggiori possibilità di riuscita, ma fu solo all'inizio della seconda guerra mondiale che Medawar, trattando piloti con terribili ustioni, collegò il rigetto di trapianto a meccanismi immunologici. Egli dimostrò che un secondo trapianto proveniente dallo stesso donatore, veniva respinto più rapidamente e più intensamente rispetto al primo e che il trapianto tra membri non legati da parentela, veniva respinto con la cinetica della reazione di prima linea (figura M15.1.2). La **reazione** di rigetto di **seconda linea** è caratterizzata infatti da **memoria** e **specificità**. Questo dato venne confermato in seguito, grazie alla possibilità di provocare questo tipo di rigetto attraverso il trasferimento di linfociti.

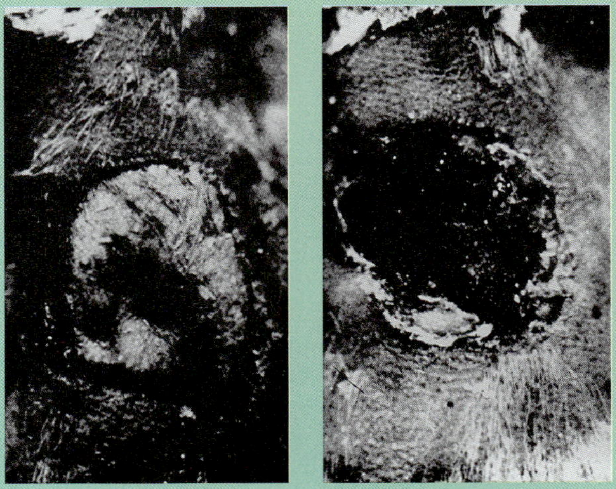

(a) (b)

Figura M15.1.1 Rigetto di un trapianto di cute CBA in topo di ceppo A. (a) dieci giorni dopo il trapianto: le zone depigmentate sono provocate dalla distruzione dell'epitelio e dalla secchezza del derma esposto. (b) tredici giorni dopo il trapianto:la superficie crostosa indica la totale distruzione del tessuto trapiantato. (Immagini fornite dal Prof. L. Brent).

Il messaggio dunque era chiaro: per effettuare con successo il trapianto di organi o tessuti nell'uomo sarebbe stato necessario superare la barriera immunogenetica.

Un successo parziale fu ottenuto da Murray, all'Ospedale di Peter Bent Brigham a Boston e all'Ospedale di Hamburger a Parigi, che effettuò il trapianto di rene tra gemelli dizigoti avvalendosi di dosi subletali di radiazioni X.

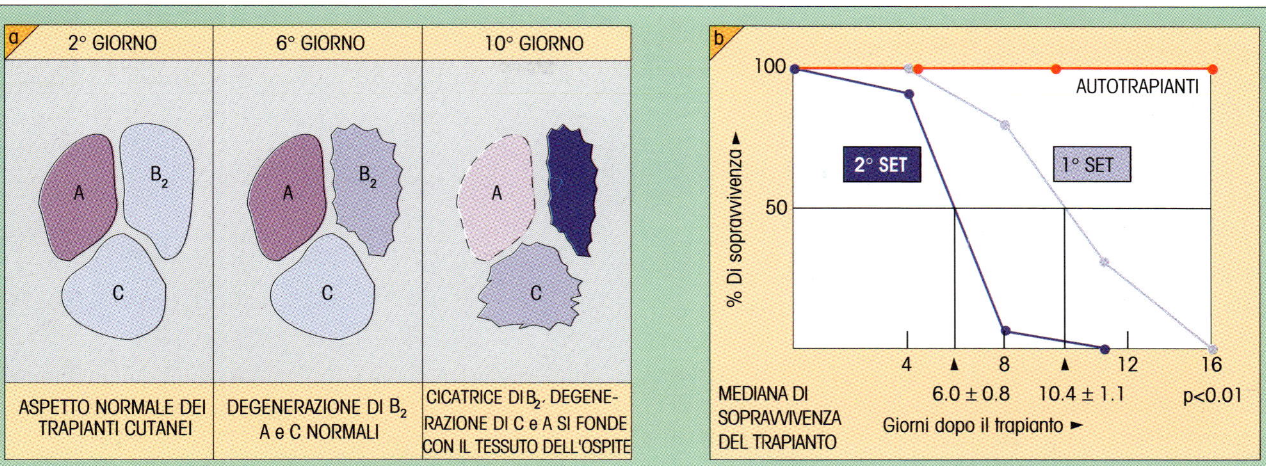

Figura M15.1.2. Memoria e specificità nel rigetto dell'allotrapianto di cute in conigli. (a) L'autotrapianto e l'allotrapianto da due donatori non collegati, B e C, vengono applicati sulla cute della parete toracica del coniglio A che ha già respinto un trapianto da B (B_1). Mentre l'autotrapianto A rimane intatto, il trapianto C va incontro ad un primo rigetto e il secondo trapianto da B (B_2) viene distrutto molto rapidamente. (b) Media del tempo di sopravvivenza del primo e secondo allotrapianto di cute che evidenzia il rigetto più rapido del secondo trapianto. (da P.B. Medawar (1944) Journal of Anatomy, 78, 176.)

Il punto di svolta si ottenne quando il rapporto di Schwartz e Damashek sugli effetti del farmaco antimitotico 6-mercaptopurina fu applicato, nel 1960 da Calne e Zukowski, per prolungare la sopravvivenza di allotrapianti di reni nei cani. Questo risultato venne rapidamente seguito nel 1962 dal successo di Murray: egli avvalendosi dell'azatioprina, il più efficace derivato della 6-mercaptopurina ottenuto da Hutchings e Elion, trapiantò il rene proveniente da un cadavere in un ricevente non legato da parentela. Il Nobel coronò questi successi.
I lettori desiderosi di approfondire gli aspetti storici possono consultare il testo di P.I. Terasaki, History of Transplantation (trentacinquesima edizione (1991); UCLA Tissue Typing Laboratori, Los Angeles, CA.), all'interno del quale troveranno informazioni riguardanti lo sviluppo di questa scienza nonché elementi biografici sugli scienziati che ne sono, a giusto titolo, i precursori.

bre, anemia, perdita di peso, rash cutaneo, diarrea e splenomegalia si pensa siano le citochine ed in particolare il tumor necrosis factor (TNF). La graft-vs-host può verificarsi in soggetti immunologicamente anergici in attesa di trapianto di midollo, per esempio a causa di un'immunodeficienza combinata o dopo massive dosi di chemioterapia per il trattamento di patologie neoplastiche (figura 15.1).

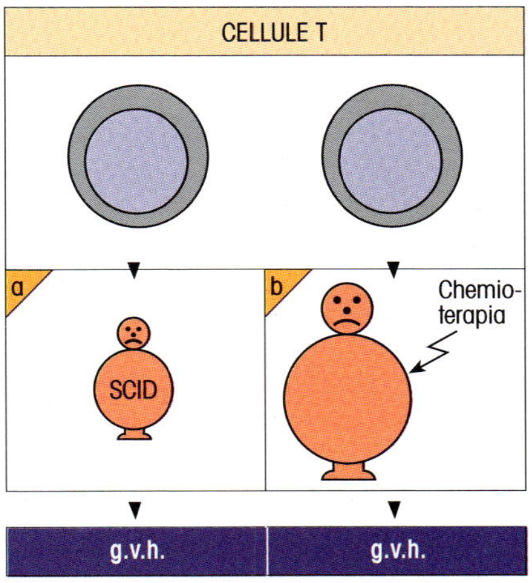

Figura 15.1 Reazione trapianto verso ricevente. Quando cellule T immunocompetenti vengono inoculate in un ricevente immunosoppresso incapace di rigettarle, le cellule del donatore riconoscono i tessuti estranei del ricevente e reagiscono contro di essi. La reazione che segue può essere fatale. (a) Un paziente con immunodeficienza combinata grave (SCID) riceve un trapianto da un donatore HLA incompatibile. (b) Un paziente riceve un trapianto di midollo da un donatore allogenico dopo aver effettuato chemioterapia.

MECCANISMI DI RIGETTO

Riconoscimento dell'allotrapianto

Vale la pena ricordare che definiamo l'MHC attraverso la sua abilità di scatenare la reazione di rigetto al trapianto tra individui della stessa specie. Da ciò deriva che **individui normali hanno un'elevata frequenza di cellule alloreattive** (es. cellule che reagiscono contro l'allotrapianto), che sono responsabili dell'intensità della reazione di incompatibilità MHC. Mentre solo l'1% della popolazione cellulare T è specifica verso un dato antigene, più del 10%

delle cellule T reagiscono con gli alloantigeni. La ragione di ciò è che un ampio numero di cellule T, ciascuna specifica per un peptide legato alle molecole MHC self, potrebbe cross-reagire con una molecola MHC allogenica contenente peptidi dell'ospite nella sua tasca. Questo complesso mima il complesso MHC self-peptide non self e poiché il repertorio T cellulare riconosce un ampio numero di antigeni precedentemente estranei, sono numerosi i linfociti T del ricevente che vengono attivati. In questo caso si parla di "via diretta". Inoltre le cellule T possono riconoscere alcuni peptidi allogenici presentati sulle molecole MHC self, in questo caso si parla invece di "via indiretta". Le cellule T che riconoscono peptidi derivati da proteine del tessuto trapiantato sono presenti con una minore frequenza rispetto a quelle osservate nei confronti di un qualunque antigene esterno. D'altra parte, un trapianto presente in sede da un lungo periodo di tempo, ha il tempo di espandere questa piccola popolazione cellulare, così che il rigetto tardivo dipenda progressivamente da questa via.

Rigetto acuto mediato dai linfociti

Il ruolo primario giocato dalle cellule linfoidi nel rigetto di prima risposta sarebbe confermato dalla presenza, nella reazione precoce di rigetto, di un infiltrato costituito da cellule mononucleate (soprattutto T CD8+), da scarsi polimorfonucleati e rare plasmacellule (figura 15.2). Le cellule CD8+ attivate, proliferano e formano specifici cloni alloreattivi, che riconoscono gli alloantigeni di classe I presenti sul tessuto trapiantato. Esse successivamente innescano una risposta citotossica nei confronti delle cellule endoteliali e del parenchima del tessuto trapiantato, rilasciando perforina, granzyme e citochine tossiche come il TNFα. Anche le cellule CD4+ svolgono una funzione importante nel rigetto, attraverso la secrezione di citochine che sostengono reazioni di ipersensibilità cellulo-mediata. Queste comprendono interferon γ ed interleuchina-2; la prima stimola l'espressione di antigeni MHC da parte del trapianto, recluta e attiva i macrofagi; la seconda promuove la proliferazione delle cellule T, l'attivazione delle cellule CD8+ e delle linfotossine, che sono direttamente citotossiche per le cellule allogeniche.

Tipi di rigetto

Il rigetto iperacuto è la forma più drammatica di rigetto poiché si verifica pochi minuti dopo il trapianto. È dovuto alla presenza nel ricevente di anticorpi preformati, diretti contro gli antigeni HLA o ABO del donatore. Questi anticorpi attaccano le cellule endoteliali dell'organo trapiantato, fissano il complemento e provocano il danno tissutale. Ciò innescherà la coagulazione e la produzione di aggregati piastrinici che contribuiranno all'occlusione vascolare, come avviene con i microtrombi glomerulari nel trapianto renale. Fortunatamente il rigetto iperacuto non è più il problema prioritario da quando vengono effettuate prove crociate per lo screening di anticorpi preesistenti e per la compatibilità ABO. Vale però la pena ricordare che poiché gli uomini posseggono numerosi anticorpi contro tessuti animali, il rigetto iperacuto rappresenta ancora il principale ostacolo allo xenotrapianto.

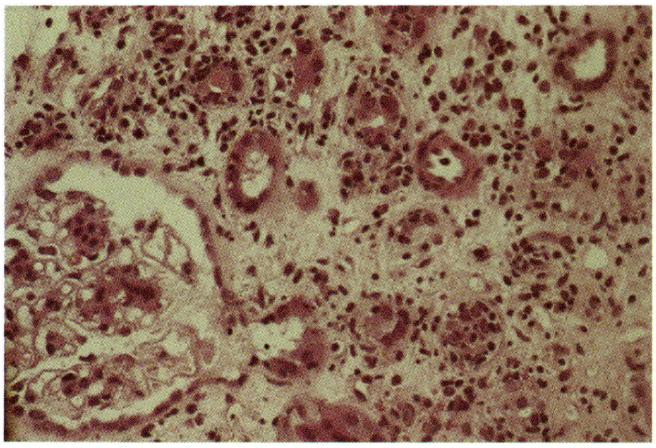

Figura 15.2 Istologia renale che evidenzia un rigetto acuto. Nell'interstizio del trapianto è presente un denso infiltrato di cellule mononucleate. (Per gentile concessione dei Dr. M. Thompson e A. Dorling).

Il rigetto acuto precoce, che si verifica entro 10 giorni dal trapianto, è caratterizzato da un denso infiltrato cellulare (figura 15.2) e dalla rottura dei capillari peritubulari. Si tratta di una reazione di ipersensibilità cellulo-mediata sostenuta principalmente da cellule CD8+ che aggrediscono le cellule trapiantate, la cui espressione di antigeni MHC è incrementata dall'IFNγ.

Il rigetto acuto ritardato, che si verifica dall'undicesimo giorno del trapianto in pazienti immunocompromessi dal trattamento a base di prednisone e azatioprina, è probabilmente causato dalle immunoglobuline e dalle frazioni complementari che si fissano alle arteriole ed ai capillari glomerulari; tale legame è visualizzabile grazie a tecniche di immunofluorescenza. I depositi di immunoglobuline sulla parete vasale inducono l'aggregazione piastrinica nei capillari glomerulari e la conseguente insufficienza renale (figura 15.3). Va inoltre considerata anche l'ipotesi di un danno cellulare tramite citotossicità cellulo-mediata anticorpo dipendente.

Il rigetto cronico può verificarsi mesi o anni dopo

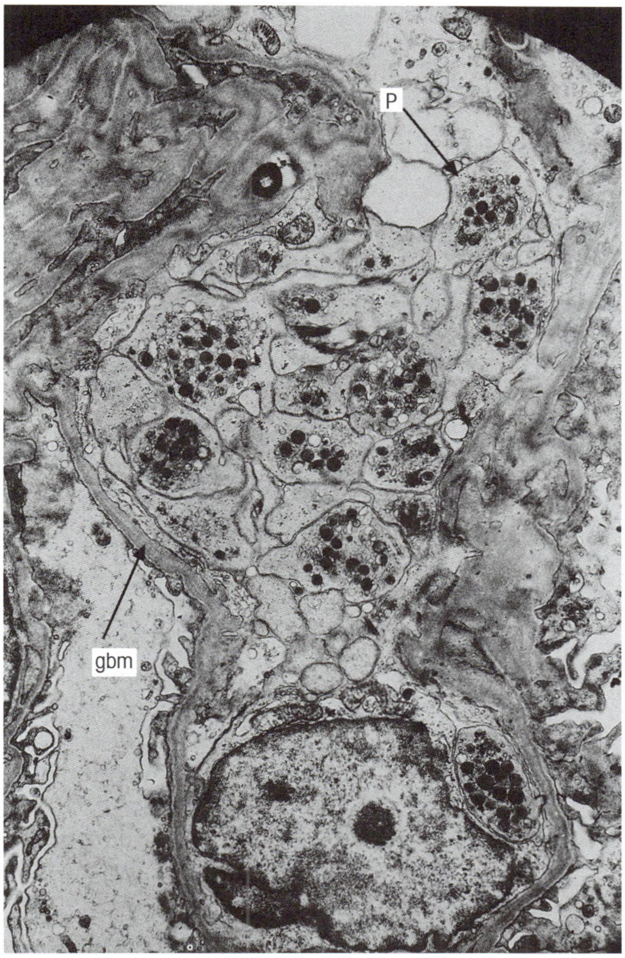

Figura 15.3 Istologia renale che evidenzia un rigetto acuto ritardato dell'allotrapianto. A livello dei capillari glomerulari (gbm) si evidenzia l'aggregazione piastrinica (P) indotta dalla deposizione di anticorpi nella parete vasale (microscopio elettronico). (Per gentile concessione del Prof. K. Porter).

il trapianto a seconda del successo della terapia immunosopressiva. La caratteristica patologica principale è rappresentata dal danno vascolare e dall'occlusione dei vasi, dovute alla proliferazione delle cellule muscolari lisce e all'accumulo di linfociti T e macrofagi nell'intima del vaso. La causa dell'arteriosclerosi dell'organo trapiantato è prevalentemente costituita dall'attivazione dei macrofagi nella parete vasale con liberazione di citochine proinfiammatorie e di fattori di crescita per le cellule muscolari lisce. Anche la componente umorale partecipa al processo di occlusione vasale attraverso la deposizione di immunocomplessi a livello delle cellule endoteliali del vaso o grazie all'azione di anticorpi diretti contro il tessuto trapiantato. Il rigetto cronico si verifica prevalentemente nei pazienti che hanno presentato una reazione di rigetto acuta ma lieve o in pazienti con infezioni virali croniche, come quella da citomegalovirus.

La complessa interazione tra fattori umorali e cellulari nella patogenesi del rigetto è schematizzata nella figura 15.4.

LA PREVENZIONE DEL RIGETTO

Tipizzazione tissutale tra donatore e ricevente

Il miglioramento delle tecniche di tipizzazione e l'uso di farmaci hanno fortemente ridotto gli effetti dell'incompatibilità del sistema MHC sulla sopravvivenza del trapianto di organi solidi. Per ottenere la migliore risposta al trapianto è comunque necessario un alto grado di omologia strutturale, soprattutto per i loci dell'MHC di classe II, così come indicato nella figura 15.5. In particolare, i loci DR sembrano giocare un ruolo più significativo rispetto ai loci B, che a loro volta presentano un'importanza maggiore per la sopravvivenza del trapianto rispetto ai loci A. I trapianti di midollo richiedono un elevato grado di compatibilità, ottenibile oggi grazie all'accuratezza delle tecniche di tipizzazione del DNA.

A causa delle migliaia di fenotipi diversi dell'HLA (figura 15.5), solitamente si considerano ampi pool di potenziali riceventi, così che quando un organo si rende disponibile il miglior grado di compatibilità venga ottenuto. La situazione migliorerà quando il numero di organi disponibili sarà incrementato dallo sviluppo di banche di conservazione a lungo termine dei tessuti. Purtroppo le tecniche oggi disponibili non consentono ancora questa evenienza. Le cellule staminali fortunatamente possono essere utilizzate anche dopo congelamento o scongelamento. Nel caso di organi pari come i reni, possono essere considerati donatori vivi e i parenti offrono l'opportunità migliore di una buona compatibilità (figura 15.5).

Agenti che determinano immunosoppressione

L'uso di agenti che in maniera aspecifica interferiscono con l'induzione o l'espressione di risposte immuni (figura 15.6) può controllare il rigetto di trapianto. Poiché tali sostanze agiscono a vari livelli della risposta immune cellulare, i pazienti in trattamento con farmaci immunosoppressori sono più suscettibili alle infezioni o allo sviluppo di malattie linfoproliferative, in particolare quelle di nota eziologia virale.

Farmaci immunosoppressori

Molti dei farmaci immunosoppressori, oggi impiegati per la gestione del trapianto, sono stati utilizzati in passato per il trattamento di neoplasie proprio grazie al loro effetto tossico sulle cellule in mitosi. A

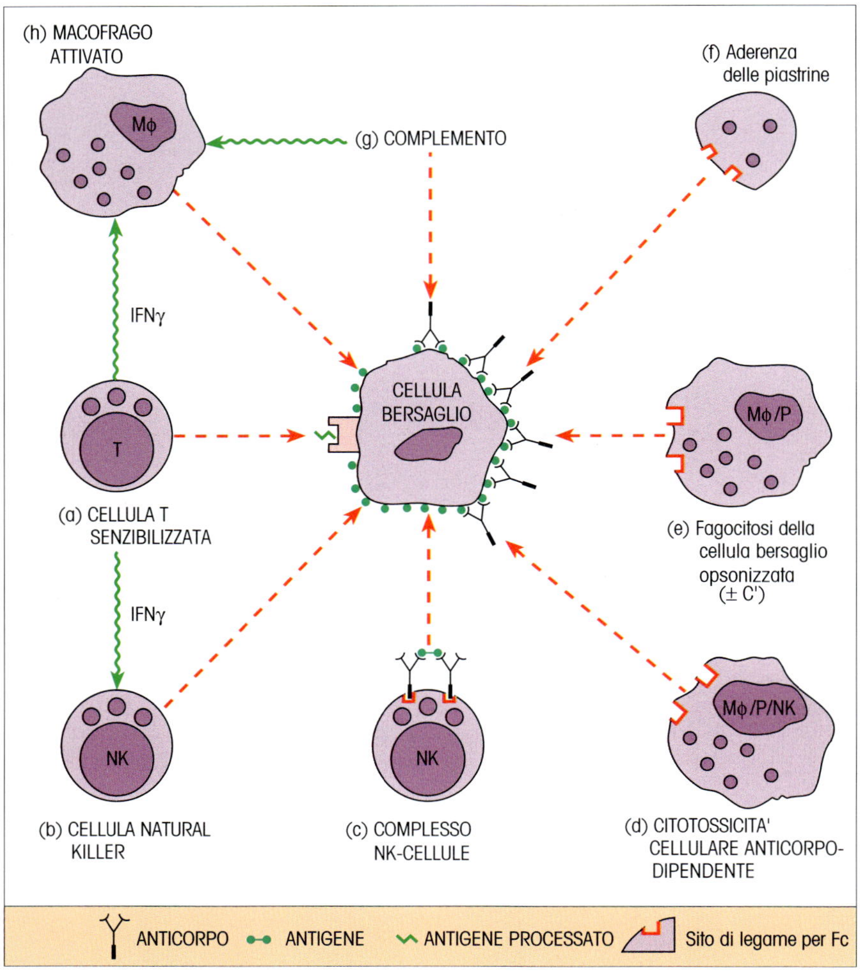

Figura 15.4 Meccanismi di distruzione della cellula bersaglio. (a) Distruzione diretta mediante cellula T citotossica e danno tissutale indiretto attraverso il rilascio di citochine per un meccanismo di ipersensibilità ritardata. (b) Distruzione mediata dalle cellule natural killer (NK) stimolate dall'interferon (IFN). (c) Distruzione specifica tramite il complesso immune indotto dalla cellula NK. (d) Attacco attraverso la citotossicità cellulare anticorpo dipendente. (e) Fagocitosi della cellula target rivestita da anticorpi. (f) Aderenza delle piastrine ad anticorpi presenti sulla superficie dell'endotelio vascolare del tessuto trapiantato che porta alla formazione di microtrombi. (g) Citotossicità complemento mediata. (h) Macrofagi attivati. Mϕ, macrofago; P, polimorfonucleato.

LOCUS HLA	HLA TISSUE TYPE (FORME ALLELICHE)
DP	DP1–6
DQ	DQ2,4,5,6,7,8,9
DR	DR1,4,7,8,9,10,11,12,13,14,15,16,17,18
B	B7,8,13,15,18,27,35,37–42,44,46–65,73,78
A	A1,2,3,11,23–26,29–34,36,43,66,68,69,74
C	Cw1–8

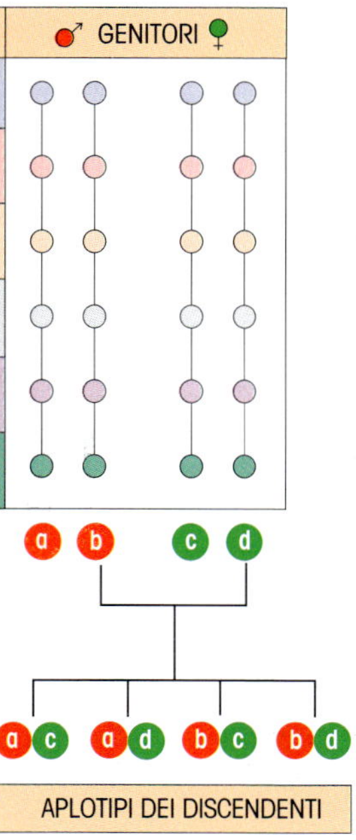

Figura 15.5 Specificità HLA e loro trasmissione genetica. Il complesso è localizzato sul cromosoma 6. Poiché ciascun locus può presentare molteplici alleli, la probabilità che due soggetti presi a caso dalla popolazione generale posseggano le stesse specificità HLA è molto bassa. Comunque esiste 1 possibilità su 4 che due fratelli presentino identiche specificità HLA; questo dipende dal fatto che ogni gruppo di specificità forma su un singolo cromosoma un aplotipo che verrà ereditato in blocco, dando luogo a quattro possibili combinazioni tra i cromosomi materni e paterni. Il genitore ed il discendente potranno avere le stesse specificità solo se il padre e la madre posseggono un aplotipo in comune.

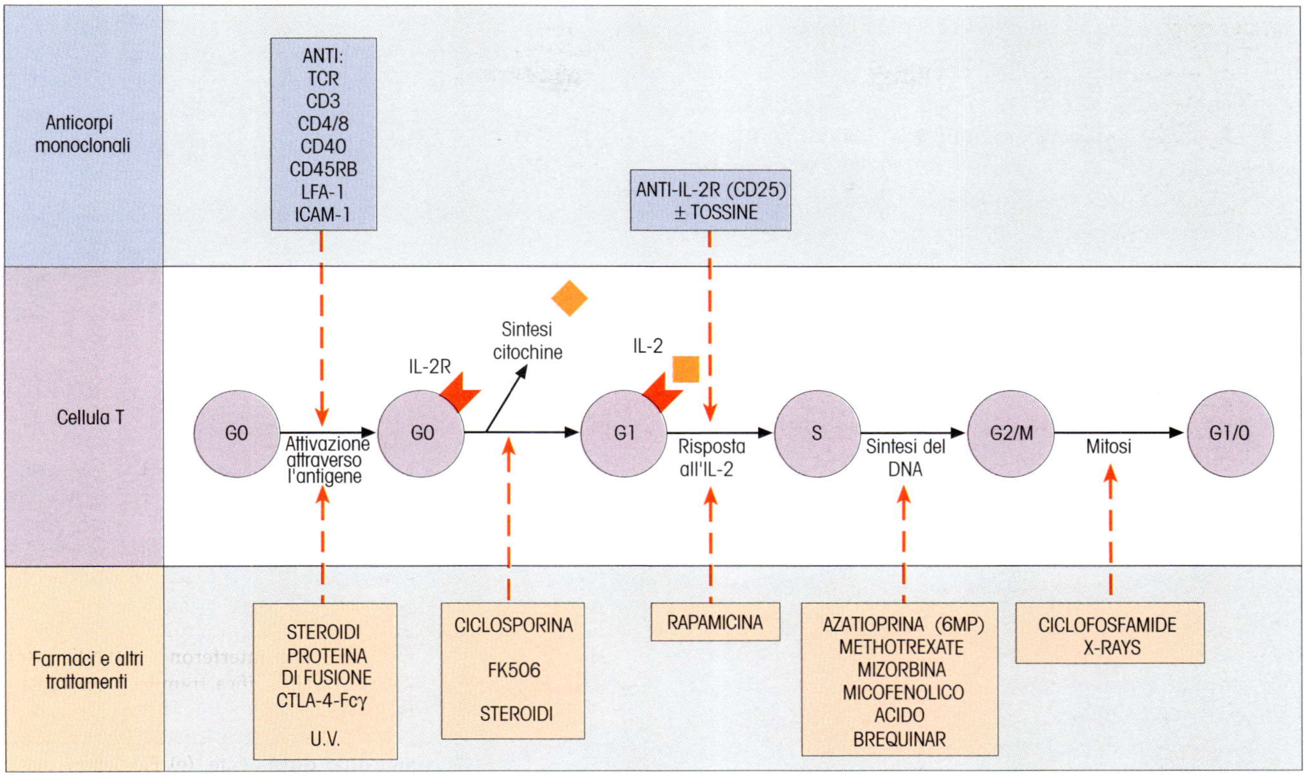

Figura 15.6 Agenti immunosoppressori usati per il controllo del rigetto di trapianto. Questi farmaci agiscono a differenti livelli della risposta immune. Trattamenti simultanei con tali agenti ad intervalli sequenziali nello sviluppo della risposta di rigetto ci si aspetta provochino un effetto sinergico che è chiaramente evidente tra ciclosporina e rapamicina. ICAM-1, molecola di adesione intercellulare-1; IL, interleuchina; LFA-1, antigene associato alla funzione linfocitaria-1; TCR, recettore cellula T.

parte gli effetti dell'immunosoppressione sopra citati, i farmaci antimitotici hanno un effetto tossico soprattutto sulle cellule del midollo osseo e dell'intestino tenue, per cui vanno utilizzati con grande cautela.

Per molti anni i farmaci usati sono stati l'**azatioprina** (Imuran), che inibisce la sintesi degli acidi nucleici, la **ciclofosfamide**, che blocca la corretta duplicazione del DNA durante la divisione cellulare e i corticosteroidi come il prednisolone. Quest'ultimo agisce a vari livelli della risposta immunitaria, alterando la circolazione dei linfociti e la sintesi di cellule effettrici citotossiche. Inoltre, le note azioni antinfiammatorie dei corticosteroidi agiscono riducendo l'aderenza dei neutrofili all'endotelio vascolare e sopprimendo le funzioni dei monociti/macrofagi, in particolare il rilascio di citochine proinfiammatorie. I corticosteroidi si legano a recettori intracellulari, che a loro volta agendo su geni regolatori, bloccano la trascrizione e quindi l'espressione del TNF, IFNγ, IL-1, IL-2, IL-3 e IL-6.

Molti altri nuovi farmaci (figura 15.6) hanno oggi un ruolo fondamentale nei trapianti umani. Questi comprendono l'acido micofenolico, che ha un meccanismo d'azione simile a quello dell'azatioprina, ma una maggiore efficacia. La **ciclosporina** e l'**FK506** (Tacrolimus), prodotti da organismi fungini, si legano a proteine chiamate immunofiline e interferiscono con la calcineurina, bloccando la trascrizione dell'IL-2 da parte di cellule T attivate, la sintesi di altre citochine e interferendo con l'attività dei linfociti T helper. La **rapamicina** (Sirolimus) è un macrolide come l'FK506, ma a differenza di quest'ultimo agisce bloccando il segnale indotto dal legame delle citochine con i loro recettori, come IL-2R, IL-4R, IL-10R e IL-15R.

Questi farmaci vengono utilizzati non soltanto nella prevenzione e nel trattamento del rigetto di trapianto, ma anche in un'ampia gamma di patologie sostenute da un meccanismo di ipersensibilità cellulo-mediata. Inoltre i benefici indotti dall'azione della ciclosporina in patologie quali la sindrome nefrosica idiopatica, il diabete di tipo 1 insulino-dipendente, la sindrome di Behçet, la malattia di Crohn, l'anemia aplastica, l'asma grave dipendente da corticosteroidi e la psoriasi, hanno confermato il ruolo patogenetico del sistema immune cellulare in queste condizioni.

Soppressione delle cellule immunocompetenti

Gli anticorpi monoclonali anti-CD3 (OKT-3) sono stati utilizzati con successo per il trattamento del rigetto acuto. I loro benefici vennero inizialmente contrastati dalla loro immunogenicità, ma questo problema è stato superato umanizzando l'anticorpo. L'anticorpo sopprime il rigetto causato dalle cellule T attraverso il legame con una subunità della molecola CD3, alterando l'attivazione delle cellule T mediata dall'interazione TCR-CD3. Sfortunatamente la maggior parte degli effetti collaterali è rappresentata da una sindrome legata al rilascio delle citochine, che si manifesta clinicamente con una varietà di sintomi quali febbre, tremori, nausea e vomito, diarrea, rash e specialmente edema polmonare.

Il recettore dell'IL-2, espresso dalle cellule T attivate, rappresenta un altro potenziale target per bloccare la risposta immune. La versione umana dell'anticorpo monoclonale murino anti recettore dell'IL-2 (Daclizumab o Basiliximab) ha dimostrato, in associazione ad altri farmaci immunosoppressori, di essere in grado di ridurre la frequenza del rigetto nel trapianto di rene. L'attenzione oggi è volta all'uso di anticorpi monoclonali anti-molecole di adesione, come l'anti-LFA (antigene associato alla funzione linfocitaria), nella terapia immunosoppressiva dei pazienti trapiantati.

LO XENOTRAPIANTO È UNA PROPOSTA ATTUABILE?

Poiché la disponibilità di donatori è assai al di sotto delle richieste, un interesse sempre crescente è stato rivolto alla possibilità di trapiantare nell'uomo organi provenienti da animali. Ancora più utile sarebbe la possibilità di trapiantare cellule o tessuti animali per il trattamento di numerose patologie. Ad esempio trapianti di isole pancreatiche animali potrebbero curare il diabete e impianti di neuroni potrebbero essere utili per trattare il morbo di Parkinson o altre patologie cerebrali. I migliori donatori animali sono rappresentati dai maiali. Sia per quel che riguarda gli aspetti etici che per quel che concerne il rischio di diffusione di zoonosi, essi si sono rivelati donatori migliori rispetto ai primati. Nonostante ciò, questi animali possono albergare retrovirus endogeni, che hanno mostrato in vitro capacità di infettare cellule umane. Il primo ostacolo da superare è il rigetto iperacuto, dovuto alla presenza nell'uomo di anticorpi naturali xenoreattivi. Questi, in assenza di regolatori del sistema complementare umano come il CD46, il CD55 e il CD59, attivano il complemento, che precipita il fenomeno del rigetto iperacuto.

Il rigetto vascolare acuto è un'evenienza che si verifica, invece, entro il sesto giorno ed è dovuto alla produzione di anticorpi contro xeno-antigeni e all'attacco di cellule endoteliali del donatore. Tutto questo provoca il danno della parete vasale e le trombosi intravascolari.

Anche se i problemi immunologici sono stati superati, la questione che riguarda la possibilità che virus animali infettino l'uomo provocando pandemie (xeno-zoonosi), deve essere ancora seriamente considerata.

ESPERIENZA CLINICA DEI TRAPIANTI

Siti privilegiati

La maggior parte dei trapianti di cornea va a buon fine senza l'esigenza di terapie immunosoppressive. Ciò è dovuto alle proprietà uniche della cornea di interferire con l'induzione e l'espressione del rigetto di trapianto. Queste comprendono l'assenza di cellule APC del donatore nel tessuto trapiantato e la capacità di virare la risposta immune sistemica da Th1 a Th2. È stato inoltre dimostrato che l'allotrapianto di cornea esprime FasL (Fas ligando) che lega Fas inducendo l'apoptosi delle cellule T alloreattive.

Trapianti di rene

Il trapianto di rene è oggi il trattamento di scelta dello stadio terminale dell'insufficienza renale. Il miglioramento nella gestione del paziente ha determinato un aumento della percentuale di sopravvivenza, che raggiunge circa l'80% a 5 anni quando il rene proviene da un donatore cadavere (figura 15.7) e il 90% quando il donatore è vivente. La compatibi-

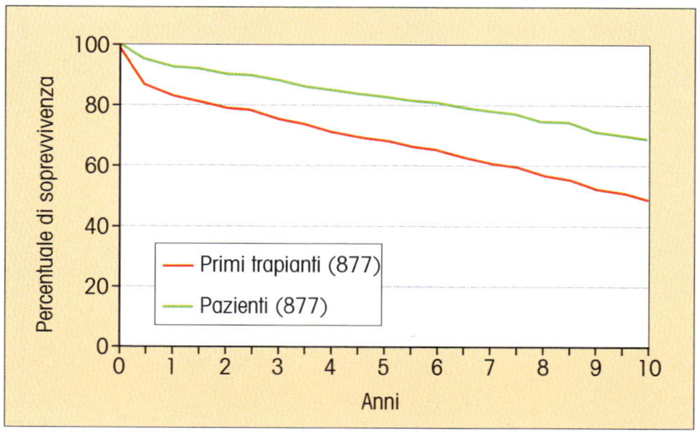

Figura 15.7 Percentuale di sopravvivenza del trapianto renale da cadavere. 877 pazienti seguiti presso il Centro Trapianti di Oxford trattati con tripla terapia: ciclosporina, azatioprina e prednisolone.

lità del locus HLA-DR ha un forte effetto sulla sopravvivenza del trapianto, ma a lungo termine (5 anni o più) diventa evidente come sia auspicabile anche una ragionevole compatibilità con l'HLA-B e meno estesa, anche con l'HLA-A.

Quando il trapianto viene effettuato a causa di una glomerulonefrite indotta da immunocomplessi, il trattamento immunosoppressivo può evitare che lesioni simili si sviluppino anche nell'organo trapiantato. Pazienti che presentano anticorpi antimembrana basale glomerulare (Sindrome di Goodpasture) possono distruggere il rene trapiantato se prima non vengono trattati con plasmaferesi e farmaci immunosoppressori.

Il numero crescente di richieste per **trapianti simutanei rene-pancreas** dipende dal fatto che sono stati descritti i benefici di questo trattamento in pazienti affetti da diabete di tipo 1. Sfortunatamente gli organi disponibili non sono sufficienti per soddisfare la richiesta.

Trapianto di organi toracici

La sopravvivenza ad 1 anno dopo trapianto cardiaco ha raggiunto il 70%. Modalità sempre più specifiche di immunosoppressione continuano a ridurre l'impatto del rigetto acuto e cronico e gli effetti collaterali legati al trattamento farmacologico. L'omologia completa degli antigeni HLA non è ovviamente attuabile, ma una singola differenza nel locus DR fornisce il 90% di sopravvivenza a 3 anni paragonato al 65% in presenza di due incompatibilità DR. A parte il problema del rigetto, è chiaro che il numero di pazienti che beneficerebbero di un trapianto cardiaco è assai maggiore rispetto a quello di pazienti che muoiono con cuori definiti "sufficientemente sani". Maggiore attenzione dovrà essere rivolta alla possibilità di trapianti xenogenici e di sostituzioni meccaniche.

Anche il numero di trapianti di polmone è in aumento. Le indicazioni attuali per il trapianto di un singolo polmone comprendono la malattia restrittiva, l'enfisema, l'ipertensione polmonare ed altre patologie polmonari terminali, non settiche. Quelle per il trapianto bilaterale sono invece rappresentate dalla fibrosi cistica e da infezioni respiratorie croniche che provocano insufficienza respiratoria terminale, come le bronchiectasie. Sono ancora molti i problemi da risolvere affinché il trapianto polmonare offra la risoluzione dei sintomi a lungo termine e l'aumento della longevità per la maggior parte dei pazienti. Il problema del rigetto cronico che si manifesta con la bronchiolite obliterante è la preoccupazione principale. Ci sono oggi nuovi progressi circa il trapianto di singoli lobi provenienti da familiari vivi in alcuni gruppi di pazienti, in particolare affetti da fibrosi cistica.

Trapianto di fegato ed intestino

Il tasso di sopravvivenza dei trapianti di fegato ortotopici continua ad aumentare e quest'ultimo rappresenta oggi il trapianto più comune dopo il trapianto di rene. Un numero sempre maggiore di questi trapianti viene effettuato utilizzando una porzione di fegato proveniente da donatori vivi. Per migliorare la prognosi di pazienti affetti da neoplasie epatiche primarie o del dotto biliare potrebbe essere impiegato il trapianto di parti di organi, con il fegato come membro centrale. Questi comprendono pancreas e fegato, o fegato, pancreas, stomaco e intestino tenue o addirittura colon. Così come per altri trapianti, la combinazione di terapie immunosoppressive che combattono i diversi aspetti del processo di rigetto è l'approccio più efficace. Sono stati effettuati più di 700 trapianti di intestino con un tasso di sopravvivenza del 50% a 5 anni.

Trapianto di cellule staminali

I pazienti affetti da alcuni tipi di immunodeficienze o da anemia aplastica, sono ovviamente candidati al trattamento con cellule staminali, così come pazienti affetti da leucemia, già trattati con chemio-radioterapia ablativa per distruggere tutte le cellule neoplastiche. La fonte delle cellule staminali è rappresentata dal midollo osseo, dal sangue proveniente da cordone ombelicale o dal sangue periferico, dopo somministrazione del fattore stimolante le colonie di granulociti (G-CSF) per aumentarne il numero. I problemi principali che limitano l'uso di questa terapia sono le complicazioni infettive, la malattia veno-occlusiva epatica e la malattia G.V.H. Per ridurre l'uso di regimi terapeutici mieloablativi altamente tossici, considerati comunque necessari per eradicare le cellule neoplastiche dal midollo, vengono utilizzati regimi di condizionamento non mieloablativi. Il successo di questo approccio dipende da un effetto innesto-contro-neoplasia fornito dal trapianto allogenico. Ciò consente un condizionamento sicuro del paziente, minori effetti collaterali e minori recidive della leucemia.

La graft-vs-host è una importante complicazione del trapianto di midollo osseo

La graft-vs-host, risultata dal riconoscimento degli antigeni del ricevente da parte delle cellule T allogeniche del midollo trapiantato, rappresenta una complicazione grave, talvolta fatale. L'incidenza della G.V.H. viene ridotta se le cellule T del midollo trapiantato vengono trattate con un pool di anticorpi monoclonali anti-cellule T. Sono state riconosciute due forme cliniche di questa condizione: la forma acuta che si sviluppa 2-3 mesi dopo il trapianto e la forma cronica che solitamente insorge dopo 3 mesi. La forma acuta è caratterizzata da dermatite severa, epatite ed enterite legate alla produzione di citochine infiammatorie prodotte da linfociti T del donatore, che riconoscono l'HLA del ricevente. Alcuni di questi pazienti possono essere trattati con successo con l'anticorpo monoclonale anti recettore dell'IL-2 o con l'anticorpo monoclonale anti-TNF. La reazione cronica ha caratteristiche cliniche simili alla sclerodermia. Vi è infatti un'aumentata deposizione di collagene a livello cutaneo, causata dalla stimolazione dei fibroblasti da parte di alcune citochine (come IL-1, IL-4 e TNFα) alla produzione di collagene.

Affinché il trapianto di midollo vada a termine con successo è necessaria un'elevata compatibilità tra donatore e ricevente. I gemelli hanno le migliori possibilità di trovare un donatore compatibile (figura 15.5). Sono stati utilizzati molti metodi per privare il tessuto trapiantato dai linfociti T del donatore e sebbene ciò riduca l'incidenza della G.V.H, è altrettanto vero che, per contro, spesso aumenta l'incidenza di recidiva della leucemia; la causa di ciò dipende dall'inibizione degli effetti del trapianto nei confronti della leucemia.

Altri organi

C'è da aspettarsi che il miglioramento delle tecniche di controllo del processo di rigetto incoraggerà i trapianti anche per altre condizioni patologiche; ad esempio è in continuo aumento il numero di trapianti in corso di diabete, con una percentuale di successo che ha raggiunto circa il 40%. Il 47% di sopravvivenza a 5 anni per i trapianti di polmone non è ancora soddisfacente e si prospettano risultati soddisfacenti per il trattamento di ustioni gravi.

Inoltre sono stati descritti anche i risultati sperimentali circa il trapianto di cellule del sistema nervoso. Nel caso di animali da esperimento, che presentano la degenerazione delle cellule del Purkinje, il trapianto nel sito appropriato di cellule cerebellari determina la risoluzione della manifestazione clinica. Tale condizione mostra delle analogie con l'atassia cerebellare nell'uomo. Gli studi clinici sul trapianto di neuroni embrionali secernenti dopamina per il trattamento della malattia di Parkinson, sono stati ostacolati dalla morte di un elevato numero di cellule trapiantate.

Tabella 15.1 Associazione tra HLA e malattie. (Dati provenienti prevalentemente da L.P. Ryder, E. Andersen & A. Svejgaard (1979) Tissue Antigens (suppl.) and E. Thorsby (1995) The Immunologist, 3,51.).

MALATTIA	ALLELE HLA	RISCHIO RELATIVO
a Associazione con MHC di classe II		
Tiroide di Hashimoto	DR11	3.2
Mixedema primitivo	DR17	5.7
Morbo di Graves	DR17	3.7
Diabete insulino dipendente	DQ8	14
	DQ2/8	20
	DQ6	0.2
Malattia di Addison	DR17	6.3
Sindrome di Goodpasture	DR2	13.1
Artride rematoide	DR4	5.8
Artride rematoide giovanile	DR8	8.1
Sindrome di Sjögren	DR17	9.7
Epatite cronica (autoimmune)	DR17	13.9
Sclerosi multipla	DR2,DQ6	12
Narcolessia	DQ6	38
Dermatite erpetiforme	DR17	56.4
Morbo celiaco	DQ2	3.6
Lebbra tubercoloide	DR2	8.1
b Associazione con MHC di classe I, HLA-B27		
Spondilite anchilosante	B27	87.4
Malattia di Reiter	B27	37.0
Artrite post-salmonella	B27	29.7
Artrite post-shigella	B27	20.7
Artrite post-yersinia	B27	17.6
Artrite post-gonococcica	B27	14.0
Uveite	B27	14.6
Amiloidosi in corso di artride remaumatoide	B27	8.2
c Altre associazioni con MHC di classe I		
Tiroide subacuta	B35	13.7
Psoriasi volgare	Cw6	13.3
Emocromatosi idiopatica	A3	8.2
Milastenia gravis	B8	4.4

ASSOCIAZIONE TRA MALATTIA E TIPI DI HLA

Associazione con le malattie immunologiche

In tabella 15.1 sono elencate numerose associazioni tra patologie cliniche e specifici genotipi HLA. Il riscontro di una significativa associazione tra una data specificità HLA e una malattia non implica che sia stato identificato il gene di suscettibilità alla malattia; è infatti possibile che attraverso il linkage disequilibrium si evidenzi una correlazione migliore tra la condizione patologica e un altro gene del sistema HLA. Il linkage disequilibrium descrive lo stato a livello del quale geni saldamente collegati tra di loro su un cromosoma tendono a rimanere associati piuttosto che essere randomizzati geneticamente nella popolazione.

Molte, ma non tutte, le patologie associate all'HLA sono di tipo autoimmune e la spiegazione di ciò non è ancora chiara. Molte condizioni autoimmuni sono associate a geni dell'MHC di classe II, suggerendo che questi controllino il tipo di reazione che seguirà la presentazione di autoantigeni o di altri antigeni causali alle cellule T. In alternativa il complesso MHC associato a particolari peptidi del self potrebbe selezionare positivamente o negativamente una popolazione di cellule T reattive o suppressor. Un'altra possibilità è che gli antigeni HLA possano influenzare la suscettibilità della cellula ad un'infezione virale, influendo sullo sviluppo dell'autoimmunità verso componenti della superficie cellulare stessa.

Il diabete mellito insulino-dipendente è associato al *DQ2* e al *DQ8*, ma la più forte suscettibilità alla malattia si ottiene in presenza dell'**eterozigosi DQ2/DQ8**. Il fatto che due geni insieme siano necessari a determinare la maggiore suscettibilità alla malattia e il fatto che questo dato sia stato riscontrato universalmente in tutte le popolazioni, implica che le molecole DQ, e non altre molecole in linkage disequilibrium, siano primariamente coinvolte nella suscettibilità alla patologia. La presenza del *DQ6* fornisce invece un effetto protettivo (tabella 15.1).

Il *DR4* e, in misura minore, il *DR1* rappresentano i fattori di rischio genetici per lo sviluppo dell'**artrite reumatoide** nella popolazione caucasica. L'analisi dei sottogruppi del *DR4*, nonché lo studio di altre etnie per le quali l'influenza del *DR4* è minima, hanno consentito di identificare l'elemento di suscettibilità alla malattia in una particolare sequenza lineare di residui dal 67 al 74. Questo gruppo di aminoacidi rappresenta una regione altamente polimorfica che costituisce particolari "tasche" nella zona di legame con il peptide. Così come accade nel diabete, l'allele *DR2* è presente in misura minore, ma pazienti *DR2*-positivi presentano la malattia in forma meno severa; ciò sta a significare che il gene legato al *DR2* potrebbe avere in qualche misura una funzione protettiva nei confronti della malattia.

Per quanto riguarda la **spondilite anchilosante** è stata descritta una stretta associazione tra la malattia e l'*HLA-B27*. Circa il 95% dei pazienti presenta il fenotipo B27 rispetto al solo 5% dei soggetti di controllo. L'incidenza del *B27* è aumentata anche in altre condizioni accompagnate da sacroileite, quali la malattia di Reiter, l'uveite anteriore acuta, la psoriasi e altre forme di sacroileite in corso di artriti reattive, causate da *Yersinia*, *Salmonella* o da infezioni gonococciche. Un'ipotesi è quella che il peptide di origine batterica possa cross-reagire con la sequenza derivata dal *B27*, provocando una risposta T autoreattiva.

Difetti di C4 e C2, che sono molecole dell'MHC di classe III, predispongono allo sviluppo di malattie da immunocomplessi. Ciò potrebbe essere dovuto ad un'alterata clearance degli immunocomplessi in assenza di fattori della via classica del complemento.

IMMUNOLOGIA DELLA RIPRODUZIONE

Il feto come potenziale allotrapianto

Uno dei misteri dell'immunologia è come il feto, che esprime molecole MHC paterne, non venga normalmente respinto dalla madre. Nella placenta emocoriale umana, il sangue materno contenente linfociti immunocompetenti circola a contatto con il trofoblasto fetale e la risposta materna agli antigeni fetali è rappresentata dalla sintesi di anticorpi contro l'MHC paterno. Questi anticorpi però non producono alcun danno al trofoblasto materno per la presenza a quel livello di inibitori delle proteine del com-

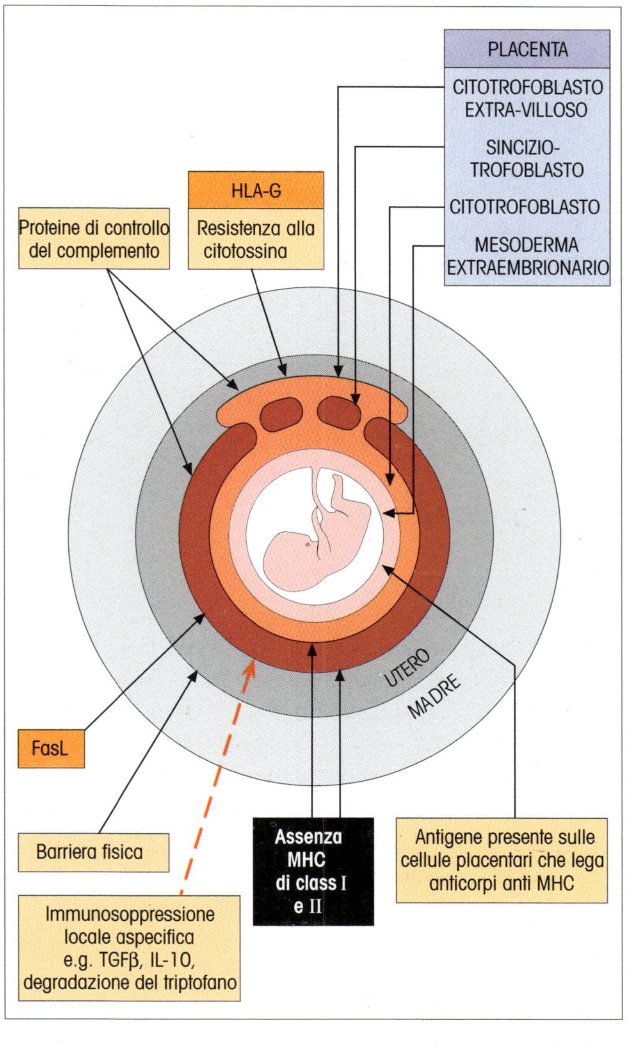

Figura 15.8 Ipotesi dei meccanismi responsabili della sopravvivenza del feto come allotrapianto nella madre. FasL, Fas ligando; IL, interleuchina; MHC, complesso maggiore di istocompatibilità; TGFβ, transforming growth factor-β.

plemento. Nella figura 15.8 sono schematizzati alcuni dei possibili meccanismi attraverso cui si evita il rigetto del feto, inteso come allotrapianto.

Un fattore ben documentato è la mancanza a livello del trofoblasto villoso placentare degli antigeni MHC di classe I e II; ciò rende il trofoblasto resistente agli attacchi da parte delle cellule T della madre. Inoltre solo il citotrofoblasto extravilloso esprime una particolare proteina associata all'HLA-G. Si tratta di una proteina appena polimorfica appartenente all'MHC di classe I che, legandosi a recettori inibitori delle cellule natural killer (NK), protegge il trofoblasto dall'azione citotossica delle NK uterine.

Per di più oggi c'è l'evidenza che la placenta di per sé produca citochine inibitorie come l'IL-10, il transforming growth factor-β (TGFβ) e l'IL-4 che promuovono la risposta Th2 e inibiscono quella Th1. Altri fattori che potrebbero proteggere il feto sono: la presenza di FasL a livello dell'interfaccia materno-fetale del trofoblasto e la soppressione dell'attività delle cellule T attraverso la degradazione del triptofano, attuata dall'enzima catabolico indolamina 2,3-diossigenasi presente nei macrofagi e nelle cellule trofoblastiche.

TAVOLA RIASSUNTIVA

Il rigetto di trapianto è una reazione immunologica

- Mostra specificità, la seconda risposta è più acuta, è mediata da linfociti e vengono sintetizzati anticorpi specifici verso il tessuto trapiantato.

Conseguenze dell'incompatibilità del complesso maggiore di istocompatibilità (MHC)

- Le molecole MHC di classe II provocano una reazione mista linfocitaria (MLR) di proliferazione e trasformazione blastica quando linfociti geneticamente diversi interagiscono tra loro.
- Le differenze delle molecole di classe II sono largamente responsabili delle reazioni dei linfociti verso gli antigeni dell'ospite (reazione del trapianto verso il ricevente (G.V.H.)).

Meccanismi di rigetto

- I linfociti CD8+ giocano un ruolo centrale nella prima risposta di rigetto acuto precoce.
- L'intensità del rigetto dell'allotrapianto dipende dal sorprendente ampio numero di precursori cellulari allospecifici. Ciò deriva soprattutto dalla varietà di cellule T che riconoscono l'allo-MHC più i peptidi self più un piccolo numero che direttamente riconosce la molecola allo-MHC; il rigetto tardivo coinvolge in maniera crescente peptidi allogenici presentati dal MHC self.

Esistono diverse forme di rigetto

- Anticorpi preformati provocano il rigetto iperacuto nell'arco di minuti.
- Il rigetto acuto è mediato principalmente da cellule T citotossiche.
- Il rigetto tardivo o cronico è dovuto al rilascio di citochine proinfiammatorie da parte dei macrofagi nella parete vasale. Questa arteriosclerosi potrebbe essere anche sostenuta da anticorpi diretti contro il donatore o da deposizione di immunocomplessi.

Prevenzione del rigetto

- Il rigetto può essere minimizzato effettuando prove crociate di compatibilità dell'MHC e dei gruppi ABO tra il donatore e il ricevente.
- l rigetto può essere bloccato da agenti che inducono un'immunosoppressione generale come farmaci antimitotici quali azatioprina o corticosteroidi. La ciclosporina e l'FK506 prevengono la produzione di interleuchina-2 (IL-2) e la rapamicina blocca il segnale di trasduzione innescato dall'attivazione del recettore dell'IL-2.
- Un numero di anticorpi monoclonali cellule-T specifici, come l'anti-CD3 e l'anti-IL-2R, sono utili nel controllare il rigetto di trapianto.

Xenorigetto

- Il maggior ostacolo all'uso di organi animali è il rigetto iperacuto dovuto alla presenza di anticorpi xenoreattivi verso l'ospite.

Esperienza clinica nei trapianti

- I trapianti di cornea e di cartilagine sono avascolari e quindi ben tollerati.

• Il trapianto di rene da ottimi risultati, nonostante l'immunosoppressione debba di regola essere continua.

• Tassi di successo caratterizzano il trapianto di cuore e di fegato; non si può dire altrettanto del trapianto di polmone.

• I trapianti di midollo per il trattamento di immunodeficienza o anemia aplastica sono accettati tra fratelli compatibili, ma nel trapianto di midollo allogenico è difficile evitare la G.V.H.D. Le cellule staminali possono essere ottenute da sangue di cordone ombelicale o da sangue periferico, specialmente dopo somministrazione del fattore stimolante le colonie di granulociti (G-CSF).

• Ci sono due forme di malattia G.V.H., una forma acuta caratterizzata da grave coinvolgimento cutaneo, epatico e gastrointestinale ed una cronica che somiglia alla sclerodermia.

Associazione tra tipi di HLA e malattia

• Specificità HLA sono spesso associate a particolari malattie, ad esempio l'associazione dell'HLA-B27 con la spondilite anchilosante, del DR4 con l'artrite reumatoide e del DQ2 e DQ8 con il diabete insulino-dipendente di tipo 1. La ragione di queste associazioni è sconosciuta.

Il feto come allotrapianto

• Le differenze tra l'MHC della madre e del feto potrebbero essere utili per il feto, ma in quanto potenziale innesto deve essere protetto dall'attacco della madre.

• Un importante meccanismo di difesa è la mancanza a livello del sinciziotrofoblasto e del citotrofoblasto, che forma il rivestimento esterno della placenta, degli antigeni MHC di classe I e II.

• Il citotrofoblasto extravilloso esprime una proteina dell'MHC di classe I non comune né polimorfica, l'HLA-G, che inibisce la citotossicità delle cellule natural killer (NK) materne.

• La placenta produce citochine inibitorie e altri fattori che proteggono dalle cellule T materne.

Consultare il sito web **(www.roitt.com)** per le domande a scelta multipla.

LETTURE CONSIGLIATE

Buckley, R.H. (2003) Transplantation immunology: Organ and bone marrow assessment and modulation of the immune response. *Journal of Allergy and Clinical Immunology*, **111**, S733–44.

Daar, A.S. (Chairman) (1999) Animal-to-human organ transplants—a solution or a new problem? *Bulletin of the World Health Organization*, **77**, 54–61. [An in-depth round table discussion.]

Mellor, A.L. & Munn, D.H. (2000) Immunology at the maternal–fetal interface: Lessons for T-cell tolerance and suppression. *Annual Review of Immunology*, **18**, 367–91.

Morris, P.J. (ed.) (2000) *Kidney Transplantation: Principles and Practice*, 5th edn. W.B. Saunders & Company, Philadelphia.

Murphy, W.J. & Blazar, B.R. (1999) New strategies for preventing graft-versus-host disease. *Current Opinion in Immunology*, **11**, 509–15.

Niederkorn, J.Y. (1999) The immune privilege of corneal allografts. *Transplantation*, **67**, 1503–8.

Reisner, Y. & Martelli, M.J. (1999) Stem cell escalation enables HLA-disparate haematopoietic transplants in leukaemia patients. *Immunology Today*, **20**, 343–7.

Tabbara, I.A. (2002) Allogeneic hematopoietic stem cell transplantation: Complications and results. *Archives of Internal Medicine*, **162**, 1558–66.

Thorsby, E. (1995) HLA-associated disease susceptibility. *The Immunologist*, **3**, 51–8.

Waldmann, H. (ed.) (2003) Section on transplantation. *Current Opinion in Immunology*, **15**, 477–511.

CAPITOLO 16

L'immunologia dei tumori

Da molto tempo si pensa che il meccanismo di rigetto dell'allotrapianto rappresenti un mezzo per mantenere le cellule dell'organismo sotto la così detta "**sorveglianza immunologica**", in modo tale che cellule mutate con potenziale neoplastico possano essere identificate ed eliminate. Affinché ciò avvenga, le cellule neoplastiche devono esprimere nuove molecole di superficie che ne consentano il riconoscimento da parte del sistema immunitario. Inoltre il riconoscimento degli antigeni neoplastici può avvenire anche mediante anticorpi monoclonali rivolti contro di essi o grazie a cellule T citotossiche specifiche (Tc). L'identificazione di antigeni neoplastici attraverso il riconoscimento mediato dai linfociti T è fondamentale per la sintesi, in futuro, di vaccini nei confronti di tumori solidi.

MODIFICHE SULLA SUPERFICIE DELLE CELLULE NEOPLASTICHE (figura 16.1)

Antigeni controllati da virus

Una sostanziale minoranza di tumori si sviluppa in seguito ad infezioni sostenute da virus oncogeni a DNA, come il virus di Epstein Barr (EBV) per i linfomi e il virus del papilloma umano (HPV) per i tumori della cervice, o da virus ad RNA come il virus linfotropico di tipo 1 (HTLV-1). Dopo l'infezione infatti, i virus esprimono geni omologhi ad oncogeni cellulari che interferiscono con la crescita, la divisione e l'apoptosi delle cellule. Il mancato controllo di questi geni può dunque portare ad una potenziale trasformazione neoplastica. I peptidi di derivazione virale, associati al complesso maggiore di istocompatibilità sulle cellule tumorali, si comportano come antigeni trapiantati che generano Tc specifiche.

Espressione di geni normalmente silenti

La proliferazione incontrollata delle cellule neoplastiche consente l'espressione da parte delle cellule stesse dei prodotti di geni normalmente silenti. I tumori infatti possono esprimere proteine normalmente silenti nell'individuo adulto, ma presenti durante la vita fetale. Gli antigeni oncofetali comprendono l'α-fetoproteina (AFP), riscontrata nelle cellule del carcinoma epatocellulare primitivo e l'antigene carcinoembrionario (CEA) prodotto da carcinomi gastrointestinali e mammari. Questi antigeni possono essere presenti anche nell'ambito di varie condizioni infiammatorie, ma il monitoraggio dei loro livelli sierici è utile per la diagnosi e la valutazione della progressione di malattie neoplastiche.

La maggior parte degli antigeni neoplastici specifici è rappresentata da peptidi completamente alterati o da forme mutate di proteine normalmente prodotte da cellule sane, complessate a molecole MHC di classe I. Questi peptidi, che solitamente non sono destinati ad essere esposti sulle membrane cellulari plasmatiche, possono comunque "segnalare" la loro presenza alle cellule T attraverso un meccanismo MHC/peptide processato. Come già anticipato, una parte degli antigeni neoplastici specifici è codificata

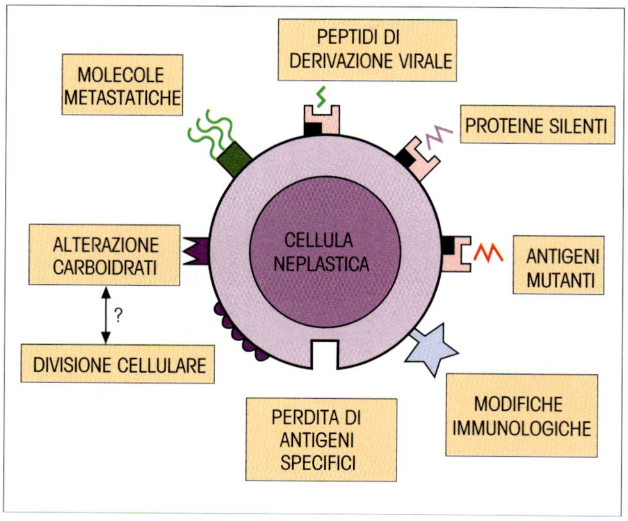

Figura 16.1 Modifiche di superficie della cellula tumorale. Le modifiche dei carboidrati di superficie possono verificarsi durante la divisione cellulare.

da famiglie di geni solitamente silenti nella maggior parte dei tessuti normali. Per esempio il gene MAGE (gene dell'antigene del melanoma), che codifica per proteine trovate sulla superficie dei melanomi e di altri tumori, è di regola presente solo nel testicolo umano. Pazienti affetti da malattie neoplastiche presentano spesso linfociti T citotossici (CTLs) specifici nei confronti di tali peptidi; da ciò l'indicazione che gli antigeni possano indurre una risposta immunitaria e rappresentare dunque un obiettivo ideale per l'immunoterapia.

Antigeni mutanti

Altri antigeni sono invece codificati da geni espressi da cellule sane, ma modificati nella loro struttura dalle cellule tumorali. Queste mutazioni possono causare la sostituzione anche di un singolo aminoacido. Mutazioni puntiformi di oncogeni o di geni che sopprimono l'attività tumorale possono spiegare l'ampia varietà di antigeni trovati su tumori carcinogeno indotti. Il gene che codifica per l'inibitore del ciclo cellulare p53 è il bersaglio di diverse mutazioni implicate nella genesi di numerose neoplasie, mentre gli oncogeni umani ras differiscono dalla loro controparte normale per la presenza di mutazioni puntiformi che solitamente determinano la sostituzione di un singolo aminoacido. Queste mutazioni sono state riscontrate nel 40% delle lesioni paraneoplastiche e dei carcinomi del colon-retto nell'uomo, in più del 90% dei cancri pancreatici, nella leucemia mieloide acuta e nelle sindromi preleucemiche. L'oncogene HER-2/*neu* codifica per una proteina di membrana espressa da numerosi tumori umani, soprattutto carcinomi dell'ovaio e della mammella, a livello dei quali potrebbe rappresentare un marcatore per anticorpi monoclonali o Tc.

Antigeni di differenziazione tessuto-specifici

Un tumore che si sviluppa da un particolare tessuto può esprimere antigeni di differenziazione propri di quel tessuto. Ad esempio, i tumori della prostata possono produrre e rilasciare in circolo l'antigene prostatico specifico (PSA); quest'ultimo può poi essere dosato, rappresentando un test di screening per il cancro della prostata. Le cellule linfoidi possono trasformarsi in cellule neoplastiche ad ogni stadio di differenziazione o maturazione. La loro proliferazione dà luogo ad un clone cellulare virtualmente congelato ad un particolare stadio dello sviluppo, proprio a causa di un blocco nella maturazione. Le cellule neoplastiche esprimo sulla superficie i marcatori che ci si aspetterebbe di trovare su linfociti normali, allo stadio di sviluppo corrispondente al momento in cui la maturazione si è interrotta. Così cellule della leucemia linfatica cronica somigliano a cellule B mature, poiché esprimono sulla loro superficie MHC di classe II e immunoglobuline (Ig), anche se di un singolo idiotipo per ciascun paziente. Linfomi a cellule B presentano sulla loro superficie CD19, CD20 e catene leggere k o λ, in base alla catena leggera espressa dalla cellula originaria. Allo stesso modo tumori a cellule T esprimono il recettore delle cellule T (TCR) in associazione al CD3 o ad altri antigeni di superficie come il CD4, CD8, CD2, CD7 o il CD25, recettore per l'interleuchina-2 (IL-2). Utilizzando anticorpi monoclonali diretti contro specifici antigeni delle cellule T o B è stato possibile classificare le malattie linfoproliferative a seconda del fenotipo della corrispondente cellula normale (figura 16.2).

I tumori maligni possono non esprimere molecole MHC di classe I

La trasformazione neoplastica delle cellule potrebbe essere associata alla perdita o alla ridotta espressione di molecole MHC di classe I, che nella maggior parte dei casi può corrispondere ad un aumento del potenziale metastatico. Questo dato, spiega presumibilmente, la ridotta vulnerabilità del tumore all'azione delle cellule T ma non a quella delle cellule natural killer (NK). Nel cancro della mammella ad esempio, circa il 60% dei tumori metastatici manca dell'MHC di classe I.

Modifica della struttura glicoproteica

Il mancato controllo del metabolismo nelle cellule tumorali porta spesso alla presentazione di glicoproteine o glicolipidi di superficie alterati. Alcune di queste molecole sono utili nella diagnosi e nel follow-up di pazienti affetti da cancro, come il CA-125 presente in maniera significativa sulla superficie cellulare di carcinomi dell'ovaio o dell'utero. Allo stesso modo il CA 19-9 è espresso ad alti livelli dalla maggior parte dei pazienti con carcinoma del tratto gastrointestinale o della mammella. Una forma di mucina alterata, riscontrata nei tessuti pancreatici o mammari, può essere riconosciuta da CTL o da anticorpi.

RISPOSTA IMMUNE NEI CONFRONTI DEI TUMORI

Sorveglianza immunologica nei confronti di tumori fortemente immunogenici.

La **teoria della sorveglianza immunologica** suggerirebbe che pazienti il cui sistema immune sia stato soppresso, presentino una ricorrenza maggiore di tumori. Questo sembra essere senza dubbio il caso di tumori fortemente immunogenici. Pazienti immunocompromessi, che vivono in regioni ad alta esposizione solare, sviluppano un numero considerevole di neoplasie della pelle, ed in generale pazienti sottoposti a trapianto o a terapie con farmaci immunosoppressori sono, senza dubbio suscettibili a cancri della pelle, spesso associati a linfomi EBV e HPV positivi. Inoltre i linfomi che si sviluppano nei bambini immunodeficienti affetti dalla sindrome di Wiskott-Aldrich o dall'atassia teleangectasia, esprimono geni propri dell'EBV. D'altro canto non c'è una chiara evidenza che tumori spontanei non indotti da virus, così come sono i più comuni tumori umani, presentino un'aumentata incidenza in soggetti immunocompromessi o in topi atimici.

Un ruolo per le risposte immuni acquisite?

Sono stati fino ad ora descritti numerosi meccanismi immunologici rivolti contro i tumori, ma non è ancora chiaro quale di questi sia implicato in una risposta antitumorale protettiva. Si pensa che i linfociti T citotossici provvedano alla sorveglianza immunologica attraverso il riconoscimento e la distruzione delle cellule neoplastiche. Tra i meccanismi messi in atto dai linfociti T citotossici per la distruzione delle cellule tumorali vi è l'esocitosi di granuli contenenti molecole con effetto citotossico come perforina e granzyme e la secrezione di tumor necrosis factor

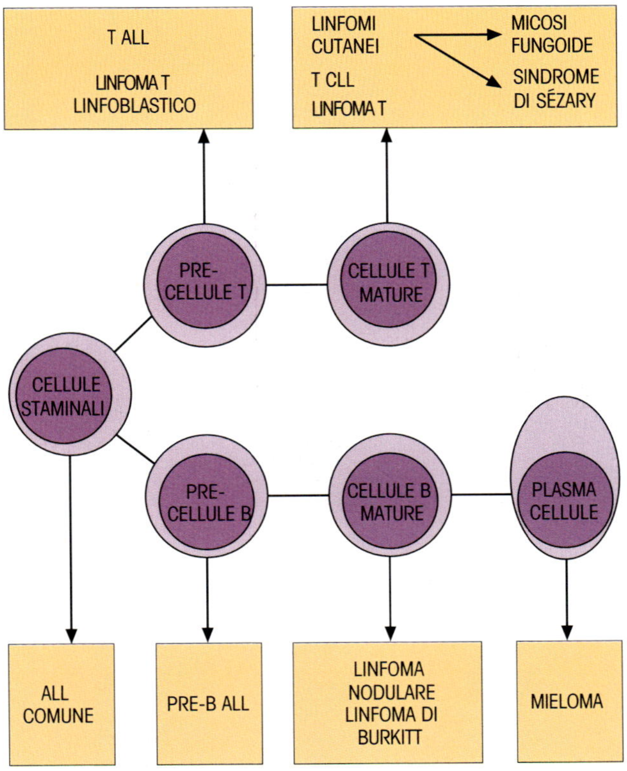

Figura 16.2 Fenotipi cellulari di tumori umani linfoidi (Dopo M.F. Graves & Janossy, comunicazione personale). ALL, leucemia acuta linfoblastica; CLL, leucemia linfatica cronica.

(TNF), che presenta analoga attività antitumorale. Un meccanismo forse più importante è basato sull'interazione diretta tra cellula e cellula effettrice-bersaglio, attraverso il legame tra la molecola Fas, presente sulla cellula neoplastica, e il Fas ligando (FasL) espresso dalle cellule Tc. L'attivazione di Fas mediata da FasL determina l'apoptosi della cellula tumorale (figura 16.3). Il ruolo che i CTL giocano nell'immunità tumorale non è chiaro, ma pazienti affetti da neoplasie maligne posseggono linfociti circolanti ed infiltranti il tumore, che in vitro presentano attività citotossica nei confronti delle cellule tumorali. I meccanismi grazie ai quali le cellule tumorali resistono a questo attacco verrà discusso in seguito.

Un ruolo per l'immunità innata?

Parlando di immunità nei confronti dei tumori si potrebbe pensare solo in termini di "risposta acquisita", mentre è oggi formalmente accettato che i meccanismi innati svolgano un ruolo significativo. I macrofagi, che spesso infiltrano la massa tumorale, possono distruggere le cellule neoplastiche in coltura attraverso la produzione di intermedi reattivi dell'ossigeno (ROIs) e TNF. Allo stesso modo le cellule

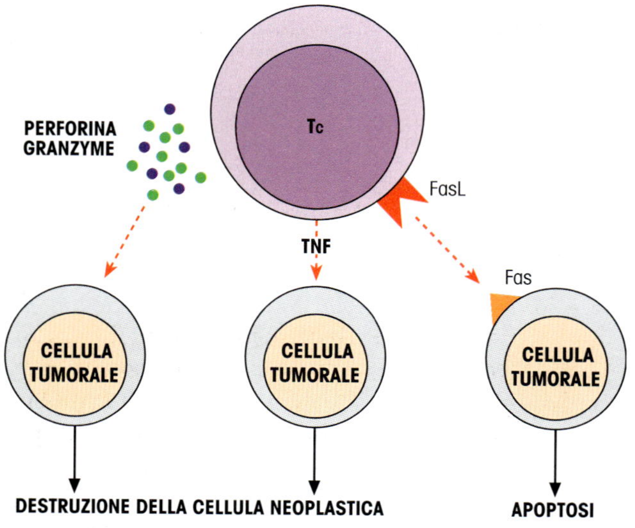

Figura 16.3 Meccanismi coinvolti nella distruzione dei tumori mediata da cellule T citotossiche (Tc). FasL, Fas ligando; TNF, tumor necrosis factor.

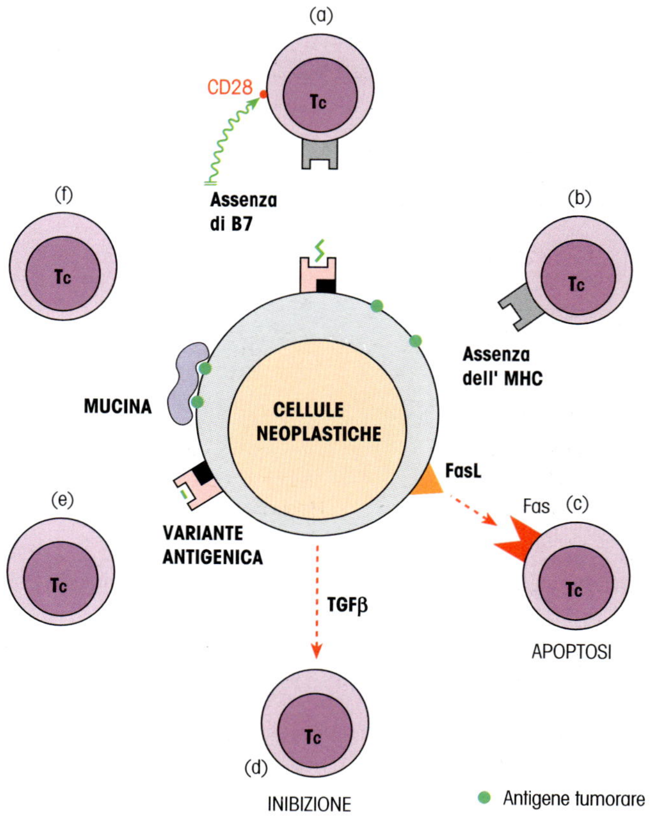

Figura 16.4 Meccanismi attraverso i quali le cellule neoplastiche evadono la risposta immune. Le cellule tumorali possono: (a) non esprimere molecole costimolatorie come B7; (b) esprimere ridotti livelli di MHC di classe I; (c) esprimere FasL (Fas ligando) che provoca l'apoptosi delle cellule T citotossiche (Tc); (d) produrre varie citochine in grado di inibire la risposta immune; (e) sviluppare varianti cellulari che non esprimono antigene; (f) produrre mucine che mascherano i loro antigeni. TGFβ; trasforming growth factor-β.

NK sono responsabili del primo meccanismo cellulare contro la disseminazione per via ematica di metastasi. Che queste cellule siano implicate nella difesa verso i tumori è suggerito da studi su un ceppo di topi beige congenitamente privi di cellule NK. Questi animali muoiono a causa di tumori spontanei molto prima di topi appartenenti a ceppi non carenti.

Le cellule NK a riposo hanno un'attività citotossica spontanea nei confronti di cellule appartenenti ad alcuni tumori; le cellule NK attivate dall'interleuchina-2 (cellule killer attivate da linfochine o cellule LAK) esprimono invece la loro attività citotossica a livelli molto più elevati e su un più ampio spettro di cellule bersaglio. Come è stato precedentemente descritto, il riconoscimento mediato dall'MHC di classe I impartisce un segnale di inattivazione per le cellule NK; quindi la mancata espressione di tale molecola da parte della cellula tumorale, potrebbe renderla più sensibile all'attacco delle cellule natural killer.

Meccanismi di evasione dei tumori dal controllo del sistema immunitario

La maggior parte dei tumori si sviluppa in individui che non sono immunocompromessi. Ciò indica che le cellule tumorali posseggono strumenti utili ad evadere la risposta immunitaria innata ed acquisita. Sono numerosi i meccanismi fino ad ora ipotizzati. (figura 16.4). Il più importante di questi è rappresentato dal fatto che le cellule neoplastiche, non possedendo molecole costimolatorie come B7 (CD80 e CD86), presentano un difetto nella processazione e nella presentazione dell'antigene. Quando il riconoscimento antigene-complesso MHC avviene in assenza di costimolazione la cellula T va incontro ad anergia. Le cellule neoplastiche non sono in grado di esprimere anche altre molecole importanti per l'attivazione delle cellule T, quali l'MHC di classe II o molecole di adesione come ICAM-1 (molecola di adesione intercellulare-1) o LFA-3 (antigene tipo 3 associato alla funzione linfocitaria). Inoltre, come precedentemente descritto, molti tumori esprimono ridotti o addirittura assenti livelli di MHC di classe I, e ciò conferisce resistenza all'azione dei Tc ma probabilmente una maggiore suscettibilità all'azione delle NK. Altri tumori invece esprimono FasL che induce l'apoptosi dei linfociti autologhi, infiltranti la massa tumorale, che esprimono Fas. Le stesse cellule tumorali possono rilasciare fattori immunosoppressori come il transforming growth factor β

Tabella 16.1 Potenziali target antigenici tumorali per immunoterapia. Riprodotto con il permesso di L. Fong e E. G. Engleman (2000).

Antigene	Neoplasia
Tumore specifico	
Regione V delle immunoglobuline	Linfoma non Hodgkin a cellule B
	Linfoma non Hodgkin a cellule T
Regione V del TCR	Cancro pancreatico, del polmone, del colon
Mutazione p21/ras	Cancro della testa e del collo, vescicale, polmonare, del colon-retto
Mutazione p53	
Di sviluppo	
Prodotto di fusione di p210/bcr-abl	Leucemia mieloide cronica, leucemia acuta linfoblastica
MART-1/Melan A	Melanoma
MAGE-1, MAGE-3	Melanoma, cancri del polmone, gastrico colon-retto
Famiglia GAGE	Melanoma
Telomerase	Vari
Virale	
Virus del papilloma umano	Cancro penieno, cancro della cervice
Virus di Epstein–Barr	Linfoma di Burkitt, carcinoma naso-faringeo, disordini linfo-proliferativi post-trapianto
Tissuto specifico	
Tirosinasi	Melanoma
gp100	Melanoma
Fostatasi acida prostatica	Cancro della prostata
Antigene prostatico specifico	Cancro della prostata
Antigene prostatico specifico di menbrana	Cancro della prostata
Tireoglobulina	Cancro alla tiroide
α-fetoproteina	Cancro epatico
Aumentata espressione	
HER-2/neu	Cancro al polmone e alla mammella
Antigene carcinoembrionario	Cancro al polmone, mammella, colon-retto
Muc-1	Cancro al polmone, pancreatico, duarico e dal colon-retto

(TGFβ), una potente citochina dall'effetto inibitorio su molti mediatori della risposta immune; oppure possono produrre mucine che nascondono i loro antigeni impedendone il riconoscimento da parte del sistema immune.

APPROCCI ALL'IMMUNOTERAPIA CONTRO IL CANCRO

Nonostante la sorveglianza immunologica sembri agire solo nei confronti di tumori fortemente immunogenici, la nuova affascinante scoperta sul potere antigenico di proteine mutate e precedentemente silenti (tabella 16.1), apre la strada allo sviluppo di terapie immunologiche contro il cancro. Ciò ovviamente sarà possibile solo quando la dimensione del tumore venga ridotta dal trattamento chirurgico o dalla radio-chemioterapia.

Terapia citochinica antigene-indipendente

Trattamento con citochine

Come è stato precedentemente descritto, il network delle citochine è estremamente complesso e la somministrazione di una citochina designata a stimolare una via della risposta immunitaria potrebbe, per contro portare all'inibizione di un'altra via della risposta stessa. In alcuni casi la somministrazione di una citochina per via sistemica ha prodotto gravi effetti collaterali con conseguenze mortali.

L'interleuchina-2 ad esempio, è stata utilizzata in corso di numerosi protocolli sperimentali per indurre l'espansione delle cellule Tc e NK, ma un certo numero di pazienti trattati ha presentato seri eventi avversi quali febbre, shock e sindrome dei capillari fragili, legati alla liberazione di altre citochine. Un altro approccio terapeutico è quello di espandere la popolazione di linfociti nel sangue periferico, in modo da generare un ampio numero di cellule LAK che possano, una volta reinfuse nel paziente, distruggere le cellule tumorali. La somministrazione di LAK autologhe, in associazione ad alte dosi di IL-2, ha portato ad una riduzione considerevole della massa tumorale in uno studio effettuato su pazienti affetti da cancro renale.

Il tumor necrosis factor (TNF) è in grado di distruggere le cellule neoplastiche, provocando emorragia all'interno della massa tumorale. Purtroppo la somministrazione per via sistemica del TNF determina l'attivazione della cascata citochinica e di conseguenza lo sviluppo di gravi effetti tossici.

L'utilizzo di interferon-α (IFN) e IFN-β, in pazienti affetti da leucemia a cellule capellute o micosi fungoide, ha evidenziato un tasso di risposta pari all'80-90%.

Per quanto riguarda i meccanismi attraverso i quali gli IFN potrebbero espletare un effetto antitumorale, si pensa che in alcuni tumori essi possano agire primariamente come agenti antiproliferativi. In altri casi potrebbe essere importante l'attivazione delle cellule NK e dei macrofagi, mentre aumentando l'espressione delle molecole MHC di classe I si potrebbe rendere i tumori più sensibili al controllo attuato dal sistema immunitario. In alcune circostanze anche l'effetto antivirale potrebbe contribuire. Nell'ambito di malattie come il carcinoma renale o la leucemia a cellule capellute, gli interferoni hanno prodotto risultati significativamente migliori rispetto alle sole terapie convenzionali.

Per quanto riguarda il trattamento della patologia neoplastica, molti studiosi ipotizzano che gli interferoni avranno un ruolo nella terapia di numerosi tumori in combinazione con vari agenti chemioterapici o con immunoterapia attiva.

Ruolo delle risposte cellulo-mediate

Immunizzazione con antigeni virali

Sulla base del concetto che alcuni tipi di tumori (es. linfoma) siano causati da oncovirus, sono stati effettuati tentativi di isolare il virus e preparare vaccini adatti ad esso. Un esempio è rappresentato dal tentativo di proteggere i polli dallo sviluppo del linfoma di Marek. In questo caso la vaccinazione degli animali con un herpes virus nativo dei tacchini, effettuata su larga scala, ha dato risultati incoraggianti. Per quanto riguarda il linfoma di Burkitt umano è in corso lo sviluppo di un vaccino per sfruttare la capacità delle cellule Tc di colpire gli antigeni EBV correlati, presenti su tutte le cellule tumorali.

Immunizzazione con cellula tumorale intatta

Questo tipo di immunizzazione fornisce agli studiosi il vantaggio di non dover necessariamente conoscere la natura dell'antigene in causa. Lo svantaggio è rappresentato dal fatto che la maggior parte dei tumori sono debolmente immunogenici e non presentano un antigene, cosicché non sono in grado di attivare le cellule T dalla preesistente condizione di riposo. Va ricordato che il complesso MHC-peptide presente sulla superficie della cellula tumorale non è in grado di per sé di attivare le cellule T che, in assenza di costimolazione, andranno incontro ad anergia. Quest'ultima rappresenta una importante limitazione allo sviluppo della risposta immune specifica. Infatti per spingere le cellule T ad un'attiva proliferazione e differenziazione sono necessarie molecole costimolatorie come B7.1 (CD80) e B7.2 (CD86) e citochine. Una volta che le cellule T siano state attivate, la costimolazione accessoria non è più necessaria grazie all'aumentata espressione di molecole di adesione come CD2 o LFA-1. Studi effettuati su topi hanno evidenziato che la vaccinazione con cellule di melanoma transfettate con la molecola B7, generava CD8+ citolitici che proteggevano l'animale dal successivo challenge tumorale. In altre parole l'introduzione della molecola costimolatoria B7 aumenta l'immunogenicità del tumore, facendo sì che le cellule transfettate attivino i linfociti T, precedentemente in condizione di riposo, che possono così riconoscere e attaccare anche le cellule tumorali originarie, non transfettate (figura 16.5). Un altro approccio è quello di trasfettare le cellule neoplastiche con geni dell'MHC di classe II, in modo da renderle in grado di presentare alle cellule CD4+ peptidi tumorali endogeni. Un metodo meno sofisticato ma più conveniente, si avvale della somministrazione di cellule di melanoma irradiate, in associazione al BCG (bacillo di Calmette-Guérin) o altro adiuvante, in modo da generare una pletora di citochine in grado di incrementare l'efficienza nella presentazione di antigeni tumorali. Sarebbe affascinante ipotizzare che in futuro potremo transfettare un tumore in situ iniettando particelle d'oro legate a costrutti genici appropriati quali B7, IFNγ (per up-regolare le molecole MHC di classe I e II), fattore stimolante le colonie di granulociti e macrofagi (GM-CSF) e IL-2.

Terapie con subunità di vaccini

La varietà di potenziali target proteici sino ad ora identificati ha prodotto un investimento considerevole nei trial clinici terapeutici per la sintesi di vaccini a partire da peptidi. A causa del lavoro pionieristico nell'identificazione di antigeni melanoma-specifici, questo tumore è stato oggetto di molti studi. Risultati clinici incoraggianti legati alla generazione di CTL sono stati ottenuti dopo vaccinazione con peptidi associati o meno ad adiuvanti. L'inserimento di fattori supplementari come IL-2 o GM-CSF e il blocco del CTLA-4 (antigene 4 dei linfociti T citotossici) si sono rivelati determinanti per il successo.

L'idiotipo comune, presente su tumori a cellule B monoclonali che esprimono immunoglobuline di superficie, rappresenta un potenziale bersaglio per l'immunoterapia. Questa forma di trattamento comunque richiede la sintesi di un vaccino personalizzato per ciascun paziente. Altri possibili candidati per l'immunoterapia, come i peptidi antigenici melanoma specifici umani MAGE, sono rappresentati da altri antigeni tumorali specifici e da sequenze di peptidi mutanti. Le forme di immunizzazione attuabili sono numerose, compresa l'iniezione di un peptide da solo o in associazione ad un adiuvante e l'uso di virus ricombinanti che portano la sequenza codificante la proteina.

LA VACCINAZIONE CON CELLULE DENDRITICHE (DCs)

L'intrinseca capacità delle cellule dendritiche presentanti l'antigene di innescare la risposta T-cellulare è stato il punto centrale di studi per la messa a

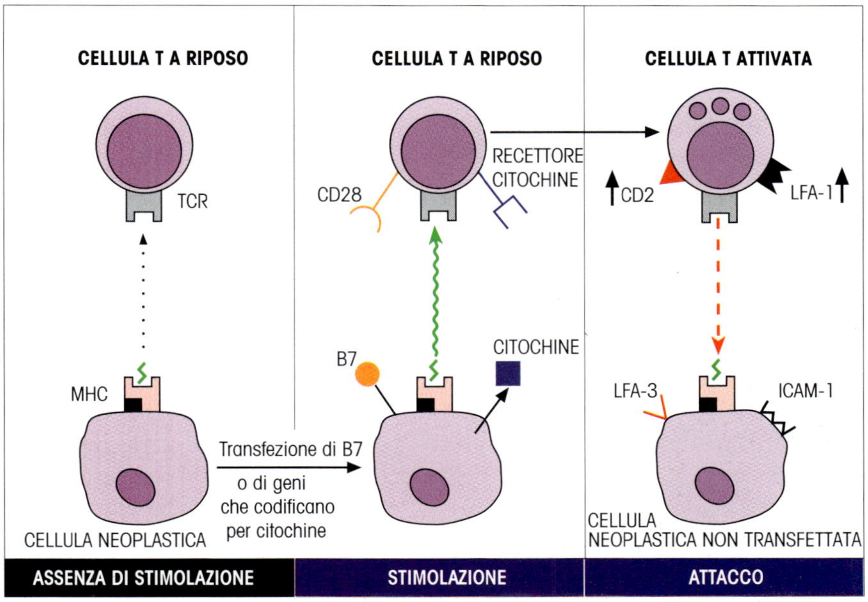

Figura 16.5 Immunoterapia attraverso transfezione di molecole costimolatorie. Il tumore è in grado di stimolare le cellule T a riposo solo in presenza della molecola costimolatoria B7 e/o in presenza di citochine quali il fattore stimolante le colonie di granulociti e macrofagi (GM-CSF), interferon γ (IFNγ), interleuchina-2 (IL-2), IL-4 e Il-7. Una volta attivate, le cellule T esprimono altre molecole costimolatorie che le rendono in grado di attaccare anche le cellule tumorali originarie, non transfettate. ICAM-1, molecola di adesione intercellulare-1; LFA, antigene associato alla funzione linfocitaria; MHC, complesso maggiore di istocompatibilità; TCR, recettore linfociti T.

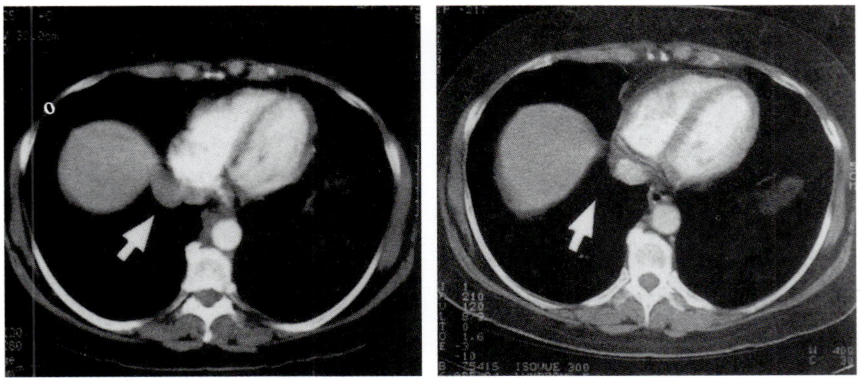

Figura 16.6 Risposta clinica a vaccino autologo costituito da cellule dendritiche stimolate con l'idiotipo proveniente da un linfoma a cellula B. TC torace del paziente (a) prima del vaccino e (b) dieci mesi dopo tre cicli di terapia. La freccia indica la massa paracardiaca (a) e la scomparsa di tutte le localizzazioni dopo 24 mesi dal trattamento. (Immagine tratta da F.J. Hsu, C. Benike, F. Fagnoni et al. (1996) Nature Medicine 2, 52; gentilmente fornita dal Prof. R. Levy e riprodotta per gentile concessione di Nature America Inc.)

punto di strategie terapeutiche. Risposte immuni protettive nei confronti del tumore sono state evocate dopo iniezione di DCs in associazione a lisati, antigeni o peptidi tumorali. La somministrazione di DCs transfettate con RNA derivato da cellule tumorali ha mostrato di indurre l'espansione di cellule T tumore-specifiche in pazienti con neoplasia. Un successo considerevole è stato raggiunto in modelli animali (figura 16.6). Per la terapia individuale di ciascun paziente è necessario un numero notevole di DCs, ottenuto attraverso l'espansione dei precursori CD34+ del midollo osseo, posti in coltura con citochine come GM-CSF, IL-4 e TNF. Alternativamente le cellule dendritiche possono essere generate a partire da monociti del sangue periferico CD14+ in presenza di GM-CSF e IL-4. Non è ancora chiaro perché la somministrazione di DCs stimolate con antigene induca risposte T cellulari specifiche e regressione del tumore, in pazienti nei quali sia le DCs che l'antigene sono già presenti in notevole quantità. L'ipotesi formulata a riguardo è che le DCs presenti all'interno o in prossimità di una neoplasia siano inattive, forse a causa della produzione di IL-10 da parte del tumore.

Terapia con anticorpi monoclonali

Le strategie

Gli immunologi sono stati affascinati per molto tempo dall'idea di eliminare le cellule neoplastiche attraverso l'uso di un anticorpo specifico o di un anticorpo associato ad una molecola killer. Così le immunotossine rappresentano un'arma miracolosa in cui una tossina di origine batterica o vegetale viene coniugata ad un anticorpo o ad un fattore di crescita. Dopo il legame alla superficie cellulare, la tossina viene internalizzata e uccide la cellula attraverso l'inibizione della sintesi proteica. Una di queste immunotossine è costituita da un anticorpo anti-idiotipo coniugato con ricina. Quest'ultima è una tossina talmente potente che una sola molecola è sufficiente a distruggere la cellula all'interno della quale essa penetra. Le immunotossine necessitano di una emivita nella circolazione ematica sufficiente affinché possano penetrare all'interno dei tumori, senza legarsi in maniera significativa alle cellule sane. Altri problemi pratici comprendono la difficoltà di far transitare gli anticorpi attraverso i vasi tortuosi presenti nei tumori e lo sviluppo, all'interno della neoplasia, di cellule mutanti che non esprimono gli antigeni bersaglio. Un'altra possibilità è quella di internalizzare sostanze fotosensibilizzanti che rendono le cellule sensibili alla terapia fotodinamica.

I radioimmunoconiugati, utilizzati in ambito diagnostico e terapeutico, portano una fonte di radiazione all'interno del tumore. Essi presentano due sostanziali vantaggi rispetto alle tossine: non sono immunogenici e possono distruggere le cellule tumorali che non esprimono più l'antigene. La radioimmunoterapia, che utilizza isotopi come Ittrio-^{90} (^{90}Y), Indio-^{111} (^{111}-In) o Iodio-^{131} (^{131}I) legati ad un anticorpo, trasporta dosi di radiazione al tessuto tumorale che sarebbero terribilmente tossiche se fossero somministrate da fonti esterne. I risultati sono addirittura migliori quando la radioimmunoterapia viene utilizzata in combinazione con chemioterapia. Lo Zevalin (o Bexaar) è un potente farmaco per il trattamento del linfoma costituito da un anticorpo monoclonale, rivolto verso l'antigene CD20 della superficie cellulare dei linfociti B, legato a ^{90}Yor^{131}Y radioattivi. Questi anticorpi monoclonali marcati con radioisotopi distruggono i linfomi a cellule B attraverso citotossicità cellulare anticorpo-dipendente (ADCC) e, agendo in sinergia con il danno del DNA indotto dalle radiazioni gamma, stimolano l'apoptosi. La terapia con questo agente ha dato risultati sorprendenti. Allo stesso modo, l'anti-CD33 umano coniugato a radionuclide (Mylotarg) è molto utile in pazienti affetti da leucemia mieloide ed è in grado di distruggere anche ampie masse tumorali.

Un'altra strategia è quella di colpire i recettori per i fattori di crescita presenti sulla superficie delle cellule neoplastiche. Il blocco di questi recettori dovrebbe privare le cellule dei segnali di crescita fondamentali per il loro sviluppo. L'erceptina è un anticorpo monoclonale che riconosce e lega la proteina HER-2/neu presente nel 30% delle cellule del

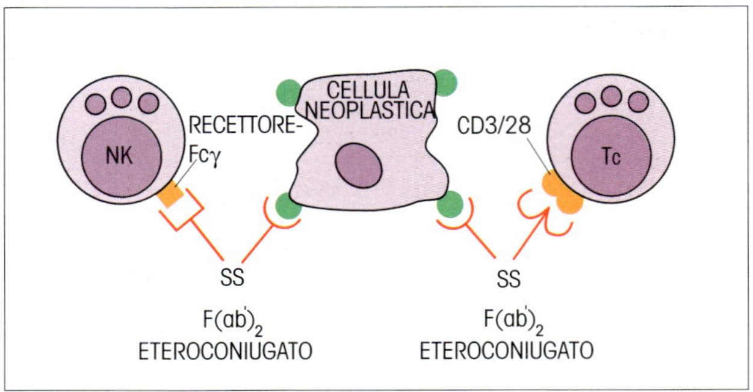

Figura 16.7 Attivazione specifica delle cellule citotossiche effettrici da parte di eteroconiugati. Il legame di frammenti F(ab')2, appartenenti ad anticorpi monoclonali specifici per il tumore, con una molecola presente sulla superficie delle natural killer (NK) o delle cellule T citotossiche (Tc), conferisce specificità allo sterrato contatto tra cellule effettrici e cellula bersaglio.

carcinoma mammario. Poiché la proteina non è presente su cellule sane, l'anticorpo attacca selettivamente il tumore provocando nella maggior parte dei casi la riduzione delle sue dimensioni. In maniera simile l'anti-CD52 umanizzato (Campath-1H o alemtuzumab) si è dimostrato efficace in un certo numero di tumori ematologici e gli anticorpi anti fattore di crescita delle cellule epidermiche (EGFR) hanno migliorato gli effetti della radio e chemioterapia convenzionale di alcuni tumori. Un altro approccio terapeutico è rappresentato dal tentativo di colpire la circolazione sanguigna che nutre il tumore. Le neoplasie, senza il supporto di vasi sanguigni, non possono crescere oltre 1 mm di diametro e, poiché il tumore è costituito da tessuto neoformato, anche i vasi ematici che lo andranno a nutrire dovranno essere sintetizzati ex novo. Questi vasi si formano attraverso un processo noto come angiogenesi. Si tratta di vasi che derivano da quelli già esistenti e presentano, rispetto ad essi, differenze biochimiche e strutturali tali da costituire il possibile bersaglio di anticorpi monoclonali.

La tecnologia genetica ha consentito lo sviluppo di anticorpi chimerici costituiti da una regione variabile legante l'antigene murino e da una regione costante umana. Le regioni variabili murine possono essere poi sostituite con la porzione umana, costituendo gli anticorpi "umanizzati" sopra citati (cf. figura 3.11). Sia gli anticorpi umanizzati che quelli murini mantengono la specificità dell'anticorpo monoclonale pur essendo molto meno immunogenici. Gli anticorpi monoclonali presentano anche altre opzioni di utilizzo nell'attacco alle cellule neoplastiche. Ad esempio la combinazione di due eteroconiugati bispecifici costituiti da anti-CD3/antitumore e anti-CD28/antitumore dovrebbe agire in maniera sinergica nell'indurre il contatto tra la cellula T e il

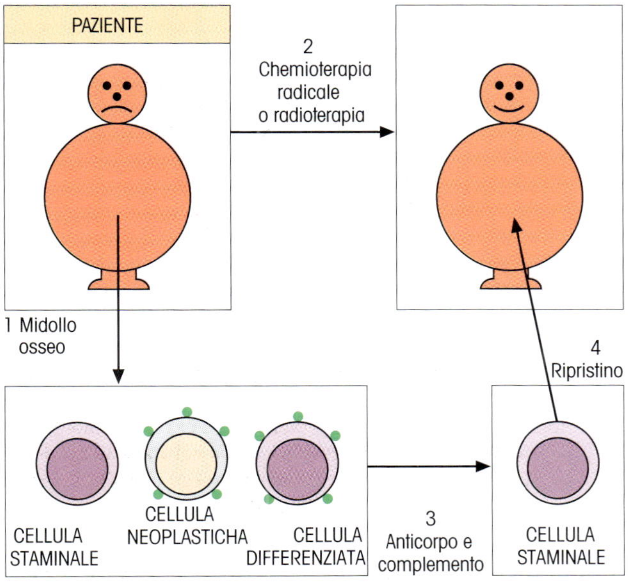

Figura 16.8 Trattamento delle leucemie attraverso salvataggio del midollo osseo autologo. Grazie all'utilizzo di anticorpi citotossici nei confronti di un antigene di differenziazione presente su cellule leucemiche e su cellule sane differenziate, ma assente sulle cellule staminali, è possibile ottenere una popolazione priva di cellule tumorali che può essere poi utilizzata per ripristinare la funzione ematopoietica in pazienti trattati radicalmente per distruggere le cellule leucemiche.

tumore per attivare la citotossicità diretta (figura 16.7).

Gli anticorpi monoclonali possono esser utilizzati anche per selezionare in vitro una popolazione di cellule staminali autologhe prive di cellule neoplastiche, che possano poi essere utilizzate per ricostituire la funzione ematopoietica in pazienti trattati con chemio e radioterapia. Questi anticorpi infatti riconoscono antigeni presenti sulle cellule leucemiche ma assenti sulle cellule staminali (figura 16.8).

La diagnosi immunologica di neoplasie linfoidi

Il miglioramento delle tecniche di citofluorimetria ed immunoenzimatica e la disponibilità di un ampio range di anticorpi monoclonali hanno consentito di sfruttare, a scopo diagnostico, il fatto che le cellule linfoidi maligne, specialmente quelle presenti nelle leucemie e nei linfomi, esprimano marcatori normalmente presenti su linfociti sani. I linfomi non-Hodgkin, più frequentemente derivanti dalla proliferazione neoplastica delle cellule B, sono caratterizzati dalla sintesi di Ig monoclonali, costituite cioè da una sola catena leggera (figura 16.9a). Nell'iperplasia reattiva a cellule B invece, la popolazione è costituita da cellule che esprimeranno entrambe le catene leggere k e λ (figura 16.9b).

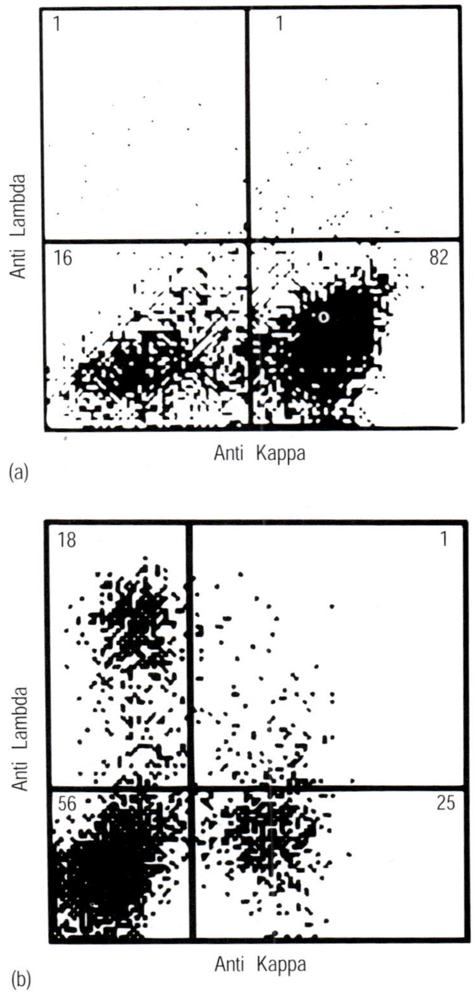

Figura 16.9 Utilizzo della citofluorimetria per la diagnosi di linfoma maligno. Le cellule vengono incubate con anticorpi rivolti contro le catene leggere k (kappa) e λ (lambda) marcati con fluorescina. Le cellule di linfoma sono monoclonali ed in questo caso reagiscono con gli anticorpi anti-k (a) mentre i linfociti normali sono policlonali e reagiscono sia con gli anticorpi anti-k che anti-λ.

Discrasie plasmacellulari

Mieloma multiplo

Si tratta di una malattia linfoproliferativa caratterizzata dalla presenza di un clone di plasmacellule che secernono un'immunoglobulina monoclonale. Il mieloma o componente "M" sierica viene evidenziata sul gel dell'elettroforesi come una banda spessa, poiché tutte le molecole prodotte dal clone sono identiche e posseggono la stessa mobilità (figura 16.10). Dato che le cellule secernenti immunoglobuline producono un eccesso di catene leggere, queste si ritrovano libere nel plasma di pazienti affetti da mieloma e possono essere riconosciute nelle urine come proteina di Bence-Jones.

Macroglobulinemia di Waldenström

La patologia è caratterizzata dalla proliferazione incontrollata di cellule linfoplasmocitoidi che producono IgM monoclonali, la macroglobulina di Waldenström. L'immunoglobulina M viene secreta in abbondante quantità e confinata nel compartimento intravascolare, provocando un incremento della viscosità plasmatica, controllata solo temporaneamente da plasmaferesi. La patologia presenta un decorso relativamente benigno e una buona prognosi, ma la comparsa di cellule linfoplasmocitoidi in circolo rappresenta un segnale prognostico negativo.

Malattia delle catene pesanti

La malattia delle catene pesanti è una condizione rara caratterizzata dall'eliminazione attraverso le urine di alterati livelli di catene pesanti. Le sequenze aminoacidiche delle regioni N-terminali di queste catene sono normali, ma è presente una delezione che si estende da parte del dominio variabile fino quasi a tutta la regione C_H1, che determina l'assenza della cisteina necessaria a stabilire il legame bisolfuro con le catene leggere.

Immunodeficienze secondarie a malattie linfoproliferative

L'immunodeficienza è una caratteristica comune a pazienti affetti patologie linfoproliferative. Le ragioni di ciò non sono state ancora chiarite, ma sembra che le cellule neoplastiche interferiscano con lo sviluppo delle corrispondenti cellule sane. Così nel mieloma multiplo i livelli di cellule B sane e di immunoglobuline non mielomatose possono essere fortemente ridotti e i pazienti suscettibili ad infezioni da batteri piogeni.

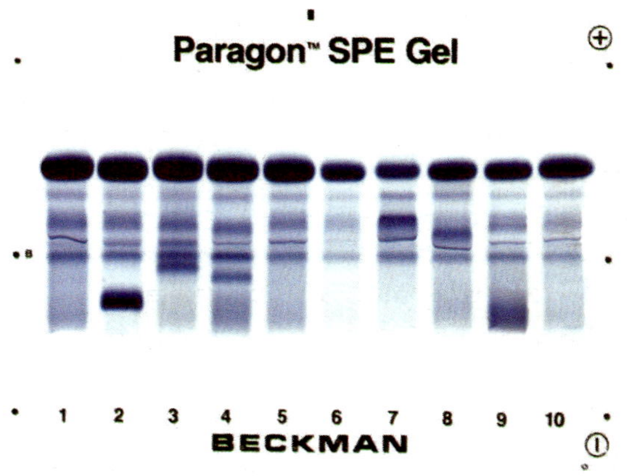

Figura 16.10 Paraproteina del mieloma evidenziata attraverso elettroforesi sierica su gel. Banda 1, normale; banda 2, γ-paraproteina; banda 3, vicino alla β-paraproteina; banda 4, banda del fibrinogeno nella regione γ di un campione plasmatico; banda 5, siero normale; banda 6, deficit anticorpale (riduzione γ); banda 7, sindrome nefrosica (aumento dell'α2-macroglobulina, riduzione dell'albumina e delle immunoglobuline); banda 9, aumento policlonale delle immunoglobuline (es. infezioni, malattie autoimmuni); banda 10, siero normale. (immagine gentilmente fornita da Mr A. Heyes).

TAVOLA RIASSUNTIVA

Modifiche sulla superficie delle cellule tumorali

• I peptidi, derivati da oncovirus, associati al complesso maggiore di istocompatibilità sulle cellule tumorali, si comportano come antigeni trapiantati.

• I tumori possono esprimere proteine normalmente silenti nell'individuo adulto ma presenti durante la vita fetale (antigeni oncofetali).

• Molti tumori esprimono antigeni caratterizzati da mutazioni puntiformi di oncogeni quali Ras e HER-2/neu.

• Un tumore che si sviluppa da un particolare tessuto può esprimere antigeni di differenziazione propri di quel tessuto.

• Le cellule tumorali possono non esprimere l'MHC di classe I.

• Il mancato controllo del metabolismo nelle cellule tumorali porta spesso alla presentazione di glicoproteine o glicolipidi di superficie alterati.

Risposta immune nei confronti dei tumori

• Le cellule T aumentano la sorveglianza immunologica nei confronti di tumori associati ad oncovirus.

• Tumori debolmente immunogenici non sono controllati dall'attività delle cellule T. Tuttavia in taluni casi possono evocare una debole risposta immune.

• Le cellule T citotossiche (Tc) svolgono un ruolo nella sorveglianza immunologica e causano la distruzione della cellula tumorale o l'apoptosi.

• Le cellule natural killer (NK) giocano un ruolo nell'inibire la crescita tumorale e la disseminazione delle metastasi. Possono attaccare cellule tumorali che non esprimono l'MHC di classe I, in quanto queste molecole impartiscono un segnale di inattivazione per le NK.

Meccanismi tumorali per evadere la risposta immune

• I tumori mancano delle molecole costimolatorie necessarie per la presentazione antigenica, ciò provoca anergia della cellula T.

• I tumori esprimono bassi livelli di MHC di classe I o II.

• Alcuni tumori esprimono FasL (Fas ligando) che provoca apoptosi delle cellule T che esprimono Fas sulla loro superficie.

• I tumori esprimono citochine inibitorie come il trasforming growth factor-β (TGF-β).

• I tumori producono mucine in grado di mascherare antigeni neoplastici specifici.

Approcci all'immunoterapia contro il cancro

• La terapia con citochine per via sistemica può essere usata per stimolare cellule effettrici specifiche, ma è spesso associata a gravi effetti collaterali.

• Le cellule NK stimolate con IL-2 (LAK) sono attive nei confronti del carcinoma renale. IFNγ ed IFNβ

• Sono molto efficaci nel trattamento della leucemia a cellule capellute e della micosi fungoide.

• I vaccini contro il cancro basati su proteine di virus oncogenici sono oggetto di studio.

• L'immunizzazione con peptidi tumore-specifici può essere utile, ma richiede la sintesi di vaccini personalizzati per ciascun paziente. Sono stati identificati antigeni specifici del melanoma. L'immunogenicità degli antigeni tumorali può essere aumentata dalle cellule dendritiche (DCs) stimolate con l'antigene.

• Tumori debolmente immunogenici stimolano risposte immuni protettive contro il cancro se vengono transfettate con molecole costimolatorie come B7 o con geni che codificano per l'MHC di classe I.

• La vaccinazione con DCs in associazione ad antigeni o RNA di origine tumorale produce risposte immuni specifiche.

• Anticorpi monoclonali coniugati con tossine o radionuclidi possono colpire le cellule neoplastiche o gli antigeni associati alla neoplasia.

• Anticorpi monoclonali diretti contro i recettori per i fattori di crescita sulle cellule tumorali o contro la circolazione che rifornisce il tumore si sono rivelati utili.

• Gli eteroconiugati possono portare le cellule effettrici (NK e Tc) in prossimità delle cellule tumorali.

• Anticorpi monoclonali legati ad un isotopo radioattivo possono essere utili per visualizzare l'immagine della neoplasia.

Neoplasie linfoidi

• Il fenotipo di superficie aiuta a diagnosticare e classificare linfomi e leucemie.

• Il mieloma multiplo è una malattia linfoproliferativa caratterizzata dalla presenza di un clone di plasmacellule che secernono un'immunoglobulina monoclonale, evidenziata sul gel dell'elettroforesi come una singola banda "M".

(continua)

• La proteina di Bence-Jones è costituita da catene leggere presenti nelle urine di pazienti affetti da mieloma multiplo.

• La macroglobulinemia di Waldenström è caratterizzata da un'aumentata sintesi di IgM monoclonali che provoca incremento della viscosità plasmatica.

• Le malattie linfoproliferative provocano un'immunodeficienza secondaria sopprimendo la differenziazione della linea cellulare sana.

Consultare il sito web **(www.roitt.com)** per le domande a scelta multipla.

LETTURE CONSIGLIATE

Begent, R.H.J., Verhaar, M.J., Chester, K.A. *et al.* (1996) Clinical evidence of efficient tumor targeting based on single-chain Fv antibody selected from a combinatorial library. *Nature Medicine*, **2**, 979–84.

Chattopadhyay, U. (1999) Tumour immunotherapy: Developments and strategies. *Immunology Today*, **20**, 480–2.

Dunn, G.P., Old, L.J. & Schreiber, R.D. (2004) The three Es of cancer. *Annual Review of Immunology*, **22**, 329–60.

Finn, O.J. (2003) Cancer vaccines: Between the idea and the reality. *Nature Reviews. Immunology*, **3**, 630–41.

Finn, O.J. (ed.) (2004) Section on tumor immunology. *Current Opinion in Immunology*, **16**, 127–62.

CAPITOLO 17

Malattie autoimmuni

LE MALATTIE AUTOIMMUNI

Il monumentale repertorio dei meccanismi responsabili delle capacità di adattamento del sistema immune si è evoluto permettendo allo stesso di riconoscere e di intrappolare molecole virtualmente aventi qualsiasi forma appartenenti a svariati microrganismi. Nel contempo, questi meccanismi devono anche evitare la produzione di linfociti reattivi contro costituenti del self. Il termine di "malattie autoimmuni" viene utilizzato in tutte quelle condizioni nelle quali il processo autoimmune è alla base della patogenesi della malattia. Il che è diverso da quelle condizioni nelle quali autoanticorpi apparentemente inoffensivi vengono a formarsi in seguito ad un danno tissutale, come ad esempio nel caso della formazione di anticorpi rivolti verso il cuore che compaiono a seguito di infarto miocardico. Le malattie autoimmuni rappresentano uno dei maggiori problemi per la società moderna. In effetti, vi sono più di 6,5 milioni di persone affette da Artrite Reumatoide (AR) negli Stati Uniti, e il diabete mellito di tipo 1 è la causa primaria di insufficienza renale terminale.

L'ampio spettro delle malattie autoimmuni

I disordini autoimmuni possono essere visti come formanti un unico complesso di malattie. Da un lato abbiamo le "malattie organo-specifiche", nelle quali si ha la formazione di autoanticorpi organo-specifici. La tiroidite di Hashimoto ne rappresenta l'esempio classico: si ha una lesione specifica della tiroide che si manifesta con infiltrato linfomonocitario, distruzione delle cellule follicolari e formazione di un centro germinativo; inoltre in questa patologia si ha la produzione di anticorpi circolanti specifici verso determinati costituenti della ghiandola tiroidea (Milestone 17.1).

Andando verso quella che può essere considerata una via di mezzo fra i due estremi di questo complesso di malattie, vi sono quei disordini nei quali la lesione tende a localizzarsi ad un singolo organo, mentre gli autoanticorpi non sono organo-specifici. Classico esempio è la Cirrosi Biliare Primitiva, nella quale i duttuli biliari sono il bersaglio principale dell'infiltrato infiammatorio mentre gli anticorpi presenti nel siero – prevalentemente rivolti verso i mitocondri – non sono specifici per il fegato.

Infine, all'altro estremo di questo eterogeneo gruppo di malattie, troviamo le "non-organo specifiche", anche dette "malattie autoimmuni sistemiche", ampiamente appartenenti alla classe dei disordini reumatologici, ed esemplificate dal Lupus Eritematoso Sistemico (LES), dove né la lesione, né gli autoanticorpi si rivolgono esclusivamente verso un singolo organo. Le lesioni patologiche sono diffuse nell'organismo e sono rappresentate principalmente da lesioni del tessuto connettivo con necrosi fibrinoide. Sono visibili lesioni sulla cute (il "lupus" butterfly rash, o rash a farfalla, rash malare del volto

Pietra miliare 17.1 – La scoperta dell'autoimmunità tiroidea

Nel tentativo di confermare il concetto di Paul Ehrlich de "l'orrore autotossico" – il timore che il corpo potesse sintetizzare anticorpi rivolti verso il self – Rose e Witebsky imunizzarono conigli con estratti di tiroide di coniglio in un adiuvante di Freund. Questa procedura, che può essere anche realizzata in altre specie animali, come ad esempio nel topo, portò alla produzione di autoanticorpi antitiroide e allo sviluppo nell'animale di una tiroidite con distruzione cronica infiammatoria della ghiandola stessa la cui architettura risultava sovvertita (figura M17.1.1a e b). Avendo osservato la riduzione delle gammaglobuline sieriche a seguito della rimozione del gozzo in pazienti con tiroide di Hashimoto e avendo notato le somiglianze nell'istopatologia (figura M17.1.1c) di queste tiroidi con quella estratta dal coniglio di Rose e Witebsky, gli studiosi Roitt, Doniach e Campbell provarono l'ipotesi che le plasmacellule presenti nella ghiandola potessero produrre autoanticorpi rivolti verso componenti ghiandolari, causando il danno tissutale e la risposta infiammatoria cronica. Ed infatti, avvenne che il siero del primo paziente testato presentava un precipitato di anticorpi rivolti verso un estratto di tiroide normale, che presto venne identificato essere la tiroglobulina (figura 17.1.2).

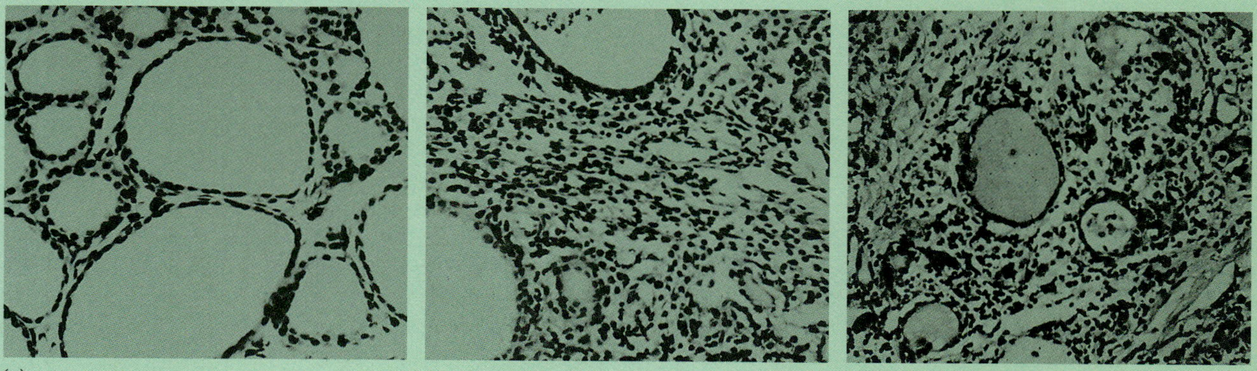
(a) (b) (c)

Figura M17.1.1 Tiroidite autoimmune sperimentale. (a) Tiroide da cavia di controllo con architettura follicolare integra. (b) Tiroidite indotta dall'immunizzazione con estratti di tiroide murina in adiuvante di Freund; le cellule dell'infiammazione cronica hanno sovvertito e distrutto l'architettura follicolare. (c) Somiglianze fra le lesioni in una tiroidite autoimmune spontanea umana e il modello sperimentale. Altre caratteristiche della malattia di Hashimoto, come la metaplasia eosinofila delle cellule acinose (cellule di Askenazy) e i follicoli linfoidi locali non sono osservabili in questo modello sperimentale, anche se possono essere osservati in altri modelli come nella tiroidite spontanea dei polli della razza Obesi.

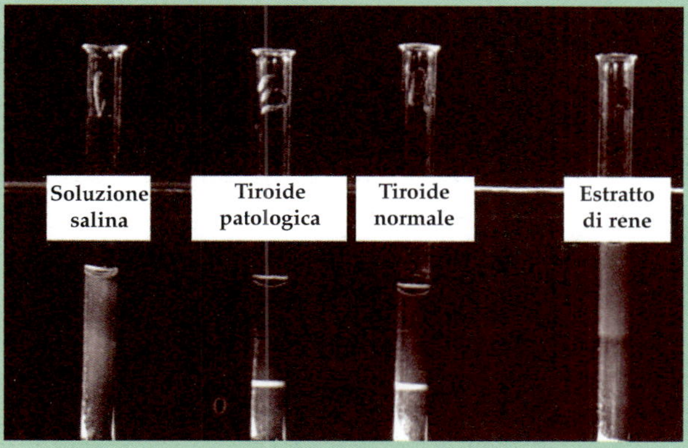

Figura M17.1.2 Autoanticoripi anti-tiroide nel siero di un paziente con tiroidite di Hashimoto dimostrati mediante precipitazione in agar. Il siero da testare è incorporato in agar sul fondo della provetta; lo strato centrale contiene solo agar, e quello più superficiale solo gli autoantigeni. Una volta che gli anticorpi sierici e l'autoantigene tiroideo si incontrano, formano una zona opaca di precipitato nello strato centrale. Il controllo con soluzione salina ed estratto di rene sono negativi.

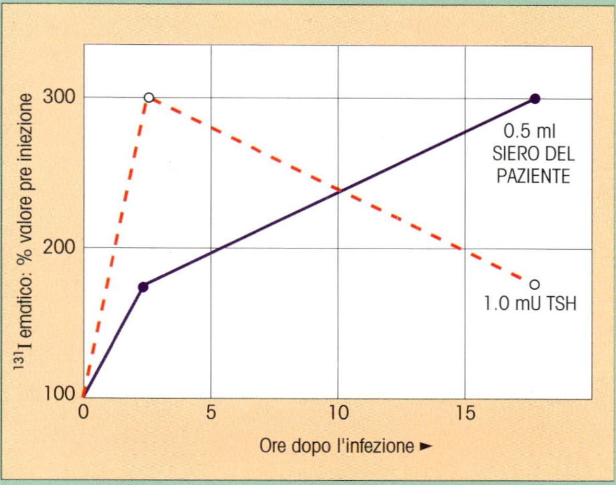

Figura M17.1.3 Il LATS nel morbo di Graves. L'immissione in circolo di TSH causa un rapido rilascio di Iodio-131 dalla tiroide pre-marcata dell'animale in contrasto con il tempo di rilascio prolungato che segue l'iniezione con siero di paziente.

Adams e Purves, cercando un fattore circolante che potesse essere responsabile dell'ipertiroidismo del morbo di Graves, iniettarono in cavie, la cui tiroide era stata pre-marcata con Iodio-131 (131I), il siero di un paziente e attesero il tempo di rilascio del materiale radioattivo dalla ghiandola. Mentre il normale TSH produce un picco nella radioattività sierica circa 4 ore dopo l'iniezione nell'animale, il siero del paziente provocò un effetto stimolatorio più prolungato (figura 17.1.3). Il cosiddetto fattore stimolante la tiroide a lunga durata (LATS, long-acting thyroid stimulator) è stato ora dimostrato essere un'immunoglobulina G (IgG), che ha un effetto mimetico nei confronti del TSH, andando ad interagire con il recettore del TSH stesso, ma differendo per il tempo d'azione più prolungato che rispecchia la maggiore emivita dell'anticorpo rispetto all'ormone.

è caratteristico della malattia), nei glomeruli renali, a livello articolare, nelle membrane sierose ed nei vasi, che sono quindi tutti coinvolti nella malattia. Inoltre, anche gli elementi maturi del sangue risultano spesso chiamati in causa. Una variegata moltitudine di autoanticorpi può essere riscontrata nel siero di questi pazienti, alcuni di essi reagenti verso il DNA ed altre componenti del nucleo di una qualunque cellula del nostro organismo.

Nella tabella 17.1 sono descritte molte delle malattie principali che possono essere inserite nel grande capitolo dell'autoimmunità.

Sovrapposizione fra malattie autoimmuni

Vi è una tendenza per alcune malattie autoimmuni di comparire associate nel medesimo individuo; per esempio, pazienti con tiroidite autoimmune (tiroidite di Hashimoto o mixedema primitivo) hanno un'incidenza di anemia perniciosa molto più elevata rispetti all'atteso in una popolazione scelta casualmente e comparabile per sesso ed età (10% rispetto allo 0,2%). E, allo stesso modo, sia la tiroidite che la tirotossicosi sono diagnosticate in pazienti affetti da anemia perniciosa con una frequenza insospettabilmente elevata.

Vi è perfino una sovrapposizione (overlap dagli autori anglosassoni) fra i riscontri laboratoratoristici delle due malattie (tabella 17.2). Il 30% dei pazienti con malattia autoimmune della tiroide presenta in concomitanza anticorpi verso le cellule parietali gastriche. Viceversa, anticorpi rivolti verso la tiroide sono stati dimostrati nel 50% dei pazienti con anemia perniciosa. E va sottolineato che queste due classi anticorpali non sono cross-reagenti, ovvero gli anticorpi specifici per la tiroide non reagiscono anche verso le cellule parietali, e viceversa. Dunque, quando un siero reagisce contro ambedue gli organi (tiroide e stomaco), ciò indica che sono presenti due popolazioni anticorpali, l'una con specifica per la tiroide e l'altra per lo stomaco.

Tabella 17.1 Le malattie autoimmuni

ORGANO-SPECIFICHE

Tiroide di Hashimoto
Mixedema primitivo
Morbo di Graves
Anemia Perniciosa
Gastrite atrofica autoimmune
Morbo di Addison
Menopausa precoce (alcuni casi)
Infertilità maschile (alcuni casi)
Miastenia grave
Diabete mellito di tipo 1
Sindrome di Goodpasture
Pemfigo volgare
Pemfigoide
Oftalmia simpatica
Uveite facogenica
Sclerosi multipla
Anemia emolitica autoimmune
Porpora trombocitopenica idiopatica
Leucopenia idiopatica
Cirrosi biliare primitiva
Epatite cronica attiva da HBV
Rettocolite ulcerosa
Sindrome di Sjögren
Artrite reumatoide
Sclerodermia
Granulomatosi di Wegener
Polidermatomiosite
Lupus discoide
Lupus eritematoso sistemico (LES)

NON ORGANO-SPECIFICHE

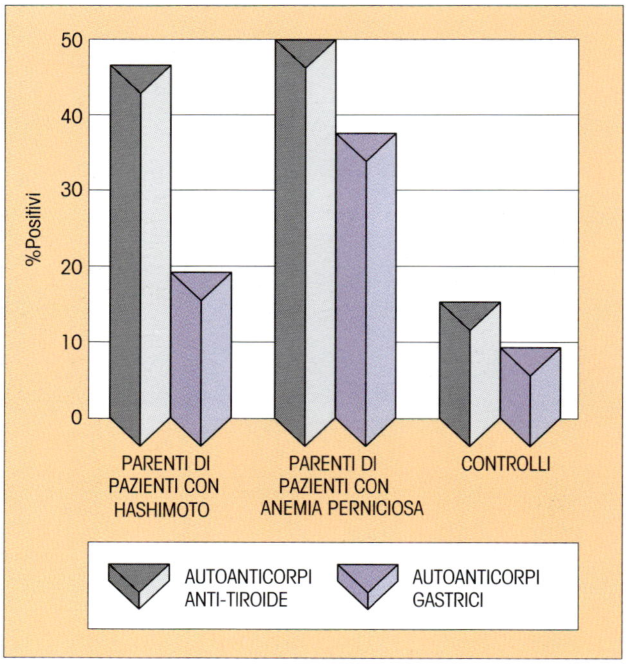

Figura 17.1 L'alta incidenza di autoanticorpi gastrici e tiroidei nei parenti di primo grado di pazienti con rispettivamente anemia perniciosa e tiroidite di Hashimoto. Notare l'overlap fra l'autoimmunità gastrica e tiroidea e la grande incidenza di autoanticorpi gastrici nei parenti di pazienti con anemia perniciosa. E comunque, i valori degli anticorpi sono sempre più elevati rispetto ai controlli.

Tabella 17.2 Inter-relazioni sierologiche fra malattie organo specifiche e malattie non organo specifiche

	% REAZIONI POSITIVE PER ANTICORPI RIVOLTI VERSO:			
MALATTIA	TIROIDE*	STOMACO*	NUCLEO*	IgG†
Tiroidite di Hashimoto	99.9	32	8	2
Anemia perniciosa	55	89	11	
Sindrome di Sjögren	45	14	56	75
Artrite reumatoide	11	16	50	75
LES	2	2	99	35
Controlli‡	0–15	0–16	0–19	2–5

*Test di immunoflorescenza
†Test per il fattore reumatoide
‡L'incidenza aumenta con l'età e FSM
IgG, immunoglobulina G; LES, Lupus eritematoso sistemico

NATURA ED EZIOLOGIA DELLE MALATTIE AUTOIMMUNI

Le malattie autoimmuni sono patologie multifattoriali

Il fallimento dei meccanismi richiesti per il mantenimento della tolleranza verso il self ha un'eziologia multifattoriale. Mentre gli ormoni sessuali e fattori ambientali giocano la loro influenza, la suscettibilità genetica svolge il ruolo di regolatore principale della risposta verso il self. Particolarmente importanti sono inoltre i microrganismi, i quali possono promuovere la formazione di linfociti autoreattivi nel sito di infezione e qui contribuire all'attivazione di questi stessi linfociti.

Fattori genetici nelle malattie autoimmuni

I fenomeni autoimmuni tendono spesso a manifestarsi nell'ambito della stessa famiglia. Così, ad esempio, i parenti di primo grado (fratelli, genitori e

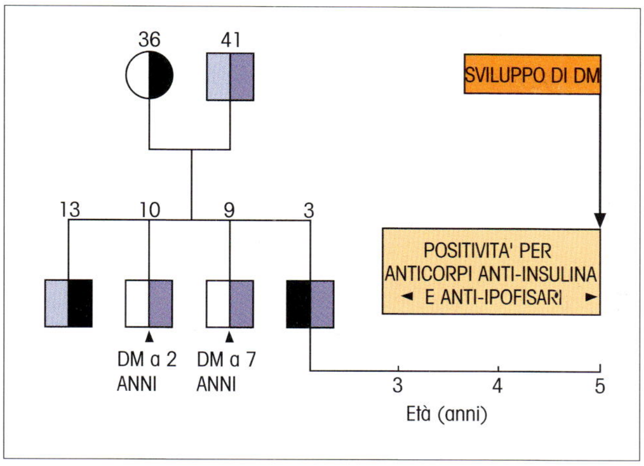

Figura 17.2 Linkage fra aplotipi HLA e sviluppo di diabete mellito di tipo 1. Aplotipi: La malattia è soprattutto legata agli aplotipi A2, B62, C3 e DR4. Il fratello di 3 anni presentava anticorpi leganti il complemento rivolti verso le insule pancreatiche già due anni prima di presentare poi il diabete.

figli) di pazienti con tiroidite di Hashimoto mostrano un'elevata incidenza di autoanticorpi verso la tiroide (figura 17.1) e di tiroidite subclinica o chiaramente manifesta. Studi paralleli hanno trovato simili relazioni nelle famiglie dei pazienti affetti da anemia perniciosa, nel siero dei parenti dei quali sono frequentemente riscontrati anticorpi verso la parete gastrica. Dunque, vi sono ad oggi forti evidenze che multiple componenti genetiche possano essere coinvolte. Quando una tirotossicosi, o un diabete di tipo 1 (precedentemente definito diabete mellito insulino-dipendente, IDDM) si verifica in due gemelli, vi è un tasso di concordanza molto più elevato (i.e., ambedue i gemelli affetti) nei gemelli monozigoti che negli eterozigoti. Inoltre, sono state create linee di animali che spontaneamente sviluppano una malattia autoimmune. In altre parole, l'autoimmunità è geneticamente programmata.

La maggior parte delle malattie autoimmuni sono multigeniche, ed i pazienti ereditano multipli polimorfismi genetici che possono variare fra le diverse etnie. Fra tutte le possibili associazioni genetiche con le malattie autoimmuni, il sistema maggiore di istocompatibilità (MHC) gioca un ruolo predominante. Numerosi esempi sono stati descritti di come il MHC possa predisporre allo sviluppo di un disordine autoimmune, inclusi l'associazione fra l'HLA-B27 e la spondilite anchilosante, l'evidenza di avere un rischio più elevato di contrarre diabete di tipo 1 in pazienti con HLA-DQ8, oppure ancora la maggiore incidenza di DR3 riscontrata in pazienti affetti dalla malattia di Addison e di DR4 in pazienti con AR (tabella 15.1). Alcune molecole HLA sono associate invece ad un ridotto rischio di malattie autoimmuni e risultano essere protettive in questo senso. Nel diabete di tipo 1 alcune molecole sono associate ad una maggiore suscettibilità, altre possono essere protettive, altre semplicemente non hanno influenza. La figura 17.2 mostra una famiglia nella quale la patogenesi del diabete di tipo 1 dei membri affetti della stessa è fortemente correlata a specifici aplotipi HLA.

Non è ancora ben chiaro quali particolari strutture varianti delle molecole MHC partecipino all'autoimmunità. In effetti, l'associazione potrebbe non essere con l'allele HLA identificato, ma con geni polimorfici ad esso strettamente correlati quali ad esempio i geni codificanti per il tumor necrosis factor (TNF) o per altre citochine. Come avviene nel caso del gene dell'emocromatosi familiare, un disordine che porta ad un grave accumulo di ferro nei tessuti, che è strettamente correlato all'HLA-A3 e si trova in linkage disequilibrium con questo. Similarmente, l'associazione fra diabete di tipo 1, DR3 e DR4, è quasi certamente correlata al linkage disequilibrium fra questi alleli DR e geni di suscettibilità nel locus DQ. È possibile che le glicoproteine MHC possano influenzare l'esito della selezione positiva e negativa nel timo e permettano alle cellule T immature reagenti contro specifici antigeni del self di sfuggire alla selezione negativa. È più verosimile comunque che una particolare forma allelica delle molecole MHC possa avere la straordinaria capacità di presentare peptidi del self ai linfociti T citotossici o T helper. Numerose altre famiglie di geni, i quali codificano per importanti molecole coinvolte nella risposta immune, possono mostrare polimorfismi che aumentano la suscettibilità alle malattie autoimmuni. Di particolare interesse sono le varianti alleliche del CTLA-4 (cytotoxic T-lymphocyte antigen-4), che normalmente è un importante inibitore dell'attivazione dei linfociti T. Polimorfismi sono stati dimostrati nella malattia di Graves, nell'AR, nell'Addison, nella sclerosi multipla (SM), nel LES ed in numerose altre patologie autoimmuni. Vi è ora interesse per l'associazione fra LES e polimorfismi del recettore dell'Fcγ e del recettore CD19, normalmente presenti sulla superficie dei linfociti B. Vi sono inoltre indicazioni per cui polimorfismi genetici in geni codificanti per citochine, chemochine ed i loro rispettivi recettori, possano essere correlati alla suscettibilità o alla severità della SM. Questi polimorfismi possono controllare il pattern di secrezione delle citochine, influenzare il bilancio fra le sottopopolazioni Th1/Th2, il che potrebbe aumentare la suscettibilità alle malattie autoimmuni. Dovremmo inoltre ricordare che la carenza/mancanza congenita di proteine della via classica del complemento predispone alle vasculiti e ad una sindrome Lupus-like.

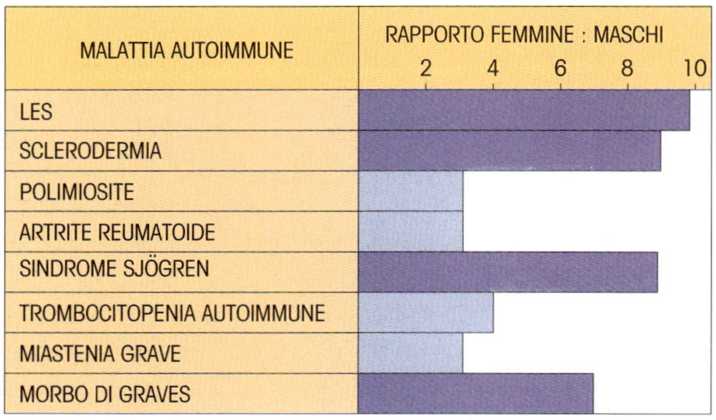

Figura 17.3 Incidenza più elevata di malattie autoimmuni nelle donne.

Tabella 17.3 Mimicrismo molecolare: omologie fra microrganismi e componenti del self come potenziali epitopi per T-linfociti cross-reattivi.

Molecole del microorganismo	Componenti del self
Batteri:	
Shigella flexneri artritogenica	HLA-B27
Klebsiella nitrogenasi	HLA-B27
Proteus mirabilis ureasi	HLA-DR4
Mycobact. tuberculosis 65 kDa hsp	Joint (articolazione)
Virus:	
Coxsackie B	Miocardio
Coxsackie C	Acido glutammico decarbossilasi
EBV gp110 (*E.coli DNAJ hsp*)	Epitopi T-cellulari Dw4 dell'RA
Ottamero HBV	Proteina basica mielinica
Glicoproteina HSV	Recettore dell'acetilcolina
Emoagglutinina del morbillo	Sotto-popolazioni T-cellulari
gag p32 retrovirale	U-1 RNA

L'influenza ormonale nell'autoimmunità

Vi è un trend generale nelle malattie autoimmuni di comparire molto più frequentemente nel sesso femminile che in quello maschile (figura 17.3), il che è probabilmente dovuto alle differenze dei pattern ormonali fra i due sessi. Nonostante la ragione specifica per cui vi sia una più alta incidenza di malattie autoimmuni nelle donne non sia chiara, il fatto che gli ormoni sessuali possano modificare la risposta immune tramite cambiamenti nei pattern di espressione genici è un dato ormai universalmente riconosciuto. Le donne generalmente producono livelli più elevati di anticorpi in seguito a risposte immuni prevalentemente di tipo proinfiammatorio Th1. Similmente, la somministrazione di ormoni sessuali nei topi con LES riduce la gravità della malattia. La gravidanza è spesso associata ad un miglioramento della sintomatologia e della severità delle malattie autoimmuni, specialmente nell'AR, mentre spesso vi è una ricaduta severa dopo il parto.

Quanto contribuisce l'ambiente?

Studi fra gemelli

Nonostante i gemelli monozigoti abbiano il 50% di concordanza per lo sviluppo di diabete mellito autoimmune tipo 1 e questa percentuale sia molto più elevata che nei gemelli dizigoti, suggerendo dunque una forte componente genetica della malattia, vi è comunque sempre un 50% di non concordanza. Nelle malattie non organo-specifiche, come il LES, vi è un tasso di concordanza perfino inferiore (solo il 23%) nei gemelli monozigoti dello stesso sesso. E questo paragonato al 9% fra gemelli dizigoti dello stesso sesso. Vi sono inoltre una serie di situazioni nelle quali parenti non affetti di pazienti con il LES hanno un'incidenza elevata di autoanticorpi diretti verso il nucleo anche se non vivono nello stesso luogo e non hanno relazioni con tali membri affetti della famiglia. Riassumendo, in alcuni disordini il principale ruolo è giocato dalla genetica, mentre in altri i fattori ambientali sembrano prevalere.

Microrganismi

Sono descritte un numero piuttosto ampio di malattie autoimmuni sviluppatesi in seguito ad un episodio infettivo. Le ragioni di questa predisposizione non sono chiare, ma una serie di ipotesi sono state formulate a riguardo:

1 Molecular mimicry (mimicrismo molecolare); nel quale la risposta immune diretta verso l'agente patogeno (virus o batteri) può cross-reagire verso antigeni del self (figure 17.6b(2)). È stato dimostrato che numerosi organismi possiedono determinanti antigeniche che sono contenute anche nei tessuti umani normali. Un esempio può venire dalla Yersinia Enterocolitica, un batterio le cui due proteine dell'envelope condividono epitopi con il dominio extra-cellulare del recettore del TSH (thyroid stimulating hormon) umano. Nella febbre reumatoide, anticorpi prodotti rivolti verso lo Streptoccocco reagiscono anche contro il tessuto cardiaco e nella sindrome di Guillain-Barrè, anticorpi antigangliosidi umani cross-reagiscono con l'endotossina del Campilobacter Jejuni. È stato dimostrato che anticorpi rivolti verso il colon presenti nella colite ulcerosa cross-reagiscono con l'Escherichia Coli 014. Dati indicano che antigeni del Tripanosoma Cruzi possano cross-reagire con antigeni del muscolo car-

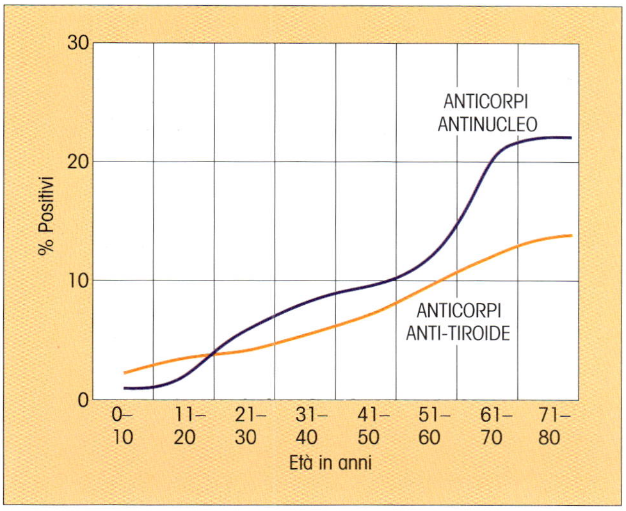

Figura 17.4 Incidenza di autoanticorpi nella popolazione generale. Il siero veniva considerato positivo per la presenza di anticorpi anti-tiroide se avveniva la reazione ad una diluizione di 1/10 nel test di immunofluorescenza e positivo per anticorpi antinucleo se avveniva la reazione ad una diluizione di 1/4 mediante immunofluorescenza.

diaco e del sistema nervoso periferico provocando alcune delle lesioni immunopatologiche presenti nella malattia di Chagas.

È stato identificato un numero molto elevato di sequenze peptidiche derivanti dai microrganismi con vari livelli di omologia con proteine umane (tabella 17.3), ma la mera esistenza di un'omologia, d'altro canto, non dà l'assoluta certezza di essere capace poi di sviluppare una risposta autoimmune.

2 I Microrganismi potrebbero agire da agenti favorenti. Integrare proteine autologhe in agenti adiuvanti spesso permette a questi di indurre una malattia autoimmune in animali da laboratorio. Questo dimostra come vi siano linfociti T autoreattivi che, seppure normalmente presenti nell'organismo, possono essere attivati qualora si presentino appropriati autoantigeni alterati. I microbi spesso mostrano proprietà adiuvanti tramite la loro capacità di rilasciare "segnali di pericolo" che possono attivare le cellule detritiche presentanti l'antigene.

3 I Microrganismi possono attivare una risposta policlonale linfocitaria. In questo caso, prendiamo ad esempio le endotossine batteriche, che potrebbero agire fornendo segnali non specifici di induzione all'attivazione ai linfociti B. La grande quantità e diversità di autanticorpi riscontrati in corso di mononucleosi va attribuita all'attivazione policlonale dei linfociti B da parte dell'Epstein-Barr Virus (EBV) anche in questo caso bypassando il teorico intervento dei linfociti T helper specifici. Nonostante ciò, diversamente da una normale situazione che si può verificare in un'altra qualunque malattia autoimmune, questi anticorpi sono generalmente appartenenti alla classe delle IgM, e, normalmente, non persistono qualora vengano rimosse le componenti antigeniche del virus dall'organismo. In alcuni casi infine, un microrganismo può agire da superantigene andando a legare i linfociti T CD4+ alle cellule presentanti l'antigene (APCs) formando un legame fra la superficie esterna della catena Vβ e le glicoproteine MHC di classe II. Questo potrebbe portare alla stimolazione policlonale di alcuni recettori dei linfociti T (TCR) della famiglia Vβ.

L'AUTOIMMUNITÀ È UN PROCESSO NATURALE

Nel recente passato si pensava che l'eliminazione di agenti autoreattivi nel timo fosse di per sé sufficiente a discriminare fra self e non-self, mentre è ora evidente che questo meccanismo non elimina tutti i linfociti reattivi verso il self. Cellule immuni che riconoscono proteine del self sono presenti nella popolazione normale e, nella stragrande maggioranza dei casi, non portano comunque allo sviluppo di una qualunque reazione autoimmune. Ed in effetti, cellule T specifiche autoreattive verso antigeni del self sopravvivono nell'organismo senza però essere attivate. Vi è anche una sottopopolazione di cellule B che produce autoanticorpi di tipo IgM a bassa affinità. Questi autoanticorpi, che normalmente non causano danno tissutale, sono dimostrabili con un titolo piuttosto basso nella popolazione generale, ma la loro incidenza aumenta progressivamente con l'età (figura 17.4).

Esposizione degli autoantigeni ai linfociti

Le prime ipotesi formulate sulla tolleranza immunitaria, soprattutto trattando anticorpi organo-specifici, sostenevano che gli antigeni fossero sequestrati negli organi e che, non venendo in contatto con il sistema immune, questo potesse provocare il fallimento del sistema di tolleranza. Qualunque evento che potesse portare ad un rilascio antigenico avrebbe potuto costituire il momento, l'occasione per la formazione di anticorpi autoreattivi. E questo meccanismo in effetti è veritiero per alcune componenti del nostro corpo. Nel caso dello sperma, del cuore e del cristallino il rilascio di alcune componenti direttamente nel torrente ematico porta alla formazione di autoanticorpi. Più in generale, è stato osservato che l'iniezione di estratti immodificati di questi tessuti interessati da malattie autoimmuni organo-specifiche non elicita in realtà così prontamente la formazione anticorpale.

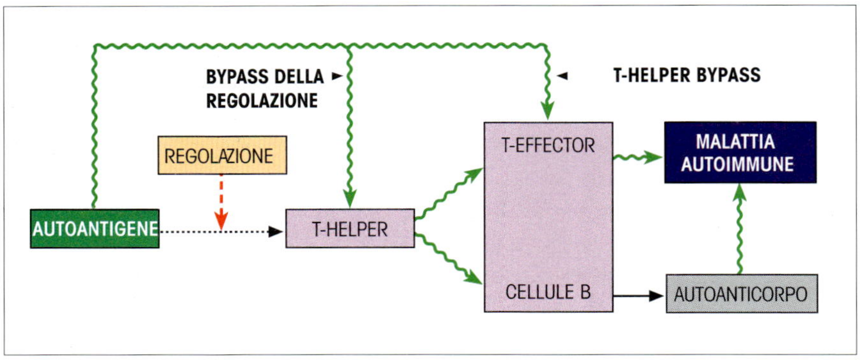

Figura 17.5 L'autoimmunità si sviluppa bypassando il controllo dell'autoreattività. I limiti della stimolazione delle cellule T helper autoreattive dagli autoantigeni può essere bypassato sia tramite l'esclusione dell'azione delle cellule T, che tramite un disturbo sui meccanismi di regolazione.

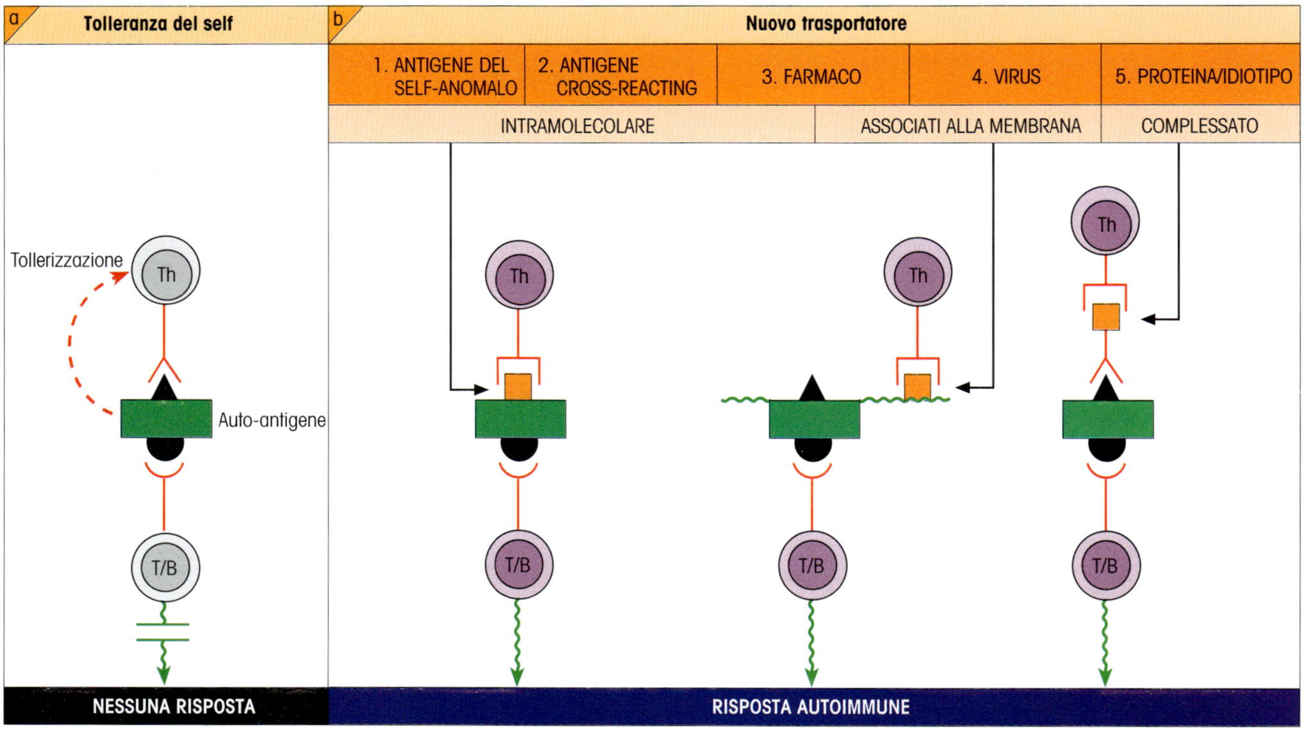

Figura 17.6 Bypass dei T-helper tramite l'apporto di nuove determinanti antigeniche (■) provoca una reazione autoimmune. Per semplicità, l'associazione con il MHC genera autoimmunità. (a) Il linfocita T helper autoreattivo è irresponsivo sia tramite il meccanismo della tolleranza che tramite l'inabilità di vedere un epitopo criptico. (b) Differenti meccanismi di trasporto di nuove varianti antigeniche.

LE CELLULE T HELPER GIOCANO UN RUOLO CHIAVE NEL CONTROLLO DEL SISTEMA IMMUNE

Riassumendo quanto detto finora, possiamo concludere che, nonostante un vero e proprio campo minato di cellule reagenti verso il self sia presente nel nostro organismo, e che il rischio potenziale di un'esposizione di queste cellule ai rispettivi autoantigeni non sia così remoto, le malattie autoimmuni comunque rappresentano l'eccezione più che la regola. Possiamo dedurre dunque che il nostro organismo metta in atto dei meccanismi omeostatici, come ad esempio le cellule T regolatrici, al fine di prevenire fenomeni di triggering, di innesco, delle cellule autoreattive in circostanze fisiologiche. La figura 17.5 descrive brevemente alcune modalità tramite le quali questi di meccanismi di controllo potrebbero essere ingannati, dando luogo all'autoimmunità. È ormai dimostrato che la chiave di volta per l'omeostasi del sistema immune è rappresentata dal controllo dei linfociti T autoreattivi, dal momento che virtualmente quasi tutte le risposte autoimmuni possono considerarsi mediate e dipendenti dai linfociti T. Dunque, il nucleo della questione potrebbe essere rappresentato dall'interazione fra i linfociti T e peptidi MHC-associati. Dobbiamo comunque pre-

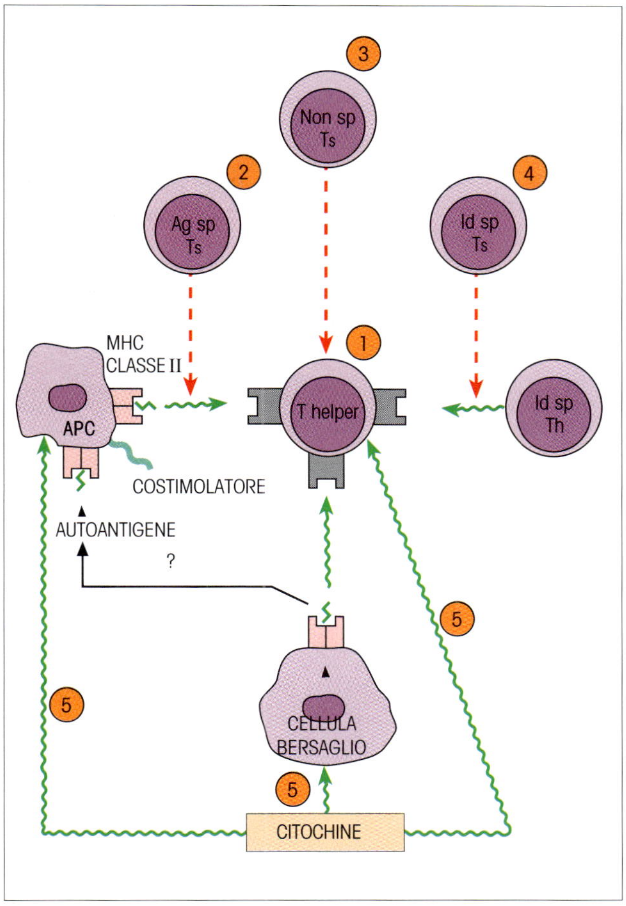

Figura 17.7 Il Bypass dei meccanismi di regolazione porta ad una stimolazione delle cellule T helper autoreattive. Questo avviene tramite (1) la tollerizzazione o l'abilità di indurre o di rispondere a cellule T regolatorie, o (2) l'espressione di antigene-specifici o (3) non antigene-specifici o (4) idiotipo-specifici cellule T regolatori, o (5) tramite lo squilibrio del network citochinico che causa un'inappropriata espressione di molecole MHC di classe II e la presentazione dell'antigene su cellule bersaglio, stimolazione delle APC, e possibile attivazione di linfociti T precedentemente anergici.

supporre l'assunzione che queste cellule siano teoricamente irresponsive per via della delezione clonale, dell'anergia clonale, della soppressione dei linfociti T o infine, di una inadeguata presentazione di autoantigeni.

L'AUTOIMMUNITÀ POTREBBE SVILUPPARSI BYPASSANDO IL CONTROLLO DEI LINFOCITI T HELPER

Esposizione a nuovi determinanti antigenici

Se le cellule T sono tolleranti al self e dunque incapaci di collaborare con le cellule B al fine di generare autoanticorpi (figura 17.6a), l'esposizione a nuovi determinanti antigenici con i quali non sia stata stabilita tolleranza potrebbe by-passare questo meccanismo di controllo e portare ad una produzione autoanticorpale (figura 17.6b). Modifiche alle determinanti antigeniche possono essere apportate, ad esempio, dal legame di queste con un farmaco (figura 17.6b(3)); così lo sviluppo di anemia emolitica autoimmune associato alla somministrazione di α-metildopa, potrebbe essere dovuto ai cambiamenti sulla superficie dei globuli rossi in maniera tale da fornire un determinante antigenico capace di stimolare cellule B reattive verso l'antigene Rhesus. Similmente, un determinante che funga anche da adiuvante può essere ottenuto qualora si inseriscano antigeni virali nella membrana di una cellula infetta (figura 17.6b(4)).

L'attivazione policlonale

Come già visto, microrganismi, quali ad esempio l'EBV, sono capaci di attivare i linfociti B in maniera policlonale, e questo potrebbe essere un importante meccanismo di induzione dell'autoimmunità. Rimane comunque difficile comprendere come un'attivazione policlonale pan-specifica possa dar luogo a pattern autoanticorpali caratteristici delle diverse malattie autoimmuni senza che avvenga l'intervento di un qualunque fattore mediatore della reazione verso antigeni.

LE MALATTIE AUTOIMMUNI SONO CONSEGUENZA DEL BYPASS DEI MECCANISMI DI REGOLAZIONE DEL SISTEMA IMMUNE

Il fallimento dell'interazione Fas-FasL (Fas ligando)

Normalmente il Fas gioca un ruolo cruciale nel mediare l'apoptosi, che rappresenta un meccanismo chiave nella down-regulation delle risposte del sistema immune. Il fallimento di questa interazione, che risulta dall'assenza del Fas o del FasL, è stato dimostrato essere associato alle malattie autoimmuni a causa della persistenza e della sopravvivenza di linfociti T helper autoreattivi altrimenti eliminati. Tutto ciò è stato osservato nella sindrome linfoproliferativa autoimmune, un disordine genetico dell'uomo dovuto a difetti nella proteina Fas o nel suo recettore. L'interleuchina-2 (IL-2) gioca anch'essa un ruolo importante nell'apoptosi delle cellule T, e in animali da laboratorio che presentino una produzione deficiente di IL-2 o una carenza del recettore dell'IL-2, non si ha in queste cellule l'attivazione dell'apoptosi mediata da Fas, con conseguente sviluppo di autoimmunità.

Polimorfismi del CTLA-4

Abbiamo precedentemente descritto come il CTLA-4 sia un importante regolatore dell'attività dei linfociti T, e in effetti, animali knockout per il gene del CTLA-4 sviluppano gravi malattie autoimmuni. Vi sono alcuni studi che suggeriscono come polimorfismi nel gene del CTLA-4 possano portare alla sviluppo di diabete di tipo 1 e di altre malattie autoimmuni negli esseri umani.

Up-regulation delle molecole di interazione fra T-linfociti

La maggior parte degli autoantigeni organo-specifici generalmente compare sulla superficie delle cellule dell'organo bersaglio nel contesto delle molecole MHC di classe I e non di classe II. E questo comporta l'impossibilità di comunicare con i linfociti T helper, risultando dunque immunologicamente silenti. Qualora siano espressi geni MHC di classe II, questi portano l'espressione di molecole di superficie potenzialmente autoantigeniche (figura 17.7). Ad esempio, cellule di tiroide umana in terreno di coltura esprimono molecole HLA-DR (classe II) dopo la stimolazione con interferon γ (IFN-γ), e le ghiandole di pazienti con morbo di Graves (tirotossicosi) si impregnano fortemente con reagenti anti-HLA-DR, indicando una sintesi attiva di catene polipeptidiche di classe II. L'inappropriata espressione si molecole di classe II è stata riportata anche nei duttuli biliari di pazienti con cirrosi biliare primitiva e sulle cellule endoteliali e in alcune cellule β del pancreas di pazienti con diabete mellito di tipo 1.

Lo squilibrio fra Th1 e Th2 con inappropriata produzione di citochine potrebbe essere responsabile dell'autoimmunità

La risposta Th1 sembra essere coinvolta nella patogenesi di una serie di malattie autoimmuni organo-specifiche tramite la produzione di una quantità inappropriata di citochine e di altre molecole proinfiammatorie. In circostanze fisiologiche, questa sovrapproduzione viene ad essere controllata dalle citochine Th2-derivate, in particolar modo dall'IL-10, che antagonizza l'IL-12, citochina cruciale per la produzione dei linfociti Th1. Se esiste uno squilibrio Th1/Th2, la deregolazione dell'IL-2 e la produzione di IFN-γ potrebbero promuovere lo sviluppo di una risposta autoimmune. Questo potrebbe verificarsi aumentando le concentrazioni di autoantigeni intracellulari processati e rendendoli disponibili per le APCs professionali, nondimeno aumentando la loro avidità per cellule T naive tramite l'up-regolazione di molecole di adesione, o anche trasformando cellule precedentemente anergiche, in cellule responsive ed attivate (figura 17.7).

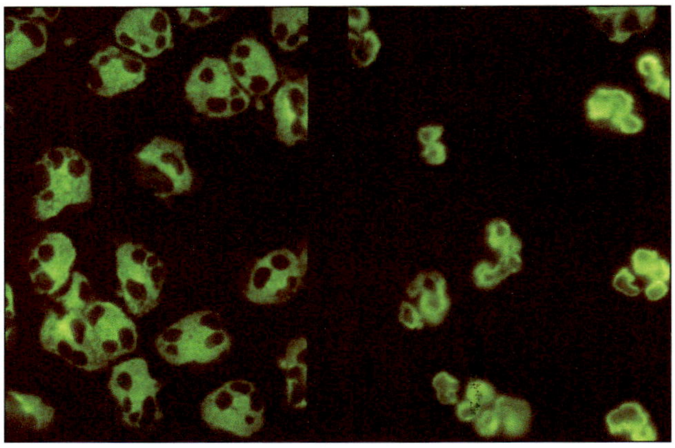

Figura 17.8 Anticorpi anti citoplasma dei neutrofili (ANCA). A sinistra: ANCA (c-ANCA) specifici citoplasmatici per la proteinasi III nella Granulomatosi di Wegener. A destra: ANCA perinucleari (p-ANCA) specifici per la mieloperossidasi nella poliarterite nodosa. I neutrofili fissati sono trattati prima con il siero di un paziente e poi coniugati con una immunoglobulina fluorescinata.

L'autoimmunità risulta da un'inadeguata attività delle cellule di regolazione

Le cellule regolatrici hanno il compito di controllare i linfociti T autoreattivi normalmente presenti nell'organismo. Questa funzione è svolta da cellule T CD4+CD25+ derivate dal timo, che sopprimono la proliferazione degli altri linfociti T. L'importanza di questa sottopopolazione T-linfocitaria è dimostrata in animali depleti di questa sottopopolazione, che vanno rapidamente incontro a morte per malattie autoimmuni. Inoltre, in modelli animali di diabete di tipo 1 e di malattia infiammatoria cronica intestinale (morbo di Crohn e rettocolite ulcerosa), trasfondere cellule normali CD4+CD25+ favorisce il controllo della malattia.

I TESSUTI POSSONO ESSERE DANNEGGIATI SIA DAGLI AUTOANTICORPI CHE DAI LINFOCITI T AUTOREATTIVI

Il danno tissutale in numerose malattie autoimmuni è prodotto sia da meccanismi di immunità umorale che cellulo-mediata. Gli autoanticorpi, attivando la cascata complementare, potrebbero provocare un danno citotossico sui tessuti bersaglio o possono promuovere la fagocitosi delle cellule bersaglio o ancora attivare il meccanismo della citotossicità cellulare anticorpo dipendente (ADCC). Alcuni anti-

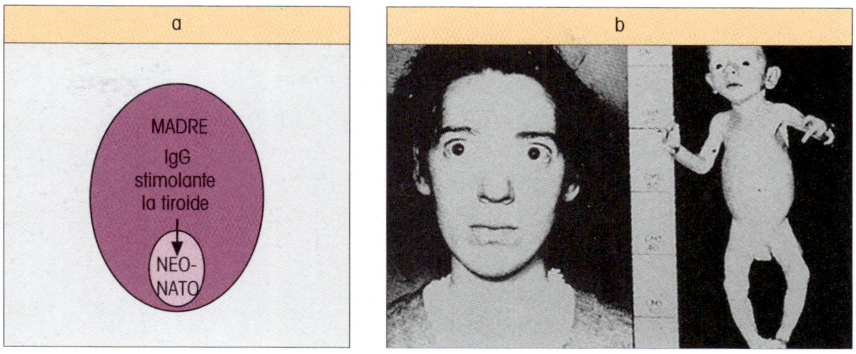

Figura 17.9 Tirotossicosi neonatale. (a) Gli autoanticorpi che stimolano la tiroide tramite il TSH-R sono IgG che attraversano la placenta. (b) La madre affetta dà alla nascita un bambino con iperfunzionalità tiroidea, che si risolve una volta catabolizzate le IgG materne.

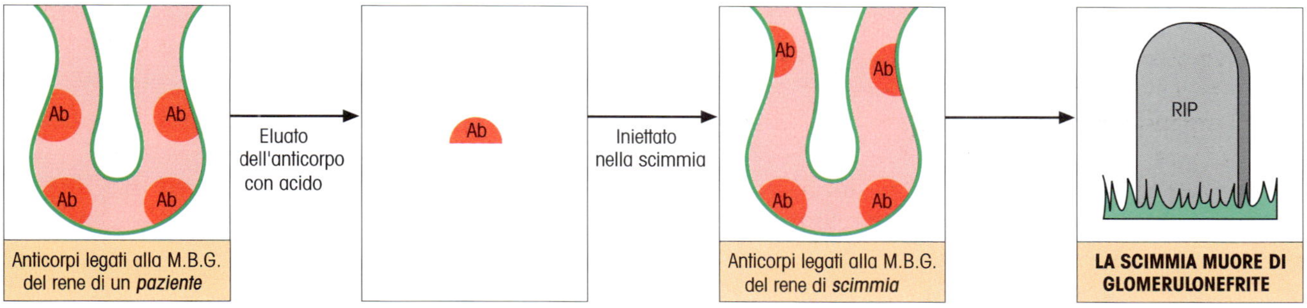

Figura 17.10 Trasferimento passivo di glomerulonefrite. Può essere effettuato su una scimmia crisotrice tramite transfezione di anticorpi anti-MBG isolati in un eluato acido di rene di un paziente con sindrome di Goodpasture.

corpi innescano il danno tramite la formazione di immunocomplessi, mentre altri interferiscono con la fisiologia delle cellule bersaglio bloccando o stimolando determinati recettori. Cellule T CD8+ autoreattive possono provocare la citolisi tissutale tramite l'attività di due enzimi, la perforina e il granzima-B, mentre le CD4+ amplificano l'attacco alle cellule bersaglio reclutando e stimolando il rilascio di mediatori da parte delle cellule dell'infiammazione.

EFFETTI PATOGENICI DELL'AUTOIMMUNITÀ UMORALE

Effetti sul sangue

Anticorpi rivolti verso gli eritrociti giocano un ruolo determinante nella distruzione dei globuli rossi nell'anemia emolitica autoimmune. Globuli rossi di pazienti sani, rivestititi di autoanticorpi, mostrano un'emivita significativamente ridotta essenzialmente come risultato della fagocitosi mediata dall'adesione ai recettori Fcγ dei macrofagi splenici. La linfopenia che si verifica in pazienti con LES e con AR potrebbe essere dovuta ad autoanticorpi, dal momento che anticorpi non agglutinanti che ricoprono i globuli bianchi sono stati riscontrati anche in questi casi.

Nella granulomatosi di Wegener, anticorpi rivolti verso una componente generalmente intracellulare, la proteinasi III, i cosiddetti anticorpi anticitoplasma dei neutrofili (ANCA) (figura 17.8) possono reagire con antigeni della superficie cellulare dei neutrofili, causandone attivazione e la degranulazione con produzione di intermedi reattivi dell'ossigeno (ROI).

Il danno endoteliale cellulare potrebbe essere la conseguenza del rilascio dell'anione superossido e di altri ROI. Anticorpi rivolti verso le piastrine sono responsabili della porpora idiopatica trombocitopenica (ITP). Infatti, IgG estratte dal siero di un paziente, qualora infuse in un individuo sano, causano una diminuzione della conta piastrinica. La trombocitopenia transitoria neonatale, che può essere osservata in neonati da madri affette con ITP, è così spiegabile dal passaggio di IgG antipiastrine dalla madre al feto.

La sindrome da anticorpi antifosfolipidi primitiva, è caratterizzata da fenomeni trombotici sia arteriosi che venosi, aborto spontaneo ricorrente, trombocitopenia, presenza di anticorpi anticardiolipina. La trasfusione passiva di questi anticorpi in topi è un evento alquanto devastante, con tassi di fecondità ridotti e aumento del numero di aborti spontanei ricorrenti. Gli effetti sembrano essere mediati da rea-

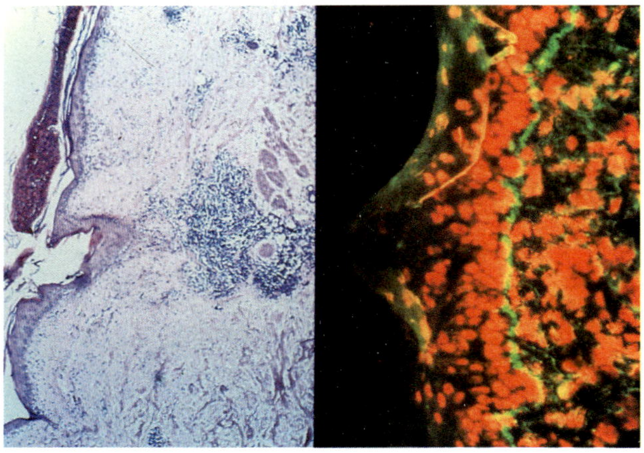

Figura 17.11 La "stria lupica" nel LES. A sinistra: sezione di cute che mostra un lieve ispessimento della giunzione dermo-epidermica con un sottostante infiltrato infiammatorio e un ulteriore focus ancora maggiore negli strati più profondi. A destra: biopsia cutanea a maggior risoluzione con deposizione di immunocomplessi contenenti IgG (anche gli anti-C3 darebbero la stessa immagine) sulla membrana basale della giunzione dermo-epidermica.

zioni anticorpali con un complesso formato da cardiolipina e β_2-glicoproteina-1, che da una lato porterebbe all'inibizione dell'innesco della cascata della coagulazione, mentre dall'altro potrebbe attivare le cellule endoteliali e portarle ad aumentare il metabolismo delle prostacicline e a produrre molecole proinfiammatorie e citochine, come l'IL-6, ed infine ad up-regolare alcune molecole di adesione.

Tiroide

In alcune circostanze anticorpi rivolti verso la superficie di una cellula, anziché portare alla sua distruzione, potrebbero stimolarla. E questo è il caso del morbo di Graves, dovuto in effetti alla presenza di anticorpi rivolti verso i recettori del TSH (TSH-R) agendo dunque nella stessa maniera del TSH. Entrambi infatti agiscono stimolando la produzione di ormoni tiroidei tramite l'attivazione del sistema dell'adenilato ciclasi dopo il legame al TSH-R. Quando immunoglobuline stimolanti la tiroide (TSI) da una madre affetta da morbo di Graves passano la placenta, provocano lo sviluppo di ipertiroidismo neonatale (figura 17.9), che si risolve dopo l'avvenuto catabolismo delle IgG, il che avviene in qualche settimana.

Le TSI agiscono indipendentemente dall'influenza dell'ipofisi e dell'asse ipotalamo-ipofisi-tiroide, cosicché i pazienti con questa forma di ipertiroidismo hanno livelli sierici di TSH estremamente ridotti. Il morbo di Graves è spesso associato ad esoftalmo, il che potrebbe essere dovuto ad una proteina di membrana di 64kDa presente sia sulla tiroide che nel muscolo oculare.

Sistema Muscolare

La **Miastenia Gravis** è dovuta ad un autoanticorpo diretto verso il recettore dell'acetilcolina (Ach-R) sulla placca motrice delle cellule muscolari. Questi anticorpi distruggono i recettori tramite un'azione combinata della lisi mediata dal complemento sulla membrana post-sinaptica ed il blocco della funzione dell'Ach-R. Tutto ciò porta ad un'inibizione del legame con l'acetilcolina ed a conseguente debolezza muscolare. Una debolezza muscolare transitoria è osservabile in neonati da madri affette con Miastenia Gravis, ed è verosimilmente dovuta al passaggio transplacentare di un'IgG capace di inibire la trasmissione muscolare. Inoltre, sintomi miastenici possono essere indotti in animali tramite l'iniezione di anticorpi monoclonali diretti verso l'Ach-R o tramite l'immunizzazione attiva con gli stessi recettori purificati.

Membrana Basale Glomerulare (MBG)

La sindrome di Goodpasture è una malattia autoimmune caratterizzata da glomerulonefrite progressiva ed episodi di emorragia polmonare. Come molte altre malattie autoimmuni è MHC ristretta. La suscettibilità è data dalla presenza dell'HLA-DRβ1*1502. La malattia è data da anticorpi diretti verso la componente $\alpha 3.\alpha 4.\alpha 5$.(IV) del collagene di tipo IV, il maggior componente della membrana basale polmonare e glomerulare. Questi anticorpi possono essere riscontrati tramite metodiche di immunofluorescenza su prelievi bioptici renali che mostrano depositi lineari di IgG e di C3 lungo la membrana basale dei capillari glomerulari (figura 14.8a; pag. 164). Se gli anticorpi vengono eluiti da un rene affetto e quindi reiniettati in una scimmia uistiti, rapidamente si fissano al collagene di tipo IV della MBG dell'animale ricevente e producono una glomerulonefrite fatale (figura 17.10).

Cuore

Il LES neonatale è la causa più comune di blocco cardiaco completo congenito. Quasi tutti i casi sono stati associati ad elevati titoli materni di anticorpi anti-Ro/SSA. L'osservazione interessante riguarda il fatto che gli anticorpi anti-Ro/SSA legano il tessuto cardiaco neonatale piuttosto che quello adulto, ed alterano i potenziali d'azione transmembrana ini-

bendo la ripolarizzazione. Le IgG anti-Ro raggiungono la circolazione fetale tramite il passaggio transplacentare ma nonostante sia il tessuto cardiaco materno che quello fetale risultino esposti agli anticorpi, solo quest'ultimo poi risulta danneggiato.
La capacità dello Streptococco β-emolitico di elicitare autoanticorpi cross-reattivi comportando un danno al tessuto muscolare cardiaco, è alla base della patogenesi della febbre reumatica acuta. Nonostante anticorpi rivolti verso l'esotossina streptolisina O (ASO) possano essere riscontrati a basso titolo in un elevato numero di pazienti a seguito di un'infezione da Streptococco, titoli elevati, e tendenti ad un costante incremento, sono suggestivi di febbre reumatica acuta. E se da un lato un meccanismo di molecular mimicry permette l'inizio della produzione degli anticorpi cross-reattivi, linfociti CD4+, citochine e molecole di adesione giocano comunque un ruolo chiave nella patogenesi della malattia.

Stomaco

L'anemia perniciosa, che si manifesta in seguito ad una grave carenza di vitamina B12, è una malattia autoimmune dello stomaco generalmente dovuta alla presenza di anticorpi rivolti verso le cellule parietali gastriche. L'antigene più importante presente su queste cellule è l'adenosin trifosfatasi gastrica (ATPasi), che è anche la proteina principale delle membrane fiancheggianti i canalicoli secretori delle cellule parietali. I pazienti sviluppano una gastrite atrofica, nella quale un infiltrato di cellule infiammatorie mononucleari è associato alla degenerazione delle ghiandole secretorie con ridotta produzione di acido da parte dello stomaco. In molti pazienti, altri anticorpi anomali possono essere rivolti direttamente verso il fattore intrinseco a livello del sito legante la vitamina B12, o anche verso il complesso fattore intrinseco-vitamina B12, bloccando l'assorbimento della vitamina B12 nel nostro organismo.

Altri tessuti

Molte altre malattie autoimmuni organo-specifiche sono associate ad anticorpi specifici diretti verso tali organi. I pazienti con morbo di Addison idiopatico presentano anticorpi circolanti verso antigeni della ghiandola surrenale, mentre il siero di pazienti con ipoparatiroidismo mostra la presenza di anticorpi verso antigeni citoplasmatici delle cellule paratiroidee. Donne con sterilità ovarica prematura possono mostrare anticorpi verso il citoplasma delle cellule ovariche, e in alcuni uomini infertili, anticorpi agglutinanti possono provocare l'agglutinazione degli spermatozoi interferendo con la possibilità che questi riescano a perforare la mucosa cervicale. Una patogenesi anticorpale per il pemfigo volgare è suggerita dal riconoscimento di un autoantigene sullo strato squamoso delle cellule epiteliali. Anticorpi rivolti verso questa molecola di adesione transmembrana cheratinocitaria sono facilmente riconoscibili all'immunofluorescenza su prelievi bioptici da cute affetta.

EFFETTI PATOGENETICI DEGLI IMMUNOCOMPLESSI

Lupus Eritematoso Sistemico (LES)

Il Lupus Eritematoso Sistemico è una malattia multisistemica con frequenti episodi di remissione e ricaduta (relapsing-remitting dagli autori anglosassoni) dove si ha la formazione di autoanticorpi diretti verso componenti solubili alle quali dunque essi sono continuamente esposti. Gli immunocomplessi che si vengono a formare provocano lesioni simili a quelle sieriche. Una moltitudine di differenti autoantigeni possono essere presenti nel LES, la maggior parte di questi rivolti verso componenti nucleari. Patognomonico e principale fra tutti questi autoantigeni è certamente il dsDNA (double-stranded DNA). Il riscontro di anticorpi antinucleo (ANA) e la titolazione degli anticorpi anti-DNA sono test di valore fondamentale per la diagnosi di LES. Il deposito degli immunocomplessi avviene diffusamente, e le lesioni sono spesso riscontrabili nel rene, nella cute, nelle articolazioni, nei muscoli, nel polmone e nel cervello (figura 17.11). Circa nel 40% dei pazienti con Lupus si ha coinvolgimento renale ed eluati di tessuto renale da pazienti con nefrite lupica mostrano anticorpi anti-dsDNA. L'immunofluorescenza su biopsie renali di pazienti con disfunzione renale clinicamente evidente mostrano la presenza di immunocomplessi antigene-anticorpo e complemento. Sempre all'immunofluorescenza il pattern mostra depositi punteggiati o granulari-disomogenei (lumpy-bumpy) di IgG e di C3 (figura 14.9b; pag. 165); in netto contrasto con il pattern lineare causato dagli anticorpi anti-MBG della sindrome di Goodpasture (figura 14.9a; pag. 165). I pazienti con il LES producono anticorpi verso una grande varietà di antigeni tissutali, inclusi alcuni presenti sui globuli rossi, sui linfociti, sulle piastrine, e fattori della coagulazione. Durante la fase attiva della malattia, i livelli sierici del complemento si riducono drasticamente in quanto le componenti dello stesso sono legate ad aggregati immuni nel rene e nel torrente ematico.

È importante ricordare che un'efficiente clearence degli immunocomplessi richiede la presenza di una cascata complementare della via classica intatta, e che l'assenza di una componente precoce della stessa è fattore predisponente ad una malattia da immunocomplessi. Di conseguenza, nonostante la carenza omozigote di un componente del complemento sia una rara causa di LES – che può essere considerato l'archetipo dei disordini da immunocomplessi – questo evento rappresenta il genotipo di suscettibilità principale per questa malattia finora identificato, considerando che più dell'80% dei casi con una carenza omozigote di C1q e di C4 sviluppa una sindrome Lupus-like.

L'IPERSENSIBILITÀ MEDIATA DALLE CELLULE T RAPPRESENTA UN FATTORE PATOGENETICO NELLE MALATTIE AUTOIMMUNI

Diabete mellito di tipo 1

Il diabete mellito di tipo 1, precedentemente identificato come diabete mellito insulino-dipendente (IDDM), è una malattia multifattoriale autoimmune la cui caratteristica principale è la presenza di un infiltrato T cellulare nelle insule del Langherans con una conseguente distruzione mediata dai linfociti T delle cellule β del pancreas produttrici di insulina. Cellule T autoreattive specifiche per antigeni delle cellule β pancreatiche come ad esempio l'acido glutammico decarbossilasi (GAD) e l'insulina, possono essere identificatae nel sangue di pazienti la cui diagnosi sia stata formulata precocemente. Autoanticorpi specifici per gli stessi antigeni possono essere anche riscontrati nel siero di questi pazienti ed utilizzati come marker per predire l'eventuale rischio di malattia (figura 17.2; pag. 203). Non è ancora chiaro se questi anticorpi siano il risultato di un danno mediato dai linfociti T o se giocano essi stessi un ruolo nella patogenesi della malattia. L'obiettivo di ritardare la comparsa della malattia può essere raggiunto mediante l'impiego precoce di ciclosporina, in quanto questo farmaco riduce in maniera molto selettiva la sintesi degli stessi linfociti T. La malattia possiede comunque importanti basi genetiche ed è associata a geni dell'MHC, in particolar modo agli aplotipi DR3.DQ2 e DR4.DQ8, ed a polimorfismi della regione contenente il gene che codifica per l'insulina sul cromosoma 11q15.5.

Sclerosi Multipla (SM)

La sclerosi multipla è una malattia autoimmune del sistema nervoso centrale la cui patogenesi è legata a linfociti T diretti verso le componenti mieliniche del sistema nervoso centrale in pazienti con aplotipi specifici MHC di classe II. Le cellule T riconoscono e attaccano le componenti della guaina mielinica assonale con distruzione sia della mielina che dell'assone sottostante. L'idea che la SM potesse essere una malattia autoimmune risale alle prime evidenze di una somiglianza fra questa malattia e l'encefalomielite allergica sperimentale (EAE). Questa è una malattia demielinizzante che provoca paralisi motoria e che può essere prodotta in animali da esperimento immunizzandoli con la proteina basica mielinica (PBM) in adiuvante di Freund, oppure transfettando cellule Th1 da un animale affetto ad uno naive. Negli uomini il danno indotto dalla SM alla mielina è provocato da citochine prevalentemente Th1, quali il TNF e l'IFNγ, e dai macrofagi attivati che fagocitano i componenti mielinici. Inoltre, cellule T citotossiche possono danneggiare direttamente la mielina, e anticorpi rivolti verso costituenti mielinici possono provocare una demielinizzazione mediata dall'ADCC, da un processo di opsonizzazione, ovvero anche dall'attivazione complementare. Anticorpi rivolti verso la PBM e la GMO (glicoproteina mielinica oligidendrocitica) sono riscontrati in pazienti con SM, e sono associati ad una maggiore presenza di ricadute di malattia e ad una prognosi complessivamente peggiore. Un'altra caratteristica della SM è la presenza di Ig policlonali nel liquido cefalo-rachidiano di questi pazienti: la loro specificità ed il loro significato nella patogenesi della malattia rimangono sconosciuti. Nonostante l'eziologia della SM sia anch'essa sconosciuta, un meccanismo di mimicrismo molecolare potrebbe giocare un ruolo importante. È infatti interessante notare come cloni di cellule T da pazienti con evidenza di malattia, possano reagire sia verso la PBM sia verso un antigene ritrovato anche nell'EBV.

Artrite Reumatoide (AR)

Immunopatogenesi

L'artrite reumatoide è una artropatia erosiva piuttosto comune di etiologia sconosciuta, fortemente correlata alle proteine HLA-DRB1*0404 e *0401 dell'MHC di classe II. Le modificazioni articolari prodotte dall'iperplasia sinoviale sono associate ad un infiltrato progressivamente ingravescente di cellule infiammatorie che formano un vero e proprio panno che sovrasta e progressivamente erode sia la cartilagine che l'osso (figura 17.12). Le cellule dell'infiltrato sono principalmente linfociti T CD4+, i quali stimolano monociti, macrofagi e mastociti a produrre e secernere IL-1, IL-6 e TNF, nonché una moltitudine di chemochine, che portano a loro volta al reclutamento dei neutrofili nell'articolazione. L'IL-1 e il TNF nella sinovia stimolano i fibroblasti ed i condrociti al rilascio di enzimi proteolitici che distruggendo il tessuto provocano il danno articolare, mentre l'erosione ossea è conseguenza della stimolazione degli osteoclasti da parte delle stesse citochine. Una volta che il panno si sia formato e si accresca sulla cartilagine, possono essere osservati ai margini del tessuto delle vere zone di rottura e frammentazione (figura 17.12c), che quasi certamente rappresentano il risultato del rilascio di enzimi, ROI e soprattutto di IL-1, IL-6 e del TNF. I linfociti B sono anch'essi attivati, e possono essere osservate plasmacellule con una certa frequenza. Follicoli linfoidi secondari con centri germinativi possono essere presenti nella sinovia. Immunocomplessi di fattore reumatoide ed IgG possono provocare una reazione di Arthus nello spazio articolare provocando l'arrivo di altri polimorfonucleati. Rilasciando collagenasi, elastasi e proteasi, queste cellule aggravano il danno erosivo articolare degradando i proteoglicani dello strato superficiale cartilagineo (figura 17.13).

L'artrite reumatoide può essere trattata con successo con una terapia biologica o bloccando l'attivazione T-cellulare

Ora che si conosce molto bene il ruolo svolto dalle citochine nella patogenesi dell'AR, sono state sviluppate una serie di terapie dette biologiche, il cui principio è di essere terapie anti-citochiniche. Queste includono una proteina di fusione fra un'IgG1 e il recettore solubile del TNF (Etanercept) che neutralizza il TNF, ed un anticorpo monoclonale chimerico rivolto verso il TNF stesso (Infliximab). Bloccando l'attività del TNF, la sua capacità di attivare la cascata citochinica dell'IL-1, dell'IL-6, dell'IL-8 e di altre citochine infiammatorie risulta ostacolata, favorendo notevolmente il decorso e il trattamento dell'AR. Un altro sistema prevede invece l'utilizzo di una proteina di fusione composta dal CTLA-4 e da un'IgG1 per bloccare l'attivazione del CD28 sui linfociti T. Questa proteina di fusione, competendo con il CD28 per il sito di legame del B7.1 (CD80) e B7.2 (CD81), previene l'attivazione T cellulare. In tal modo, agendo assai precocemente nella cascata infiammatoria, la CTLA-4-IgG inibisce l'attivazione secondaria dei macrofagi e dei linfociti B, potendosi dunque considerare una metodica molto promettente nella terapia dell'AR.

Autosensibilizzazione delle immunoglobuline G e formazione di immunocomplessi

Il fattore reumatoide, anche detto antiglobulina, che è rappresentato da un autoanticorpo rivolto verso la regione Fc delle IgG, che è glicosilata in maniera anormale, è considerato un marchio dell'AR, per quanto non sia patognomonico di questa malattia in quanto può essere riscontrato anche in altre patologie. Eppure virtualmente quasi ogni paziente con AR presenta il fattore reumatoide. La maggior parte sono antiglobuline di tipo IgM, il cui riscontro fornisce comunque un'importante indicazione ed è un test di rilievo nella diagnostica dell'AR.

Aggregati di IgG, presumibilmente prodotti dell'infiltrato plasmacellulare sintetizzante antiglobuline IgG verso il self, possono essere facilmente riscontrati nei tessuti sinoviali e nel liquido articolare dove provocano reazioni infiammatorie acute con produzione di essudato.

Morbo di Crohn

Il morbo di Crohn è una malattia infiammatoria granulomatosa cronica intestinale che in realtà rappresenta un'entità clinica complessa multifattoriale, nella quale fattori clinici, genetici ed ambientali risultano coinvolti. L'eziologia è tuttora sconosciuta,

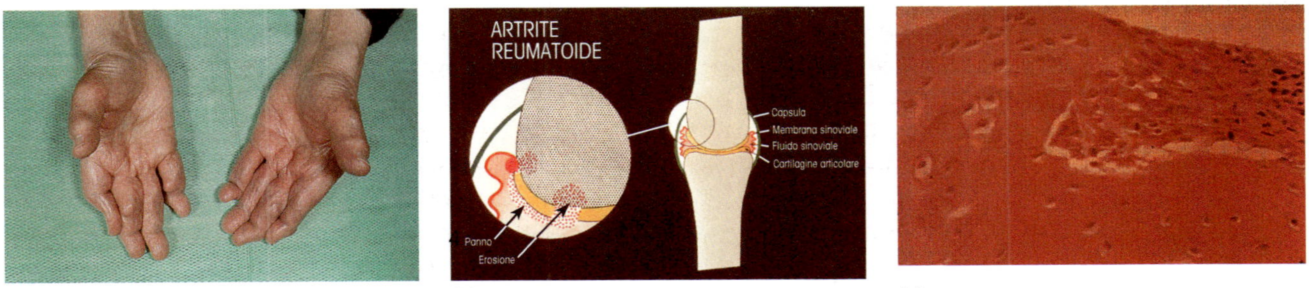

(a) (b) (c)

Figura 17.12 Artrite reumatoide (AR). (a) Particolare della mano di un paziente con AR cronica che dimostra le classiche lesioni a "collo di cigno". (b) Rappresentazione schematica di una articolazione diartrosica che mostra le erosioni ossee e cartilaginee fra la membrana sinoviale ed il panno sinoviale. (c) Istologia del panno sinoviale che dimostra le palesi lesioni ossee e cartilaginee ai margini cellulari.

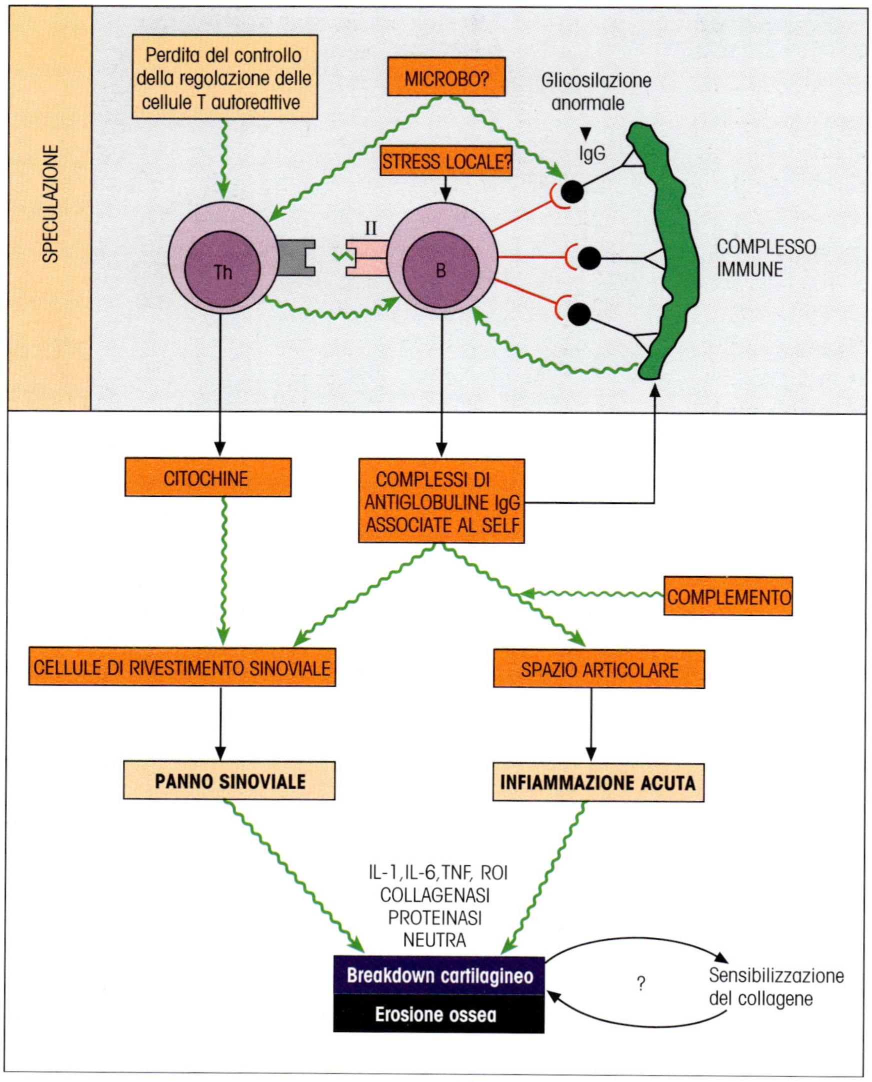

Figura 17.13 Patogenesi immune dell'AR e possibilità dell'induzione dell'autoimmunità. L'esatta identità dei peptidi associati con molecole MHC di classe II è sconosciuta.

anche se è stata suggerita un'ipotesi autoimmune per questa malattia; i pazienti presentano infatti anticorpi rivolti verso una moltitudine di microrganismi, e il 70% presenta anticorpi verso il Saccharomyces Cerevisiae. Il riscontro di anticorpi è un test di indubbia importanza nella diagnosi del morbo di Crohn. Le lesioni intestinali sono caratterizzate da un infiltrato di cellule mononucleari con un'abnorme produzione di citochine infiammatorie fra cui il TNF, l'IL-1, l'IL-6 e l'IL-12. Un gene sul cromosoma 16, NOD2, è considerato gene di suscettibilità per la malattia, e un polimorfismo di questo gene è un importante fattore di rischio per la stessa. È stato ipotizzato che la proteina NOD2 possa giocare un ruolo nell'apoptosi che normalmente regola le popolazioni linfocitarie e permette di terminare la risposta immune. Un'apoptosi inefficiente è una delle caratteristiche delle cellule T della lamina propria in pazienti con malattia di Crohn. Il risultato è un'attivazione incontrollata delle cellule Th1, con il rilascio di IL-12, IFNγ e IL-2, con conseguente attivazione di monociti, i quali rispondono con il rilascio di TNF e di altri mediatori dell'infiammazione. Ecco dunque che l'utilizzo dell'Infliximab, un anticorpo che, come già descritto neutralizza il TNF, è associato ad una drammatica risposta clinica. Questo anticorpo monoclonale chimerico non solo infatti possiede un effetto antinfiammatorio, ma aumenta anche l'apoptosi delle cellule T della lamina propria.

Morbo celiaco

La tolleranza immunologica normalmente acquisita nei confronti delle proteine provenienti dalla dieta potrebbe essere persa nella malattia celiaca. Questa malattia è dovuta ad una condizione nella quale si ha un'inappropriata risposta T cellulare alla frazione gliadinica del glutine proveniente dalla dieta. La malattia è associata nel 90% dei casi al DQ2, e al DQ8 nella parte restante dei casi. L'ingestione di gliadina porta alla comparsa di un infiltrato di cellule della mucosa composto sia da linfociti CD4+ che CD8+. I pazienti sviluppano una risposta immunitaria alla gliadina e ad una componente dell'endomisio che è stata identificata come la transglutaminasi tissutale (TTG). La presenza di anticorpi, sia di classe IgA che IgG, rivolti verso l'endomisio (detti EMA) e quindi verso la TTG sono sia specifici che diagnostici di malattia.

Tiroidite cronica autoimmune (tiroidite di Hashimoto)

I linfociti T giocano un ruolo fondamentale nello sviluppo della tiroidite di Hashimoto, interagendo con le cellule follicolari della tiroide e con la matrice extracellulare. Le cellule T possono essere attivate sia da un meccanismo di mimicrismo molecolare indotto da agenti patogeni esterni, sia interagendo in maniera aberrante con molecole del sistema MHC di classe II presenti sulle cellule della ghiandola tiroidea di questi pazienti. Il killing diretto delle cellule tiroidee da parte di cellule CD8+ è responsabile dell'ipotiroidismo che si instaura in questi pazienti, ma anche la produzione di citochine può avere un qualche ruolo patogenetico. I pazienti inoltre sviluppano anticorpi sierici rivolti verso la tiroperossidasi (TPO) e verso la tiroglobulina (TGB), ma ancora non è stato definito il ruolo di questi autoanticorpi nel prosieguo della malattia. I valori di questi anticorpi sono strettamente correlati con l'attività della malattia, ma non è ancora chiaro se sia una risposta autoimmune a questi autoantigeni ad essere il primum movens della malattia o piuttosto se questi siano solo il risultato di un danno cellulare mediato dai linfociti T. Nella patologia autoimmune tiroidea si osservano comunque risposte cliniche e laboratoristiche spesso fortemente differenti fra loro.

Questa situazione potrebbe essere dovuta a fattori molteplici, quali da un lato una forte componente di distruzione tissutale, oppure un'eccessiva stimolazione metabolica, l'inibizione mitotica o al contrario la stimolazione della crescita della ghiandola, che in varie combinazioni danno luogo alle proteiformi modalità in cui può presentarsi la malattia autoimmune tiroidea (figura 17.14).

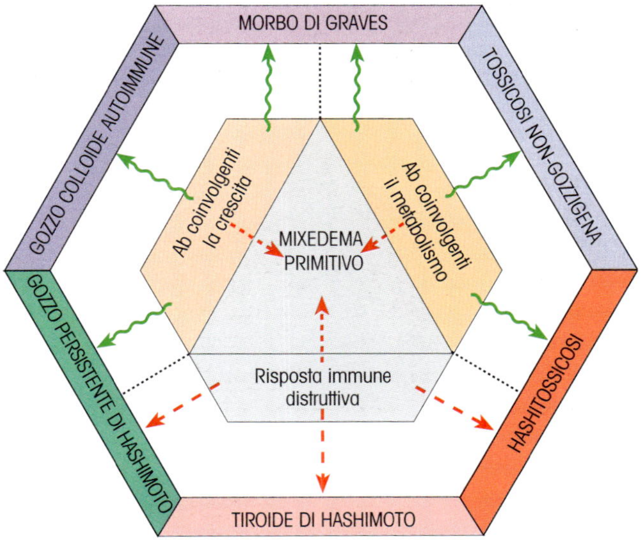

Figura 17.14 Relazioni intercorrenti fra differenti risposte immuni allo spettro circolare della malattia autoimmune tiroidea. Hashitossicosi è un termine che si suole utilizzare in caso di concomitanza di tiroidite di Hashimoto e di tirotossicosi.

Aterosclerosi

Il sistema immunitario con le sue cellule ed il gran numero di molecole da esse prodotte sono fondamentali nell'iniziazione, formazione ed anche nell'eventuale rottura delle placche aterosclerotiche. I bersagli che sono stati postulati come plausibili dell'attacco da parte del sistema immune sono rappresentati da epitopi prodotti dall'ossidazione delle lipoproteine a basso peso molecolare (LDL) che si accumulano nell'intima dei vasi. Le LDL modificate stimolano le cellule endoteliali a produrre molecole di adesione per i linfociti ed i monociti ed inoltre attivano le cellule muscolari lisce dell'intima a produrre citochine fra cui L'IL-1, il TNF, l'IL-6, l'IFNγ e il fattore stimolante le colonie macrofagiche (M-CSF). Le cellule endoteliali rilasciano chemochine, le quali attirano i leucociti nella zona di lesione, con conseguente comparsa di un infiltrato di monociti e di linfociti T nella parete vascolare. I monociti vengono attivati dalle citochine come il M-CSF e a seguito della fagocitosi attiva delle LDL modificate possono essere chiamate foam cells, o cellule schiumose. Vi sono anche alcune prove del fatto che le heat shock proteins (HSP), ovvero le proteine da shock, e soprattutto la famiglia delle proteine da 60kDa, possano essere considerate gli autoantigeni responsabili dello sviluppo dell'aterosclerosi precoce (figura 17.15).

Queste proteine sono riscontrate sia sulle cellule endoteliali che in una serie di microrganismi, quali la Chlamydia e l'Escherichia Coli, e potrebbero facilitare lo sviluppo di cross-reazioni immunitarie fra tali patogeni e la proteina del self HSP60. In ultimo, il risultato è il reclutamento continuo di cellule T e di macrofagi, che insieme formano le strie lipidiche, manifestazione precoce dell'aterosclerosi. La susseguente produzione citochinica provoca la proliferazione e la migrazione delle cellule muscolari lisce e delle placche aterosclerotiche, che può o interferire con il flusso sanguigno oppure può provocare la rottura della placca stessa provocando l'ostruzione acuta di una coronaria.

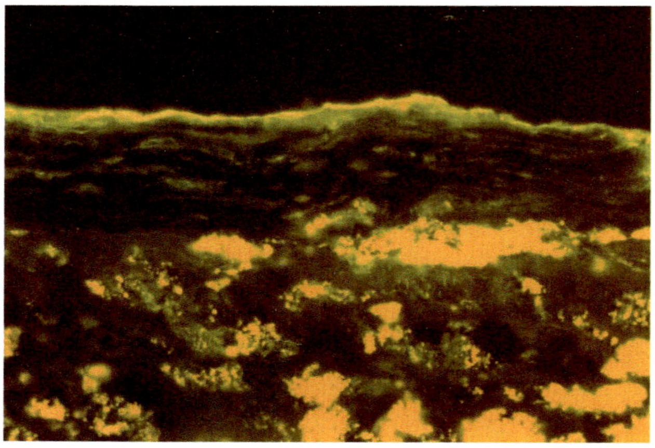

Figura 17.15 Espressione dell'HSP60 in una lesione aterosclerotica precoce umana. Sezione di placca aterosclerotica di una arteria carotide umana tramite immunofluorescenza indiretta con un anticorpo monoclonale con una proteina da shock HSP60 ed un secondo anticorpo fluorescinato. Una forte reazione con le cellule endoteliali come anche un infiltrato nell'intima comprendente cellule schiumose, è ben osservabile.

Psoriasi

La psoriasi è una malattia infiammatoria mediata dai linfociti T dove l'iperproliferazione cheratinocitaria è condotta da citochine proinfiammatorie Th1 prodotte in situ da un infiltrato T cellulare. I linfociti T attivati all'interno della lesione psoriatica elaborano molteplici citochine, inclusi il TNF, l'IL-1, l'IFNγ e l'IL-2, mentre solo livelli molto ridotti di citochine Th2, quali l'IL-4 e l'IL-10 sono presenti. La natura e l'ubicazione dell'antigene promotore sono invece sconosciuti. Il ruolo cruciale svolto dalle cellule T è provato dal successo ottenuto mediante le terapie biologiche anti-cellule T in questi pazienti. Queste includono l'uso del CTLA-4Ig, la precedentemente citata proteina di fusione fra CTLA-4 ed un'IgG, che blocca l'attivazione T cellulare. Altre invece prevedono l'uso di anticorpi anti-CD4 o rivolti verso il recettore dell'IL-2 (Daclizumab). Miglioramenti clinici nella psoriasi sono dimostrati anche mediante l'uso dell'Etanercept, che ha come bersaglio il TNF, e dell'Efalizumab, che invece è rivolto verso la molecola di adesione LFA-1. Perfino maggiore interesse riscuote la possibilità dell'utilizzo dell'IL-4 umana per riconvertire la risposta immune da Th1 a Th2, che in effetti pare associato ad un significativo miglioramento clinico.

VALORE DIAGNOSTICO DEI TEST PER GLI AUTOANTICORPI

Gli autoanticorpi sierici spesso sono importanti markers diagnostici, e in tabella 17.4 sono riportate le principali informazioni inerenti i test e gli autoanticorpi specifici per una serie di patologie. Questi test potrebbero essere d'aiuto in eventuali screening per persone a rischio, ad esempio parenti di pazienti affetti da malattie autoimmuni quali il diabete, la tiroidite e la patologia gastrica autoimmune, e in ultimo nello screening della popolazione generale qualora si possano in futuro presentare ed essere accettabili le condizioni ed implicazioni sociali, mediche ed economiche.

TRATTAMENTO DELLE PATOLOGIE AUTOIMMUNI

Controllo a livello dell'organo bersaglio

Il modo migliore di affrontare una patologia autoimmune comprende, ovviamente, il tentare di manipolare la risposta immune stessa (figura 17.16). Eppure, in molte patologie organo-specifiche, spesso è il semplice controllo metabolico dell'organo stesso a risultare sufficiente, come ad esempio l'utilizzo di tiroxina nel mixedema primitivo, l'uso dell'insulina nel diabete giovanile, della vitamina B12 per trattare l'anemia perniciosa e di farmaci inibenti l'attività tiroidea per il morbo di Graves. Xenotrapianti di tessuto di fetale o neonatale di maiali geneticamente modificati, come ad esempio, xenotrapianti di insule pancreatiche, sono ora oggetto di studio, come anche sono allo studio le cellule staminali per la loro capacità in terreni di coltura specifici di poter essere trasformate in modo da riprodurre i vari tessuti umani che da queste potrebbero dunque essere rimpiazzati in caso di danno.

Farmaci anti-infiammatori

I corticosteroidi sono da lungo tempo utilizzati nel trattamento delle malattie autoimmuni in quanto,

Tabella 17.4 Test di autoimmunità e diagnosi.

MALATTIA	ANTICORPO	COMMENTO
Tiroidite di Hashimoto	Tiroide	Distinzione fra gozzo colloidale, cancro della tiroide, e titoidite sub acuta Tiroidectomia generalmente non necessaria nel gozzo di Hashimoto
Mixedema primitivo	Tiroide	Test positivi nel 99% dei casi.
Tirotossicosi	Tiroide	Alti titoli di Ab citoplasmatici indicano una tiroidite attiva e la tendenza al mixedema post-operatorio: i farmaci anti-tiroidei sono il trattamento di scelta nonostante Pz. HLA-B8 hanno alte possibilità di ricaduta
Anemia perniciosa	Stomaco	Aiuto nella diagnosi di AP latente, nella diagnosi differenziale con l'anemia megaloblastica autoimmune
Insulina-dipendente diabete mellito tipo 1	Pancreas	Anticorpi anti-insulina precoci nella malattia. GAD Ab sono standard per la diagnosi di DM tipo 1. 2 o più anticorpi osservati nell'80% dei bambini con malattia di recente comparsa o in parenti pre-diabetici, ma non nei controlli
Atrofia idiopatica surrenale	Surrene	Distinzione dalla forma tubercolare
Miastenia grave	Muscolo	Qualora positivi suggeriscono un timoma associato (specie se HLA-B12), positivi nell'80% dei casi
	Recettore acetilcolina	
Pemfigo e pemfigoide	Cute	Differenti pattern di fluorescenza nelle due malattie
Anemia emolitica autoimmune	Eritrociti (test di Coombs)	Distinzione da altre forme di anemia
Sindrome di Sjögren	Cellule del dotto salivare, SS-A, SS-B	
Cirrosi biliare primitiva	Mitocondri	Distinzione da altre forme di ittero dove i test sono raramente positivi Riconoscimento di sotto gruppi con cirrosi criptogenetica correlata a PBC con positività per Ab anti-micondri
Epatite cronica attiva	Anti muscolo liscio e 20% anti mitocondri	Anticorpi anti-muscolo liscio distinguono dal LES Tipo 1 classica nelle donne con Ab anti-nucleo, anti-muscolo liscio, anti-actina anti recettore per le asialoglicoproteine. Tipo 2 in ragazze e giovani donne con anti-LKM-1 (cit P450)
Artrite reumatoide	Anti globuline,i.e., SCAT e fissazione al lattice	Ad alto titolo indicano una cattiva prognosi
	Anti globuline aumentate agalacto-Ig	Prognostici per AR
LES	Ana ad alto titolo, DNA	Anticorpi anti-DNA presenti nella fase attiva. Ab anti-ds DNA caratteristici; Ab fissanti il complemento ad alta affinità danno disfunzione renale, bassa affinità danno lesione al SNC
	Fosfolipidi	Trombosi, aborto spontaneo ricorrente, trombocitopenia
Sclerodermia	Nucleolo	Caratterizzazione della malattia
Granulomatosi di Wegener	Anti-citoplasma dei neutrofili	Fortemente associati alla malattia; trattamento urgente

Ab, anticorpi; SNC, sistema nervoso centrale; GAD, acido glutammico decarbossilasi; Ig, immunoglobulina; AP, anemia perniciosa; LES, Lupus erimatoso sistemico.

non solo sopprimono vari aspetti della risposta immune, ma controllano anche le lesioni infiammatorie, soprattutto prevenendo lo stravaso e la migrazione dei neutrofili e di altre cellule fagocitarie. Pazienti con severa sintomatologia miastenica mostrano una buona risposta ad elevate dosi di steroidi, e lo stesso può dirsi di altre patologie autoimmuni, quali il LES e la nefrite da immunocomplessi. Nell'AR, gli steroidi raggiungono ottimi risultati ed accelerano l'induzione della remissione della malattia. Integrine leucocitarie, selectine e altre molecole di adesione presenti sulle cellule endoteliali sono down-regolate dopo terapia con steroidi, il che dimostra l'impedimento che hanno le cellule infiammatorie ad effettuare i processi di rolling, stavaso e migrazione per raggiungere la sede articolare della lesione.

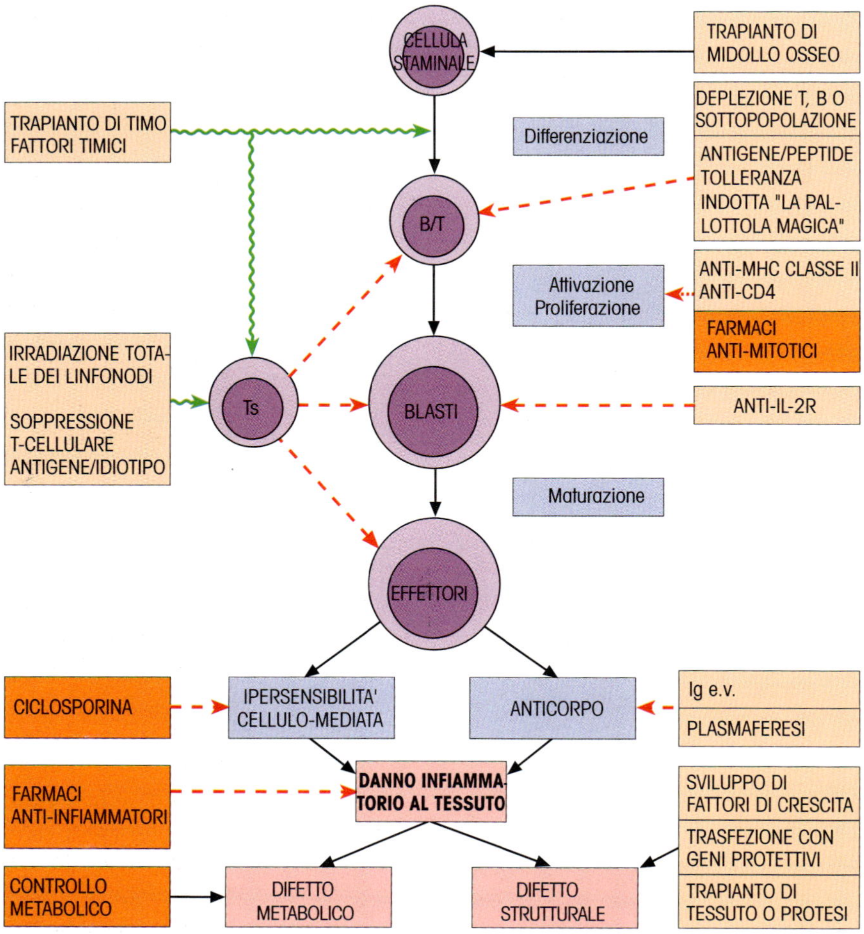

Figura 17.16. Il trattamento di una malattia autoimmune. I trattamenti convezionali sono in arancione scuro, altri approcci sono in arancione chiaro. Ig, immunoglobulina; IL, interleuchina; e. v., endovena; Ts, T suppressor.

Immunosoppressori

La ciclosporina è un farmaco immunosoppressore che blocca la secrezione di citochine da parte dei linfociti T, ed essendo citochine come l'IL-2 necessarie per la proliferazione dei linfociti stessi, si comporta anche da farmaco anti-mitotico. È di comprovata efficacia in numerose patologie autoimmuni, come anche altri farmaci anti-mitotici convenzionali nonspecifici come l'azatioprina, la ciclofosfamide ed il metotrexate, i quali generalmente vengono somministrati in combinazione con i corticosteroidi. Il problema principale di questi farmaci è l'effetto di immunosoppressione talora severa che provocano nei pazienti che può predisporre allo sviluppo di malattie infettive.

Plasmaferesi

Ottimi risultati sono stati ottenuti in numerose patologie autoimmuni con questa metodica, in particolar modo quando è applicata in combinazione con i farmaci anti-mitotici. L'inconveniente della terapia mediante plasma exchange, nonostante l'efficacia nel rimuovere le popolazioni anticorpali anomale e i depositi di immunocomplessi nel LES, è la sua breve e solo temporanea durata.

Strategie di controllo dei linfociti T

Le molteplici strategie sono riassunte in figura 17.17.

Controllo idiotipico con anticorpi

La potente azione immunosoppressiva degli anticorpi anti-idiotipo suggerisce che questi possano essere utilizzati per controllare la produzione autoanticorpale. In svariate patologie autoimmuni l'uso delle immunoglobuline endovena (IVIg), ricavate da estratti purificati di donatori sani, è risultato essere efficace ed addirittura talora il trattamento di elezione per alcune patologie. Le IVIg, non solo sono una sorgente di anticorpi anti-idiotipo, che dunque possono andare ad interagire con l'idiotipo di deter-

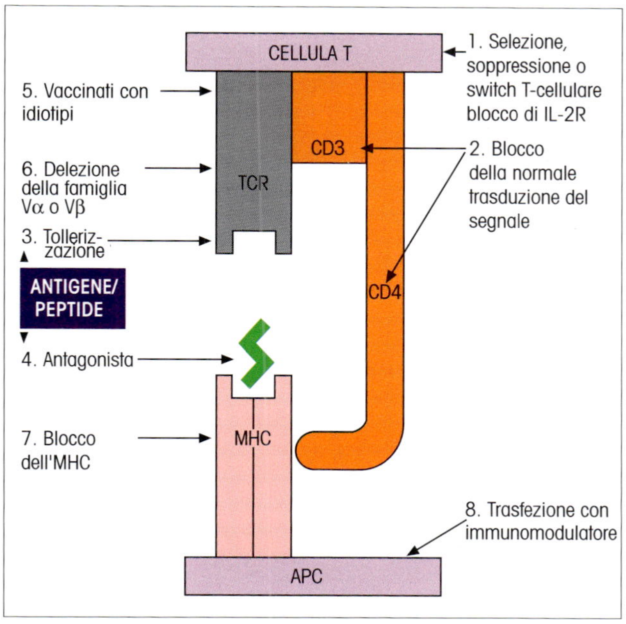

Figura 17.17 Opzioni strategiche della terapia basata sui linfociti T come bersaglio.

minati autoanticorpi, ma contengono anche anticorpi rivolti verso numerose citochine ed infine possiedono anche proprietà anti-infiammatorie. L'effetto delle IVIg semplicemente riflette il funzionamento dei normali anticorpi nel mantenere l'omeostasi del sistema immune negli individui sani.

Vaccinazione con linfociti T

Se consideriamo le cellule T autoreattive come i principali patogeni che arrecano danno ai tessuti, è evidente come queste cellule qualora rese inattive, potrebbero essere impiegate come vaccini per prevenire e forse anche per trattare una patologia autoimmune. La somministrazione di tali cellule T autologhe potrebbe indurre il network di regolazione a controllare le cellule T autoreattive, ed in effetti una tale metodica è stata sperimentata con successo nel controllo dell'EAE in animali da laboratorio. Risultano anche promettenti diversi trial nella SM nei quali si utilizza un vaccino peptidico contenente il TCR con inclusa la sequenza Vβ5.2 espressa dalle cellule T specifiche per la PBM (figura 17.17(5)).

Manipolazione dei mediatori della regolazione della risposta immune

Nella maggior parte delle malattie autoimmuni organo-specifiche sono le cellule Th1 ad essere le principali responsabili del danno, e dunque un eventuale switch fra il fenotipo Th1 verso un fenotipo Th2 potrebbe risultare efficace nel controllo di tali patologie (figura 17.17(1)). La somministrazione di IL-4, che sposta la risposta immune da Th1 a Th2, è stato dimostrato che down-regola ed inibisce i processi distruttivi indotti dai linfociti T nell'EAE. L'interferone β inibisce la sintesi dell'IFNγ e presenta una serie di effetti soppressivi l'infiammazione mediata dai linfociti T. Questo tipo di attività di regolazione svolta dall'IFNβ è il razionale per il suo utilizzo terapeutico nella SM, riducendo infatti sia la frequenza che la gravità delle manifestazioni cliniche, e potendo essere in tal modo considerato il primo farmaco capace di migliorare la storia naturale della malattia.

Manipolazione mediante antigeni

L'obiettivo di questo tipo di terapia è quello di presentare l'antigene responsabile in concentrazioni sufficienti ed in modo tale da occupare il sito di legame dell'autoantigene sulle molecole MHC, prevenendo dunque il legame dell'autoantigene stesso. Varie strategie sono state sviluppate, come lo sviluppo e progettazione di peptidi analoghi ad alta affinità, differenti dall'autoantigene solo per un aminoacido, che legano la molecola MHC appropriata ed antagonizzano la risposta all'autoantigene stesso (figura 17.17(4)). E dal momento che possediamo molteplici differenti molecole MHC, questa metodica non comprometterebbe eccessivamente le difese immunitarie verso agenti esterni, quali microbi.

Abbiamo già descritto come per la risposta immune dell'apparato digerente, dal momento che la sua superficie è letteralmente invasa da orde di microrganismi potenzialmente immunogenici, si sono evoluti meccanismi di difesa dagli stessi che in qualche modo trattengono, inibiscono la risposta di tipo Th1. Questo obiettivo viene conseguito mediante la continua stimolazione di cellule secernenti citochine immunosoppressive. La ragione di ciò forse risiede nel fatto stesso che i linfociti Th1 sono sottoposti ad una continua esposizione che li porta ad essere tolleranti nei confronti di quella vasta quantità di antigeni. E ripetere sperimentalmente questo processo, come è stato fatto nell'EAE ed in altre malattie autoimmuni, è stato provato essere una strategia efficace nel controllo della malattia. Sfortunatamente, tentativi effettuati di indurre una tolleranza orale negli uomini non hanno avuto esiti brillanti.

Il "tollerogeno", ovvero una mescolanza di numerosissimi antigeni, potrebbe essere somministrato anche per via inalatoria mediante un aerosol di peptidi e questo potrebbe essere un modo estremamente affascinante di generare una soppressione antigene-specifica delle cellule T. I peptidi intranasali sono stati usati sperimentalmente per bloccare lo sviluppo di varie malattie autoimmuni, e il trattamento con questi potrebbe essere efficace anche nel prosieguo della malattia.

Altri agenti biologici che inibiscono la risposta immune

Una serie di anticorpi monoclonali sono stati prodotti, i quali, basandosi sul concetto della "pallottola magica" ("magic bullet" dagli autori anglosassoni), si legano selettivamente a linfociti recanti specifici recettori di superficie. Una serie di anticorpi, e di altri agenti biologici sono in corso di test per il trattamento delle malattie autoimmuni. I meccanismi di azione con i quali svolgono le loro funzioni sono:

- Blocco del TNF con un anticorpo monoclonale specifico (Infliximab) o con una proteina di fusione fra recettore solubile del TNF-IgG1.
- Blocco del recettore dell'IL-1 con un antagonista recettore ricombinante dell'IL-1.
- Blocco del reclutamento leucocitario nei tessuti tramite un recettore per le chemochine o un antagonista delle chemochine. Questo tipo di terapia potrebbe colpire in maniera selettiva l'organo bersaglio. Ad esempio, il CTACK (CCL27), ed il suo recettore il CCR10 sono importanti per l'homing delle cellule T nella cute ma non in altri organi. Bloccare questa risposta potrebbe essere utile nella psoriasi risparmiando nel contempo il resto del sistema immune.
- La CTLA-4Ig, una proteina di fusione composta dal CTLA-4 associato ad una regione costante delle IgG, permette il blocco dell'attivazione T cellulare e riduce la risposta anticorpale sia primaria che secondaria.
- Blocco del CD4 con un anticorpo monoclonale umano anti-CD4.
- Blocco del recettore dell'IL-2 (CD25, Daclizumab). Questo anticorpo ha come bersaglio solo le cellule T attivate e non comporta modifiche sostanziali all'assetto e alla risposta immunologica del paziente.
- Blocco delle molecole di adesione quali LFA-1, annessina-1 e VAP-1 (proteina di adesione vascolare-1)
- Anticorpi rivolti verso il ligando del CD40.
- Inibizione dei pathways di segnalazione intercellulare.
- Trapianto di cellule staminali, per ripristinare l'omeostasi e favorire il lavoro delle cellule di regolazione.

TAVOLA RIASSUNTIVA

Il sistema immune è sempre in un precario equilibrio fra una risposta efficace agli attacchi antigeni ambientali esterni ed il controllo di potenziali eventi di risposta inappropriata ad antigeni e molecole del self che potrebbero portare allo sviluppo di una malattia autoimmune.

La funzione del sistema immune

• L'autoimmunità è associata ad uno spettro piuttosto ampio di malattie. Da un lato troviamo le malattie organo-specifiche, con produzione autoanticorpale rivolta verso l'organo bersaglio stesso, e queste malattie trovano come prototipo la tiroidite di Hashimoto. Dall'altro lato abbiamo malattie non-organo specifiche, o malattie autoimmuni sistemiche, come ad esempio il LES, nelle quali gli autoanticorpi presentano una reattività ad ampio spettro, e la malattia presenta lesioni dovute al deposito massivo di immunocomplessi.

• Vi è la tendenza per le malattie organo-specifiche come per la tiroidite e per l'anemia perniciosa di potersi presentare sovrapposte (overlap) in alcuni individui predisposti, ed anche l'overlap fra le patologie reumatiche è maggiore di quanto atteso nella popolazione normale.

L'influenza data dall'ambiente e da componenti genetiche

• Fattori genetici multifattoriali aumentano le probabilità di essere affetti da una patologia autoimmune: questi includono il tipo di HLA, la predisposizione per una forma più severa di malattia, e la selezione di autoantigeni potenziali.

• Le donne hanno una probabilità molto più elevata di sviluppare una malattia autoimmune, forse a causa di influenze ormonali.

Tabella 17.5 Effetti patogenici diretti degli autoanticorpi.

MALATTIA	AUTOANTIGENE	LESIONE
Anemia emolitica autoimmune	Globuli rossi	Distruzione eritrocitaria
Linfocitopenia (alcuni casi)	Linfociti	Distruzione linfociti
Porpora trombocitopenica idiopatica	Piastrine	Distruzione piastrine
Granulomatosi di Wegener	Proteinasi III dei PMN	Danno endoteliale indotto da PMN
Sindrome da anticorpi antifosfolipidi	Complesso cardiolipina/β2–glicoproteina1	Fenomeni trombociti ricorrenti
Infertilità maschile (alcuni casi)	Sperma	Agglutinazione degli spermatozoi
Anemia perniciosa	H^+/K^+-ATPasi, recettore gastrico Fattore intrinseco	Blocco produzione acidi Blocco uptake B12
Tiroidite di Hashimoto	Perossidasi tiroidea	Effetto citotossico su cellule di tiroide in coltura
Mixedema primitivo	Recettore del TSH	Blocco delle cellule tiroidee
Morbo di Graves	Recettore del TSH	Stimolazione delle cellule tiroidee
Sindrome di Goodpasture	MBG	Danno alla MBG complemento-mediato
Miastenia grave	Recettore Ach	Blocco e distruzione dei recettori
Sindrome di Lambert–Eton	Canale presinaptico Ca^{++}	Difetto neuromuscolare
Acanthosis nigricans (tipo B) e atassia-telangectasia con resistenza all'insulina	Recettore insulina	Blocco dei recettori
Allergia atopica (alcuni casi)	Recettore β-adrenergici	Blocco dei recettori
Blocco cardiaco congenito	Recettore-Ro/SS-A	Potenziali di membrana cardiaci anomali
Morbo celiaco	Endomisio	Infiammazione del piccolo intestino

Ig, immuno globulina; PMN, polimorfonucleati; LES, lupus eritematoso sistemico; ATPasi, adenosin trifosfatasi; TSH, thyroid-stimulating hormon.

(continua)

Tabella 17.6 Paragone fra malattie organo e non organo-specifiche.

ORGANO-SPECIFICHE (i.e. TIROIDITE, GASTRITE, SURRENE)	NON ORGANO-SPECIFICHE (i.e. LES)
DIFFERENZE	
Antigeni disponibili solo in basse concentrazioni al sistema linfoide	Antigeni accessibili ad alte concentrazioni
Anticorpi e lesioni organo-specifici	Anticorpi e lesioni non organo-specifici
Overlap clinico sierologico-tiroidite, stomaco e surrene	Overlap LES, AR, disordini del connettivo
Tendenza familiare all'autoimmunità organo-specifica	Malattie del connettivo familiari
Invasione linfoide, distruzione parenchima da ipersensibilità cellulo-mediata o da anticorpi	Lesioni dovute alla deposizione di complessi antigene-anticorpo
Terapia volta al controllo metabolico o alla tollerizzazione delle cellule T	Terapia mediante inibizione dell'inflammazione e della sintesi anticorpale
Tendenza al cancro d'organo	Tendenza ad una neoplasia linforeticolare
Gli antigeni evocano anticorpi organo-specifici in animali normali in adiuvante di Freund	Nessun anticorpo prodotto in animali sottoposti ad una simile stimolazione
Lesioni sperimentali prodotte con antigeni in adiuvante di Freund	La malattia e gli anticorpi compagliono spontaneamente in alcuni animali (i.e. topi NZB e ibridi)
SIMILITUDINI	
Autoanticorpi circolanti reagiscono verso normali costituenti I Pz. presentano spesso elevati livelli sierici di immunoglobuline Gli anticorpi possono comparire in qualunque classe immunoglobulinica, in particolar modo come IgG, e sono spesso ad alta affinità e mutati Incidenza più elevata nelle donne Processo di malattia non sempre progressivo; esacerbazioni e remissioni Associazione con HLA Malattia spontanea in animali geneticamente programmati Test anticorpali di significato diagnostico	

Ig, immunoglobulina; LES, lupus eritematoso sistemico.

• Studi su gemelli hanno suggerito l'importanza dell'influenza ambientale in molte patologie, sia fattori infettivi che non sono stati ancora messi in causa.

• I microbi potrebbero essere il fattore scatenante di molte malattie autoimmuni tramite svariati meccanismi, quali il mimicrismo molecolare, agendo da agenti adiuvanti o da superantigeni, o anche come attivatori della risposta immune policlonale.

L'autoimmunità è un processo naturale

• Gli autoantigeni sono, per la maggior parte, accessibili ai linfociti circolanti che normalmente includono cellule T e B autoreattive. Queste cellule autoreattive sono controllate da linfociti T di regolazione CD4+CD25+ e l'assenza di questa popolazione può essere causa di autoimmunità.

Le cellule T helper giocano un ruolo chiave nel controllo del sistema immune

• Si assume che il sistema di controllo principale è rappresentato dalle cellule T-helper che sono normalmente non responsive a causa della delezione clonale, dell'anergia clonale, della soppressione T, o di un'inadeguata processazione antigenica.

L'autoimmunità potrebbe svilupparsi bypassando il controllo dei linfociti T helper

• Modificazioni anomale degli autoantigeni tramite un meccanismo di sintesi o di breakdown, la combinazione di un farmaco o la cross-reazione con antigeni esogeni, potrebbe dare origine a determinanti antigeniche che possono attivare le cellule T.

• Le cellule B e T possono essere stimolate direttamente da attivatori policlonali come l'EBV o da superantigeni.

• Il fallimento dell'interazione fra Fas e FasL può provocare la permanenza e la sopravvivenza di cellule T autoreattive altrimenti eliminate. L'IL-2, al di là di funzioni fondamentali per l'attivazione linfocitaria, è anche cruciale per i processi di apoptosi, e l'assenza dell'IL-2 o del suo recettore può causare autoimmunità.

Le malattie autoimmuni sono conseguenza del bypass dei meccanismi di regolazione del sistema immune

• L'inappropriata espressione dei geni codificanti per le molecole MHC di classe II può portare ad una abnorme espressione cellulare di tali molecole rompendo dunque il "silenzio" fra gli autoantigeni cellulari e gli induttori dei linfociti T autoreattivi, ovvero le APCS.

• Lo squilibrio fra Th1 e Th2 può portare ad una eccessiva produzione di citochine proinfiammatorie.

Effetti patogenici dell'autoimmunità umorale

• Gli effetti patogenici degli anticorpi umani rivolti verso il sangue, recettori di superficie ed altri tessuti sono elencati in tabella 17.5.

• Il trasferimento passivo della malattia in situazioni fisiologiche è osservabile in determiniate condizioni nelle quali il passaggio di IgG dalla madre al feto riproduce, seppur in maniera transitoria, la patologia materna nel feto stesso.

Effetti patogenetici degli immunocomplessi

• Gli immunocomplessi, generalmente legati al complemento, compaiono nel rene, nella cute e nelle articolazioni di pazienti con LES, associati a lesioni specifiche degli stessi organi.

L'ipersensibilità mediata dalle cellule T rappresenta un fattore patogenetico nelle malattie autoimmuni

• Il diabete di tipo 1 ha delle forti basi genetiche legate agli MHC di classe II. La distruzione mediata dalle cellule T delle cellule pancreatiche che producono insulina è alla base della malattia ed una serie di autoanticorpi sono inoltre presenti.

• La SM è dovuta alla demielinizzazione causata dalle citochine e da macrofagi attivati, nonché dalle cellule T. Le somiglianze con l'EAE, una malattia demielinizzante indotta dall'immunizzazione con la mielina in adiuvante di Freund, suggeriscono una patogenesi autoimmunitaria anche per la SM.

• Cellule T attivate e macrofagi sono presenti in elevato numero nella sinovia reumatoide, dove provocano una reazione infiammatoria dell'articolazione tramite il rilascio dell'IL-1, dell'IL-6 e del TNF, della PGE2, della collagenasi, delle proteasi neutre e dei ROI.

• Le cellule di rivestimento della sinovia crescono formando un panno che causa un'erosione nella cartilagine e nell'osso sottostanti.

• L'AR può essere trattata con successo con una terapia anti-TNF o competendo con l'attivazione CD28 mediata delle cellule T tramite il CTLA4-Ig. La presenza di autoanticorpi rivolti verso le IgG, detti fattore reumatoide, sono utili nella diagnosi dell'AR.

• Le lesioni del morbo di Crohn sono caratterizzate da un infiltrato di cellule mononucletate e dalla presenza delle citochine, suggerendo i linfociti T come probabili mediatori della patogenesi della malattia. La neutralizzazione del TNF induce un miglioramento clinico della malattia stessa.

• Il morbo celiaco è una patologia causata da una attivazione T cellulare rivolta verso la frazione gliadinica del glutine presente in prodotti farinacei. Anticorpi anti-endomisio, rivolti verso la transglutaminasi tissutale, sono diagnostici del morbo celiaco.

• La tiroidite di Hashimoto è causata da citochine e altri mediatori prodotti da cellule T citotossiche. Il ruolo giocato da autoanticorpi rivolti verso componenti della tiroide, che possono essere riscontrati nella malattia, non è stato ancora chiarito, ma questi anticorpi sono utili nella diagnosi della malattia stessa, e della tiroidite cronica autoimmune.

• Il primo momento del processo aterosclerotico è la migrazione delle cellule mononucleate nella parete vasale. L'antigene bersaglio può essere una LDL modificata o una HSP. Le citochine prodotte dalle cellule mononucleate e dalle cellule endoteliali provoca proliferazione delle cellule muscolari lisce dell'intima e la formazione della placca aterosclerotica.

• La psoriasi è il risultato di un'iperproliferazione cheratinocitaria indotta da citochine Th1. Farmaci biologici anti-cellule-T sono in effetti utili nella terapia della malattia.

Valore diagnostico dei test per gli autoanticorpi

• Un ampio spettro di autoanticorpi può essere ora utilizzato come marker affidabile nella diagnostica della malattia.

Trattamento delle patologie autoimmuni

• La terapia convenzionale coinvolge da un lato il controllo metabolico della malattia e dall'altro l'uso dei farmaci anti-infiammtori ed immunosoppressori.

• Il plasma exchange potrebbe essere di estrema utilità soprattutto in combinazione con i farmaci antimitotici.

(continua)

- Le IVIg hanno effetti benefici in numerose patologie autoimmuni. Questo potrebbe essere dovuto alla presenza di anticorpi-anti-idiotipo o alla loro attività anti-citochinica.
- Una grande vastità di terapie volte al controllo del sistema immunologico sono ora sotto sperimentazione. Queste includono i vaccini con cellule T, lo switch della risposta immune da Th1 a Th2, la manipolazione idiotipica e i tentativi di impedire la risposta ad antigeni del self soprattutto da parte delle cellule T, utilizzando preparati peptidici.
- Numerosi agenti biologici che inibiscono la risposta immune sono oggetto di studio. Questi includono il blocco di citochine, o di molecole di adesione, o di recettori, quali il recettore dell'IL-2 o CD40L.
- La neutralizzazione del TNF è un tipo di terapia altamente efficace per l'AR e per altre malattie autoimmuni.
- Il confronto fra malattie autoimmuni organo-specifiche e malattie non organo-specifiche (tabella 17.6) ci fornisce una visione d'insieme delle numerose problematiche affrontate in questo capitolo.

Consultare il sito web **(www.roitt.com)** per le domande a scelta multipla.

LETTURE CONSIGLIATE

Appelmelk, B.J., Faller, G., Claeys, D., Kirchner, T. & Vandenbroucke-Grauls, C.M.J.E. (1998) Bugs on trial: The case of *Helicobacter pylori* and autoimmunity. *Immunology Today*, **19**, 296–9.

Choy, E.H.S & Panayi, G.S. (2001) Cytokine pathways and joint inflammation in rheumatoid arthritis. *New England Journal of Medicine*, **345**, 907–16.

Davidson, A. & Diamond, B. (2001) Advances in immunology. Autoimmune diseases. *New England Journal of Medicine*, **345**, 340–50.

Greaves, D.R. & Channon, K.M. (2002) Inflammation and immune responses in atherosclerosis. *Trends in Immunology*, **23**, 535–41.

Kazatchkine, M.D. & Kaveri, S.V. (2001) Immunomodulation of autoimmune and inflammatory diseases with intravenous immune globulin. *New England Journal of Medicine*, **345**, 747–55.

Kelly, M.A., Rayner, M.L., Mijovic, C.H. & Barnett, A.H. (2003) Molecular aspects of type 1 diabetes. *Molecular Pathology*, **56**, 1–10.

Sarvetnick, N. & Ohashi, P.S. (eds) (2003) Section on autoimmunity. *Current Opinion in Immunology*, **15**, 647–730.

Tian, J., Olcott, A., Hanssen, L., Zekzer, D. & Kaufman, D.L. (1999) Antigen-based immunotherapy for autoimmune disease: From animal models to humans? *Immunology Today*, **20**, 190–5.

Vandenbark, A.A., Chou, Y.K., Whitham, R. *et al.* (1996) Treatment of multiple sclerosis with T-cell receptor peptides. *Nature Medicine*, **2**, 1109–15.

Van Den Brande, J.M.H., Peppelenbosch, M.P. & Van Deventer, S.J.H. (2002) Treating Crohn's disease by inducing T lymphocyte apoptosis. *Annals of the New York Academy of Science*, **973**, 166–80.

Walker, L.S.K. & Abbas, A.K. (2002) The enemy within: Keeping self-reactive T cells at bay in the periphery. *Nature Reviews Immunology*, **2**, 11–19.

Wicker, L. & Wekerle, H. (eds) (1995) Autoimmunity. *Current Opinion in Immunology*, **6**, 783–852. [Several critical essays in each annual volume.]

Glossario

Adiuvante: Ogni sostanza che aumenta in maniera non specifica la risposta immunitaria verso l'antigene.

Affinità (affinità intrinseca): La forza di legame (affinità costante) tra un recettore (per es. un sito di legame per l'antigene sull'anticorpo) ed un ligando (per es. epitopo di un antigene).

Agglutinazione: L'aggregazione di particelle come i globuli rossi o i batteri da parte di anticorpi.

Allele: Variante di un gene polimorfico su un dato locus genetico.

Allergia atopica: Ipersibilità IgE-mediata, come nell'asma, eczema, febbre da fieno e allergia alimentare.

Allotipo: Una variante allelica di un antigene che, poiché non presente in tutti gli individui, può essere immunogena in membri della stessa specie che presenta una differente variante dell'allele

Anafilassi: Una reazione di ipersensibilità spesso fatale causata dalla degranulazione delle mast cellule, mediata dalle IgE o dalle anafilotossine, che porta allo shock in seguito a vasodilatazione e contrazione della muscolatura liscia.

Anafilotossina: Un prodotto della cascata del Complemento (C3a, C4a, o C5a) capace di provocare direttamente la degranulazione delle mast cellule.

Anergia: Tolleranza immunitaria specifica, potenzialmente reversibile, nella quale il linfocita diviene funzionalmente non responsivo.

Anticorpi monoclonali: Anticorpi omogenei derivati da un singolo clone di cellula B, tutti con la stessa specificità antigenica.

Anticorpi umanizzati: Anticorpi monoclonati geneticamente ingegnerizzati di origine non umana nei quali le sequenze CDR che legano l'antigene sono state sostituite con sequenze provenienti da anticorpi umani. Questa procedura viene effettuata per ridurre al minimo la immunogenicità di anticorpi monoclonali usati a scopo terapeutico.

Anticorpo fluorescente: Un anticorpo coniugato ad un marcatore fluorescente come la FITC.

Antigene oncofetale: Antigene la cui espressione è normalmente ristretta al feto, ma può essere espresso da cellule tumorali nell'adulto.

Antigene T-dipendente: Un antigene che richiede le cellule T helper per stimolare una risposta anticorpale.

Antigene T-indipendente: Un antigene in grado di stimolare la risposta anticorpale in assenza di cellule T.

Aplotipo: Il set di varianti alleliche presenti in una data regione genetica.

Apoptosi: Forma di morte cellulare programmata, caratterizzata da digestione del DNA per mezzo di endonucleasi.

Aptene: Una molecola a basso peso molecolare che viene riconosciuta da anticorpi preformati, ma di per sé non immunogena se non coniugata ad una molecola carrier che fornisce epitopi riconosciuti dalle cellule T helper.

Avidità (Affinità funzionale): La stabilità di legame tra due molecole (es. antigene ed anticorpo) relativa alla validità della interazione. Così l'avidità è a volte uguale o maggiore della affinità intrinseca (confronta affinità).

Burst respiratorio: L'aumento del metabolismo ossidativo che avviene nelle cellule fagocitiche in seguito alla attivazione.

Catena J: Una molecola che forma parte della struttura della IgM pentamerica e della IgA dimerica.

Cellule memoria: Cellule B e T clonalmente espanse prodotte durante una risposta primaria che mantengono una reattività immunitaria più elevata ad un secondo contatto con lo stesso antigene.

Centro germinativo: Aree nei linfonodi e nella milza in cui avviene la maturazione e lo sviluppo delle cellule memoria della cellule B.

Chemochine: Una famiglia di citochine strutturalmente correlate che selettivamente inducono chemiotassi ed attivazione leucocitaria. Esse svolgono, inoltre, un ruolo importante nello sviluppo degli organi linfoidi, compartimentalizzazione cellulare nei tessuti linfoidi, sviluppo Th1/Th2, angiogenesi e riparazione delle ferite.

Chemiotassi: La migrazione direzionale di cellule verso un polo attrattivo.

Citochine: Proteine a basso peso molecolare che stimolano o inibiscono la differenziazione, la proliferazione o le funzioni delle cellule immunitarie.

Citotossicità cellulare anticorpo-dipendente (ADCC): Una reazione citotossica per cui una cellula ricoperta da anticorpi viene direttamente uccisa da un leucocita dotato di un recettore Fc, come le cellule NK, i macrofagi o i neutrofili.

Complesso di attacco alla membrana (MAC): Complesso di componenti C5b-C9 del complemento che si inserisce nella membrana formando un poro con conseguente lisi cellulare.

Componente secretoria: Prodotto del clivaggio proteolitico del recettore poli-Ig che rimane associato alla IgA dimerica nelle secrezioni mucose.

Ematopoiesi: La produzione di eritrociti e leucociti.

Endotossine: Lipopolisaccaridi associati alla parete batterica dei batteri Gram negativi.

Epitopo: La parte dell'antigene riconosciuta da un recettore per l'antigene.

Esclusione allelica: Fenomeno per il quale, dopo il riarrangiamento avvenuto con successo di un allele di un gene per il recettore antigenico, viene soppresso il riarrangiamento degli altri alleli parentali, assicurando così che ogni linfocita possa esprimere una sola specificità recettoriale per l'antigene (benché ciò non avvenga per le catene a delle cellule T).

F(ab') 2: Frammento antigenico bivalente ottenuto a seguito di digestione di una immunoglobulina con pepsina. E' formato da ambedue le catene leggere e dalla parte N-terminale di ambedue le catene pesanti legate da un ponte disolfuro.

Fab: Frammento monovalente, che lega l'antigene, ottenuto in seguito a digestione di una immunoglobulina con papaina. E' formato da una catena leggera intera e dai domini terminali VH e CH1 della catena pesante.

Fagolisosoma: Vacuolo intracellulare all'interno del quale avviene la digestione del materiale interno fagocitato in seguito alla fusione di un fagosoma con un lisosoma

Fagosoma: Vacuolo intracellulare prodotto dopo la invaginazione della membrana cellulare attorno al materiale fagocitato.

Fas: Un membro della famiglia del gene del recettore del TNF. Il coinvolgimento del Fas (CD95) sulla superficie della cellula per mezzo del Fas ligando (CD138) presente sulle cellule citotossiche può indurre apoptosi nelle cellule bersaglio positive per Fas.

Fattore reumatoide: Autoanticorpi IgM, IgA ed IgG anti IgG, in particolare verso la regione Fc, che si riscontrano nel siero di pazienti affetti da artrite reumatoide.

Fc: Frammento di una immunoglobulina, cristallizzabile e non legante l'antigene, ottenuto in seguito a digestione con papaina. È formato dalla porzione C-terminale di ambedue le catene pesanti ed è responsabile del legame al recettore Fc e al C1q.

Gammaglobuline: Proteine sieriche, soprattutto immunoglobuline, che hanno la più alta mobilità verso il catodo nell'immunoelettroforesi.

Graft versus host reaction (g.v.h.): Reazione del trapianto verso l'ospite e quindi fenomeno che avviene allorché i linfociti T presenti in un trapianto riconoscono ed attaccano le cellule dell'ospite.

Granuloma: Un nodulo di tessuto contenente linfociti in proliferazione, fibroblasti, cellule giganti e cellule epitelioidi (queste ultime due derivate da macrofagi attivati), che si forma come conseguenza di una infezione cronica o alla persistenza di antigene nei tessuti.

Granzimi: Serin-esterasi presenti nei granuli dei linfociti T citotossici e cellule NK. Essi inducono apoptosi nelle cellule bersaglio nelle quali entrano attraverso i canali di perforina, inseriti nella membrana delle cellule bersaglio dai linfociti citotossici.

HLA (Human leucocyte antigen): Il complesso maggiore di istocompatibilità nell'uomo (MHC)

Ibridoma: Linea cellulare ibrida ottenuta per fusione di un tumore linfoide con un linfocita che, a questo punto, possiede sia l'immortalità della cellula tumorale che la funzione effettrice (cioè la secrezione di anticorpi monoclonali) del linfocita.

Idiotipo: Il set completo di idiotopi nella regione variabile di un anticorpo o del recettore della cellula T che reagisce con un siero anti-idiotipico.

Immagine interna: Un epitopo in un antiidiotipo che si lega in modo da mimare strutturalmente e funzionalmente l'antigene.

Immunocomplessi: Complessi di anticorpi legati all'antigene che possono contenere anche componenti del complemento.

Immunofluorescenza: Tecnica per evidenziare antigeni associati a cellule o tessuti per mezzo di ligandi marcati con sostanze fluorescenti (come una antiimmunoglobulina coniugata a isotiocianato di fluorescina).

Immunogeno: Ogni sostanza che stimola una risposta immunitaria. Mentre tutti gli immunogeni sono antigenici, non tutti gli antigeni sono immunogeni (Vedi aptene).

Immunotossina: Un agente citotossico prodotto chimicamente unendo un agente tossico ad uno specifico anticorpo monoclonale.

Ipermutazione somatica: Una maggior percentuale di punti di mutazione dei geni delle regioni variabili delle immunoglobuline che avviene in seguito a stimolazione antigenica ed agisce come meccanismo per aumentare la diversità e l'affinità anticorpale.

Ipersensibilità ritardata (DTH): Una reazione di ipersensibilità, che avviene nell'arco di 48-72 ore, mediata da rilascio di citochine dalle cellule T sensibilizzate.

Isotipo: Una regione costante dell'anticorpo presente in tutti gli individui normali come classi e sottoclassi di anticorpi.

ITAM (Immunoreceptor Tyrosine-based Activation Motifs): Sequenze di consenso per la famiglia src tirosin-chinasi.

Lectina legante il mannosio: Un membro della famiglia delle collectine di lectine calcio-dipendenti e proteine di fase acuta. Essa attiva il sistema complementare legandosi a residui del mannosio sulla superficie dei microrganismi.

Lectine: Una famiglia di proteine, soprattutto di origine vegetale, che si lega specificamente agli zuccheri delle glicoproteine e dei glicolipidi. Alcune lectine sono mitogene (PHA, ConA).

Linea germinativa: Il riarrangiamento del materiale genetico come trasmesso attraverso i gameti.

Lipopolisaccaride (LPS): Endotossina derivata dalla parete batterica dei batteri Gram negativi con attività infiammatoria e mitogena.

Marginazione: Adesione dei leucociti sull'endotelio dei vasi sanguigni nella fase precoce di una reazione di infiammazione acuta.

MHC (Complesso Maggiore di Istocompatibiltà): Una regione genetica che codifica molecole coinvolte nella presentazione dell'antigene alle cellule T. Le molecole MHC di classe I sono virtualmente presenti in tutte le cellule nucleate e sono codificate da HLA-A, B e C nell'uomo, mentre le molecole dell'MHC di classe II sono espresse sulle cellule che presentano l'antigene (soprattutto macrofagi, cellule B e cellule dendritiche interdigitate) e nell'uomo sono codificate da HLA-DR, DQ e DP. Le differenze alleliche possono essere associate alla intensità della reazione al trapianto fra individui della stessa specie.

Mitogeno: Una sostanza che, in maniera non specifica, stimola la proliferazione linfocitaria.

Opsonine: Sostanze, come gli anticorpi o il C3b, che stimolano la fagocitosi aumentando l'adesione dell'antigene ai fagociti.

Pattern molecolari associati a patogeni (PAMP): Molecole come liposaccaridi, peptidoglicano, acidi lipotecoici e mannani, che sono espressi ampiamente da patogeni microbici come elementi ripetitivi e che non sono presenti sui tessuti normali. Essi sono, pertanto, utilizzati da pattern di ricognizione (PRRs) del sistema immunitario per distinguere gli antigeni patogeni dagli antigeni del proprio self.

Pattern di recettori di ricognizione (PRR): Recettori su cellule professioniste che presentano l'antigene che rendono queste capaci di riconoscere pattern molecolari associati a patogeni (PAMPs). Tra le varie differenti PRRs vi è il recettore per il mannosio ed il recettore scavenger dei macrofagi.

Perforine: Molecole prodotte da cellule T citotossiche e cellule NK che, come il componente C9 del complemento, polimerizzano formando pori nella membrana della cellula target inducendo la sua morte.

PHA (fitoemoagglutinina): Una lectina vegetale che si comporta da mitogeno per le cellule T.

Proteasoma: Complesso di enzimi proteolitici citoplasmatici in grado di degradare l'antigene in modo che questo possa essere associato all'MHC.

Proteina C reattiva: Una proteina di fase acuta che è in grado di legarsi sulla superficie di microrganismi in cui provoca una stimolazione della via classica del complemento ed agisce come opsonina per la fagocitosi.

Proteine di fase acuta: Proteine sieriche, per lo più prodotte nel fegato, che rapidamente cambiano la concentrazione (alcune aumentano, altre diminuiscono) all'inizio di una risposta infiammatoria.

Proteine mielomatose: Anticorpi monoclonali prodotti da cellule mielomatose.

Recettori Toll-like: Una famiglia di recettori che riconosce numerose molecole sulla superficie batterica. L'attivazione di questi recettori normalmente induce produzione di citochine e stimolazione della risposta immunitaria specifica.

Regioni complementari determinanti (CDR): Sequenze aminoacidiche ipervariabili nell'anticorpo e regioni variabili del recettore delle cellule T che interagiscono con gli aminoacidi complementari dell'antigene o del complesso MHC-peptide.

Regioni cornice: Le sequenze aminoacidiche relativamente conservate che fiancheggiano le regioni ipervariabili nelle immunoglobuline e le regioni variabili del recettore delle cellule T. Esse mantengono una comune struttura per tutti i domini della regione V.

Regioni ipervariabili: Quelle sequenze aminoacidiche nella immunoglobulina e nelle regioni variabili del recettore delle cellule T che mostrano la più alta variabilità e contribuiscono in maniera determinante al sito di legame dell'antigene con il complesso MHC-peptide.

Restrizione MHC: La necessità che linfociti T riconoscano antigeni processati solamente quando presentati in associazione a molecole MHC.

Rete idiotipica: Una rete di regolazione basata sulla interazione di idiotipi e anti-idiotipi presenti sugli anticorpi o sui recettori delle cellule T.

Segmenti genetici di diversità (D): Situati nel gene della catena pesante dell'anticorpo e nei loci genetici che codificano per i recettori b e d tra i segmenti genici V e J codificano parte della regione ipervariabile in queste catene recettoriali antigeniche.

Segmenti genici variabili V: Geni che riarrangiano insieme ai segmenti genici D (diversità) e J (giunzione) al fine di codificare le sequenze aminoacidiche della regione variabile delle immunoglobuline e dei recettori della cellule T.

Segmento genico di giunzione (J): Situato nella immunoglobulina e nel TCR, codifica parte della terza regione ipervariabile del recettore antigenico.

Selezione negativa: Eliminazione per apoptosi, nel timo, di cellule T che riconoscono peptidi self presentati in associazione a MHC, al fine di prevenire lo sviluppo di cellule T autoimmuni. Si pensa che la selezione negativa della cellule B avvenga nel midollo osseo in presenza di alti livelli di antigene self.

Selezione positiva: La selezione di cellule T nel timo che sono capaci di riconoscere molecole MHC self. Ciò avviene per prevenire l'apoptosi di queste cellule.

Sequenze segnale di ricombinazione (RSS): Sequenze conservate eptameriche e nonameriche, che fungono come sequenze di ricognizione per gli enzimi ricombinasi che mediano il processo di riarrangiamento genico, che porta alla generazione della diversità dei recettori antigenici nei linfociti.

Superantigene: Un antigene che reagisce con tutte le cellule T che appartengono alla famiglia con un particolare TCR V e che pertanto stimola un numero più elevato di cellule di quanto normalmente farebbe un antigene convenzionale.

Superfamiglia delle immunoglobuline: Vasta famiglia di proteine caratterizzata dal possesso di domini.

TAP: I trasportatori associati alla presentazione dell'antigene (TAP-1 e TAP-2) sono molecole che trasportano peptidi nel lume del reticolo endoplasmatico rugoso dove questi si legano a molecole MHC di classe I.

Tessuto linfoide associato alla mucosa (MALT): Tessuto linfoide localizzato lungo il tratto gastrointestinale e respiratorio.

Timociti: Cellule T del timo.

Titolo: Misura della forza relativa (la combinazione di quantità ed avidità) di un anticorpo o antisiero, di norma dato come la più alta diluizione che ancora evidenzia una positività misurabile con metodiche, come ad es. ELISA.

Topo nudo: Topo che manca di cellule T per un difetto omozigote (nu/nu) che porta all'assenza del timo (manca anche di peli sul corpo).

Umorale: Pertinente i fluidi extracellulari come il plasma e la linfa. Il termine immunità umorale viene usato per definire la risposta immunitaria mediata da anticorpi.

Venule ad alto endotelio (HEV): Venule capillari composte da cellule endoteliali specializzate che promuovono la migrazione dei linfociti negli organi linfoidi.

Zona marginale: Regione della milza localizzata alla periferia del PALS (guaina linfoide periarteriolare), ricca di cellule B, particolarmente di quelle che rispondono ad antigeni timo-indipendenti.

Indice analitico

Note
Il numero della pagina seguito dalla lettera F indica le figure; il numero della pagina seguito dalla lettera T indica le tabelle; vs indica diagnosi differenziale o confronto.

Le seguenti abbreviazioni indicano:
HLA
MHC sistema maggioredi istocompatibilità
TCR, Recettore della cellula T